Alan Fogel

Selbstwahrnehmung und Embodiment in der Körperpsychotherapie

Alan Fogel

Selbstwahrnehmung und Embodiment in der Körperpsychotherapie

Vom Körpergefühl zur Kognition

Deutsche Übersetzung und Bearbeitung
von Helmi Boese

Mit 32 Abbildungen und 17 Tabellen

Schattauer

Anschrift der Übersetzerin
Dr. med. Helmi Boese
Im Fürstenauer Forst 15
64720 Michelstadt
E-Mail: info@helmi-boese.de

Titel der amerikanischen Originalausgabe:
Alan Fogel: The Psychophysiology of Self-Awareness

Taschenbuchausgabe 2013: Body Sense: The Science and Practice of Embodied Self-Awareness
Erschienen bei W.W. Norton & Company, Inc., New York

Bibliografische Information der Deutschen Nationalbibliothek
Die Deutsche Nationalbibliothek verzeichnet diese Publikation in der Deutschen Nationalbibliografie; detaillierte bibliografische Daten sind im Internet über http://dnb.d-nb.de abrufbar.

Besonderer Hinweis:
Die Medizin unterliegt einem fortwährenden Entwicklungsprozess, sodass alle Angaben, insbesondere zu diagnostischen und therapeutischen Verfahren, immer nur dem Wissensstand zum Zeitpunkt der Drucklegung des Buches entsprechen können. Hinsichtlich der angegebenen Empfehlungen zur Therapie und der Auswahl sowie Dosierung von Medikamenten wurde die größtmögliche Sorgfalt beachtet. Gleichwohl werden die Benutzer aufgefordert, die Beipackzettel und Fachinformationen der Hersteller zur Kontrolle heranzuziehen und im Zweifelsfall einen Spezialisten zu konsultieren. Fragliche Unstimmigkeiten sollten bitte im allgemeinen Interesse dem Verlag mitgeteilt werden. Der Benutzer selbst bleibt verantwortlich für jede diagnostische oder therapeutische Applikation, Medikation und Dosierung.

Schattauer
www.schattauer.de

Printed in Germany
Umschlagabbildung: »Prinz Eisenherz«, © Ingrid Bergdolt, Kunststation Breuberg e.V.; bergdolt.ingrid@web.de
Satz: am-productions GmbH, Wiesloch
Gedruckt und gebunden von GGP Media GmbH, Pößneck
ISBN 978-3-608-42965-7

MIX
Papier aus verantwortungsvollen Quellen
FSC® C014496

2. Nachdruck, 2019

Projektleitung: Ruth Becker M.A.
Lektorat: Dipl.-Psych. Mihrican Özdem, Landau

Auch als eBook erhältlich

Vorwort der Übersetzerin

Reisen bringt neue Erfahrungen (Körpergefühle) und formt kostbare Erinnerungen (Kognition) – mit anderen Worten: Reisen bildet. Dieses Buch beruht auf den Erfahrungen mit der Rosen-Methode-Körpertherapie und seine Übersetzung ist gewissermaßen ein Souvenir: ein Mitbringsel für Wissensdurstige. Der Autor, Professor für Entwicklungspsychologie, und die Übersetzerin, Ärztin, teilen die Erfahrung der Ausbildung in dieser Methode und das Interesse am Verständnis ihrer wirksamen Zusammenhänge.

Meine Ausbildung fand an verschiedenen internationalen Orten statt und dafür legte ich viele Flugmeilen zurück. Als ich Ende 2006 meinen ersten Intensivkurs der Rosen-Methode mit Marion Rosen und ihrem Unterrichtsteam des Rosen Method Berkeley Centers bei San Francisco belegte, hatte ich bereits in der Schweiz seit langem deren Wirkung am eigenen Leibe erfahren. Die alte Dame war mit 92 Jahren bei kristallklarem Verstand und äußerst präsent. Ich spürte ihre Kraft und war unsicher, wie sie auf meine Herkunft reagieren würde. Marion Rosen gehörte zu denen, die in den 1930er Jahren aus diesem Lande heraus gefegt wurden. Deutschland leidet bis heute an diesem sich selbst zugefügten Schaden. Sie fand damals rechtzeitig Sicherheit, zunächst in Schweden und dann in Kalifornien. Dort starb sie mit 97 Jahren im Januar 2012. Sie unterrichtete und arbeitete bis kurz vor ihrem Tode und hat in ihrem langen Leben buchstäblich Zehntausende von Menschen berührt. Dank ihrer beharrlich-feinen Beobachtungsgabe und ihren forschenden Händen eröffneten sich ihren Klienten und Studenten ungeahnte Körperwelten. Den Therapeuten der Rosen-Methode hat sie ein sehr wirksames Arbeitsfeld geschaffen. Aus meiner klinisch-psychiatrischen Erfahrung als Ärztin hat die Einbeziehung des Körpergefühls meine Kognition um das körperpsychotherapeutische Verständnis bereichert.

Im Rahmen der Ausbildung wurde mir bald klar, wie viel die Medizin von dieser Arbeit lernen kann. Die Perspektive, den Körper als dynamisch lernendes System zu begreifen, hat nicht nur dort kaum Platz. Sie ging mit dem Zeitalter der Aufklärung und im Triumph der biomedizinischen Technik verloren. Aus meinem Körpererleben heraus stellten sich mir in der Ausbildung Fragen, die damals niemand verstand, und der physiologische Wissensdurst der Ärztin war eher suspekt. Es galt die Meinung, dass die Wissenschaft die Arbeit entzaubern würde. Mein Bedürfnis, eine fundierte wissenschaftliche Verbindung zur Methode zu finden, wuchs. Auf einem Rosen-Methode-Kongress lernte ich 2008 Alan Fogel kennen, noch vor Erscheinen des Originalbuches. Dessen Lektüre sollte mir im März 2010 viele synaptische Initialzündungen mit daraus folgenden Aha-Momenten bescheren, auf die ich gewartet hatte: Ich flog gerade wieder nach New Mexico, USA, dem Ort für den praktischen Teil (Internship) meiner Rosen-Methode-Ausbildung. Auf dem Hinflug verschlang ich die erste Hälfte meiner spannenden Reiselektüre und auf dem Rückflug konnte ich das Buch endlich auslesen. Mir wurden die Fragen beantwortet, die ich mir lange gestellt hatte und so viel mehr.

„In der Zeit muss alles sterben aber nichts im Augenblick."
(Konstantin Wecker)

Flugs verging die Zeit und in einem Augenblick über den Wolken tauchte spontan mein Wunsch zur Übersetzung dieses faszinierenden Werkes auf, welches die von mir gesuchte solide Verbindung in die Medizin darstellt. Bei der Landung in Frankfurt stand der Entschluss fest, der Moment war geblieben und auch der passende Verlag fiel mir ein. Es ist ein dankbares Gefühl zu erleben, wie die Veröffentlichung meiner Übersetzung im Schattauer Verlag Wirklichkeit wurde, und ich freue mich, dass der Körperpsychotherapie ein Grundlagenwerk geschenkt wurde. Die Selbstwahrnehmung hat – dank der Entwicklungsforschung des Autors und der Wahrnehmungsforschung der letzten 100 Jahre – mit diesem Buch erstmals ihren eigenen Platz in den Neurowissenschaften gefunden. Der blinde Fleck auf die Selbstwahrnehmung wurde auf diese Weise erhellt und der Kognition zugänglich gemacht. Entwicklungen, die aus Intoleranz historisch nicht gewünscht, tabuisiert oder verboten waren, erreichen uns und hieraus ergeben sich nun neue Möglichkeiten. Das Zitat aus einem Lied von Konstantin Wecker beschreibt sehr schön die lineare Qualität der Zeit und das Sein im Augenblick, beides sind wichtige körperpsychotherapeutische Parameter. Das Erleben des Körpergefühls im Gegenwartsmoment kann im kognitiven Prozess mit dem biografischen Gedächtnis verbunden oder in ihm wiederentdeckt werden. Dieses sind die Voraussetzungen zur umfassenden Genesung. Wie eine schlecht heilende Wunde unter Umständen noch einmal aufgefrischt wird, um die Granulation des Gewebes zu fördern, so kennen erfahrene Körperpsychotherapeuten das tiefe emotionale, spontane Erleben aus alten Wunden. Das Verhalten im Ego verändert sich und die Erholung des Selbst beginnt. Diese Erkenntnisse sind nicht wirklich neu. Schon im 19. Jahrhundert hat Pierre Janet, ein französischer Psychologe, dieses Zusammenwirken in der Psychophysiologie detailliert in ausführlichen eigenen Studien beschrieben. Es ist historisch belegt, dass Sigmund Freud daraus Erkenntnisse zog, die seiner Arbeit dienten und in dieser Form bis heute therapeutisch wirken. Leider wurde das Wissen um die zugrunde liegenden anatomisch-physiologischen Zusammenhänge verdrängt. Sie sind jedoch für die therapeutische Praxis unverzichtbar und werden in diesem Buch wiederbelebt. Es ist wunderbar, zu erleben, wie sich ein lernbereiter Körper selbst regulieren kann, wenn ihm dazu die Möglichkeit gegeben wird.

Der Arzt ist laut dem neuen Patientenrechtegesetz (2/2013) verpflichtet, den kranken Menschen über „... Therapien, deren Risiken und auch mögliche Alternativen" zu informieren. Darin heißt es: „Nur eine Atmosphäre der Aufmerksamkeit erlaubt es dem Patienten, seine Bedürfnisse zu äußern. Zudem ist es unstrittig, dass die Art der Arzt-Patienten-Kommunikation über den Erfolg oder das Scheitern einer Behandlung mitentscheidet." Diese Kommunikation geht schließlich vom Körper selbst aus und das vorliegende Werk belegt die Wirksamkeit alternativ fundierter Therapien.

Marion Rosen blieb bis zum Ende ihres Lebens offen für Neues. Ich erlebte ihre Präsenz zuletzt 2011 in einem Intensivkurs mit Alan Fogel, wie sie bei seinen Ausführungen neugierig aufhorchte. Ihr Lebenswerk hat dieses Buch erst möglich gemacht. Es fördert eine Entwicklung, die geradewegs in die Selbstregulation im Embodiment führt. Der menschliche Körper liefert hierin seine individuelle Selbstwirksamkeit aus der eigenen Biografie heraus, die nicht reproduzierbar und damit statistisch nicht erfassbar ist. Grundprinzipien, wie auf den folgenden Seiten beschrieben, sind jedoch erkennbar. Die psycho-/neurophysiologische Forschung auf der Basis dieser Prinzipien kann Vertrauen bilden, damit Entscheidungsträger den Weg frei machen für die Anerkennung von Verfahren der Selbstregulation. Das Bundesministerium für Bildung und Forschung hat gerade zur Gründung eines Zentrums für Selbstregulation großzügige Mittel aus der Humboldt-Stiftung bereitgestellt. Dieses Buch liefert einen unverzichtbaren Beitrag auf diesem Weg.

Ich danke Mihrican Özdem und Ruth Becker für die exzellente Zusammenarbeit im Lektorat meiner Übersetzung. Ihre Präsenz, ihr Sprachgefühl und ihre Begeisterung für das Werk haben den Text zusätzlich verfeinert. Alexandra Durner begleitete dieses Buchprojekt mit ihrer fachkundigen Erfahrung und dafür danke ich sehr. Es war mir eine Freude sowohl den Teamgeist des Schattauer Verlages in der Aufnahme des Titels in sein Verlagsprogramm, als auch die Unterstützung des Autors bei meiner Übersetzungsarbeit zu erleben. Wulf Bertram gab dem spontanen Augenblick über den Wolken Raum und damit einer neuen Zeit ihre Entwicklungsmöglichkeit.

Den neugierigen Lesern wünsche ich viele spannende, verkörperte Erkenntnisgewinne und ich danke meinem Freund und Kollegen Alan Fogel von Herzen, dafür die Grundlage geschaffen zu haben.

Michelstadt, im Juni 2013 **Dr. med. Helmi Boese**

Vorwort des Autors

Dieses Buch umfasst die Praxis und Wissenschaft der verkörperten Selbstwahrnehmung. Es handelt von unserer Fähigkeit, Bewegungen, Gefühle und Emotionen zu spüren. Bevor wir als Kind sprechen und verstehen lernen, lernen wir, uns auf das hinzubewegen, was uns gut tut, und uns von dem abzuwenden, was uns nicht gut tut. Das kontinuierliche Erlernen dieser Körpergefühle ist unerlässlich, um uns erfolgreich ohne Verletzung und Stress in der physischen und sozialen Welt zu bewegen. Dieser Lernprozess bedarf einer lebenslangen Kultivierung und Weiterentwicklung.

Verkörperte Selbstwahrnehmung wird über neuromotorische und neurohormonale Bahnen vermittelt, die zwischen dem Gehirn und dem Rest des Körpers verlaufen. Sie transportieren Informationen zur körperlichen Verfassung, ermöglichen optimales Wohlergehen und tragen so zur Aufrechterhaltung der Gesundheit bei. Werden diese Bahnen aufgrund von körperlicher Verletzung, psychischem Stress oder durch ein Trauma gestört, verlieren wir die Fähigkeit, unsere körperlichen Grundfunktionen zu überwachen und zu regulieren. Es gibt vielfältige Methoden, die der Verbesserung einer beeinträchtigten verkörperten Selbstwahrnehmung dienen. Sie folgen einigen Grundprinzipien, die im Sinne einer Psychophysiologie der Selbstwahrnehmung verstanden werden können.

Anhand konkreter Beispiele werden in Teilen dieses Buches sowohl das Erlernen wie auch der Verlust von verkörperter Selbstwahrnehmung geschildert. In anderen Teilen werden die Vorgehensweisen beschrieben, auf die es bei der Förderung der verkörperten Selbstwahrnehmung im Kontakt zwischen dem Klienten und Therapeuten in der Praxis ankommt. In weiteren Teilen des Buches wird eine fachliche Terminologie benutzt, die anatomische, physiologische und psychische Funktionen bei Gesundheit und Krankheit beschreibt. Alle Fachbegriffe sind fett hervorgehoben und werden im Glossar am Ende des Buches erläutert. Sie können die funktionalen Teile des Buches abhängig von ihrem Verwendungszweck entweder im Detail lesen oder überfliegen. Vielleicht freut es Sie, dass es eine wissenschaftliche Erklärung dafür gibt, warum Sie sich nach der Yoga-Stunde glücklicher fühlen, auch wenn Sie dabei nie über Ihre emotionalen Probleme sprechen. Dann vergessen Sie die fachlichen Details und konzentrieren sich auf die Beispiele und Methoden. Wenn Sie die Klinik, in der Sie arbeiten, überzeugen wollen, mehr prä- und postoperative Meditationskurse einzuplanen, dann können die physiologischen und anatomischen Details nützlich sein, um die Entscheidungsträger zu überzeugen.

Sie brauchen keine wissenschaftlichen Vorkenntnisse, um vom fachlichen Stoff dieses Buches zu profitieren. Er wird begleitet von vielen alltäglichen Beispielen, die zeigen, dass das Konzept auf realer Erfahrung und Praxis begründet ist. In Kästen werden interessante Verbindungen zwischen Körperfunktionen und der Selbstwahrnehmung dargestellt, z. B. wie wir uns beim Gähnen selbst aufwecken. Weiterhin gibt es kurze experimentelle Übungen, die Ihnen Gelegenheit bieten, aus Ihrem begrifflichen Denken heraus in Ihre verkörperte Selbstwahrnehmung zu finden.

Wer dieses Buch lesen sollte

Dieses Buch richtet sich an Menschen, die lernen möchten, wie sie ihre verkörperte Selbstwahrnehmung erweitern oder anderen helfen können, dieses Ziel zu erreichen. Es ist für alle geschrieben, die sich für Methoden interessieren, die auf Wahrnehmungsentwicklung basieren, und für alle, die wissen möchten, wie und warum ihnen durch diese Methoden geholfen wird. Es kann von Lehrern gelesen werden, Therapeuten und anderen Praktizierenden, die ihr Verständnis für die Verbindung von Arbeitsmethoden, Wahrnehmung und Physiologie vertiefen möchten.

Hier ein Überblick über die Fachgebiete, für die dieses Buch nützlich sein kann: Lehrern jeglicher Schulen von der Vorschule bis zu den Postgraduierten hilft es zu erklären, warum der Körper mittels Berührung, Bewegung und geführter Selbstwahrnehmungs-Meditation Eingang in den Unterricht finden sollte. Einerseits gibt es Körpermethoden, die mit Berührung arbeiten, wie die Körperarbeit nach der Rosen-Methode, die Feldenkrais-Methode und andere Modalitäten wie die Craniosacral-Methode, Strukturelle Integration, Biodynamische Massage, Shiatsu, Watsu oder Trager und solche, die mit therapeutischer Massage arbeiten und viele andere mehr. Sie alle finden in diesem Buch Erklärungen für die Zusammenhänge zwischen Muskelanspannung, Berührung, Relaxation und emotionalem Wachstum. Zu den Körperpsychotherapeuten zählen weiterhin Tanz- und Bewegungspsychotherapeuten, Psychodynamische Psychotherapeuten, Prozess-Psychotherapeuten, Sexual- und Paartherapeuten und solche, die körperorientierte Formen kognitiver Verhaltenstherapie praktizieren. Sie alle werden entdecken, wie die verkörperte Selbstwahrnehmung einen direkten Einfluss auf die mentale Gesundheit hat. Darüber hinaus werden sie erfahren, wie sie die Arbeit mit ihren Klienten durch die Weiterentwicklung ihrer eigenen verkörperten Selbstwahrnehmung bereichern können.

Diejenigen, die in der Medizin und verwandten Gebieten arbeiten wie in der Krankenpflege, der Pharmakologie, Psychiatrie, Rehabilitation, physikalischen Therapie, Naturheilkunde, Osteopathie, Akupunktur und Chiropraktik, können ihr Verständnis für komplementäre Behandlungsmethoden erweitern. Die Selbstwahrnehmung kann den Heilungs- und Genesungsprozess nach den üblichen medizinischen Behandlungen verbessern. Übergewicht, Essstörungen, einige Formen von Herz-Kreislauf-Erkrankungen und arbeitsbedingte Verletzungen sind auf den Mangel der Wahrnehmung von Empfindungen, Emotionen und Bewegungen des Körpers zurückzuführen. Menschen, die zu viel essen, scheinen nicht zu spüren, dass ihr Magen voll ist. Stress im Arbeitsleben führt zur geringeren Wahrnehmung von Muskelanspannung und Schmerz, was auf lange Sicht zu einer Verschlechterung dieser Symptome führt.

Weniger offensichtlich ist, dass chronischer Mangel an verkörperter Selbstwahrnehmung bei hormonellen Dysfunktionen von Bedeutung ist. Stressstörungen, Störungen der Sexualfunktion, Menstruations- und Menopausensymptome können zur Dysfunktion der Immunabwehr, Tumorwachstum und anderen Autoimmunstörungen wie Fibromyalgie und chronischem Fatigue-Syndrom führen. Wahrnehmung ist Medizin. Viele Studien zeigen die heilsame Wirkung von körpertherapeutischen Methoden auf die körperliche und mentale Gesundheit. Zur Entfaltung dieser Wirkung können sie allein oder begleitend zur standardisierten Medizin und deren Interventionen angewandt werden. Die direkte psychologische Verbindung zwischen der Körperwahrnehmung und der Fähigkeit des Körpers, seine physiologischen Funktionen zu regulieren, einschließlich seiner hormonellen und immunologischen Prozesse, ermöglicht diese Wirkung.

Schließlich können Sportler und ihre Lehrer durch die Lektüre dieses Buches einen Weg finden, Verletzungen zu verringern. Sie erreichen damit eine kompetente Selbstwahrnehmung und werden ihre Leistung verbessern. Besonders darstellende Künstler wie Schauspieler, Tänzer, Sänger und Musiker, die ihren ganzen Körper einsetzen, können sich durch das Erlernen von einfachen Methoden verkörperter Selbstwahrnehmung besser auf ihre Arbeit konzentrieren. Das führt zu weniger Schmerzen und geringerer unnötiger Anstrengung. Praktizierende der meditativen Disziplinen lernen besser zu verstehen, auf welche Weise ihre Methoden das mentale und physische Wohlergehen beeinflussen. Das betrifft verschiedene Formen der Achtsamkeit und körperorientierte Meditationsmethoden, Yoga, Tai Chi und viele Kampfkünste.

Ziele des Buches und des Autors

Dieses Buch handelt von der Reise unseres Lebens. Manchmal führt uns der Weg zu unserer verkörperten Selbstwahrnehmung und oftmals von ihr weg, manchmal mit und manchmal ohne andere Menschen. Es ist eine Reise, die vor der Geburt beginnt und sich bis zum Moment unseres Todes fortsetzt. Das Buch wird einige der folgenden Fragen behandeln:

- Welches sind die neurophysiologischen Prozesse, die die chronisch dysfunktionalen Muster gestörter Selbstwahrnehmung erklären? Warum führen diese einerseits zu beeinträchtigten Beziehungsmustern und andererseits zu somatischen Symptomen wie Muskelschmerzen und Anspannung, zu eingeschränkten Bewegungen, Empfindungen und Emotionen? Dysfunktionale Muster verkörperter Selbstwahrnehmung verursachen sowohl zwischenmenschliche (interpersonale) und Bindungsprobleme als auch Probleme, die sich aus der Selbstregulation ergeben. Das schließt Übergewicht, Ess- und Körperschemastörungen, funktional somatische Syndrome wie Fibromyalgie und chronisches Fatigue-Syndrom, Drogenmissbrauch und andere Abhängigkeiten ein. Die Folge können Depressionen, Angststörungen, sexuelle Dysfunktion, traumainduzierte Störungen, Dissoziation und physische Störungen sein, die eine psychogene Komponente haben, wie z. B. Herz-Kreislauf-Erkrankungen.

- Wo liegen die individuellen Entwicklungsunterschiede aus früher Kindheit bezogen auf die verkörperte Selbstwahrnehmung? Wie hängen sie mit Problemen bei der Kommunikation von Emotionen in der Bindung zwischenmenschlicher Beziehungen, zwischen Eltern (Bezugspersonen) und Kind zusammen?
- Was sind die Konsequenzen in der Langzeitentwicklung solcher individuellen vorbegrifflichen Formen der Wahrnehmung, in ihren erfahrungsabhängigen präverbalen oder nonverbalen Strukturen? Wie treten wir nach dem Erwerb der Sprache und der Ausformung von Gedanken zu uns selbst und anderen in Beziehung?
- Schließlich: Welche verfügbaren therapeutischen Methoden gibt es, die die verkörperte Selbstwahrnehmung fördern und funktionsgestörte Muster bei Kleinkindern, älteren Kindern und Erwachsenen lindern können? Es werden Forschungsergebnisse aus der Entwicklungs-Neurophysiologie, Biologie und Psychologie zitiert. Mit ihrer Hilfe wird ein behandlungsrelevantes neurophysiologisches Modell psychosomatischer Funktion und Dysfunktion entwickelt. Es handelt sich einerseits um die Forschung an der Schnittstelle von Selbstwahrnehmung durch Meditation mit daraus wachsendem physiologischem und psychologischem Wohlbefinden, andererseits um die Forschung über langfristige Gesundheitsfolgen von hyper- oder hypoaktiven Prozessen bei chronisch defensiven Haltungsmustern der Muskulatur, die aus „verkörperten" Erinnerungen eines frühen Traumas resultieren.

Dieses Buch empfiehlt kein besonderes Programm zur Weiterbildung oder eine Behandlungsmethode. Es erhebt nicht den Anspruch, die verkörperte Selbstwahrnehmung möge aus Ihnen einen besseren Menschen machen. Wir können uns nicht wirklich vornehmen, die Selbstwahrnehmung spontan entstehen zu lassen. Für die Entwicklung von verkörperter Selbstwahrnehmung braucht es den Aufbau neuer Verbindungen zu Schaltkreisen von Motoneuronen, die in der Tiefe des Gehirns, außerhalb der willkürlichen Kontrolle liegen. Es ist nicht einfach, fest verwurzelte und lebenslange Muster verkörperter Selbstvermeidung zu verändern. Dafür braucht es das Bemühen und die Unterstützung innerhalb einer anregenden therapeutisch-bildenden interpersonalen Beziehung. Für manchen mag es Jahre dauern, bis zentrale neuronale Schaltkreise umorganisiert sind. Nach meiner Erfahrung kann man zunächst zeitweilig Entlastung finden, jedoch gibt es keine schnelle Korrektur für die aufgeführten Probleme.

Dieses Buch ist ein Arbeitsbuch. Es will informieren und die Verbindung zwischen Wissenschaft und Methoden der verkörperten Selbstwahrnehmung aus der Sicht eines Verhaltensforschers und Praktizierenden der verkörperten Selbstwahrnehmung erklären. Die Leser werden ein besseres Verständnis dafür bekommen, warum sie fühlen und handeln oder warum eine bestimmte auf der Wahrnehmung basierende Behandlungsmethode für sie hilfreich ist. Wer diese Methoden praktiziert, wird wiederum besser verstehen, warum ihr besonderes Procedere wahrscheinlich für einige Menschen zu gewissen Zeiten hilfreich ist und für andere vielleicht nicht. Da die Sinne eines jeden Menschen, seine Gefühle und Bewegungen, einzigartig sind, gibt es keinen einheitlichen Ansatz für alle.

Vielleicht geht es Ihnen wie vielen, und Sie haben ein Selbsthilfebuch zum Thema Trainieren, Abnehmen, Meditieren, Gesundheit oder was auch immer gelesen. Das Buch entsprach vielleicht nicht Ihren Erwartungen. Sie nahmen an, dass es eine genaue Darstellung der jeweiligen Prinzipien geben würde. Die Information genügte Ihnen vielleicht für eine Weile oder Sie haben sich darin verloren. Für diese Umstände können Sie nichts. Es gibt wirklich keine schnelle Lösung für das, was lebenslang Probleme in Form von Schmerzen, Depression oder Gewichtskontrolle verursachte, nur um einige Symptome zu nennen. Außerdem ist es unwahrscheinlich, dass Sie Ihr Ziel ohne die Begleitung durch einen ausgebildeten Praktizierenden erreichen, der spürt, wann er Sie Ihrer eigenen Kontrolle überlassen kann und wann Sie Unterstützung brauchen. Denn wenn das Selbst lange Zeit gegen die Selbstwahrnehmung angekämpft hat, so wird es das ohne Hilfe weiterhin tun.

Aus medizinischer Sicht mangelt es vielen der gängigen Methoden, die verkörperte Selbstwahrnehmung fördern, an wissenschaftlicher Grundlage und Glaubwürdigkeit. Klienten und Krankenversicherer können daher wahrscheinlich nicht ihren wahren Wert erkennen. Als Gesellschaft agieren wir gemäß der Illusion, dass ein beschädigtes Körperteil schnell repariert werden soll, um mit unserem Leben fortfahren zu können.

Uns fehlt das differenzierte Verständnis, dass kein Teil unseres Körpers richtig funktionieren kann, ohne über die verkörperte Selbstwahrnehmung und das Gehirn Verbindung zu anderen Teilen des Körpers zu erreichen oder aufrechtzuerhalten. Wir können körperlich von einem chirurgischen Eingriff, einer Schusswunde oder von den Verletzungen eines Autounfalles genesen. Die Auswirkungen eines Traumas, verursacht durch eine Körperverletzung oder Operation, werden jedoch in Form von anhaltenden Schmerzen und Selbstzweifeln länger als notwendig bestehen bleiben, wenn die Selbstwahrnehmung nicht einbezogen wird. Die Folge sind sogenannte „körperlich nicht begründbare" Schmerzen, Müdigkeit und Fehlfunktionen, die ihre Ursachen in gestörter Selbstwahrnehmung haben.

Meine Absicht ist es, all das, was in der Wissenschaftssprache ausgedrückt wird, auf irgendeine Weise in die Erfahrungen des täglichen Lebens einzubetten. Es geht nicht nur darum, das Begriffliche durch gelebte Erfahrung zu erden. Es gilt, mein eigenes Verständnis der Begriffe zu prüfen. Gelingt es mir also nicht, Wissenschaft in etwas Konkretes zu übersetzen, dann verstehe ich die Zusammenhänge wahrscheinlich nicht ausreichend, um darüber zu schreiben.

Die konkrete Erfahrung, von der ich schreibe, ist natürlich meine eigene verkörperte Selbstwahrnehmung. Aus meiner Sicht gibt es keinen allwissenden, unvoreingenommenen Beobachter. Alle Wissenschaftler sind Menschen, die von ihren Erfahrungen geprägt sind. Jeder Wissenschaftler hat die Wahl, entweder diese Voreingenommenheit offenzulegen oder „des Kaisers neue Kleider“ anzulegen, um so als objektiver Experte dazustehen. Die Wahrheit ist, dass alle Wissenschaftler ihren Weg zu ihren Interessengebieten aufgrund irgendeiner persönlichen Erfahrung gefunden haben, am wahrscheinlichsten einer, die aus der Kindheit stammt. Sie sind also, ob sie es sich eingestehen wollen oder nicht, mit ihrer Persönlichkeit an den Folgen ihrer Erfahrung beteiligt.

Aus meiner Sicht besteht die Rolle von Wissenschaftlern in der Gesellschaft darin, ihre eigenen Grenzen im Lichte der Beweisführung zu prüfen. Das mag von ihnen verlangen, ihr Weltbild zu ändern und sogar jenen zu danken und sie zu schätzen, denen sie zumeist lautstark widersprochen hatten. Ein zu festes Beharren auf seinen eigenen Ansichten oder diese mit dem Schild der Autorität zu schützen, bedeutet ein absichtliches Abstumpfen gegenüber der verkörperten Selbstwahrnehmung.

Der persönliche Entwicklungsweg des Wissenschaftlers ist kein anderer als der jeder anderen kompetenten Fachperson. Wir müssen alle lernen, die Hinweise unserer Sinne, Bewegungen und Emotionen zu filtern und derweil unsere eigene Rolle im Prozess einzuschätzen. Damit bewegen wir uns auf eine erweiterte Sicht von uns selbst in unserer Umwelt und in Beziehung zu anderen hin. Wissenschaftler unterscheiden sich von anderen nur in der Art der Beweisführung, die sie üblicherweise im Laufe dieses Prozesses verwenden: eine besondere technische Terminologie mit genauen Bedeutungen, besondere Vorgehensweisen in der Ausführung von Experimenten, spezielle Techniken der Bewertungen und insbesondere die Sicherstellung, dass Ergebnisse von jemand anderem wiederholt werden können.

Als Praktizierender der Körperarbeit nach der Rosen-Methode (s. Fallbericht 2-1, S. 30) und als wissenschaftlicher Entwicklungspsychologe stieß ich durch diese und andere persönliche Lebenserfahrungen auf das Gebiet der verkörperten Selbstwahrnehmung. Aufgrund meiner Erfahrung als Schriftsteller, Lehrer, Referent und Kliniker behaupte ich, dass andere umso besser in der Lage sein werden, sich selbst und ihre eigenen Lebenswege und Potenziale zu verstehen, je besser es mir gelingt, meinen eigenen Standpunkt und meine ureigenen Präferenzen zu beleuchten. Wenn Sie nach der Lektüre dieses Buches nicht selbst-bewusster geworden sind, ist mir dieses Projekt nicht gelungen.

Die Gliederung des Buches

Kapitel 1 stellt die Hauptthemen des Buches vor und bringt sie in Zusammenhang mit sozialen und kulturellen Methoden, die uns von unserem Körper wegführen und zu ihm zurückbringen. Kapitel 2 befasst sich mit dem Aspekt der verkörperten Selbstwahrnehmung, der mit den Körperempfindungen **(Interozeption)** wie Kälte, Kribbeln, dem Gefühl von Weichheit der Gewebe oder Schwindelgefühl und unseren Emotionen verbunden ist. Kapitel 3 beschreibt den anderen Aspekt von verkörperter Selbstwahrnehmung, unseren Bewegungssinn **(Propriozeption)**, Größe, Lage und Form unseres Körpers **(Körperschema)**. Interozeption und Propriozeption werden durch verschiedene Kombinationen peripherer Rezeptoren, verschiedener Nerven- und spinaler Leitungen und von verschiedenen Arealen des Gehirns organisiert. Sie werden durch Emotionen und Motivationen, die wir zu diesen unterschiedlichen Formen der Körperwahrnehmung haben, in die verkörperte Selbstwahrnehmung integriert.

Kapitel 4 behandelt Themen des Ausdrucks und der **Unterdrückung** verkörperter Selbstwahrnehmung und handelt außerdem von der normalen und pathologischen **Absorption** bei bestimmten Arten von Körperzuständen. Kapitel 5 verbindet diese Formen der Öffnung oder Einengung des Körpers mit unserem Sinn für Sicherheit oder Gefahr, die aus unserer Umgebung und unserem eigenen Körper entstammen. Sicherheit und Gefahr sind die fundamentalen Organisationsprinzipien des Körpers. Sie befähigen uns, emotional und interozeptiv offen für andere Menschen und uns selbst zu sein. In diesem Kapitel werden wir sehen, wie traumatische Lebenserfahrungen unsere Fähigkeit prägen, den Körper zu fühlen oder das Fühlen des Körpers zu vermeiden.

Kapitel 6 beschäftigt sich mit Bewegung und Berührung. Es behandelt die Tätigkeiten unserer Muskeln und geht der Frage nach, warum sie steif und schmerzhaft werden. Bewegen und Berühren hängt fast immer mit anderen Objekten zusammen, insbesondere mit anderen Menschen. Deshalb handelt dieses Kapitel davon, wie unsere Körper zu anderen in Beziehung stehen. Daraus kann sich einerseits die Gestaltung von **sicheren Bindungen** entwickeln, andererseits kann sich ein **unsicheres Bindungsmuster mit unsicher-vermeidendem** oder **unsicher-ablehnendem Charakter** ausbilden.

Kapitel 7 bespricht die Mechanik der Atmung und die Stimmbildung, die beide unentbehrlich für Ausdruck und Wohlbefinden sind. Sie können in ihrer Funktion geschädigt sein, was wiederum zum Verlust verkörperter Selbstwahrnehmung führt. Schließlich gibt Kapitel 8 einige Hinweise zum regelrechten und leichten Zugang zu stärkenden Formen der verkörperten Selbstwahrnehmung. Unser Körper lädt uns immer wieder ein, nach Hause zu kommen und uns in der Vielfalt seiner Empfindungen sicher und geborgen zu fühlen. Wir können lernen, diesen Ruf zu hören.

Danksagung

Ich danke den Menschen, die zur Entstehung dieses Buches beigetragen haben. Die Mitarbeiter von Norton, besonders Deborah Malmud als Herausgeberin und Kristen Holt-Browning als geschäftsführende Mitherausgeberin gaben ihre außerordentliche Unterstützung und effektive Verbesserungsvorschläge. Vito Rontino, Verwaltungsassistent der Abteilung für Psychologie an der Universität Utah, leistete seinen unschätzbaren Beitrag in der Erstellung der langen und komplexen Liste der Literaturhinweise. Die Neurowissenschaftler, mit denen ich mich direkt beratschlagte – Bud Craig, Ray Kesner, Marc Lewis, Yana Suchy, Don Tucker und Jason Watson –, halfen mir dabei, wissenschaftliche Quellen zu finden, als ich die Verbindungen zwischen dem Gehirn und der Selbstwahrnehmung entwarf. Suzi Tortora, Roger Russell und Jacqueline Fogel schenkten mir liebenswürdigerweise ihre Zeit, um anschauliches Fallmaterial aus ihrer eigenen Praxis zusammenzufassen. Schließlich kommentierte Jacqueline Fogel frühere Entwürfe und sorgte für ihre andauernd großzügige und unterstützende Gegenwart in meinem Leben.

Salt Lake City 2008 **Alan Fogel**

Inhalt

1 Eine verlorene Kunst: die Wiederentdeckung des Körpergefühls

„Nur die Menschen sind an dem Punkt angekommen, wo sie nicht mehr wissen, warum sie existieren. Sie haben das verborgene Wissen ihrer Körper, ihrer Sinne, ihrer Träume vergessen.“ (Lame Deer u. Erdoes 1972, S. 157)

Kennen Sie das Gefühl, den Kontakt zu Ihrem Körper verloren zu haben? Sie stellen eines Tages fest, dass Sie zugenommen haben oder dass sich ein anhaltender Schmerz in Ihrer Schulter oder Ihrem Nacken eingeschlichen hat. Sie können sich nicht erklären, warum oder wie das passierte. Irgendwo auf dem Weg dahin haben Sie einfach aufgehört, wahrzunehmen, was Sie sich selbst antun.

Schauen Sie jetzt hin. Fühlen Sie, wie Ihre Füße den Boden berühren? Spüren Sie Ihre Anspannung im Rücken oder Nacken? Haben Sie das Wetter draußen wahrgenommen? Müssen Sie zur Toilette? Sind Sie durstig oder hungrig?

Dieses Buch handelt davon, wie es dazu kommt, dass wir den Kontakt zu unserer Wahrnehmung verlieren. Wir verlieren den Zugang zu unseren Emotionen im Alltag durch extremen Stress und Traumata. Das hat Einfluss darauf, wie unser Körper sich bewegt, fühlt und ausdrückt.

Ist unsere Aufmerksamkeit erst einmal gefangen in Gedanken, Bewertungen, Anforderungen, Erwartungen und anderen Stressfaktoren, bleibt keine Zeit mehr für uns selbst. Vielleicht morgen?

Es ist nicht verwunderlich, dass wir den Zugang zu uns selbst verlieren. Schließlich leben die wenigsten von uns als buddhistische Mönche oder auf dem Land, naturnah, und die wenigsten von uns gehen einer regelmäßigen körperzentrierten Aktivität nach. Vielmehr leben wir in einer komplexen sozialen Welt voller Verabredungen, Verantwortungen und Sorgen. Es mag schockierend sein, dass der Verlust von Aufmerksamkeit auch weitere Verluste für uns selbst mit sich bringt. Wir riskieren unsere emotionale Gelassenheit, unsere körperliche Gesundheit, den Sinn für unser Wohlergehen.

Verkörperte Selbstwahrnehmung hingegen ist die Fähigkeit, uns selbst Aufmerksamkeit zu schenken. Unsere Empfindungen, Emotionen und Bewegungen online, im unmittelbaren Augenblick, zu fühlen, ohne beeinflusst zu werden von beurteilenden Gedanken („Mache ich das richtig?“, „Warum bin ich so unbeholfen?“, „Ob mir wohl jemand zuschaut?“). Die verkörperte Selbstwahrnehmung setzt sich aus Empfindungen wie warm, kribblig, weich, angeekelt oder schwindelig zusammen. Emotionen wie glücklich, traurig oder bedroht gehören dazu; ebenso Körperwahrnehmungen mit Gefühlen von Koordination oder Koordinationsmangel wie etwa der Arme und Beine beim Schwimmen, der Wahrnehmung unserer Form und Größe (dick oder dünn); nicht zu vergessen die Wahrnehmung unseres Standpunktes in Beziehung zu Objekten oder anderen Menschen.

Verkörperte Selbstwahrnehmung ist eine Grundvoraussetzung zum Überleben. Nehmen wir Hitze nicht wahr, so können wir uns verbrennen. Fühlen wir die Grenzen unserer Körper nicht, so stoßen wir an Dinge, fallen hin oder verletzen uns. Wenn wir den Zustand unseres Verdauungssystems nicht erkennen, können wir uns vergiften, ohne es zu wissen.

Dieses Buch zeigt uns, dass wir uns manchmal von unseren Körpern entkoppeln müssen, um auf Gefahren und Herausforderungen der Umwelt zu reagieren. Unser Nervensystem tut das auf sehr effiziente Weise. Es lenkt Kraftreserven von der Selbstwahrnehmung und Selbstregeneration hin zu Erregung und schneller Reaktion. Allerdings bekommen wir Probleme, wenn wir zu lange in Alarmbereitschaft verharren. Wir beginnen, kostbare Stoffwechselquellen zu verlieren, wenn wir unsere Körper nie ruhen und sich erholen lassen. Ist niemand „zuhause", der sich kümmert und das System überwacht, wird es zusammenbrechen und auseinanderfallen. Schmerz, mentaler Stress und körperliche Krankheit sind die unausweichlichen Konsequenzen.

1.1 Das verlorene Paradies

Die ersten menschlichen Siedlungen, winzige Dörfer, wurden erst vor 10 000 Jahren gegründet. Vor dieser Zeit lebte der *Homo sapiens* für 100 000 Jahre als Nomade. Diese Männer und Frauen stammten von anderen menschlichen Arten ab, die vor über 1,6 Millionen Jahren zu Beginn des Pleistozäns auftraten. Vor 35 000 Jahren existierten in Afrika, Europa, Asien, Australien und in Nord-, Mittel- und Südamerika *Homo sapiens* als Jäger und Sammlergruppen. Für die meisten Menschen bestand ihre gesamte Gesellschaft aus einer kleinen Schar von 25 bis 30 Seelen, die Wurzeln ausgruben, Pflanzen schnitten und wilde Tiere jagten. Ihr Territorium war nicht größer als 30 Kilometer im Durchmesser und sie trafen selten auf eine andere menschliche Gruppe.

Beobachtungen an den wenigen noch existierenden Jägern und Sammlern in Afrika, Ozeanien und dem Amazonasgebiet lassen viel Körperkontakt zwischen Menschen jeden Alters erkennen. Die Individuen sind eingebettet in eine „*sozio-sinnliche menschliche Organisation*, die im Säuglingsalter während einer fast ungewöhnlich konstant reichen Zeit der taktilen Interaktion begann" (Sorenson 1979, S. 289; Hervorhebung durch den Autor). Dieses sinnliche Netzwerk beginnt in frühester Kindheit und währt das ganze Leben.

„Babys werden im Tragetuch gehalten, im Beisammensein am Feuer werden sie von Hand zu Hand weitergereicht. Sie werden auf ihr Gesicht, auf ihren Bauch und die Genitalien geküsst, sie werden angesungen, geschaukelt, unterhalten, ermutigt und ausdauernd im Gesprächston angesprochen – lange bevor sie Worte verstehen." (Konner 1982, S. 302)

Jäger und Sammler lebten nicht im Garten Eden. Das hohe Alter begann mit 35 Jahren, aber die meisten Menschen lebten nicht so lange. Krankheiten, Raubtiere, Unfälle und Hunger waren die häufigsten Todesursachen. Während ihres Lebens standen die Menschen jedoch in engem körperlichen Kontakt zueinander. Sie beteiligten sich an den komplexen Bewegungen und Anstrengungen der Jagd und des Sammelns, der Kinderbetreuung und der Liebe. Die Lebensweise von Jägern und Sammlern ermöglichte einen beträchtlichen Anteil an Freizeit, der im Spiel mit den Kindern, Spielen, Ritualen und Entspannung verbracht wurde.

Notgedrungen mussten Jäger und Sammler ihre Sinne auf das Klima der Erde und deren Zyklen fein abstimmen. Mittels unterschiedlicher Körperempfindungen registrierten sie Veränderungen in der Feuchtigkeit, der Temperatur und des Lichtes. Diese kündigten vielleicht Regen an, einen frühen Winter oder Trockenheit. Erde, Luft, Feuer und Wasser, die wesentlichen Lebenselemente, waren nicht in wissenschaftlichen Fachausdrücken erfasst. Die Erde unter ihren Füßen konnte warm oder trocken, duftend von lebenden Organismen oder unwirtlich sein. Der Geschmack und Geruch von Wasser, und nicht etwa Labortests, führten zur Einschätzung, ob es sicher war, zu trinken. Die Menschen entwickelten sich, indem sie ihre verkörperten Empfindungen schärften und sich an ihnen erfreuten: die Weichheit und Wärme von Berührung, der Duft von Leben oder Tod, die Farben des Himmels, die Klänge und Geschmäcker der natürlichen Welt (Abram 1996; Shepard 1998).

Wir gehen davon aus, dass die Menschen ihre Emotionen voll akzeptierten und bereitwillig annahmen, denn Beerdigungsriten und Trauergedenken sind die ältesten archäologisch belegten Rituale. Sie tauchten erstmals vor etwa 30 000 Jahren auf. Die Begeisterung für die Jagd, Lust und Liebe, die Vergnügen und Schmerzen von Kindsgeburt wurden ebenfalls mittels Höhlenzeichnungen und Statuetten gefeiert, die derselben Zeit zugeordnet werden.

Vor 10 000 Jahren vollzog sich ein Wandel. Die Menschen bauten feste Siedlungen und schufen Konzepte von Eigentum und Besitz; die Arbeit wurde spezialisiert und die Gesellschaft aufgeteilt. An dieser Stelle sehen wir einen Wechsel hin zu Herrschaft und Kriegsführung, Rechtsanspruch und Unterdrückung bei gleichzeitigem Verlust der Verbindung zur Erde, dem Verlust der Freiheit, sich zu bewegen und zu spielen. Die Landwirtschaft mit der Herrschaft über Tiere und Pflanzen und deren Zähmung war Teil dieser Verschiebung weg vom Umgang mit der natürlichen Welt (Eisler 1987; Wenke 1990).

Angenommen wir repräsentieren die menschliche Evolution, die vor 1,6 Millionen Jahren um 12 Uhr auf einer imaginären Uhr beginnt. Erste Dörfer würden 4 Minuten vor Mitternacht auftauchen. Die menschliche Zivilisation mit ihren urbanen Zentren und ihren Technologien wird 2 Minuten vor Mitternacht erwachen. Das Meiste der menschlichen Erfahrung, die unsere wesentliche genetische und psychische Struktur erschuf, entfaltete sich während dieses enormen Zeitmaßes in der geräumigen Wiege einer soziosinnlichen Organisation. In den städtisch-technologischen Kulturen, in denen wir heute leben, wird die Wahrnehmung für den Körper, unsere vitale Verbindung zu anderen Körpern und zur Erde, ignoriert oder minimiert. Geschäftige Menschen fokussieren auf das Denken und Tun statt auf das Fühlen, Sein und Mit-Sein. Auf dem globalen Marktplatz der Ideen und Produkte wird mehr Wert auf das Rationale denn auf das Emotionale gelegt. Viele von uns scheinen von den frühen Schuljahren an gelernt zu haben, Bewegung auf ein Minimum zu beschränken. Es wird gelernt, gerade zu sitzen, statt sich hin und her zu bewegen, zu schaukeln oder zu zappeln, unseren Gedanken mehr Aufmerksamkeit zu schenken als unseren Gefühlen.

In einer technologischen Welt *zivilisiert* zu sein heißt, die natürlichen Funktionen des Körpers zu unterdrücken, zu kontrollieren, Prioritäten zu setzen. Die Gesellschaft verlangt hierfür ein Mindestmaß von einigen Benimmregeln. Zu diesen Regeln gehört es, nicht in der Öffentlichkeit zu urinieren, koten, menstruieren oder furzen, außer wenn ein Platz dafür vorgesehen ist. Es wird erwartet, den Mund beim Niesen zu bedecken, die Hände vor dem Essen zu waschen und zuhause zu bleiben, wenn man eine ansteckende Krankheit hat.

Was ist mit den anderen Einschränkungen unserer Körper, besonders jenen, denen sie in den urbanen Zentren der technologischen Gesellschaften begegnen?

- Schulen haben die Programme für Sport- und Kunstunterricht stark beschnitten. Stattdessen wird gefordert, dass man bessere Ergebnisse in standardisierten Tests erreicht, damit für den Unterricht öffentliche Gelder bereitgestellt werden. Schulkinder verbringen ihre Freizeit zuhause an Computerbildschirmen, schauen Fernsehen oder haben ein Mobiltelefon oder iPod an ihren unbeteiligten und schon geschädigten Ohren. Fettleibigkeit, Diabetes und Asthma haben unter amerikanischen Kindern und Heranwachsenden epidemische Formen angenommen. Ungesunde Fertigkost (Junkfood) ist ohne Zweifel Teil des Problems, genauso wie Mangel an körperlicher Aktivität, Spielen im Freien, In-der-Natur-Sein und fehlende Möglichkeiten des kreativen körperlichen Ausdruckes.
- Büroangestellte weltweit sitzen eingezwängt in kleinen Büros und Kabinen. Sie starren auf einen Computerbildschirm, klicken auf der Maustaste und schreiben die meiste Zeit ihres Arbeitstages auf einer Tastatur. Diese hohe Effektivität geht auf Kosten von Verletzungen durch monotone Bewegungen der Hände und Arme und verursacht Schmerzen im unteren Rücken. Beschwerden dieser Art betrafen früher meist Fabrikarbeiter. Büroangestellte leiden außerdem an einer Vielzahl von stressbedingten Störungen, die sich als chronische Müdigkeit, Bluthochdruck, Diabetes und Übergewicht manifestieren. Diese werden am ehesten durch die unnatürliche Einschränkung des Körpers und Geistes verursacht, und es gibt keine Möglichkeit, den durch externe Kontrolle entstandenen Stressdruck abzulassen.
- Hausfrauen oder Hausmänner mit kleinen Kindern können ihre Körper eher einsetzen. Sie können ein Baby hochheben, den Boden wischen, in einem Supermarkt mit Spielzeug an einem Ende und Toilettenartikeln am anderen Ende eines verzweigten Innenraumes herumlaufen. Aber der Stress vieler Verpflichtungen mit Spielverabredungen, Schultransport- und Abholfahrten,

Einkaufen, Saubermachen, Nachmittagsaktivitäten, Essenmachen, Balancefinden zwischen Ehepartner- und Elternrolle fordert seinen Tribut. Wieder wird der Körper vergessen, bis Schmerzen oder Krankheit sich einstellen. Einige Eltern haben kaum Zeit, einen Moment auszuruhen oder auf die Toilette zu gehen, und leiden unter Hand-, Arm- und Rückenschmerzen, die von der körperlichen Anstrengung des ständigen Herumtragens von Kindern herrühren. Sie haben keine Zeit, herauszufinden, wie solche Bewegungen ohne Selbstverletzung ausgeführt werden könnten. Depressionen bei Müttern nehmen stetig zu, mit bleibenden Folgen für die jungen Kinder.

Schuld an diesen Mühsalen ist, dass der Produktivität zu viel Wert beigemessen wird, die Menschen zu sehr beansprucht werden, gleichzeitig wird die Rolle des Körpers kaum wahrgenommen. Beim jetzigen Zustand der Arbeit in der westlichen Welt wird der Körper vernachlässigt, als pures Werkzeug angesehen. Ein Werkzeug, das als unbrauchbar beiseitegelegt und ersetzt werden kann, wenn es kaputtgeht. Der Körper wird wie alles andere in einer auf Konsum angelegten Ökonomie wahrgenommen, bis er dann wirklich zerbricht, als sei er etwas, das durch ein neueres Modell ersetzt werden könnte. Den Körper wahrzunehmen und sich um ihn zu kümmern, kann die Arbeit heilsamer machen und wirkt sich somit sowohl auf die Ökonomie als auch auf den Arbeitenden selbst günstig aus.

Nicht nur der Arbeitswelt mangelt es an Verkörperung (Embodiment) oder Gestaltung. Die Freizeit ist ebenso auf widernatürliche Weise gegen den Körper gerichtet. Da gibt es die Vorherrschaft von DVD, MP3, TV und SMS. Wer unterliegt nicht einer ermüdenden Steifheit nach Stunden solcher Inaktivität, als ergebenes Opfer der Betäubung des Gehirns? Bewegung, wenn sie denn stattfindet, wird ausgeführt, weil angenommen wird, dass sie gut für einen sei. Das kann – mit einem iPod oder Ähnlichem am Ohr – Gehen auf einem Laufband oder Rudern auf der Stelle sein. Niemand wird auf diesem Wege ein Hochgefühl erleben. Die einzige Körperwahrnehmung, die sich in diesem Raum mit Rundum-Beschallung entwickeln kann, ist Müdigkeit oder Schmerz. Ist es erst soweit gekommen, ist es zu spät für Korrekturen, um die Körperphysiologie einem maximalen Nutzen anzupassen. Praktiziert irgendjemand noch den Zen des Blätterharkens und die Meditation der Gartenarbeit? Offensichtlich belasten die unter Zeitdruck erledigten Hausarbeiten die Muskeln und den Kreislauf nur noch zusätzlich.

Eine andere verpasste Chance für die Sensibilität des Körpers in der westlichen Kultur ist das vorherrschende Verständnis von Gesundheit. Ärzte arbeiten mit dem Körper. Der Körper ist für viele jedoch eine Ansammlung von Muskeln und Knochen, Gefäßen und Höhlen, Tumoren und Mikroorganismen. Der medizinische Körper ist vom gelebten Körper getrennt.

Sogar in Unternehmungen, die die Körperwahrnehmung betonen sollten, wie im Sport und den Darstellenden Künsten, führen Wettbewerb und Geld zu einem Verlust der Selbstwahrnehmung. Es mag für einen Musiker angenehmer sein, vor einem gewohnten, „sicheren" Publikum aufzutreten, aber die Teilnahme an einem Vorspiel oder einer Bühnenaufführung bringt Herausforderung und damit auch neue und unkontrollierbare Emotionen mit sich. Lampenfieber ist ausgesprochen lähmend. Die Muskeln gefrieren, der Atem stockt, die Knie werden weich und zittrig, vielleicht kommt es zu Schwindel und Übelkeit. Man möchte davonrennen oder sich verstecken. Dann gibt es die sozialen Emotionen wie Stolz und Scham. Sie geistern um das fantasierte Publikum bestehend aus Kollegen, Freunden, Eltern und Kartenkäufern. Sogar erfolgreiche und abgehärtete Künstler schlagen sich vielleicht vor jedem öffentlichen Auftritt mit solchen „Dämonen" herum.

Das Problem mit der Angst und jeder Art von Bedrohung für das Selbst ist, dass dabei die Wahrnehmung für den Körper verlorengeht. Sie wird von dem Bedürfnis ersetzt, das Selbst entweder zu schützen oder zu kollabieren. **Unterdrückung** ist der Verlust unserer Fähigkeit, uns selbst zu spüren. Unterdrückung schließt Abwehrmechanismen ein wie Leugnung („Ich fürchte mich nicht, bin nur ein wenig nervös!"), Intellektualisieren („Ich möchte nicht versagen. Alle zählen auf mich, diese Rolle zu bekommen") und Selbstberuhigung durch den Einsatz abstumpfender Gefühle (zu viel essen).

Zusätzlich zum Lampenfieber müssen besonders Tänzer und Sportler an der Grenze des Durchhaltevermögens und am äußeren Rande der metabolischen Stabilität arbeiten. Konditionierung und Ernährung ermöglichen den Athleten, den höchsten Grad menschlicher Körperleistung zu erbringen. Dabei stehen sie unglaublich nahe am Zusammenbruch des Herz-Kreislauf-, Atmungs- und Verdauungssystems. Bei den Belastungen, jahrelangen Anstrengungen und dem Trainingsaufwand ist es kein Wunder, dass sie den Körper am Rande seiner Grenzen erleben. Als Folge davon unterdrücken einige unserer Helden diese intensiven Gefühle, indem sie sich von leistungssteigernden und schmerzlindernden Drogen abhängig machen. Zu unserem Erstaunen sind wir dann enttäuscht von ihnen, wenn sie entdeckt werden. Nicht, weil wir es besser machen und ohne verordnete oder entspannende pharmazeutische Unterstützung die Kontrolle behalten. Nein, die Schwäche des Helden deckt unsere eigenen Unzulänglichkeiten, unsere schuldbewusste Beruhigung auf.

In der industrialisierten Welt leben und arbeiten Menschen ohne körperlichen Einsatz; sie absolvieren schriftliche Prüfungen, besuchen eine einfache Schule oder gehen einer einfachen Arbeit nach. Diese können etwas von den oben genannten außergewöhnlichen Menschen, die ihren ganzen Körper nutzen, lernen. Deren Arbeit zeigt sich in deutlich sichtbaren Leistungen. Der Körper, nicht weniger als der Verstand, ist immer beteiligt. Wenn wir als Kinder die Fertigkeit des Denkens lernen, werden wir aufgefordert stillzusitzen. Wir sollen leise sein, leserlich schreiben, Anordnungen befolgen und Ähnliches. Wir müssen aushalten, stundenlang zu sitzen, können nicht auf die Toilette gehen, wenn wir den Drang dazu spüren, müssen rasch beiläufig Fertigkost essen und leiden dabei noch unter Kopfschmerzen. Wir müssen eine ständige Flut von Emotionen bezüglich unserer Kollegen und Lehrer, Stolz und Scham, Angst und Verliebtheit unterdrücken. Oft haben wir nicht einmal Zeit, uns zu bewegen, zu atmen, auszuruhen oder zu spielen.

Es wird von uns erwartet, dass wir wissen, wie wir uns zu „benehmen" haben, und wahrscheinlich werden wir getadelt, wenn wir das nicht tun. Gedankliche

Prozesse, in einem Test angeblich beurteilt, können eingeengt sein in einem eingeschnürten Körper. Die neuere Forschung zeigt Folgendes: Diese traditionellen Mittel, die den Körper bei der Schul- und Berufsarbeit in ein Korsett zwängen, fördern tatsächlich nicht die Haltungen, die hilfreich für die Art des Denkens sind, wie es in Institutionen und Betrieben gefragt ist, nämlich des Denkens in Konzepten.

Schule und Büroarbeit finden in diesen eher in immer gleicher Körperhaltung und in sitzender Haltung statt. Fabrikarbeit ist ähnlich. Sie hat den zusätzlichen Nachteil der monotonen Bewegungen, die keine Gelegenheiten für Kreativität und Erholung bieten. Die vielleicht überwältigende Mehrheit der Bevölkerung in den Industrienationen lernt Verdrängung durch das Vermeiden unnötiger Bewegung, durch das Ausblenden von Empfindungen und dadurch, dass sie einen Deckel über ihre Emotionen legen. Wenn sich uns dann in unserer Freizeit Gelegenheit zur Bewegung bietet, vermeiden wir diese. Vor einem Bildschirm herumhängen scheint einfacher, und unsere Körper glauben irrtümlicherweise, dass das der einzige Weg ist, zu ruhen und sich zu erholen.

Dann wundern wir uns, warum wir so viel zugenommen haben. Wir spüren den Schmerz in unserem Kreuzbein vom harten Sitzen am Schreibtisch nicht mehr. Wir nehmen den Krampf in unseren Handgelenken vom Tippen nicht wahr und auch nicht die Spannung in unserem Nacken vom Hängen über einem Bildschirm, einem Buch oder einem Elektrowerkzeug. Wir verstehen nicht, warum wir so oft Kopf- oder Rückenschmerzen oder ein Karpaltunnelsyndrom haben. Wir verdrängen unsere Gefühle, weil sie uns in der Schule oder bei der Arbeit verwundbar machen. Weder Jungen noch Mädchen, weder Frauen noch Männer wollen gern als schwach wahrgenommen werden. Wir rätseln darüber, warum wir mit unseren Eltern oder unserem Lebensgefährten nicht zurechtkommen. Weil wir eifrig vermeiden, zu fühlen, was authentisch ist, geben wir unserer Wut und Verbitterung Raum statt unserer Traurigkeit. Dabei verlieren wir unser inneres Selbst und tief in uns begraben bildet sich eine schwere Trauer. Deren Existenz erkennen wir sogar vor uns selbst nicht an.

Den Preis, den wir für das Ignorieren unseres Körpers, seiner Bewegungen, Sinne und Emotionen bezahlen, ist das Entstehen von Krankheit und Dysfunktion. Was unseren Körper angeht, sind wir meist in einem armseligen Zustand (siehe Kasten 1-1). Glücklich sind die erleuchteten Wenigen, die Wohlbefinden ausstrahlen. Sie essen gesunde Nahrung, die ihren Hunger stillt, bewegen sich auf eine Art, die ihre Körperfunktionen und ihren Geist maximieren. Sie können aufmerksam relaxen und haben noch dazu Gelegenheiten für kreativen verkörperten Selbstausdruck. Diese Menschen sind möglicherweise finanziell abgesichert und haben Zugang zu einer großen Auswahl von Angeboten der modernen Gesundheits- und Wellnessbranche. Vielleicht sind sie aber auch arm, leben jedoch in einer Gesellschaft, die aktive Körperarbeit beibehalten hat und diese unterstützt (z. B. landwirtschaftliche Arbeit oder Jagd), oder sie praktizieren andere verkörperte spirituelle Methoden wie Yoga, Meditation, Wallfahrt oder rituelles ekstatisches Singen und Tanzen, die das Körpererleben fördern.

Kasten 1-1: Der Zustand des Körpers

Dieses Buch handelt von der Förderung der verkörperten Selbstwahrnehmung, unserer Aufmerksamkeit für Empfindungen und Emotionen. Lassen Sie uns herausfinden, auf welche Weise wir unsere Aufmerksamkeit täglich nutzen. Nach der Lektüre des Buches können Sie auf diese Einschätzung wieder zurückkommen und sehen, ob sich irgendetwas verändert hat.

- Wie nehmen Sie Ihren Körper wahr? Wie geht es Ihnen dabei in der Schule, bei der Arbeit, Hausarbeit oder Kinderbetreuung?
- Nehmen Sie bei der Arbeit Stress oder Anspannung in den Händen, Armen, dem Rücken, Bauch, Nacken, Beinen oder anderswo wahr?
- Spüren Sie irgendeine Einschränkung in Ihrer Atmung?
- Halten Sie das Steuerrad fester als notwendig, oder strecken Sie den Nacken vor, wenn Sie am Computerbildschirm lesen, haben Sie unruhige Beine, oder stehen Sie stramm in Gegenwart anderer Menschen?
- Unternehmen Sie irgendetwas, um Ihre Bewegung oder Haltung zu ändern und den Stress in Ihrem Körper zu lindern, oder arbeiten Sie einfach so weiter?
- Leiden Sie unter neuromuskulären Schmerzen oder chronischer Müdigkeit, medizinisch nicht diagnostizierbaren Brust-, Kopf- oder Bauchschmerzen, weil Sie Ihrem Körper und seinem Stress keine Beachtung geschenkt haben?
- Wenn Sie sich müde fühlen oder Schmerzen verspüren, wissen Sie, was mit Ihrem Körper passiert ist und ihn in diese Lage gebracht hat?
- Abgesehen vom Schlaf in der Nacht, ruhen Sie während des Tages?
- Hören Sie jemals auf zu denken, um sich ganz einfach zu fühlen?
- Praktizieren Sie irgendeine Freizeitaktivität, die die verkörperte Selbstwahrnehmung berücksichtigt, z. B. Yoga, Massage und andere Körperarbeit, Meditation, Tanz, Kunst und Handwerk, Musik oder Sport?
- Praktizieren Sie diese mit der Absicht, Selbstwahrnehmung und Entspannung zu fördern, oder sind Sie gefangen im Leistungsdenken auf Kosten der Wahrnehmung?
- Können Sie den Duft der Rosen riechen, sich in endlosem Spiel mit einem Kind oder Tier verlieren, sich in einem Gebet hingeben, in der Natur mit wachen Sinnen spazieren gehen, ein heißes Bad nehmen oder eine Heilquelle aufsuchen, nur um zu entspannen?
- Bitten Sie um Hilfe, wenn Sie sie brauchen?
- Wenn Sie jemals unter einer ernsthaften Verletzung gelitten haben, das Opfer eines Verbrechens oder Missbrauchs waren, eine Naturkatastrophe oder einen Krieg erlebt haben, haben Sie sich mit den emotionalen Folgen auseinandergesetzt?
- Können Sie leicht über Ihre Emotionen sprechen oder schieben Sie diese zur Seite?

Angenommen, für jede dieser Fragen sind 10 Punkte zu vergeben, so können Sie Ihre Selbstwahrnehmung folgendermaßen bewerten: Eine Möglichkeit ist, sich zu fragen, ob Sie diese Dinge tun oder nicht: „Ja, ich gebe zu, dass ich das Steuerrad zu sehr festhalte“, könnte eine Antwort sein. Diese zeigt, auch wenn Sie

Ihren Körper nicht überreden können, während der Fahrt zu entspannen, dass es Ihnen zumindest bewusst ist, nicht entspannen zu können. Für dieses Bewusstsein können Sie sich 6 Punkte geben. Wenn Sie sich Ihres Griffes während der Fahrt bewusst sind, und Sie haben sich beigebracht, Ihre Hände und Arme zu entspannen, können Sie alle 10 Punkte beanspruchen. Bravo! Oder Sie können sagen: „Toll, nun da Sie fragen, wird mir klar, dass ich nicht einmal merke, wie ich das Steuerrad anfasse. Wenn ich das nächste Mal fahre, sollte ich darauf achten." Das ist ebenfalls ein *positiver Schritt* in Richtung erweiterter verkörperter Selbstwahrnehmung: Sich bewusst werden, dass man sich zuvor nicht bewusst war. Dafür können Sie sich 3 Punkte geben. Sie erhalten nur 0 Punkte, wenn Sie die Antwort gar nicht kennen und nicht daran interessiert sind, diese herauszufinden. Sie möchten einfach nicht darüber nachdenken. Gut. Trotzdem habe ich etwas in Gang gebracht, und ich denke, Sie wissen das auch. Andernfalls würden Sie dieses Buch gar nicht erst lesen.

1.2 Zunahme und Abnahme verkörperter Selbstwahrnehmung

Dieses Buch handelt von der verkörperten Selbstwahrnehmung:

- dem Empfinden von unseren *Bewegungen* in Beziehung zu anderen Menschen und unseren Umgebungen,
- dem Registrieren der Beschaffenheit und Tiefe der *Sinne* und
- der Entdeckung der Komplexität unserer *Emotionen* im Verhältnis zu anderen und der Welt.

Überall auf der Welt legt die Bildung Wert auf eine verstärkte Wahrnehmung unserer gedanklichen Prozesse. Hieraus ergibt sich die wachsende Fähigkeit, unsere Gedanken hin auf spezifische Ziele wie Planung und Problemlösung zu regulieren. Die Entwicklung effektiver Strategien zum Erreichen von Zielen und dem Zensieren unserer Taten ist die Konsequenz. All das dient dazu, dass wir uns an die Kultur unseres Arbeitsplatzes und der Familie anpassen.

Das Denken über das Selbst – ich nenne es die **begriffliche Selbstwahrnehmung** – ist nicht dasselbe wie das Fühlen des Selbst in der verkörperten Selbstwahrnehmung. Die verkörperte Selbstwahrnehmung umfasst in der **Interozeption** das Fühlen unserer Atmung, Verdauung, Erregung, Schmerzen, Emotionen, Müdigkeit, unseres Hungers und Ähnliches; im **Körperschema** die Wahrnehmung von Bewegung und Koordination zwischen verschiedenen Körperteilen, zwischen unserem Körper und der Umwelt. Die begriffliche Selbstwahrnehmung beschäftigt sich im Prozess der Gedanken mit der Kategorisierung, Beweisführung, der Beurteilung und der Bewertung. Die verkörperte Selbstwahrnehmung involviert das Sein im **subjektiven emotionalen Augenblick**. Dieser Zustand beschreibt die Fähigkeit, z. B. die eigene Traurigkeit und den Schmerz zu fühlen ohne Wertung und ohne den Versuch, davor zu fliehen.

Universitäres und arbeitsbezogenes Wissen wird fast immer schriftlich abgefragt. In Klausuren und schriftlichen Tests kommt es auf die effektive Wahrnehmung und Selbstregulation von sprachlichem Denken an. Es gibt einige Untersuchungsmethoden, die sowohl den Körper als auch den Denkprozess testen. Fahranfänger müssen grundsätzlich nachweisen, dass sie einigermaßen kompetent sind beim Einhalten von Verkehrszeichen- und Signalvorschriften, beim Fahrbahnwechsel, beim Abbiegen bei Gegenverkehr und beim Rückwärtseinparken. All das ist verbunden mit der Koordination von *Bewegungen* wie Steuern, Verlagern, Bremsen und dem Beobachten des Rück- und Seitenspiegels.

Der Fahrschüler muss lernen, bestimmte Sinne wie das Beobachten und Hören zu schärfen. Er muss ein Gefühl für das Auto entwickeln: wann es zu schnell um eine Kurve fährt oder wann man eine Vollbremsung machen muss. In der realen Situation der Fahrprüfung auf der Straße laufen Emotionen wie Unsicherheit, Angst oder Begeisterung oder mögliches aggressives Verhalten schnell und unerwartet ab. Die eigentliche verkörperte Aufgabe des Fahrens besteht in der Wahrnehmung all dieser Gefühle. Sie besteht aus Bewegung, Empfindung und Emotion und dem Lernen, diese konstruktiv zu koordinieren, um sicher von Punkt A nach Punkt B zu kommen. All das mit minimalem Schaden für irgendetwas oder irgendjemand anderen.

Verkörperte Selbstwahrnehmung, die Wahrnehmung von Bewegung, Empfindung und Emotionen, beginnt vor der Geburt während der letzten beiden pränatalen Monate. Die fötale Selbstwahrnehmung beinhaltet bereits sowohl **Interozeption** (die Überwachung des inneren Körpermilieus und seinen Bezug zur Umwelt) als auch das **Körperschema** (das „Erkennen" eines Körperteils durch ein anderes). Dynamische 4-D-Ultrasoundfilme lassen erkennen, dass sich der Mund des Fötus im 7. Schwangerschaftsmonat öffnet, wenn sich ihm die Hand nähert (Abb. 1-1). Das ist ein eindrucksvoller Beweis dafür, dass ein Körperteil seine Beziehung zu einem anderen Teil erkennt (Myowa-Yamakoshi u. Takeshita 2006). Unsere innere Wahrnehmung und unsere Wahrnehmung der Verbindungen zwischen verschiedenen Teilen entwickeln sich während des ganzen Lebens in der Fähigkeit, Bewegungen und Sinne zu koordinieren, wenn wir komplexere Handlungsabläufe in der Welt erlernen.

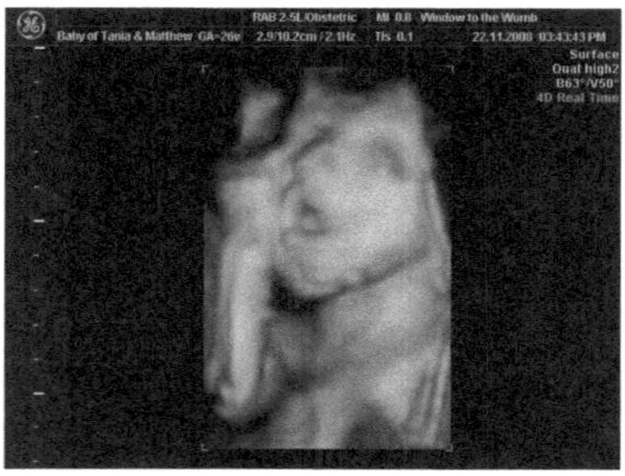

Abb.1-1 Fötale Hand-zu-Mund-Koordination.

Der Fötus zeigt uns hier, dass die sich erweiternde Selbstwahrnehmung unsere ursprünglichste und wichtigste Beschäftigung für das Wohlbefinden ist. Hierfür sind wir sogar schon vor der Geburt ausgestattet und können so unsere Lebensaufgabe, das Erlangen von Wohlbefinden, bereits beginnen. Es überrascht nicht, dass der Fötus schon im Inneren des Uterus die grundlegende Überlebensfähigkeit hat, um sie dann nach der Geburt zu gebrauchen. Ohne die pränatale Entwicklung der physiologischen Nervenbahnen und Muskeln zum Atmen und Saugen kämen wir nicht weit. Die große Überraschung ist, dass *diese neurologischen Überlebenskreisläufe im Gehirn mit den Bahnen für die Selbstwahrnehmung verankert sind.* Abhängig davon, ob Möglichkeiten zur Selbstentdeckung bestehen, können diese wachsen oder schrumpfen. Das Nervensystem stimuliert die Atmung und Verdauung. Gleichzeitig verfügt es über Bahnen, die uns den Erfolg oder Misserfolg dieser Handlungen melden.

Es gibt ein einfaches Gefühl des Selbst: die **verkörperte Selbstwahrnehmung**. Sie befähigt uns, im tiefsten Inneren unseres psychophysiologischen Wesens die Wahrnehmung unseres Selbst zu erweitern (Stern 1985). Das Neugeborene an der Brust ist ausreichend ausgerüstet, sich darüber gewahr zu sein, wie es sich bewegen und fühlen muss, um Gefühle von Vergnügen zu maximieren und um Gefühle von Missvergnügen im Mund und Bauch zu minimieren. Das Saugen ist nicht bloß ein „Reflex“ ohne innere Wahrnehmung, nicht eine schiere neuronale Entladung. Das Stillen ist eine der ersten sozial koordinierten Leistungen. Im Saugen lernt das Baby, die Selbst-zu-Selbst-Koordination zu fühlen und zu regulieren, dann lernt es das Schlucken und die Kopfwendung je nach Milchfluss. Es entwickelt eine Wahrnehmung für starke und kraftvolle Emotionen sowie unergründliche Begierden in direktem Bezug zu Erfolg und Misserfolg solcher Handlungen (Fogel 2009).

Freud sah im Hunger eines Neugeborenen etwas Emotional-alles-Verzehrendes. Er stellte sich diesen Zustand wie eine Selbstabsorption vor, gleichzeitig „autistisch“ und „gewaltig“, in der alles andere total vergessen wird (Freud 1903/1953). Er hatte Recht mit den gewaltigen Ausmaßen des Hungers eines Neugeborenen. Jedoch lag er vollkommen falsch mit der Annahme, dass Neugeborene sich selbst und andere nur mangelhaft wahrnehmen könnten (Stern 1985). Aus der Sicht der **interozeptiven** Selbstwahrnehmung ist das Verlangen eines Neugeborenen ein Verlangen nach Beziehung: ein guter Lippenkontakt mit den Brustwarzen, versiegelt mit Speichel; die Süße der Milch, die teilhat an der Süße des sich Ergebens in die Gefühle von Wärme; ein Austausch zwischen zwei verletzlichen Menschen, die sich in Hoffnung und Hoffnungslosigkeit aneinander klammern. Die Selbstwahrnehmung ist im Menschen und den meisten Säugetieren vom Augenblick der Geburt an nicht zu trennen von anderer Wahrnehmung. Angesichts dieser Vorgaben brauchen Mutter und Kind nicht lange, um herauszufinden, wie sie untereinander am besten Signale senden. Sie bringen sich beispielsweise gegenseitig das Bedürfnis nach Nähe bei. Sie finden heraus, wie sie ihre natürlichen Handlungen am besten koordinieren und wie sie ihr irrationales Verlangen füreinander nutzbar machen mit dem Ziel, diese Interaktionen viele Male täglich mit Leichtigkeit immer wieder neu herzustellen. Dieser Triumph des Gewöhnlichen kann nur mittels der sozialkoordinierten verkörperten Selbstwahrnehmung erreicht werden.

Die zwischenmenschliche (interpersonale) Koordination rund um das Stillen ist bei allen Säugetieren nicht bloß reduziert auf Reflexe und Mechanik. Sie ist nicht einfach „kontrolliert" von einem „angeborenen" neurologischen Generator für Verhaltensmuster. Reibungslose soziale Handlungen sind nicht ohne die Selbstwahrnehmung vom **Körperschema** zu erreichen, nicht ohne die Wahrnehmung davon, wo „mein" Körper aufhört und „deiner" beginnt. Aus diesem Grunde müssen sich die Nervenbahnen für das Saugen, Bewegen und Berühren im Gehirn durch die neuronalen Bahnen der Selbstwahrnehmung und durch sonstige Bahnen winden.

Das fötale und frühkindliche Nervensystem braucht angesichts seiner Limitierungen und seiner Unreife ein Mittel, das es befähigt, unter der Vielzahl von Stimulationen aus dem eigenen Körper und der Außenwelt die passendsten und wichtigsten Aspekte aufzuspüren. So wie das Gehirn zusammengesetzt ist, bedeutet „passend" hier insbesondere „selbstpassend". Mannigfache Ansichten, Klänge, Gerüche und Bauchgefühle werden direkt mit „meinem eigenen" Sinn für Stabilität und Wohlergehen in Zusammenhang gebracht. Ohne dieses selbstbezogene Kreisen, das herausfindet, was im Hier und Jetzt am wichtigsten ist, gäbe es kein Lernen und keine Entwicklung. Der Mangel an Selbstbezogenheit im unreifen Gehirn würde tatsächlich einen autistischen Zustand der Überforderung von der Welt erzeugen, ohne einen klaren Sinn dafür, was wichtig oder nützlich ist.

Der Verlust von verkörperter selbstbezogener Wahrnehmung ist zu jedem Zeitpunkt des Lebens schwächend. Überfordert ein Körper- oder Umweltreiz die Fähigkeit des Nervensystems, dessen Bedeutung für das Selbst zu ermitteln, kommt es zu solch einer Schwächung. Diese Situation wird typischerweise als Trauma erfahren. Während körperlicher Übergriffe und tätlicher Angriffe, die sich in Form von Autounfällen, sexuellem und Kindesmissbrauch, Verbrechen oder Krieg ereignen, sind die selbstbezogenen, selbstschützenden und selbstregulatorischen Netzwerke außer Gefecht gesetzt. Das Gehirn schaltet auf Autopilot. Es ruft in der Bedrohung einige unserer elementaren **biologischen Verhaltensantworten** wie Kampf, Flucht, Erstarrung und Ohnmacht auf. Wie wir später im Buch sehen werden, führt das zu fundamentalen und vielleicht dauerhaften Veränderungen einer Person. Erinnerung, Bewegung und Empfindung werden beeinträchtigt und die Grenzen des Selbst schrumpfen zu einem kleinen Bereich wahrgenommener Kontrolle. Wie sich auch die kleinen und fortdauernden Kränkungen in unserem Familien-, Arbeits-, und Schulleben im Laufe der Zeit anhäufen und damit eine ähnliche Art der Selbstbetäubung hervorbringen.

Das Ergebnis hiervon ist, dass Menschen ihren inneren Zustand nicht länger erkennen können. Sie können nicht mehr sagen, wann sie wirklich hungrig oder müde, glücklich oder traurig sind. Körper brauchen die Wahrnehmung ihrer selbst, um das Gleichgewicht ihrer Körperfunktionen (Homöostase) aufrechtzuerhalten. Hiermit ist der Zustand geistiger und körperlicher Gesundheit gemeint, in dem die Zellen ausreichend ernährt werden. Dadurch wird der normale Metabolismus aufrechterhalten, und Körperfunktionen werden geschützt, sodass sie wachsen können. Die neuronalen Nervenbahnen der verkörperten Selbstwahrnehmung sind direkt mit den Nervenbahnen der Homöostase verbunden.

In diesen Zuständen von traumatischem Rückzug brauchen Menschen unterstützende persönliche **Ressourcen**, Dinge, die Freude und Sicherheit fördern. Nur mit einem Gefühl von Sicherheit können wir **biologische Verhaltensmuster** abrufen, die mit Sicherheit in Verbindung stehen: Erholung, Engagement und normale Integration. Wird ein Tier von einem Feind bedroht und ist es entkommen, kann es sich nur in der Sicherheit eines Verstecks oder eines Baus erholen. Dieser **Erholungsprozess** erfordert es, das Bedürfnis nach dem Gesundwerden wahrzunehmen und zu akzeptieren, und wird begleitet von ausgedehntem Lecken, Ruhe, Schlaf und der Behaglichkeit anderer warmer Körper. Im Anschluss an die Erholung kann das Individuum mit der Welt und anderen Menschen normales **Engagement** aufnehmen. Später können sich die Zustände von Engagement mit größerer Tiefe in die **normale Absorption** hinein ausdehnen: der Erfahrung, sich in etwas zu „verlieren", das man liebt, z. B. eine Person oder eine Aktivität, Kreativität, eine Darbietung oder die Hochgefühle des Sports, tiefe Zustände von Konzentration und Meditation. Zur normalen Absorption gehören auch die oben beschriebenen „ozeanischen" Gefühle des Neugeborenen (s. auch Kap. 5.2, S. 134).

In diesen Beobachtungen stecken folgende aufrüttelnde Botschaften:

- Verkörperte Selbstwahrnehmung ist für Gesundheit und Überleben genauso fundamental wie atmen und essen.
- Der Verlust verkörperter Selbstwahrnehmung kann zu jeder Zeit im Leben schwächend sein.
- Verkörperte Selbstwahrnehmung geht beim Heranwachsen in technologischen Gesellschaften leicht verloren, ebenso durch zunehmende Entbehrungen oder plötzliche Traumata.
- Verkörperte Selbstwahrnehmung muss aktiv gepflegt, kultiviert, unterrichtet und erneuert werden, um das Wohlergehen zu erhalten.

Eine Frage stellt sich natürlich: Wenn verkörperte Selbstwahrnehmung so wichtig ist, warum wird sie so leicht geschwächt oder beeinträchtigt? Die Antwort findet sich im unreifen fötalen und kindlichen Gehirn und dem Verständnis seiner Verbindungsbahnen:

- dem Aufnehmen der Welt und Ansprechen auf diese, die in diesen Nervenbahnen als **biologisches Verhaltensmuster** geformt wird;
- dem Empfinden und Ansprechen auf die Organsysteme des Körperinneren;
- dem Entscheiden und Bewusstwerden, was von all dem für das Selbst das Wichtigste ist.

Im Falle eines Unfalls ist ein verstauchtes Fußgelenk oder ein gebrochener Arm nichts Überraschendes. Auch überraschen uns Verletzungen, sogar psychische Konsequenzen wie Alpträume oder paranoide Zustände, nach einem körperlichen Übergriff nicht. Es ist keine neue Erkenntnis, dass lebenslange Wut und Ungeduld (Typ-A-Persönlichkeit) zu Herz-Kreislauf-Erkrankungen führen kann.

Für den Einen oder Anderen mag es neu sein, dass der Grund dieser Kränkungen, die eine nachhaltige Wirkung auf Körper und Geist haben, in der *unbehandelten und unerkannten Beeinträchtigung der verkörperten Selbstwahrnehmung* liegt. Der Zweck des vorliegenden Buches ist es, diese Zusammenhänge zu beleuchten. Diese Beeinträchtigung tritt angesichts der Architektur des Gehirns und des Nervensystems immer dann auf, wenn die Beziehung einer Person zur inneren und äußeren Umwelt gestört oder deformiert ist. Beim Menschen findet die Erholung der verkörperten Selbstwahrnehmung im Rahmen zwischenmenschlicher (interpersonaler) Beziehungen statt.

1.3 Selbstwahrnehmung ist im Wesentlichen verbunden mit der Wahrnehmung von anderen

In meinem Buch „Developing through Relationships“ (1993) (Entwicklung durch Beziehungen) habe ich einen Prozess beschrieben, der **Koregulation** genannt wird. Hierin stimmen zwei Individuen ihr Handeln dynamisch aufeinander ab und erreichen durch die Wahrnehmung der eigenen Grenzen reibungslos ein gemeinsames Ergebnis (Fogel 1993). Das Beispiel, das ich dazu in dem Buch gab, war nach Meinung vieler Menschen besonders hilfreich, also nutze ich es an dieser Stelle wieder.

Stellen Sie sich einen Erwachsenen vor, der einem drei Monate alten Baby, das auf dem Rücken liegt, die Hände hält, um ihm in die Sitzposition zu helfen. Hebt der Erwachsene die Arme des Babys, so fühlt er, wie dieses seine eigenen Armmuskeln kontrahiert und sich dadurch von der Muskelkraft des Erwachsenen zurückzieht. Zieht das Baby stärker, braucht der Erwachsene weniger Kraft. Natürlicherweise setzt das Baby Kraft in den Arm- und Bauchmuskeln ein, wenn es aufrecht sitzen will. Das Baby kann in diesem Alter den Erwachsenen noch nicht begrifflich als separate Person erfassen. Allerdings kann es sich selbst wahrnehmen, wie es gezogen wird, und fühlen, wie es selbst in Erwiderung dazu zieht. Liegt das Baby zu Beginn in Rückenlage, wird kein Druck ausgeübt, und wenn es am Ende sitzt, geht kein Druck von den Armen aus. Während der Erwachsene dem Baby hilft, es hochzuziehen, nimmt die dabei eingesetzte Kraft zu. Sie kann sich abhängig von der Intensität dynamisch zwischen dem Erwachsenen und dem Kind hin und her bewegen (Abb. 1-2). Die im zeitlichen Verlauf als sanfte Funktion ausgeführte Gesamtkraft (Abb. 1-3) kann nur durch die wechselseitige Wahrnehmung des mehr oder weniger Ziehens, abgestimmt auf den Partner, erreicht werden. Das wird durch die Fähigkeit unseres Gehirns ermöglicht, das Selbst und dieses in Beziehung zu anderen zu spüren.

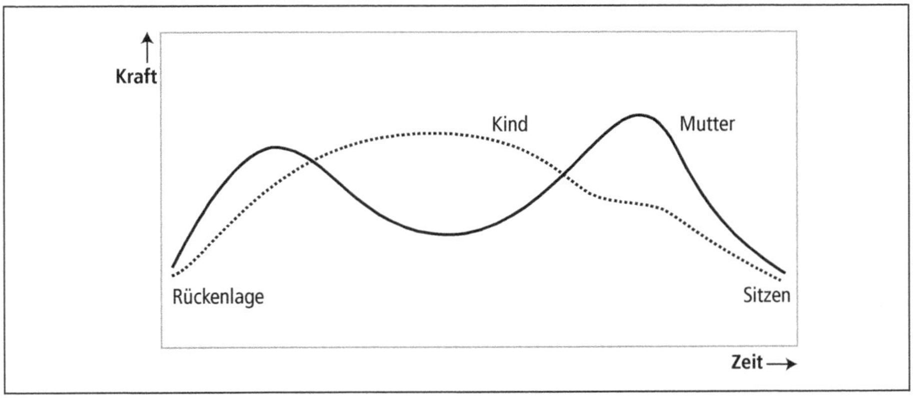

Abb. 1-2 Koregulation in „Zum-Sitzen-Hochziehen".

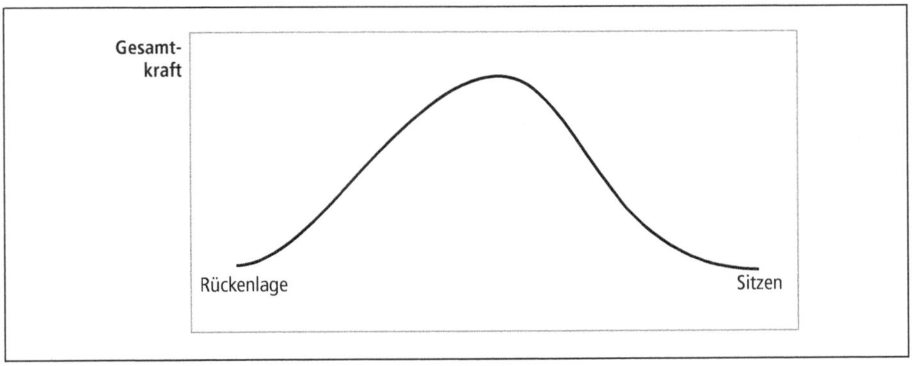

Abb. 1-3 Eingesetzte Gesamtkraft beim „Zum-Sitzen-Hochziehen".

Ist der Erwachsene zu energisch, und zieht er das Baby mit fester und unnachgiebiger Kraft, wird es entweder starr angespannt oder schlaff. In diesem Fall gibt es keine Koregulation wechselseitiger Kräfte. Dann nimmt das Baby entweder das Selbst als hilflos gegenüber der Kraft des Erwachsenen wahr oder es kann das Selbst überhaupt nicht spüren. Angenommen, der Erwachsene erlaubt dem Baby andererseits, sich bis zur Grenze seiner Fähigkeit anzustrengen und bietet nur Unterstützung an, wenn seine eigenen Bemühungen nachlassen. In einem solchem Fall kann das Baby fühlen, was es zu tun braucht, um die aufwärts gerichtete Bewegung aufrechtzuerhalten. Es kann sowohl die Sicherheit im Gehaltenwerden fühlen als auch, wie es angetrieben wird, falls seine eigenen Muskeln müde werden oder aus dem Takt kommen. Bekommt die Selbstwahrnehmung des Babys die Chance sich herauszubilden, ermöglicht durch einen koregulierenden Erwachsenen, so führt dieses bei wiederholten Gelegenheiten letztlich zum Lernen des Babys. Es lernt, was es heißt, eine Leistung selbst mit Leichtigkeit auszuführen, und was es bedeutet, optimal mit einer anderen Person zusammenzuarbeiten, um diese zu erreichen.

Das unreife Gehirn ist nicht nur auf die Selbstwahrnehmung ausgerichtet, sondern in einer besonderen Weise vertraut und offen für andere. Das Wohlergehen des Selbst hängt also fundamental davon ab, wie sich diese ersten sozialen Koordinierungen des Bewegens, Berührens, Wahrnehmens und Fühlens umsetzen lassen (s. Kasten 1-2). Das Gehirn, der gesamte Körper des Menschen und der anderer sozialer Tiere sind zugleich sich ihrer selbst und anderer bewusst. Der Körper des Neugeborenen ist mit einem Mund ausgestattet, gerade so groß, dass er sich auf die erwachsene Brust einstellen kann. Er hat eine Zunge, die in der Lage ist, Milch aus einer Warze zu drücken. Eltern, Säuglinge und Liebende sind dazu gemacht, dass sie zueinander „passen", Lippen wollen sich verbinden, Gesichter, Stimmen, Körper und Körperteile. Unsere Emotionen sind bezugnehmend. Wir sind glücklich, mit jemand zusammen zu sein, wütend auf jemanden, traurig, weil wir jemand verloren haben. Natürlich ist ein Erwachsener vielleicht „ohne Grund" traurig, jedoch zeigt die Introspektion, dass der Grund immer der Verlust irgendeiner Beziehungsqualität ist. Unsere Gedanken nehmen immer auf etwas oder jemanden Bezug.

Kasten 1-2: Drück mich, zieh dich

Von Daniel Stern ist uns ein besonderes Beispiel verkörperter Selbstwahrnehmung in Beziehungen bekannt. Er war einer der ersten, die erkannten, dass der verkörperte Sinn vom Selbst in der frühen Kindheit beginnt und sich durch interpersonale Beziehungen entwickelt (Stern 1985). Stern beschreibt seine Beobachtungen an siamesischen Zwillingen, die am unteren Abdomen zusammengewachsen waren, mit den Gesichtern einander zugewandt, und im Alter von 4 Monaten chirurgisch getrennt wurden. Vor der Trennung bemerkten Stern und seine Kollegen, dass die Zwillinge manchmal an ihren eigenen Händen und manchmal an den Händen der Schwester nuckelten.

Stern (1985, S. 78f.) berichtet: „Wenn der Zwilling Alice an ihren eigenen Fingern nuckelte, platzierte einer von uns eine Hand an ihrem Kopf und die andere Hand am Arm, an dem sie nuckelte. Sachte zogen wir den Arm, an dem sie saugte, weg von ihrem Mund und registrierten (in unseren eigenen Händen), ob ihr Arm Widerstand gegen die Wegziehbewegung einsetzte und/oder ob ihr Kopf sich anstrengte, der weggezogenen Hand nach vorne zu folgen. Der Arm von Alice bemerkte die Unterbrechung des Saugens, jedoch gab sie kein Anzeichen, ihren Kopf nach vorne zu beugen. Die gleiche Prozedur wurde angewandt, wenn Alice statt an ihrem eigenen Finger an dem ihrer Schwester Betty nuckelte. Als Bettys Arm sachte aus Alices Mund gezogen wurde, zeigte der Arm von Alice keinen Widerstand, allerdings bewegte sich ihr Kopf vorwärts. Alice schien es in diesem Fall klar zu sein, wessen Finger zu wem gehörte und welche motorische Aktion ihr am besten das Nuckeln wieder ermöglichen würde."

Dies zeigt, dass sich die Zwillinge auf zweierlei Art ihrer Körper bewusst waren: über die Interozeption und das Körperschema. Mittels ihrer Interozeption konnten sie spüren, wie es sich anfühlte, an einer Hand zu saugen, und dass sie dieses wiederholen wollten. Sie zeigten eine sehr deutliche Wahrnehmung ihres eigenen Körperschemas, welche Teile ihrer Körper bewegt werden mussten, um die Hand zum Mund (Arm) zu bringen, und welche Körperteile ihnen selbst gehörten und welche der Schwester. Dieser Sinn der verkörperten Selbstwahrnehmung entwickelte sich, als die Mädchen unter- und miteinander agierten. Im koregulierten Dialog des Drückens und Ziehens der eigenen Hände, Arme und Köpfe und denen ihrer Schwester konnten sie unterscheiden, welche dieser Bewegungen durch willkürliche Kontrolle entstanden und welche nicht.

Die Wahrnehmung des Körperschemas entspringt der sensomotorischen Integration quer durch mindestens zwei verschiedene Modalitäten: in diesem Fall von Sehen, Berühren und Bewegen. Mittels der Interozeption wird das Spüren muskulärer Anstrengung bei der Bewegung des Armes und Kopfes erlebt. Die Zuordnung dieser Bewegung zu einem speziellen Körperteil durch Wahrnehmung und Berührung und das Erleben, dass dieser Teil sich synchron mit der Anstrengung bewegt, genügt, dem Gehirn zu sagen: Dieses ist „mein" Arm und „meine" Anstrengung (Stern 1985).

Unsere Sinnesorgane sind nach außen gerichtete Fühler am Ende neuronaler Stiele. Sie sind tief im Gehirn zu dem besonderen und ursprünglichen Zweck verwurzelt, uns mit der Welt zu verbinden. Unser Gehirn ist bei der Geburt nicht völlig ausgeformt. Es wartet auf den Dialog, ganz besonders auf den mit anderen Menschen, um damit zelluläres Wachstum und interneuronale Verbindungen anzuregen. Wir entwickeln uns in und durch Beziehungen. Jede neue Beziehungserfahrung gibt uns eine andere Gelegenheit des Bewegens, Wahrnehmens und Fühlens, auf tiefere, kreativere und erfülltere Art und Weise. Vielleicht geschieht auch das Gegenteil. Wir begrenzen uns selbst, um nicht zu verletzen oder durch eine andere Person nicht verletzt zu werden. Unser Gehirn findet Nahrung durch Tätigkeit und weiß, Sicherheit und Bedrohung zu erkennen. Es weiß, wie es diese Baustoffe umwandelt, sie aufeinander und abhängig voneinander abstimmt und dadurch verschieden wächst. Das ist der Grund, weshalb interpersonale Aspekte die Voraussetzung für die Behandlung von Trauma und Verletzung sind. Der Sinn für Sicherheit und Unterstützung im Anderen nährt das Wachstum von neuen neuromotorischen Verbindungen.

Kleinkinder verfügen bei der Geburt nicht über die volle Anzahl von Emotionen. Freude stellt sich nicht vor dem 2. Monat ein, Wut kann nicht vor dem 6. Monat gefühlt werden, Angst nicht vor dem 10. Monat. Trotz, Stolz und Scham zeigen sich nicht bis zum Ende des 2. Lebensjahres; Schuld nicht bis zum 3. Jahr, und für das tiefe Erleben von Liebe in allen ihren Formen braucht es ein lebenslanges Lernen. Das bedeutet, dass uns in den ersten Lebensjahren die Erfahrungen mit anderen Menschen lehren können, zu entdecken, zu umarmen, zu akzeptieren, also mit Gefühlen zu leben. Später lernen wir, diese zu kontrollieren, ihre Komplexität zu fühlen und sie in Gegenwart anderer auszudrücken (Fogel 2009).

Haben wir weniger Glück, so erleben wir, dass andere auf unsere natürliche Angst mit Verachtung oder Terror reagieren. Freude und Stolz dürfen wir nicht zelebrieren. Das größte Kapital, das wir als Kind haben, unsere kreative Spontaneität, mag dann von Ermahnungen und Erwartungen erstickt werden. Unser Körper beginnt, Gefühle zu unterdrücken, und geht in eine Verteidigungshaltung, was sich tief ins Gehirn und Nervensystem frisst. Hierdurch werden unser Bewegungsausdruck und unsere Fähigkeit, auf die Welt zuzugehen, begrenzt; ebenso die Wahrnehmung von uns selbst als ganz und gar expressivem und lebendigem Wesen. Emotionen beschränken heißt, die verkörperte Selbstwahrnehmung zu begrenzen. Nach außen hin mag die Person perfekt verlässlich und sich korrekt verhaltend erscheinen, hinter der Fassade ist jedoch kein Raum für Spontaneität, Neugierde und Selbstwahrnehmung. Diese Person mag keinen Platz haben, der sich sicher genug anfühlt, eine gewisse Vorspannung abzugeben, zu entspannen, zu fühlen und die Batterien wieder aufzuladen. Sich mit dem Selbst und unseren Emotionen zu verbinden, ist wie Balsam für das Gehirn. Jahrelanger Kräfteentzug durch das Verstecken der Emotionen vor sich selbst und anderen führt unausweichlich, wie bereits erwähnt, zu Krankheit und Dysfunktion.

Die verkörperte Selbstwahrnehmung entwickelt sich in erster Linie durch zwischenmenschliche Beziehungen während der ersten drei Lebensjahre. Das schafft ein Fundament zur Annäherung an das Selbst und an das anderer oder aber zur Vermeidung des Selbst und anderer. Hierauf stützen sich dann lebenslange Verhaltensmuster mentaler und körperlicher Gesundheit oder Krankheit. Die Selbstwahrnehmung im späten fötalen Stadium und im Säuglingsalter ist nichtbegrifflich und nichtsprachlich. Sie ist ein verborgenes „Wissen“ über Vorlieben und Abneigungen, Freuden und die Schmerzen des Selbst im Verhältnis zur Welt. Es ist ein Weg, die Welt in das zu filtern, was relevant für das Selbst ist und was nicht. In der frühen Selbstwahrnehmung gibt es eine Beziehungskomponente. So bedeutet die Wahrnehmung der stetig lauter werdenden Schritte „der Mutter“, dass sie näher kommt. Die Selbstwahrnehmung der frühen Kleinkindzeit kennt kein Konzept von „mein“ und „dein“ als getrenntem Wesen. Meine Selbstwahrnehmung als Kleinkind beinhaltet die Wahrnehmung, dass ich, wenn ich meinen Kopf drehe, „jemanden“ sehen kann, und wenn ich mich ausstrecke, ich „etwas“ berühren kann. Hierbei geht es um das Spüren des Unterschiedes zwischen berühren und berührt werden.

Das Baby macht gleich im Laufe der ersten drei Lebensjahre die Erfahrung, dass die Arme, Brüste und Lippen, die es sehen, fühlen und wahrnehmen kann, nicht durch seine eigenen Muskelkontraktionen ausgelöst werden. Diese haben ihre eigenen Absichten und kommen und gehen grundsätzlich nicht, weil das Baby lächelt oder schreit. Am Ende des 1. Jahres folgen Babys dem Blick und dem Hindeuten einer anderen Person oder dem eigenen Deuten auf ein interessantes Objekt. Diese Handlungen lassen im Baby die Wahrnehmung erahnen, dass es da draußen eine „Andersartigkeit“ gibt, die nicht sein eigenes Wesen teilt. Am Ende des 2. Lebensjahres werden Kleinkinder einen unglücklichen Erwachsenen mit ihrer eigenen Flasche oder Decke beruhigen. Das geschieht aus der Wahrnehmung heraus, dass das „Andersartige“ etwas Ähnliches wie das Selbst fühlt. Folglich könnte es mit den Dingen beruhigt werden, die das Selbst beruhigen. Einige Erwachsene, jedoch nicht alle, können ihre eigenen Emotionen von denen anderer trennen. Sie können z. B. wahrnehmen, dass der Schmerz des „anderen" der Grund für dessen wütenden Ausbruch war, statt irgendetwas, das „ich" tat.

Unsere wachsende Fähigkeit, das Selbst klar abzugrenzen, hängt davon ab, wie sich die Selbstwahrnehmung in Beziehungen im Verlaufe unserer Geschichte entwickelt hat. Sie ermöglicht uns, alle unsere Emotionen zu fühlen, voll und ganz mit anderen Menschen mitzufühlen und diesen zu erlauben, sich selbst zu fühlen. Gefühle bei der Arbeit oder in der Schule zu unterdrücken, ist eine gesellschaftliche Anpassungsstrategie. Wenn Erwachsene ihre Gefühle in engen Beziehungen vermeiden oder unterdrücken, beschuldigen sie die, die ihnen am nächsten stehen, für die von ihnen wahrgenommenen Übergriffe. Sie mögen auch die Gefühle einer nahestehenden Person verkennen, weil sie eine frühere Bedrohung ihrer eigenen Gefühle aus vergangenen vertrauten Begegnungen nicht gelöst oder erkannt haben. Solche Menschen sind sich ihrer Vermeidungshaltung wahrscheinlich nicht bewusst. Vermeidung ist eine erworbene Vorgehensweise, nicht mit dem in Beziehung zu treten, was in älteren und tieferen Bereichen des Gehirns verborgen liegt. Das Verborgene stammt aus einer Zeit, in der es keine Worte oder Konzepte gab, die erklären könnten, was passierte.

1.4 Uns unserer Sinne klarwerden: grundlegende Prinzipien stärkender Interventionen bei Verlust von verkörperter Selbstwahrnehmung

Grund genug gäbe es, ein Buch zum Thema „Krankheiten, die sich aus mangelnder verkörperter Selbstwahrnehmung heraus entwickeln" zu schreiben. Dieses würde allerdings unter die literarische Gattung der Tragödie fallen. Die Inspiration für dieses Buch stammt eher aus der sich entwickelnden Wissenschaft und klinischen Praxis der Kultivierung verkörperter Selbstwahrnehmung. Es handelt von der Verfeinerung von Bewegungen, Wahrnehmungen und dem Fühlen, die allesamt eine heilsame Wirkung auf das Wohlbefinden von Individuen und Gesellschaften haben können.

Psychophysiologische Gesundheit beruht auf der Fähigkeit, die Zustände des Körpers achtsam wahrzunehmen und zu beobachten. Dieses führt zur Aktivierung von stärkenden **neurobiologischen Antworten** einschließlich autonomer, immunologischer und endokriner Reaktionen. Hieraus folgt eine erhöhte verkörperte Selbstwahrnehmung mit der Aufmerksamkeit für Symptome, Stressabbau und ein erholsames Verhalten wie Ruhe und Selbstfürsorge. Damit werden Heilungsprozesse und letztendlich die Fähigkeit des Lebendigseins im **subjektiven emotionalen Augenblick** ermöglicht, womit die Befähigung gemeint ist, **Erholung, Engagement** und **normale Absorption** zu erleben. Der Psychologe Donald Bakal (1999), der den Begriff *körperliche Wahrnehmung* auf die gleiche Weise verwendet wie ich *verkörperte Selbstwahrnehmung*, sagt hierzu:

„Körperliche Wahrnehmung nimmt eine Vorreiterrolle ein (...) und repräsentiert einen Weg, der Individuen wirklich in ihrem Bemühen stärkt, Gesundheit zu pflegen und wiederzuerlangen. Körperliche Wahrnehmung begründet eine eigene oder immanente Weisheit, die Menschen über ihre eigene psychobiologische Gesundheit haben. (...) Körperliche Wahrnehmung repräsentiert den nächsten Schritt in der Evolution holistischer Gesundheitsfürsorge." (Bakal 1999, S. 4f.)

Einige der Nachweise für die weitreichende Wirkung von verkörperter Selbstwahrnehmung, die dieses Buch darstellt, kommen aus der neueren Forschung über zeitgenössische „alternative" Gesundheitsmethoden. Hierzu gehören Yoga, Meditation, Tanz, Übungen, Massage und andere Methoden der Körperarbeit, die die Selbstwahrnehmung fördern. Außerdem gibt es substanzielle Forschungsansätze in den Neurowissenschaften, den humanen Entwicklungswissenschaften, der Psychologie und den Gesundheitswissenschaften, aus denen Einsichten über die Auswirkungen von verkörperter Selbstwahrnehmung auf Gesundheit und Wohlbefinden gewonnen werden können.

Die wirksamsten Behandlungen beruhen auf zwischenmenschlicher Begegnung. Sie konzentrieren sich auf das Erleben der subjektiv emotionalen Präsenz des Einzelnen und kultivieren die Rehabilitation der Selbstwahrnehmung als Kunst gesundheitsförderlicher Praxis. Die Grundprinzipien der Behandlung von Störungen verkörperter Selbstwahrnehmung sind in Tabelle 1-1 gelistet und werden in diesem Buch durchgehend erläutert.

Die Übung in Kasten 1-3 gibt Ihnen eine relativ einfache experimentelle Einführung in die Prinzipien. Sie nutzt die Methode der *Wahrnehmung durch Bewegung* von Moshe Feldenkrais; sie kann im Sitzen oder Stehen ausgeführt werden.

Kasten 1-3: Ein Schmerz im Nacken

Moshe Feldenkrais entwickelte eine Reihe von verbal geführten Unterrichtsübungen, genannt „Aufgaben zur Wahrnehmung durch Bewegung". Sie erlauben den Teilnehmern, zu verlangsamen und in den Zustand der verkörperten Selbstwahrnehmung ihres Körperschemas und ihrer interozeptiven Selbstwahrnehmung einzutreten. Viele dieser Aufgaben beinhalten, wie ein Teil des Körpers mit anderen Teilen verbunden ist (Feldenkrais 1981). Das Ziel ist es, einen weniger anstrengenden, leichteren Weg des Sich-Bewegens zu finden.

Wenn Sie die folgende Übung machen, beobachten Sie vielleicht Veränderungen in Ihrer Brust, Ihrem Bauch, Nacken und Ihren Schultern. Sie bemerken vielleicht auch, wie Sie sich emotional fühlen, und erkennen Ihren Spannungs- oder Entspannungszustand. Bei dieser Übung geht es um den Stress, der entsteht, wenn wir versuchen, unseren Körper über seine Grenzen zu bringen.

- Wenden Sie Ihren Kopf zur Seite, um festzustellen, wie weit Sie sehen können. Strengen Sie sich dabei wirklich an, so viel wie möglich zu sehen. Was für ein

Gefühl ist das, wenn Sie Ihre extreme Grenze erreichen. Ist da irgendein Schmerz? Anspannung? Halten Sie Ihren Atem an?

- Drehen Sie den Kopf jetzt etwas weniger, nun noch weniger und weniger. Machen Sie die Drehung so klein, dass es sich anfühlt, wie durch Luft oder Öl zu gleiten.
- Nun steigern Sie die Drehung leicht. Beobachten Sie, ob Sie mehr Widerstand spüren, vielleicht so, als würden Sie sich durch Erdnussbutter oder Honig bewegen. Vielleicht gibt es da eine Mauer. Oder vielleicht klickt etwas. Halten Sie den Atem an?
- Steigern Sie die Kopfdrehung ein wenig mehr. Beobachten Sie, ob Ihr Nacken wie über die Zähne eines Zahnrades springt oder ob Sie irgendeine Empfindung von Anspannung oder Schmerz wahrnehmen.
- Gehen Sie jetzt zurück zu der Bewegung, die sich wie Luft oder Öl anfühlt. Hier ist Ihre *wirkliche Grenze*. Ist sie am selben Platz wie zu Beginn der Übung? Alles das, was sich nicht leicht und weich anfühlt, liegt *hinter Ihrer Grenze*. Ist Ihr Spielraum von echter Leichtigkeit größer oder kleiner als Sie erwarteten?
- Drehen Sie den Kopf einige Male und bleiben Sie dabei *nur* innerhalb Ihrer Grenze. Entspannen Sie weiter jede Anstrengung in Ihnen. Achten Sie darauf, wie dieser weiche, leichte Spielraum wächst. Solange, bis Sie Ihren Kopf leicht, ohne Schmerz oder Anspannung, drehen können. (Levenson 2001–2009)

Tab. 1-1 Grundprinzipien zur Behandlung von Störungen verkörperter Selbstwahrnehmung (nach: Bakal 1999; Feldenkrais 1981; Levine 1997; Ogden et al. 2006; Rosen 2003; van der Hart et al. 2006).

Prinzip	Definition
Ressourcen: Wiederentdecken, Auffinden und Aufrechterhalten von Ressourcen.	• **Ressourcen** sind eine konstante und verlässliche Präsenz im Körper, mentale Bilder oder als sicher, stabil und unterstützend empfundene Umgebungen. • Menschen brauchen Ressourcen, wenn sie Gefühle von Bedrohung, Zorn oder Schmerz wiedererleben, die zur **Unterdrückung** von verkörperter Selbstwahrnehmung führten.
Verlangsamung: die Überholspur des Denkens und Tuns verlassen; erlernen, wie es möglich ist, länger im subjektiven emotionalen Augenblick zu verweilen.	• Den Wechsel vom Denken zum Fühlen anregen und mit dem beginnen, was die Person bereits in ihrem Körper fühlen kann. • Ein Gefühl von Kompetenz entwickeln, um zu erleben, wie sich die Toleranz für mehr verkörperte Selbstwahrnehmung erweitert. • Wenn nötig, in die Sicherheit der Ressourcen zurückkehren.
Koregulation: Der Therapeut als koregulierender psychobiologischer Regulator, der ein Gefühl von Sicherheit in der therapeutischen Beziehung und im eigenen Körper fördert.	• Autonome Erregung und Entspannung der Person überwachen. • Der Person helfen, die **Homöostase** aufrechtzuerhalten durch den Wechsel von Intensität, Beschleunigung oder Verlangsamung. • Falls notwendig, der Person hierdurch helfen, zu Ressourcen zurückzukommen. • Darauf hinweisen, wenn die Person den **subjektiven emotionalen Augenblick** verlässt oder zu ihm zurückkehrt.

Tab. 1-1 (Fortsetzung)

Prinzip	Definition
Verbalisierung: Verbalisierung interozeptiver Körperempfindungen und Emotionen bei gleichzeitigem Verweilen im subjektiven emotionalen Augenblick.	• Der Person helfen, Worte zu finden, die ihre Erfahrung beschreibt. • Die Kommunikation über diese Erfahrung unterstützen, ohne den Kontakt zur verkörperten Selbstwahrnehmung zu verlieren.
Verbindungen und Grenzen: Aufklären über die Lage und Verbindungen im Körperschema innerhalb des Selbst und zwischen dem Selbst und anderen.	• Empfindungsquellen im Körper lokalisieren. • Defensive oder erstarrte Körperhaltungen eröffnen. • „Verlorene" Körperteile oder Körperstellen (Füße und Beine, Becken und Rücken) finden und fühlen. • Bewegungen koordinieren. • Verbindungen und Abgrenzungen zwischen dem Selbst und anderen, dem Fühlen und Bewegen finden.
Selbstregulation: Aktiv werden für den eigenen Erholungsprozess (Restauration).	• Sich selbst als Ressource nutzen durch eigeninitiatives Herausfinden notwendiger Ressourcen. • Erfragen und Arrangieren von Beratung. • Heilung und Linderung durch Dinge und Menschen (warme Bäder, Massagen, weiche Kleidung usw.).
Reengagement: Engagement oder Beschäftigung mit aktiver verkörperter Selbstwahrnehmung.	• Die Fähigkeit, im subjektiven emotionalen Augenblick der verkörperten Selbstwahrnehmung zu verbleiben, während nach außen hin Stärke durch Selbstwirksamkeit und ein Triumphgefühl erlebt wird. • Die eigene Wahrnehmung für Wahlmöglichkeiten nutzen für das eigene Wohlergehen, z. B. unerwünschte Situationen verlassen. • „Ja" oder „Nein" sagen. • Dinge langsamer tun oder sich ausruhen. • Immer mehr Mitgefühl für andere entwickeln. • Die Fähigkeit entwickeln, mit anderen im Kontakt zu sein und dabei trotzdem im eigenen subjektiven emotionalen Augenblick verankert bleiben.
Loslassen: Die Erlaubnis, sich auf Erholung, Engagement und normale Absorption im subjektiven emotionalen Augenblick einzulassen.	• Erst nachdem die vorausgegangenen Schritte erreicht wurden, kann man loslassen, ohne die verkörperte Selbstwahrnehmung einzubüßen. • Loslassen umfasst folgende Fähigkeiten: aus der „Tretmühle des Lebens" aussteigen können, sich um sich selbst kümmern können, eigene Grenzen akzeptieren können, sich für andere begeistern können, sich selbst in vergnüglicher Kreativität und Selbstentdeckung verlieren können.

Nehmen Sie sich für die Aufgabe in Kasten 1-3 ungefähr 15 Minuten Zeit. Seien Sie vorsichtig und langsam. Auf diese Weise werden Sie feststellen, dass die Übung womöglich voller überraschender Entdeckungen über Sie selbst ist. Denn in dieser einfachen Aufgabe sind alle Behandlungsschritte aus Tabelle 1-1 wirksam:

- **Ressourcen** finden sich in der Aufgabe selbst. Sie bietet die Gelegenheit zu angeleiteter Übung, da ein Ort und die Zeit für eine Aufgabe, sich darin wohl und sicher zu fühlen, bereits eine Ressource ist.
- **Verlangsamung** ist Teil der Aufgabe. Sie entsteht durch weniger Bewegen und eine mehr auf die Gefühle gerichtete Aufmerksamkeit, die durch Ihre Bewegungen hervorgerufen wird. Wir wollen meist schneller gehen und mehr machen. Sich verlangsamen bedeutet jedoch, sich absichtlich von dieser Überholspur zu entfernen.
- **Koregulation** entsteht in der Beziehung zwischen Ihrer Wahrnehmung und der Wahrnehmung der Person, die diese Aufgabe konzipiert hat. Stellen Sie sich vor, Sie wären direkt in einem Unterrichtsraum, in dem diese Person kontinuierlich ihre eigene Reaktion an das anpassen kann, was sie an den Schülern beobachtet. Das hat in gewisser Weise bereits stattgefunden. Der Autor der Übung hat nämlich gelernt, diese aufgrund direkter eigener Unterrichtserfahrungen effektiv zusammenzustellen.
- **Verbalisierung** findet beim Feldenkrais-Praktizierenden dadurch statt, dass er spricht oder die Schritte der Übung aufschreibt. Sie können jedoch die Worte auch mit Ihrer eigenen Erfahrung verbinden. Andere Methoden verkörperter Selbstwahrnehmung geben Ihnen die Gelegenheit, Worte für Ihre eigene Erfahrung zu finden.
- **Verbindungen und Grenzen** offenbaren sich, wenn Sie in der Lage sind, die Aufgabe zu nutzen, um die Beziehung zwischen Ihren Kopfbewegungen und anderen Körperteilen zu fühlen. Wenn Sie wirklich langsamer werden und selbst spüren, wie Sie sich durch angespannte oder nervöse Stellen bewegen, können Sie selbst beginnen, zu entdecken und zu beobachten, wo Schmerz, Steifheit oder Leichtigkeit sitzt.
- **Selbstregulation** findet in dem Moment statt, in dem Sie sich entscheiden, damit aufzuhören, was Sie gerade tun, und stattdessen Ihre Aufmerksamkeit dieser Übung widmen. Sie können damit eine bewusste, selbstinspirierte Wahl treffen, um für sich selbst zu sorgen. Vielleicht erinnern Sie sich an diese Übung während des Autofahrens oder bei der Arbeit, um die Anspannung in Nacken und Schultern zu erleichtern. Dann wird daraus ein Weg der Selbstregulation.
- **Reengagement** kann während der Aufgabe geschehen, sobald Sie eine neugefundene Empfindung der Verbundenheit zu Ihren interozeptiven Gefühlen und Ihrem Körperschema entdecken. Es kann auch sein, dass Sie sich nach dem Ende der Übung klarer fühlen und energiegeladen zur Arbeit zurückkehren, ohne Ihre verkörperte Selbstwahrnehmung zu verlieren.

- **Loslassen** passiert vielleicht nicht in dieser einen Übung, es sei denn, Sie haben viel Erfahrung mit dieser Art von Dingen. Das Loslassen steht nicht am Anfang des Weges der verkörperten Selbstwahrnehmung. Es ist das Ergebnis des sich Einlassens auf alle vorangegangenen Schritte, wie sie in Tabelle 1-1 aufgeführt sind. Loslassen wird durch Übung erworben und braucht verkörperte Selbstwahrnehmung (Bakal 1999). Beispiele für das Loslassen finden sich im dankbaren Fallenlassen ohne Forderungen in die fürsorglichen Arme eines Nahestehenden, wenn Sie müde oder traurig sind. Es kann auch bedeuten, jemandem für eine vergangene Verletzung ohne Vorurteil oder Vorbedingung zu vergeben. Das zugrunde liegende Bedürfnis, die eigenen Gefühle anzuerkennen und diese mit anderen zu teilen, ist in diesen Beispielen ersichtlich. Bei dieser Übung kann das Loslassen vielleicht auch einen Kontaktverlust mit der Umgebung bedeuten, während Sie mit Neugierde und ohne Selbstkritik tiefer in sich hineingehen.

Wenn Sie jemals irgendeine der im Vorwort und in diesem Kapitel genannten Disziplinen verkörperter Selbstwahrnehmung kennengelernt haben, kann Ihnen die Tabelle 1-1 aufzeigen, inwieweit diese einige oder alle der möglichen Formen des Zu-sich-selbst-Zurückkehrens erfüllen. Sie zeigt Ihnen außerdem, inwieweit Sie durch diese Methoden Aufmerksamkeit und Präsenz erlernen können und wie sie der Entwicklung Ihrer Fähigkeit dienen, lebendiger zu werden.

Nach meiner Erfahrung kann man niemals vollkommene verkörperte Selbstwahrnehmung oder vollkommenes Loslassen erreichen. Es gibt immer mehr zu fühlen, mehr Bereiche innerhalb des Selbst, zwischen dem Selbst und anderen zu entdecken, mehr Gelegenheiten, sich zu öffnen, sich zu entwickeln und zu verändern. Es gibt immer Formen der Verdrängung, derer wir uns nicht bewusst sind. Da ist immer altes Gepäck, an dem wir festhalten, sogar, wenn es nicht länger gebraucht wird. Jedes Mal, wenn wir uns entscheiden, langsamer zu tun und zur Besinnung kommen, kann sich etwas Neues auftun. Wir müssen hierfür eine ganz bewusste Entscheidung treffen und jeder Mensch wird dafür einen anderen Weg einschlagen.

Ich persönlich mag es, berührt zu werden. Wenn ich den Kontakt zu mir verloren habe, hilft mir meist die interpersonale Intimität einfühlsamer und mitfühlender Hände an meinem Körper. Das führt mich am vollkommensten zum Reengagement und Loslassen zurück. Das liegt vielleicht daran, dass ich in den späten 40er Jahren des 20. Jahrhunderts ein kleines Kind war. Männer wie mein Vater, die vom Militärdienst des Zweiten Weltkrieges zurückkehrten, hatten das Gefühl, dass kleine Jungen nicht umarmt oder liebkost, getröstet oder beruhigt werden sollten, nicht einmal von ihren Müttern. Als menschliche Spezies, die durch Berührung gedeiht, erlebte ich das als Entbehrung. Die Berührung, die ich bekam, war ein wenig sanftes Schrubben in der Badewanne oder ein strafendes und schmerzvolles Peitschen auf den Po mit einem Gürtel. Dennoch war meine Familie liebend im Kontext dieser Überzeugungen, wie Maskulinität zu kultivieren und Disziplin zu vermitteln waren. Für einen empfindsamen Jungen wie mich waren diese Erfahrungen traumatisch und ich decke immer noch ihre Spuren in meinem 63-jährigen Körper auf.

Zur Erschließung verkörperter Selbstwahrnehmung bevorzugen andere Menschen Bewegung. Gefühle von Freude und Freiheit im Loslassen können sich einstellen, wenn wahrnehmungsbezogene Bewegungen praktiziert werden. Wiederum andere suchen die Stille der Meditation und kontemplative Formen des Yoga oder der Kampfkunst wie Tai Chi. Einige bevorzugen Verfahren mit Bodenkontakt und andere finden Zugang durch Übung im Wasser. Einigen hilft es, ihren Bewusstwerdungsprozess zu verbalisieren, andere mögen die Stille.

Ich möchte Sie ermuntern, begleitend zur Lektüre dieses Buches einige dieser körperorientierten Methoden auszuprobieren. Haben Sie bereits Erfahrung in einer dieser Methoden, dann probieren Sie eine andere aus, und sehen Sie, was diese zu bieten hat und wie sie die Prinzipien aus Tabelle 1-1 verkörpert. Im Buch wird es immer wieder kurze Übungen geben wie die in Kasten 1-3. Außerdem gibt es Fallbeispiele, die einige Methoden zum Leben erwecken, falls Sie diese nicht persönlich erleben können.

Wenn Sie Tabelle 1-1 „verstanden" haben, begreifen Sie bereits, dass es nicht ausreicht, über die Schritte der Übung der Feldenkrais-Methode in Kasten 1-3 zu lesen und nachzudenken. Das Gleiche gilt für andere Übungen, die in späteren Kästen kommen. Verständnis werden Sie allein durch erneute Selbstwahrnehmung erlangen. Sie stehen vor der Wahl, das Denken abzustellen, sich zu bewegen und zu fühlen. Damit entscheiden Sie sich für Ihr eigenes verkörpertes Selbst. Welche Ressourcen brauchen Sie, um diese Wahl zu stützen?

2 Gefühle aus dem Inneren: die Entstehung verkörperter Selbstwahrnehmung

„Eine offensichtliche und bedeutende Tatsache der Menschen ist: Sie haben Körper und sie sind Körper." (Turner 1996, S. 37)

„Es gibt einen Körper, den ich in einer ziemlich besonderen Weise kenne, und zwar meinen eigenen. Ich sollte dieses das ‚Wissen aus dem Inneren' nennen." (Harré 1991, S. 14)

Angenommen der menschliche Körper ist bloß eine Sache, nur eine Fleisch- und Blutsache, ein Objekt, eine Maschine. Wie viele Maschinen hat auch der menschliche Körper seine Kraft- und Schmierstoffe. Er hat seine Mittel und Wege, sensorische Information zur zentralen Verarbeitungseinheit hin- und von ihr wegzuleiten, und er hat seine Funktionen, die er ausführt. Wie alle Maschinen braucht der Körper Pflege, Reinigung und er muss vielleicht von Zeit zu Zeit ein wenig aufpoliert werden. Aus meiner Sicht trifft das vielleicht für Ihren Körper zu, jedoch nicht für meinen. Die sachliche Betrachtung meines Körpers funktioniert nur solange, bis es um meine persönlichen Angelegenheiten geht. Vergnügen und Schmerz, die mein Körper ausstrahlt, gehören einzig und allein mir, niemand anderem. Sie begründen nicht einfach ein Gefühl von Zugehörigkeit, sondern ein Gefühl des Seins. Ich bin ein Mensch kraft der Tatsache, dass ich in meinem Körper und nirgendwo sonst angesiedelt bin. Dieser Körper hat einen historischen Platz und eine körperliche Lage, mit denen ich mich in der Welt identifizieren kann. Um es mit Descartes zu umschreiben: „Ich *fühle*, also bin ich."

2.1 Verkörperte und begriffliche Selbstwahrnehmung

Wenn ich erkläre, wo und wann ich geboren wurde, wer meine Eltern sind, wo ich lebe, wenn ich die Geschichte meines Arbeitslebens erläutere, also wenn ich die Fakten meines Lebens aufliste, so ist das nur eine Zusammenfassung. Ich zähle auf, was ich über mich *denke*. Das alles kommt aus dem Bereich der Konzepte, die sich den Regeln der Grammatik, der Vernunft und Logik unterwerfen. Lassen Sie uns diese Art des Verstehens und Beschreibens meines Selbst die **begriffliche Selbstwahrnehmung** nennen.

In der Welt meiner begrifflichen Selbstwahrnehmung weiß ich, dass ich in diesem Moment an meinem Schreibtisch sitze und den Computerbildschirm ansehe. Ich beobachte am Bildschirm, was meine Finger tippen. Es ist ungefähr 14 Uhr, ein Montag im April 2008. Ich habe Bücher und Forschungsartikel zum

Thema Selbstwahrnehmung in ordentlichen Stapeln auf meinem Tisch angeordnet und denke darüber nach, wie diese Materialien in meinem schriftstellerischen Projekt zu nutzen sind. Genauso könnte ich denken, dass ich Wissenschaftler, Schriftsteller, Großvater und Praktizierender einer Methode der Körperarbeit bin, die auf dem Bewusstsein basiert. Das tue ich jedoch nicht. Diese Gedanken würden ebenso als Teil meiner begrifflichen Selbstwahrnehmung zählen. Sollten Sie mich hier beobachten, könnten Sie mehr oder weniger dieselben Dinge sagen. Vielleicht würden Ihnen noch andere „Fakten" einfallen, die Sie beobachten oder über mich denken.

Was ich *fühle*, meine **verkörperte Selbstwahrnehmung**, ist grundverschieden. Lassen Sie mich nun einen Moment innehalten, sodass ich in einen Zustand verkörperter Selbstwahrnehmung wechseln kann. Ich werde versuchen, meine Erfahrung für Sie in Worte zu fassen. Okay, ich fange gerade an, dieses Kapitel zu schreiben. Dabei fühle ich mich ziemlich unsicher; was ich genau sagen will und wie sich das Kapitel entfalten wird. Eigentlich mag ich dieses Gefühl, denn ich erkenne darin Kreativität. Sie geht mit einer gewissen Nervosität einher. Ich empfinde kein wirkliches Unbehagen, aber auch keine völlige Behaglichkeit. Ich mag kein ganzes Kapitel entwerfen, da sich das zu eingeengt anfühlt, ja, fast scheußlich. Dem Entwurf komme ich am nächsten, indem ich meine Lektüren zu ziemlich unansehnlichen Stapeln ausrichte. Bei der Durchsicht der Textstellen folge ich meinem sehr vagen und unscharfen Gefühl zu den passenden Themen. Dieses erste Sortieren begeistert mich nicht, und während sich das Kapitel entfaltet, empfinde ich grimmigen Unmut beim unvermeidlichen Neuarrangieren der Stapel. Dieses Kapitel hat noch nicht den Punkt erreicht, an dem es seine Arbeit „übernimmt" und mich gewissermaßen spielerisch auf seiner Eigendynamik reiten lässt. Ich vertraue darauf, dass dieser Moment kommen wird, auch wenn ich nicht sagen kann, wann. Dadurch fühlt sich meine momentane Unsicherheit weniger unbehaglich an.

Das Interessante an meiner Erfahrung für mich und andere ist die Tatsache, dass ich sie lebe. Ich fühle sie persönlich und nehme mir daraus die Aspekte, die mich am meisten berühren und bewegen. Damit kann ich mich selbst begrifflich *definieren*. Durch das konkrete Fühlen und Agieren in meiner verkörperten Selbstwahrnehmung gelingt es mir, mich selbst zu *bewohnen*. Um an irgendetwas teilzunehmen, braucht es eine Bewegung, also eine Muskelaktivierung. Es können sehr winzige Bewegungen sein, wie die der Muskeln der Gehörknöchelchen, die den Steigbügel im Mittelohr bewegen. Sie verstärken oder dämpfen die Vibrationen, die das Trommelfell erzeugt. Vielleicht sind es die Muskeln des Sphinkters der Pupille, die die Iris öffnen und schließen, oder die Augenmuskeln, die den Augapfel bewegen. Es können auch ausgedehnte Bewegungen sein, die viele Muskeln einschließen, wie bei der Kopf- oder Körperdrehung in Richtung eines Tones oder eines Bildes. Wir schauen auf, hören oder berühren etwas, das irgendein emotionales Gefühl wie Interesse, Vergnügen oder Angst erregt. Alle Emotionen reflektieren unser unmittelbares Interesse für das, was in erster Linie für unser Selbst wichtig ist (Frijda 1986).

Tabelle 2-1 fasst die Unterschiede zwischen der verkörperten und begrifflichen Selbstwahrnehmung zusammen. Die begriffliche Selbstwahrnehmung wird vor allem mittels Kategorien ausgedrückt und verstanden – das sind an das Selbst angelegte Kategorien, die mit der Sprache verschlüsselt werden. Sprache durchströmt unseren Kopf, wenn wir uns die Zeit nehmen und bemerken, dass wir in Wirklichkeit denken. Sprache selbst ist begrifflich. Ein Wort hat eine spezifische Bedeutung, ein Satz ist entweder grammatikalisch richtig oder nicht.

Die verkörperte Selbstwahrnehmung existiert vor der Sprache, und sie braucht keine Sprache, um sich auszudrücken (Gendlin 1962). Sprache ist weder erforderlich noch ausreichend, um verkörperte Selbstwahrnehmung zu beschreiben. Wenn ich fühle und mich auf eine Weise bewege, die meine verkörperte Selbstwahrnehmung aktiviert, ist Sprache nicht notwendig. Ich brauche mich nicht darum zu kümmern, meine Erfahrung mit Worten zu beschreiben. Sprache ist als Mittel nicht erforderlich, um meine verkörperte Selbstwahrnehmung anderen zu kommunizieren. Körperbewegungen, Gesten und der Gesichtsausdruck sind meist ausreichend, und viele der Darstellenden Künste nutzen diese Tatsache.

Wie der Philosoph John Dewey sagte, ist alle Kunst, ob sprachlich, visuell, auditiv oder gustatorisch, die Übersetzung der verkörperten Selbstwahrnehmung des Künstlers in eine sensorische Form. Sie lässt sich auf die verkörperte Erfahrung der Person, die das Kunstwerk wahrnimmt, zurückführen (Dewey 1934). Eine solche Übersetzung ist jedoch wegen der innewohnenden Doppeldeutigkeit und Schöpfungskraft der Kunst nie vollkommen. Wenn ich nun die Worte auswähle, um zu beschreiben, was ich fühle, erfüllt sogar die künstlerische Sprache diese Aufgabe nicht ausreichend. Jedes Symbol oder jede Geste ersetzt nicht die gefühlte Erfahrung.

Auf der anderen Seite kann Sprache verkörperte Selbstwahrnehmung hervorrufen, unterstützen und verstärken, auch wenn sie die Erfahrung nicht völlig wiedergeben kann. Das passiert, wenn expressive Worte für die gefühlte Erfahrung ausgewählt werden; dieser Sprachgebrauch wird **wachru-**

Tab. 2-1 Gegenüberstellung der begrifflichen und verkörperten Formen der Selbstwahrnehmung (nach: Abram 1996; Gendlin 1962; James 1912/1976; Varela et al. 1991).

Begriffliche Selbstwahrnehmung	Verkörperte Selbstwahrnehmung
Basiert auf Sprache und Symbolen.	Basiert auf Empfinden, Fühlen und Handeln.
Ist rational, logisch, erklärend.	Ist spontan, kreativ, offen für Veränderung.
Ist abstrakt, überwindet den gegenwärtigen Augenblick.	Ist konkret, im gegenwärtigen Augenblick gelebt.

fende (evozierende) Sprache genannt. Worte, die eine Kategorie, Erklärung oder Beurteilung bilden, bleiben in der Welt der begrifflichen Selbstwahrnehmung.

„Wenn Sie z. B. Probleme haben, mit der Arbeit zu beginnen, ist es sinnlos, sich zu fragen ‚Bin ich einfach faul?', ‚Habe ich den Wunsch zu versagen?'. (...) Solche in der Luft hängenden Fragen sind nicht effektiv. (...) Nur durch den direkten Hinweis auf seine Erfahrung kann der Mensch in sich selbst das finden und später interpretieren, was (...) es schwierig für ihn macht, mit der Arbeit zu beginnen. Ringt er mit diesem ‚Gefühl der Langeweile' beim Versuch, zu arbeiten, kann er direkt in seiner Erfahrung darauf verweisen. Wendet er sich dem Gefühl direkt zu, mag er eine Ahnung vom Versagen finden oder ableiten, eine Überzeugung, dass er versagen wird. (...) Es ist diese ‚schwere Gewissheit', so, wie sie jetzt in diesem Augenblick erscheint, dass er sich zur Arbeit ‚schleppen' muss, und das macht es hart." (Gendlin 1962, S. 35f)

Worte, die auf ein „Gefühl der Langeweile" hinweisen, rufen eine direkt im Augenblick gefühlte konkrete innere Erfahrung wach. Auf diese Weise werden Worte in der gefühlten Erfahrung der Person eine „Resonanz erzeugen", sie werden „echt" oder „tief" oder „stark" klingen. Unser verkörperter Zustand kann auf ähnliche Weise durch Worte anderer Menschen angesprochen werden und Resonanz erzeugen. Die Kraft von Literatur, Poesie und Gesang liegt darin, wie deren Worte zu uns „sprechen". Sie findet sich nicht in den Worten von Konzepten, die sich auf allgemeine Dinge beziehen. Die wirkliche Kraft liegt stattdessen in Worten, die wie ein Transportmittel Erlebtes fördern und unsere Gefühle verstärken.

Zu fragen „Bin ich einfach faul?", bedeutet eine Wertung, bei der Besitzansprüche auf eine Kategorie erhoben werden – in diesem Fall auf die Faulheit, die sich anmaßt, das Selbst zu klassifizieren. Kategorien sind wie Eigenschaften. Wenn ich faul bin, kann ich nicht viel dagegen tun. Ich kann vielmehr beginnen, an mir zu zweifeln oder mir Vorwürfe zu machen. Auf diese Weise habe ich dann meine verkörperte Selbstwahrnehmung vollkommen verloren. Vielleicht schaue ich nach anderen, die meine Faulheit bestätigen oder nicht bestätigen; vielleicht arbeite ich mehr, um mir etwas zu beweisen, oder ich werfe das Handtuch und akzeptiere einfach mein faules, nichtsnutziges Bündel aus Fleisch und Knochen. Die Kategorie beginnt dann das zu werden, wer ich bin. Das geht zu meinen Lasten, denn so werde ich nie herausfinden, was darunter liegen mag. Nämlich die Gefühle und Wahrnehmungen meines Körpers, die irrtümlicherweise den Eindruck in meinem begrifflichen Geist erzeugt haben, dass ich wohl faul bin. Praktisch alle angewandten Methoden der verkörperten Selbstwahrnehmung nutzen Symbole, Gesten und **wachrufende Sprache** als Mittel, die verkörperte Selbstwahrnehmung der Menschen zu erreichen. Meditation, Tai Chi, Yoga, Musik und Tanz beispielsweise werden in einer Sprache unterrichtet, die von Bewegung und Gesten begleitet wird. Psychotherapie basiert auf dem Gespräch. Die auf der Wahrnehmung basierenden Therapien, wie die Feldenkrais-Methode und die Rosen-Methode, stützen sich auf Berührung, geführte Bewegungen oder auf eine resonanzerzeugende Sprache zur Stärkung der Selbstwahrnehmung.

Während eines Yoga-Kurses gibt es geführte Bewegungen und Meditationen, oftmals bei weichem Licht und mit Musik. In der somatischen Psychotherapie werden Klienten zu einer tieferen Wahrnehmung ihrer verkörperten Erfahrung und in die Aufmerksamkeit von Gefühlszuständen geführt. Das kann sie schließlich zum begrifflichen Selbstverständnis zurückführen („Es ist schwierig, zur Arbeit zu gehen, weil ich mich fühle, als hätte ich mich dahinzuschleppen. Ich kann jetzt die Schwere eines mir vorgestellten Scheiterns fühlen"). Wenn die Klienten die gefühlte Erfahrung weitererkunden, mag das dazu führen, dass ihre Misserfolgserwartung mit Verlustgefühlen und Traurigkeit einhergeht, die Erwartungen fordernder Eltern nicht erfüllen zu können. Vielleicht führt es sie zu einer anderen frühen Lebenserfahrung, die das begriffliche Selbst „vergaß". Das verkörperte Selbst „erinnert" diese jedoch und hat sie in eine Angewohnheit des Fühlens und Handelns umgewandelt.

Es kann ermüdend sein, sich in Beurteilungen und Erwartungen zu verlieren, um herauszufinden, wie man sich verhalten sollte, wie man anderen gefallen und wie man besser sein könnte. Das ist erschöpfend. Zu diesem Zweck muss der Teil von uns, der mit Konzepten handelt, neuromuskuläre Kontrolle aufwenden, um den Teil von uns zu unterdrücken, über den verkörperte Selbstwahrnehmung erschlossen werden kann. Die Eröffnung des verkörperten Selbst kann nicht nur Erleuchtung, sondern auch tiefgehende Erleichterung bringen. Diese Öffnung findet typischerweise dann statt, wenn jemand oder etwas in Resonanz mit unserem inneren Selbst ist. Unser Gefühl der Erleichterung wird von einer Öffnung des Herzens gegenüber dem begleitet, das uns erfolgreich „erreicht" und „berührt" hat.

Fallbericht 2-1: Die Erschließung verkörperter Selbstwahrnehmung

Hier berichte ich den ersten von mehreren Fällen aus meiner klinischen Praxis mit der Körperarbeit nach der **Rosen-Methode** (Berger 1997; Rosen 2003; Wooten 1994). Dieser Fall und alle anderen, die ich aus meiner Praxis mitteile, sind zum Schutz der Vertraulichkeit eine Mischung aus mehreren Personen. Namen und persönliche Details sind fiktiv. Die Berichte stellen meine Beobachtungen des therapeutischen Verlaufs dar. Die Rosen-Methode nutzt zur Berührung das Gespräch, um die sich beim Klienten entwickelnde verkörperte Selbstwahrnehmung zu fördern.

Die Rosen-Methode erscheint wie Massage, denn die Klienten liegen unbekleidet unter einem Tuch auf einem gepolsterten Tisch. Hier hört die Ähnlichkeit auf. „**Therapeutische Massage** bedeutet die Manipulation der weichen Körpergewebestrukturen, um Schmerzen, Beschwerden, Muskelkrämpfen und Stress vorzubeugen und diese zu mildern; außerdem, um Gesundheit und Wohlergehen zu fördern" (www.holisticonline.com/massage/mas_def.htm). Therapeutische Massage fokussiert nicht an sich auf die Selbstwahrnehmung. Massage-Praktizierende mögen durch die Ergänzung mit achtsamer Meditation verkörperte Selbstwahrnehmung fördern und die Klienten auffordern, darauf zu achten, wie Stress und Schmerz vielleicht durch Alltagsaktivitäten verursacht wird (Plews-Ogan et al. 2005).

Die Rosen-Methode wendet eine „zuhörende" Form der Berührung an, die das Gewebe nicht manipulieren oder Schmerz direkt lindern will. Mit ihr wird dem Klienten vielmehr die Erlaubnis gegeben, den berührten Körperteil zu fühlen und diese Empfindung zu anderen Körpergefühlen und Emotionen in Verbindung zu bringen. Die Rosen-Methode geht davon aus, dass den Klienten durch nichtbeurteilende Aufmerksamkeit, mit weichen Händen und weichen Blicken, geholfen wird, sich ihrer selbst bewusster zu werden, damit ihre eigenen Heilungsressourcen wieder aktiviert werden können. Mit zunehmender verkörperter Selbstwahrnehmung – ermöglicht durch die Berührung der Rosen-Methode von einem Praktizierenden im Zustand subjektiver emotionaler Präsenz – können Muskeln, zeitgleich mit dem spontanen Aufkommen von Emotionen und Erinnerungen, beginnen, zu entspannen. Das führt zu einer erweiterten Selbstwahrnehmung darüber, wie solche Haltungsmuster entstehen.

In unserer Kultur verlieren wir im Alltag die Orientierung durch begriffliche Beurteilung und Selbstbewertung. Sogar Klienten, die viele Sitzungen bei mir hatten und gelernt haben, ihre verkörperten Gefühle zu beobachten, beginnen ihre Sitzung mit einer Beschreibung aus ihrer begrifflichen Selbstwahrnehmung wie über Dinge, die sich seit dem letzten Termin ereigneten. Was sich jedoch im Laufe der Zeit verbessert, ist die Spanne, die es braucht, in der die Klienten von der begrifflichen in die verkörperte Selbstwahrnehmung wechseln. Im Laufe der Zeit kommt es dann zur Ausweitung der verkörperten Selbstwahrnehmung in neue Erfahrungsbereiche.

Doug war ein erfolgreicher Geschäftsmann, der wegen Schmerzen in seinen Schultern und seinem Nacken zu mir kam. Aus dem empfundenen Bedürfnis, Verantwortung zu „schultern", tragen Menschen häufig im Schulter- und Nackenbereich Muskelanspannung mit sich, was dort zu Schmerzen führen kann. Diese Interpretation dränge ich den Klienten nicht auf, ich horche danach. Doug ist für das Verantwortungtragen ein klassisches Beispiel. Seit seiner Kindheit erwartete sein Vater Folgsamkeit und Eigenständigkeit von ihm, ohne Dougs Leistungen anzuerkennen und emotional zu unterstützen. Mithilfe der Rosen-Methode gelang es Doug, seinem Schulterschmerz aus seiner verkörperten Selbstwahrnehmung das Gefühl zuzuordnen, dass er niemals gut genug sein könne. Er fühlte, dass er sich stets beweisen müsse. Dieses äußerte sich in Anspannungen in seinem Nacken- und Schulterbereich, mit denen er seiner Arbeit nachging und die Pflichten gegenüber der Familie erfüllte.

Nach ungefähr sechs Monaten wöchentlicher Behandlungen begann Doug in einer Sitzung, über einen Geschäftspartner zu sprechen. Es ging um Jack, der aus Dougs Sicht immer nahm und niemals zurückgab. Dougs Bedürfnis, allen zu gefallen, hatte ihn dazu gebracht, sich selbst wahllos herzugeben: sein Geld, seine Zeit, sein Hab und Gut. Bei der Rosen-Sitzung liegt der Klient zuerst auf der Bauchseite. So konnte ich bei Doug spüren, dass er am oberen Rücken und an den Schultern extrem angespannt war, als er über Jack sprach. Ich spürte, dass Doug begriff, wo er war (er war auf dem Behandlungstisch; er berichtete Dinge, weil man das in einer Behandlung tut; er war ein Muster-Klient; er wollte mir über seine Schwierigkeiten mit Jack erzählen), allerdings konnte er meine Hände überhaupt nicht fühlen. Ich hätte genauso gut eine Mauer berühren können, da auch ich keine Antwort fühlen konnte.

Nach einer Weile bewegte ich meine Hände zu den Seiten seines Abdomens (Bauchbereich), dorthin, wo die Muskeln weicher waren, um einen empfänglicheren Teil seines Körpers zu erreichen und um einen Weg zu finden, Doug im subjektiven emotionalen Augenblick zu begegnen.

„Können Sie hier meine Hände fühlen?", fragte ich nach einigen Momenten, in denen ich vorsichtig seine Seiten hielt. „Ja." Okay, dachte ich, da ist eine Öffnung zur verkörperten Selbstwahrnehmung. „Wie fühlen sie sich an?" Da war eine lange Pause, die erste Pause in seinem weitschweifigen Monolog über Jack. „Warm." Noch eine Pause. „Okay, ich kann sie jetzt fühlen. Danke dafür, dass Sie mich zurückholen", sagte er und konnte bei einem tiefen Atemzug ein wenig entspannen.

Das war nicht nur eine Bestätigung dafür, dass er akzeptiert, sich genau jetzt der Gelegenheit im Erleben des subjektiven emotionalen Augenblickes zu öffnen. Er erkannte damit auch an, dass dieses Erleben der Grund für ihn war, immer wieder zu mir zu kommen: Es war eher ein verkörperter als ein begrifflicher Grund, hier zu sein. Dougs Atmung wurde leichter, und ich konnte sehen, wie seine Schultern begannen, zu entspannen. Ich blieb mit meinen Händen dabei vorsichtig an den Seiten seines Abdomens, da er hierdurch offensichtlich zu erreichen war. Seine Schultern entspannten sich weiter, seine Wahrnehmung wuchs und sein Atem vertiefte sich, je tiefer er bei sich ankam. Dieses geschah auch, wenn ich seine Schultern nicht anfasste.

„Sie haben sich wirklich in dieser Begegnung mit Jack verfangen", sagte ich, darauf hinweisend, was ich in seinem Verhalten beobachtet hatte. „Klar, Donnerwetter, es überkommt mich. Ich kann nichts dagegen machen. Ich werde so ..." „Was?" Eine weitere lange Pause. „Ich weiß nicht. Ich weiß nicht", sagte er, und ich konnte die Verzweiflung in seiner Stimme hören, als seine Schultern wieder begannen, anzuspannen, und seine Atemzüge kürzer wurden.

Ungefähr die Hälfte der Sitzung war vergangen, als ich ihn aufforderte, sich auf seinen Rücken zu drehen. Ich wollte meine Hände auf die Vorderseite seines Abdomens legen, wo ich ein wenig Bewegung wahrnahm und auch etwas Unruhe. Sobald er sich wieder beruhigt hatte und ich meine Hände auf seinem Bauch hatte, sagte ich, „Sie wissen nicht ... ist es das, was noch immer im Gange ist?" Offenbar war es ihm möglich, durch das Umdrehen mehr Klarheit zu finden. „Ich bin frustriert über mich selbst. Ich hasse es, mich in denselben alten Mustern zu verfangen, Leuten nachzugeben, ausgenutzt zu werden, mich anzuspannen. Ich bin das leid." Er sagte „denselben alten" mit Abscheu und auch ein bisschen Ärger, den ich in meinem eigenen Gesicht und Darm fühlen konnte.

Ich hoffte für ihn, dass er seine verkörperten Gefühle weiter erforschen konnte, und um ihm dabei keine Worte in den Mund zu legen, schlug ich vor: „Es fühlt sich für mich an, als sei hier mehr als Frustration."

Er war still, als sein Gesicht sich mit einem finsteren Blick begann, anzuspannen, und ich fühlte, wie sich sein Bauch zusammenzog. Ich dachte, dass er mit dem Zusammenziehen seines Bauches seinen Zorn darüber, von anderen missbraucht zu werden, unterdrückt, vielleicht auch seine Wut über seine „selben alten" Muster, mehr von sich preiszugeben als er wirklich wollte. In diesem Zustand der Anspannung verlor Doug jedoch den Kontakt zu seiner verkörperten Selbstwahrnehmung. Er hätte keines der Worte fühlen können, über die ich auszusprechen nachdachte. Ich musste ihn zurück in das Erleben des gegenwärtigen Augenblickes bringen.

„Doug", sagte ich sanft, „können Sie meine Hände noch auf Ihrem Bauch spüren?"

Stille. Sein Bauch begann jedoch ein wenig weicher zu werden, die Muskeln strengten sich an, meine Hand zu „finden". „Was geht hier vor, Doug, in Ihrem Bauch?" „Ich bin wütend", sagte er sehr leise, fast zu sich selbst, sein Gesicht und Mund gespannt, als ob es schwer für ihn war, das zu sagen.

„Das konnte ich kaum hören." Ich bat ihn nicht, lauter zu sprechen, damit ich ihn hören konnte, sondern damit er sich selbst hören konnte; ich wollte dadurch seine Selbstwahrnehmung stärken.

„Ich bin wütend", dieses Mal lauter und kräftiger. „Bleiben Sie dabei Doug, fühlen Sie meine Hand." Ich dachte, ja, jetzt kommt er dem Gefühl näher. Gleichzeitig wusste ich, dass wenn er sich an das Spüren meiner Hand erinnerte, er im subjektiven emotionalen Augenblick bleiben würde.

Er begann, schwer zu atmen, seine Arme und Beine um sich schlagend, sein Gesicht rot vor Zorn, laut knurrend, zitternd. Ich bekam es mit der Angst zu tun. Doug war viel größer und stärker als ich und ich war direkt neben seinem Körper. Ich nutzte meine Wahrnehmung der Angst und stellte mir vor, dass es sich nicht um meine, sondern um Dougs Angst handelte. Ich musste still bleiben und weiche Hände bewahren, im Kontakt an seinem Bauch.

Er begann, sich ein wenig zu beruhigen, und auch ich besänftigte mich, als ich erkannte, dass Doug seine Wut unterdrückt hatte, weil er niemandem wehtun wollte. Ich sagte: „Sie hatten niemals die Gelegenheit, sich wütend zu fühlen, stimmt's?"

Mit einem tiefen Gefühl von Anerkennung für die jahrelange Anstrengung, seine Wut zurückzuhalten, fing er an, zu weinen. „Ich hatte keine Ahnung, dass ich so wütend war", sagte er unter Tränen.

Hierauf folgte neuerliche Anspannung mit Anschwellen des Zorns. Beides kehrte einige Male im weiteren Verlauf der Sitzung wieder, so als ob er entdeckte, wie gut es sich anfühlte, wütend zu sein; die Wut kommen zu lassen, keine Vergeltung zu erdulden und niemanden zu verletzen (einschließlich mich!). Das Thema der unterdrückten Wut war ein Wendepunkt in seiner Behandlung. Sie kam und ging mehrfach im Laufe der nächsten Monate mit gleichzeitig gewachsener begrifflicher und verkörperter Selbstwahrnehmung über dessen Ursprünge: mit einem gefürchteten Vater konform zu gehen und die resultierende Wut darüber, sich selbst aufzugeben, ohne die Anerkennung seines Vaters.

Doug lernte, seine Wut zu fühlen, und hieß sie in seiner verkörperten Selbstwahrnehmung willkommen. Er blieb immer freundlich und fürsorglich anderen gegenüber, aber er lernte, seine gefühlte Erfahrung zu nutzen. Sie warnte ihn, wenn Menschen seine Großzügigkeit ausnutzten und seine Grenze überschritten. Er lernte „nein" zu sagen und wenn nötig, seine Grenzen zu ziehen.

Achten Sie darauf, wie dieser Fall den grundlegenden Schritten der Wiedererlangung der verkörperten Selbstwahrnehmung, aufgelistet in Tabelle 1-1 (s. S. 21), folgt.

- Doug fand **Ressourcen** in der gefühlten Erfahrung meiner weichen Hände und Stimme während der Sitzung. Außerdem erinnerte er sich an unsere für ihn wohltuende laufende gemeinsame Arbeit.
- **Verlangsamung** zum Erleben seines subjektiven emotionalen Augenblickes wurde begünstigt, indem ich Wege fand, Doug zu erreichen. Dadurch konnte er meine Hände fühlen, pausieren und atmen.
- **Koregulation** stellte sich im Dialog von Berührung und Gespräch ein. Dadurch konnte unser Kontakt während der Sitzung aufrechterhalten werden. Die Behandlungen verkörperter Selbstwahrnehmung greifen das relativ chaotische Erleben im subjektiven emotionalen Augenblick auf. In diesem können Gefühle und Emotionen spontan in unvorhersehbarer Weise auftauchen. Das bedeutet, dass der Therapeut offen für Veränderungen sein muss. Er muss dem Klienten folgen, sich auf seine eigene verkörperte Selbstwahrnehmung einstellen und einen Weg finden, die interpersonale Verbindung mit dem Klienten aufrechtzuerhalten.
- **Verbalisierung** fand durchgehend statt. Ich vermied, Dougs Wut ein Etikett zu geben, bis er sie benannte, sogar dann noch, als ich spürte, dass es schon da war. Ich fühlte, dass Doug selbst darauf kommen musste. Wenn nicht in dieser Sitzung, dann vielleicht in einer anderen.
- **Verbindungen und Grenzen** tauchten auf, als Doug begann, seinen Zorn zu fühlen und zu fühlen, dass der Zorn aus seiner Kindheit kam; wie dieser in aktuellen Lebenssituationen ausgelöst wurde und wie er ihn nutzen konnte, anderen Grenzen zu setzen.
- **Selbstregulation** begann, als Doug lernte, seine Wut zu fühlen und zu steuern. Er lernte, wie er sie als ein inneres Signal nutzte, Partnerschaften zu meiden, in denen er sich ausgenutzt fühlte.

- **Reengagement** stellte sich allmählich im Laufe der Zeit ein, in der Doug freier und mit mehr Vergnügen an Beziehungen teilnahm; wissend, dass er den Prozess regulieren konnte.
- **Loslassen** braucht lange. Als sich Doug entschied, seine Rosen-Methode-Sitzungen mit mir zu beenden, fühlte ich, dass er sich in diese Richtung bewegte. Bei seiner Annäherung an andere fühlte er sich jedoch noch in gewisser Weise zurückgehalten aus wahrscheinlich nicht wahrgenommener Angst davor, wieder in irgendjemandes Netz gefangen zu werden.

Interozeption ist der technische Ausdruck für die Fähigkeit, seine eigenen Körperzustände und Emotionen zu fühlen. Dougs Fähigkeit, meine Hand und seine Wut zu fühlen oder nicht, sind Teil der Interozeption. Besonders Wut stellt Praktizierende von Methoden verkörperter Selbstwahrnehmung vor Herausforderungen. Viele wütende Menschen sind sich ihrer eigenen Wut nicht bewusst. Somatische psychotherapeutische Methoden, die die Wahrnehmung von Wut fördern, nehmen die Sprache und den Körperausdruck der Menschen auf. Hierzu werden Videoaufnahmen, Spiegel und Rollenspiel eingesetzt. Diese Ansätze sollten damit gekoppelt werden, den Menschen zu helfen, ihre Wut als eine akzeptierte Emotion zu „besitzen", und dabei zu lernen, die Wut zu fühlen, ohne sie ausagieren zu müssen (Lambie u. Marcel 2002).

Die Begriffe Gefühle und Emotionen sind ähnlich und doch verschieden. Ein **Gefühl** ist jede Empfindung, die aus unserem eigenen Körper kommt und als solche erfahren wird. Gefühle können prickelnd, warm, weich, ruhig, nervös, „Schmetterlinge" usw. sein. Eine **Emotion** stellt die verkörperte Bewertung dieser Gefühle dar. Sie spiegelt wider, wie gut oder schlecht sich etwas für uns anfühlt und wird auch *Lustfaktor* genannt. Er wird von einer Motivation oder einem Antrieb begleitet. Damit kann auf die Empfindung, das Ding oder Wesen, das die Emotion auszulösen scheint, in besonderer Weise hingewirkt werden. In Dougs Fall fühlte sich die Wut angespannt, haltend, begrenzend an. Bei jemand anderem mag sich Wut befreiend anfühlen. Für Doug war sie von der Empfindung eines nicht erlaubten „schlechten" Gefühls begleitet und führte zur Motivation, diese zu unterdrücken.

Typischerweise gehen Gefühle und Emotionen zusammen. Das gefühlte Empfinden beispielsweise, etwas sei heiß oder kalt, ist nicht eine simple absolute Temperaturangabe, wie sie von einem Thermometer beurteilt wird. Das Gefühl von heiß oder kalt ist üblicherweise mit einer emotionalen Bedeutung in unserer Wahrnehmung gekoppelt. „Demzufolge fühlt sich das kalte Glas Wasser wunderbar an, wenn Sie überhitzt sind. Es fühlt sich nagend unangenehm an, wenn Sie unterkühlt sind. Umgekehrt fühlt sich eine heiße Dusche wundervoll an, wenn Sie unterkühlt sind, sogar, wenn sie beißend und schmerzend ist. Sie würde schmerzhaft genannt, wenn Ihnen zu warm wäre" (Craig 2008, S. 274). Wir haben nicht einfach das „reine" interozeptive Gefühl von beißend und schmerzend unter der Dusche. Wir *beziehen* uns auf das Empfinden, indem wir es annehmen oder davor zurückschrecken. Selbst wenn es keine offenkundige Aktion gibt, so ist eine Emotion immer von einem Handlungsimpuls oder von einer Handlungstendenz begleitet (Frijda 1986).

Emotionen sind auch gepaart mit Gefühlen. Fürchten wir uns, so können wir fühlen, wie unser Herz rast, wie unsere Wangen heiß werden, wie wir uns schämen oder wie unsere Arme und Beine um sich schlagen, wenn wir wütend sind. Es ist kein Widerspruch, darüber zu sprechen, unsere „Emotionen zu fühlen". Eine Emotion bedarf der Wahrnehmung der Körpergefühle und auch, ob solche Gefühle gefallen oder missfallen und was man mit solchen Gefühlen tun möchte. Wenn ich fühle, wie meine Wangen warm werden, so weiß ich nicht, ob ich mich schäme, wenn ich nicht gleichzeitig feststelle, dass ich mich in einer sozialen Situation unwohl und exponiert fühle (negativer Lustfaktor). In diesem Moment verschließe ich mich vielleicht, verstecke mich, bedecke mein Gesicht, weine, oder ich lächle und lache über mich selbst. Dies alles ist Teil der interozeptiven Wahrnehmung der Emotion von Scham.

Die meisten Menschen nehmen die Interozeption, diese fundamentale Erfahrung, mit der sie in ihrem Körper leben, leicht als selbstverständlich an. Wenn wir beispielsweise laufen, bemerken wir kaum, dass wir unsere Muskelkontraktionen entsprechend der Oberfläche, auf der wir laufen, kontrollieren müssen. Das gleiche gilt für den Anlass, warum wir uns bewegen. Einen Zug im vollen Bahnhof im letzten Moment zu erreichen, erfordert eine andere Art zu laufen als ein vergnüglicher Bummel im Park an einem warmen Sommertag. Das Laufen auf einer gepflasterten Oberfläche unterscheidet sich vom Laufen auf einem steilen und felsigen Wanderweg. Bei dieser Bewegungssteuerung brauchen wir meistens wenig Aufmerksamkeit, aber wir können zu jeder Zeit freiwillig unsere Aufmerksamkeit auf diese Bewegungen lenken. Mit besonderer Sorgfalt achten wir darauf, nicht zu stolpern oder zu fallen, nicht mit jemandem zusammenzustoßen, nicht zu müde zu werden oder sogar darauf, das Gefühl von Strapaze und Leistung zu genießen.

Hinter der Ausrede einer Schülerin „Der Hund hat meine Hausaufgaben gefressen", könnte die ehrlichere Interozeption liegen wie „Ich hatte meine Periode und fühlte mich elend" oder „Ich bin ein emotionales Wrack, weil meine Eltern nicht aufhören, zu streiten" oder „Meine Freundin kam vorbei und … ". Funktionieren wir zu lange, ohne wirklich unsere Emotionen zu fühlen oder ohne unsere wirklichen Erfahrungen mit einer vertrauten Person zu teilen, wie im Falle von Doug, so können wir „vergessen", dass wir Emotionen haben. Solcherlei Ausreden als Teil unserer begrifflichen Selbstwahrnehmung werden dann unsere selbstfokussierte Aufmerksamkeit dominieren und schließlich die verkörperte Selbstwahrnehmung verdrängen oder eliminieren.

Ein anderes Beispiel vom Annehmen oder Vermeiden der interozeptiven Selbstwahrnehmung ist die Trauer über den Tod einer nahestehenden Person oder die Trennung von ihr. Das erfolgreiche Bearbeiten eines Verlustes ist ein langwieriger Prozess, der Wochen, Monate oder sogar Jahre dauern kann. Die Forschung zeigt, dass die effektive Bearbeitung des Verlustes Phasen durchläuft (Kübler-Ross 2005):

- Verleugnung: „Das kann nicht geschehen; es ist nicht wahr";
- Wut: „Warum bist Du gestorben und hast mich verlassen?"; „Wo ist Gott jetzt?";
- Depression, Traurigkeit: „Ich kann allein nicht weitermachen"; „Sie hatte verdient, länger zu leben";
- Akzeptanz: „Es ist alles zum Guten; Zeit, loszulassen".

Das Erreichen der letzten Phase, der Phase der Akzeptanz, ist unerlässlich für das psychische Wohl der Überlebenden. Um dort anzukommen, braucht es für die Trauernden das Durchleben der Schritte bis zur Wiedererlangung der verkörperten Selbstwahrnehmung, wie in Tabelle 1-1 (s. S. 21) gezeigt wird.

Am Beispiel der Begegnung mit den eigenen Emotionen wird klar, wie wichtig die interozeptive verkörperte Selbstwahrnehmung für das persönliche Wohlergehen ist. Die neuere neurophysiologische Forschung hilft uns, zu verstehen, wie dieses passiert. Die neuronalen Bahnen, die uns erlauben, unsere inneren Körperzustände wie Empfindungen und Emotionen wahrzunehmen, sind auf das engste verknüpft mit neuronalen Bahnen zur Regulation von Körperprozessen, die die mentale und körperliche Gesundheit aufrechterhalten. Interozeption ist ein Weg, uns selbst zu kontrollieren. Auf diese Weise können wir gefühlten Schmerz erleichtern, gefühlte Freude vergrößern und sichergehen, dass die Ressourcen zur Verfügung stehen, die wir angesichts jedes Augenblickes brauchen.

2.2 Neurophysiologie der Interozeption und Selbstregulation

In diesem Buch werden Behandlungen und Interventionen der verkörperten Selbstwahrnehmung diskutiert. Genau wie im täglichen Leben passiert es bei deren Anwendungen häufig, dass die Wahrnehmung eines Körperteiles zu einer „weitergeleiteten" Empfindung oder Schmerzen in einem anderen Körperteil führt. Die Entspannung eines angespannten Muskels kann von der Wahrnehmung einer lange vergessenen Erinnerung oder starken Emotion begleitet werden. Es kommt auch vor, dass man sich durch Massagetherapie lebendiger, glücklicher und mit der Welt verbundener fühlt. Diese scheinbar paradoxen Effekte können verstanden werden vor dem Hintergrund der systemischen Natur des Körpers und der Art, wie wir uns unseres Körpers bewusst werden. Wir werden erfahren, dass es aus klinischer Sicht vielerlei Zugänge zur verkörperten Selbstwahrnehmung gibt. Sie sind über Bewegung, Berührung, Musik oder das Gespräch möglich. Fast jede dieser Verbindung kann zur verkörperten Selbstwahrnehmung führen. Auf kreative und spontane Weise kann es dabei zur Öffnung, Transformation und Selbstreparatur in vielfältigen Bereichen physischer und mentaler Gesundheit kommen.

Der Körper ist ein komplexes System

Diese Phänomene treten auf, weil der Körper ein komplexes **dynamisches System** ist. Eine dynamisch-systemische Sichtweise auf den Körper erkennt an, dass es Koregulationen und unabhängige Vernetzungen zwischen Bahnen des neuronalen, hormonellen, zirkulären, digestiven und Immunsystems gibt (Dehaene u. Naccache 2001; Thompson u. Varela 2001; Tucker 2001). Es ist sinnvoller, sich den Körper als einen *Prozess* vorzustellen und nicht als ein *Gebilde* von Zellen und Organen. Zellen sind immer lebendig und verändern sich. Flüssigkeiten und elektrische Impulse bewegen sich immer in ihrem Inneren und zwischen den Zellen. Der Körper als Ganzes ist niemals ganz in Ruhe mit seiner Atmung, seinem Herzschlag und anderen organischen Bewegungen: Wir sind Komplexität und Strom.

Diese Vorstellung über den Körper als dynamisches System benenne ich vor der Einführung in die neurophysiologische Forschung, weil ein guter Teil der Forschung nicht systemisch ist. Neurowissenschaftler sind in der Lage, eine bestimmte Hirnregion einer Testperson zu lokalisieren, die aktiv wird, während die Person eine gestellte Aufgabe löst. Das bestärkt Neurowissenschaftler, im **Baukastenprinzip (Modularität)** zu denken. Es verführt sie zu der Schlussfolgerung, dass solche aktivierten speziellen Hirnareale für bestimmte Verhaltensweisen als ursächlich „verantwortlich" gesehen werden, mit denen sie im Experiment assoziiert wurden.

Die Sicht des Baukastenprinzips ist aus zwei Gründen antisystemisch:

- Es suggeriert, dass ein bestimmtes Hirnareal wichtiger sei als ein anderes.
- Es unterstellt, dass das Gehirn der Ausgangspunkt, die Quelle und der Kontrolleur des Körpers sei.

Keine dieser Behauptungen ist wahr. Eine Hirnregion arbeitet *immer* mit anderen zusammen. Das Gehirn arbeitet *immer* mit dem Rest des Körpers zusammen. Beide senden Signale (**efferente** Bahnen) zum und empfangen Signale (**afferente** Bahnen) vom Rest des Körpers.

Im Gehirn und im Körper braucht es eine ganze Gemeinschaft von gleichzeitig aktivierten Regionen und Zellen, um eine arbeitende Körperfunktion zu erschaffen. Man könnte sagen, dass die Atmung in der Lunge „lokalisiert" ist. Das ist aber keineswegs der Fall. Die Atmung umfasst Brustmuskeln und das Diaphragma, das autonome Nervensystem und das Nervensystem der Skelettmuskeln, das Blut, das Herz und das Gehirn. Entfernen Sie irgendeines von diesen Teilen aus dem Kreislauf, und Sie werden keine Atmung mehr haben, die Leben aufrechterhalten kann.

Begrifflich ist es viel leichter, das Baukastenprinzip zu nutzen. Wir können über ein oder zwei Hirnregionen sprechen, als ob sie alles erklären, und es dabei belassen. Ein großer Teil der angewandten Neurowissenschaft im klinischen Bereich tut das, teilweise weil die Wissenschaftler im Baukastenprinzip denken und teilweise weil es leichter für Praktizierende ist, zu ihren Klienten etwas wie „Ihr Körper ist angespannt, weil Ihr Hypothalamus überaktiv ist" zu sagen.

Als Kliniker kann ich erkennen, wie reizvoll diese Einfachheit ist. Als Wissenschaftler möchte ich jedoch darauf hinweisen, dass dieses schnell zu Missverständnissen und irgendwann zu klinischen Schlussfolgerungen führt, die eher die Praxis verschleiern als sie erhellen. Kliniker und Pädagogen, die mit verkörperter Selbstwahrnehmung arbeiten, sprechen oft über „Geist" und „Körper". Das ist eine starke Vereinfachung und führt zu Missverständnissen wie: Der „Geist" ist im Kopf und der „Körper" unterhalb des Halses. Das Problem ist, dass *der Geist Teil des Körpers ist und der Körper einen eigenen Geist hat.* Dieser ist repräsentiert in seinen peripheren Nervenzellen und Rezeptoren und im Bad seiner zirkulierenden Flüssigkeiten, die reich an Neurotransmittern und Neurohormonen sind.

Was Menschen im Allgemeinen meinen, wenn sie „Geist" sagen, ist das, was ich **begriffliche Selbstwahrnehmung** nenne, während ich unter „Körper" die **verkörperte Selbstwahrnehmung** verstehe. Um Missverständnisse zu vermeiden, ist es wichtig, zu erkennen, dass beide Formen der Selbstwahrnehmung von Verbindungen zwischen dem Gehirn und dem Rest des Körpers abhängen. Wir werden sehen, wie sie sehr ähnliche neuronale Prozesse benutzen. Beide sind Formen der Wahrnehmung und sind dadurch ebenso „mental" wie „verkörpert".

Also, hier die faire Warnung an die Leser: Ich werde den Körper als dynamisches System betrachten und darauf hinweisen, dass es verschiedene und unterscheidbare **neuronale Netzwerke** verwandter Areale im Gehirn und anderswo im Körper gibt – Netzwerke, die verschiedene Arten der Selbstwahrnehmung erschaffen und eine dysfunktionale Selbstwahrnehmung erklären können. Das bedeutet, dass ich durch den Körper wandern werde, seine verschiedenen und dennoch ähnlichen Teile verbinden und eine technische Sprache für solche Teile benutzen werde. Die Netzwerke werden als Wälder zu sehen sein. Von Zeit zu Zeit werden wir nur im dichten Unterholz der vernetzenden Reben und Äste solcher Netzwerke herumwandern. Halten Sie inne und holen Sie Atem, wenn notwendig, oder springen Sie gleich zum Ende der ganzen, großen Netzwerkgeschichte.

Eine Anmerkung zu Forschungsmethoden der Neurowissenschaften

Die Verfügbarkeit neuer, starker bildgebender Methoden zur Sichtbarmachung von Gehirnfunktionen hat in den vergangenen zehn Jahren einen rapiden Anstieg der neurophysiologischen Forschung erbracht. In der Vergangenheit wurde Hirnforschung in erster Linie an Tieren ausgeführt. Der Wissenschaftler gab einer Tiergruppe eine bestimmte Aufgabe, wie das Erlernen eines Labyrinths. Nach der „Opferung" der Tiere verglich er die Anatomie und Chemie bestimmter Bereiche ihrer sezierten Gehirne mit den Tieren, die der Erfahrung im Labyrinth nicht ausgesetzt waren. Über chirurgisch implantierte Elektroden in bestimmte Hirnregionen wurden während Lerntests an Tieren online Lernstudien durchgeführt.

Diese Techniken sind in Studien mit Menschen nicht anwendbar. Bis vor kurzem war menschliche Gehirnforschung nur durch den Einsatz von Sensoren an der Kopfhaut möglich. Die elektrische Aktivität wurde an der Oberfläche des Gehirns aufgezeichnet und musste im Zeitverlauf durchschnittlich ermittelt werden. Mit dieser Methode ist es unmöglich, eine bestimmte Gegend im Gehirn zu lokalisieren. Die andere Forschungsmethode am Menschen betraf Patienten mit einem Hirnschaden, der einer bestimmten Hirnregion zugeordnet werden konnte. Nach einer Kopfverletzung oder nach einem Schlaganfall wurde erforscht, wie ihr Verhalten vom Normalen abweicht. Der Nachteil bei diesem Vorgehen ist, dass Hirnschäden meist nicht genau einzugrenzen sind und die Verletzung oder der Schlaganfall andere Nebenwirkungen haben können.

Bildgebende funktionale Methoden des Neuroimaging sind heutzutage weit verbreitet; sie überprüfen die Gehirntemperatur und den Blutfluss. Die Auflösung ist ziemlich präzise, bestimmte aktivierte Zellgruppen können innerhalb des Gehirns lokalisiert werden, und vom gesamten Gehirn lassen sich 3-D-Abbildungen anfertigen. Der Vorteil dieser Methoden – Positronen-Emissionstomografie (PET) oder funktionale Magnetresonanzimaging (fMRI) – ist, dass eine Person sich dabei an einer sozialen oder kognitiven Aufgabe beteiligen kann, während das Gehirn überwacht wird. Der Nachteil ist, dass die Person in einer körpergeformten Röhre, in der sie eine Klaustrophobie bekommen könnte, völlig stillliegen muss. Dabei ist sie dem relativ lauten Geräusch der arbeitenden Maschine ausgesetzt. Außerdem braucht der Blutfluss im Gehirn eine gewisse Zeit, bis er sich verändert. Daher kann man mit diesen Methoden den Zeitverlauf der Aktivierung nicht sehr genau messen.

Das Lokalisierungspotenzial des Neuroimaging kann leicht zum Denken in Modulen wie beim Baukastenprinzip verführen. Stellen Sie sich als ein einfaches Beispiel den dorsomedialen präfrontalen Kortex (DMPFC) vor. Der DMPFC ist wichtig für die begriffliche Selbstwahrnehmung. Er wird aktiviert, wenn Menschen über etwas nachdenken, etwas beurteilen oder sich selbst bewerten. Aus der Sicht des Baukastenprinzips wäre das der Beweis dafür, dass die begriffliche Selbstwahrnehmung „im" dorsomedialen PFC sitzt. Warum ist diese Schlussfolgerung nach dem Baukastenprinzip (Modularität) ein Problem?

In Forschungsstudien über den DMPFC werden Menschen aufgefordert, Urteile darüber abzugeben, wie nahe ein bestimmter Satz („Ich nehme die Dinge meist leicht") oder Worte (glücklich, kontaktfreudig, depressiv) zu ihrem Selbstbild passt. Bei diesen Aufgaben der Selbstreflexion zeigt das Neuroimaging den aktivierten DMPFC sowie andere sowohl in der Nähe liegende als auch entfernte, gleichfalls aktivierte Hirnregionen, die später genannt werden. Wie kann also ein Wissenschaftler einen Anspruch aufgrund des Baukastenkonzeptes ableiten und behaupten, dass sich die begriffliche Selbstwahrnehmung im DMPFC befindet? Werden Menschen aufgefordert, ihre verkörperte Erfahrung zu spüren, sind nämlich diese noch ungenannten Hirnareale auch aktiviert und die Aktivität des DMPFC ist unterdrückt. Diese für Wissenschaftler vernünftige Arbeitsperspektive scheint sich aus der Folgerung zu ergeben, dass der DMPFC vielleicht nicht die einzige Hirnregion sei, die mit der begrifflichen Selbstwahrnehmung verknüpft ist, allerdings müsse es wohl die entscheidende sein.

Die Modularität ist eine Art Kurzform, mit der ausgedrückt wird, dass eine Region wie der DMPFC die wichtigste Region für gewisse Funktionen ist, in diesem Fall für die begriffliche Selbstwahrnehmung. Sie vereinfacht das Sprechen darüber, „wo" sich diese „befindet". Aber das Problem ist: Wenn ein oder mehr der anderen Regionen des Gehirns beschädigt sind, die zusammen mit dem DMPFC aktiviert werden, so kann dieses auch die begriffliche Selbstwahrnehmung beeinträchtigen oder gänzlich eliminieren. Der DMPFC ist wichtig, jedoch nur als Teil eines größeren Netzwerkes, das sich quer durch den Körper spannt und die Selbstwahrnehmung unterstützt.

Wo Selbstwahrnehmung beginnt: Rezeptoren, Rückenmark und Hirnstamm

Wir beginnen unsere Reise durch den Körper an seiner Peripherie statt im Gehirn, um die Perspektive des dynamischen Systems und der neuronalen Netzwerke hervorzuheben. Die **Interozeption** nimmt ihren Anfang bei den **Ergozeptoren**. Diese Rezeptoren sind zuständig für die Wahrnehmung des inneren Zustandes verschiedener Körpergewebe. Sie übertragen verschiedene Formen chemischer und physikalischer Stimulation in neuronale Signale zur Weiterleitung zum Rückenmark und Gehirn. Muskeln haben Rezeptoren für die Dehnung (Mechanorezeptoren) und Rezeptoren für die Ermüdung (fatigue) der Muskulatur (Chemorezeptoren). Das Kreislaufsystem hat Druckrezeptoren (Barorezeptoren) und Rezeptoren für die Blutnährstoffe (metabolische Rezeptoren). Die Haut hat Rezeptoren für die Bewegung an der Basis der Haarfollikel (Mechanorezeptoren), für Druck auf der Haut (Mechanorezeptoren), für Vibration (Vibrorezeptoren), für Hitze und Kälte (Thermorezeptoren), und sie hat Schmerzrezeptoren (Nozizeptoren) (Abb. 2-1 u. Tab. 2-2).

Die gesamten vom Körper fließenden neuronalen Daten gehen im Gehirn als **afferente** Informationen ein. So beeinflusst der Körper das Gehirn. Interozeption ist eine Form von afferenter Information, in der Empfindungen aus dem Körperinneren als Signale genau beschrieben werden. **Exterozeption** ist eine andere Art afferenter Information, in der die Signale Empfindungen beschreiben, die auf den Körper von außen einwirken. Dabei ist es für das Individuum wichtig, die Quelle der Information tatsächlich als von außen kommend zu identifizieren. Exterozeption schließt Rezeptoren für Klang, Licht, Geschmack und Geruch ein. Interozeption und Exterozeption stützen sich auf eine Reihe verschiedener Rezeptoren und neuronaler Bahnen, die zum und durch das Gehirn führen (Craig 2002; Critchley et al. 2004; Damasio et al. 2000).

Rezeptoren übertragen chemische, mechanische oder Temperaturinformationen in elektrische und neurochemische Impulse in die Nervenzellen, mit de-

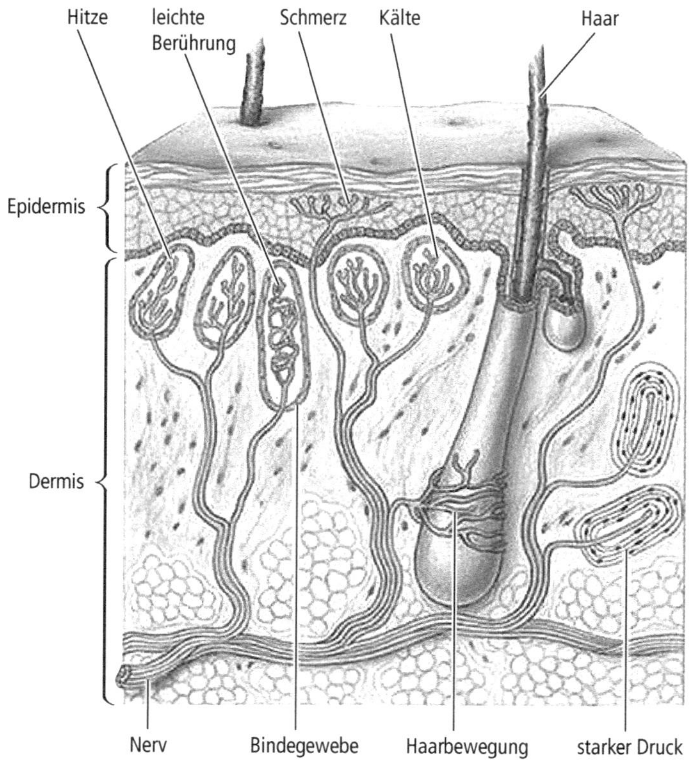

Abb. 2-1 Die Haut hat viele verschiedene Rezeptorarten.

nen sie verbunden sind. Nervenzellen haben lange Fäden (Axone), die von ihrem kompakten Zellkörper ausgehen und sich von dort fortsetzen. Diese Fäden verbinden sich über Synapsen (Verbindungen zwischen Nervenzellen) mit den Fäden (Axonen) von anderen Nervenzellen. In einigen Fällen können die Axone einer einzelnen Nervenzelle sehr lang sein. Dann erstrecken sie sich vom peripheren Körperrezeptor über den ganzen Weg bis zum Rückenmark. Die afferenten Nervenzellfasern aus den Ergozeptoren (A-Delta- und C-Fasern genannt) sind klein und nicht myelinisiert. Myelin ist eine Struktur, aus der Markscheiden bestehen, sie bildet eine schützende Hülle um die Nervenzellfasern, die die Übertragung beschleunigt. Nichtmyelinisierte Fasern haben eine langsamere Leitungsgeschwindigkeit als myelinisierte Fasern. Das erklärt teilweise, warum es oft einige Minuten oder länger braucht, bestimmte verkörperte Empfindungen zu fühlen und deren Ursprung im Körper wahrzunehmen.

Das erklärt auch, warum es in pädagogischen und therapeutischen Interventionen der verkörperten Selbstwahrnehmung mehrfache Sitzungen mit begleitender methodischer Übung braucht, um diese wichtige Form unserer Wahrnehmung zu verdeutlichen und zu vertiefen.

Tab. 2-2 Gefühlte Empfindungen in der verkörperten Selbstwahrnehmung (nach: Craig 2002, 2008).

Interozeption: Empfindungen werden vom Inneren des eigenen Körpers kommend interpretiert (beginnt in den spezifischen Ergozeptoren, die die Beschaffenheit der Haut, der Muskeln, Gelenke, Zähne, Knochen, Elektrolytflüssigkeit, des Wassers und der Eingeweide bewerten).	**Exterozeption**: Empfindungen werden von außerhalb des eigenen Körpers kommend interpretiert, z. B. als Merkmale lebendiger und nichtlebendiger Dinge in der Welt (die Organe der fünf Sinne).
heiß/kalt	Berührung: Vibration, Druck, Textur
Jucken/Kitzeln/Kneifen	Sehen: Farbe, Bewegungsgeschwindigkeit und Richtung von Objekten, Erkennung der Größe und Form
sinnliche/andere Berührung	Geruch
Kontraktion/Anspannung/Schmerz/Brandwunde der Skelettmuskeln des Gesichts, Nackens, Rumpfs und der Gliedmaßen	Geschmack
Durst/Hunger	Gehör: Klangqualität, Bewegung und Ortsangabe, Tonlage
dumpfer/scharfer Schmerz	
Zusammenkrampfen	
Lufthunger, Erschwernis/Leichtigkeit beim Atmen	
viszeraler Druck, Darm und Blase	
Anspannung/Entspannung	
Zellruptur	
Allergene und schädliche Chemikalien	
Überflutung des Immunsytems	

Die sich vertiefende verkörperte Selbstwahrnehmung ist langsam und bedächtig im Vergleich zur flinken und sofortigen Generierung von Ideen und Gedanken in der begrifflichen Selbstwahrnehmung.

Die Fähigkeit des begrifflichen logischen Denkens ist in Menschen so leistungsstark und schnell, dass es das Wachstum der verkörperten Selbstwahrnehmung behindern kann. Verkörperte Selbstwahrnehmung setzt die Verlangsamung unseres begrifflichen Geistes voraus, sodass er sich von seinem kontinuierlichen Strom der Bewertungen und Zeitplanungen erholen kann. Dieser Schritt ist das zweite Grundprinzip zur Förderung der verkörperten Selbstwahrnehmung (s.

Tab. 1-1, S. 21). Wir müssen lernen, der Physiologie der Interozeption zu vertrauen; trotz oder vielleicht sogar wegen ihrer Langsamkeit.

Kasten 2-1: Verlangsamung

Nehmen Sie sich Zeit, wenn Sie Ruhe haben und allein sein können. Wählen Sie einen bequemen Platz im Sitzen, Stehen oder Liegen. Finden Sie heraus, was Sie in diesem Augenblick wahrnehmen. Es mag etwas „da draußen" sein, wie das Licht, das durch ein Fenster kommt, wie hörbare Regentropfen oder ein bellender Hund. Es mögen auch Gedanken, Pläne oder Sorgen sein, die aus Ihrer begrifflichen Selbstwahrnehmung stammen. Das macht aber nichts. Sie können von jedem dieser Orte aus beginnen und in den subjektiven emotionalen Augenblick der interozeptiven Selbstwahrnehmung eintreten.

Nehmen wir an, Sie konzentrieren sich auf das, was „dort draußen" ist, außerhalb Ihres Körpers, wie das Licht, das durchs Fenster kommt. Beginnen Sie, schrittweise wahrzunehmen, wie das Licht auf Sie einwirkt. Es kann eine Emotion auslösen, wie Fröhlichkeit oder Traurigkeit, oder es blitzt eine kleine Erinnerung auf, die wieder verschwindet. Es könnte auch ein Wärmegefühl aufkommen oder ein Wunsch, sich dorthin zu wenden oder sich auszustrecken und ein Nickerchen zu machen. Achten Sie darauf, wie diese Gefühle und Empfindungen kommen und gehen, wie sie auftauchen und verschwinden.

Wenn das Licht Sie nicht in Ihre verkörperte Selbstwahrnehmung bringt und Sie weiterhin an Dinge denken, wählen Sie einfach etwas Neues. Konzentrieren Sie sich auf etwas anderes da draußen, das Sie besser in Ihre gefühlte Körperwahrnehmung bringt. Wählen Sie einen Platz, an dem Sie etwas Bekanntes finden. Etwas, das Ihren Geist ein wenig beruhigt und Sie „zurückbringt". Bewegen Sie sich einfach, wandern Sie, tanzen, wackeln Sie, oder machen Sie etwas, das Ihnen das Fühlen Ihres Körpers ermöglicht. Sie können auch mit den Gedanken arbeiten.

Wenn Sie mit den Gedanken arbeiten wollen, versuchen Sie, sich in einen einzelnen Gedanken so einzuklinken, dass sich die Gedankenflut verlangsamt. Angenommen, der Gedanke, den Sie wählen, ist: „Ich habe vergessen, beim Lebensmittelladen zu halten." Wiederholen Sie diesen Gedanken einige Male für sich selbst, aber beobachten Sie nun dabei Ihre Empfindungen und Emotionen. Weil der Körper ein komplexes System ist, ist jeder Gedanke an einen interozeptiven Körperzustand gebunden, und wir können uns jederzeit entscheiden, in diesem zu „versinken" und auf die Verbindung zu achten. Vielleicht sehen Sie die Nudeln, die Nachspeise oder die Essiggurken, die Sie vergessen haben. Nach einer Weile mit diesen Bildern spüren Sie vielleicht ein Gefühl des Hungers und haben Appetit auf genau diese Lebensmittel oder es taucht ein nostalgisches Gefühl auf. Sie haben etwas Wichtiges entdeckt: Tauchen Sie in diese Gefühle von Hunger oder Nostalgie ein, und sehen Sie, wohin diese Sie führen.

Vielleicht stellen Sie sich stattdessen ein Familienmitglied vor, das Sie gebeten hatte, diese Lebensmittel zu kaufen. Bleiben Sie einen Moment bei diesem Bild. Wohin führt es? Es könnte zu weiteren Gedanken führen: „Sie wird enttäuscht von mir sein, wenn ich nicht am Geschäft halte" oder „Ich versage schon wieder in ihren Augen" usw. Gut, nun gibt Ihre begriffliche Selbstwahrnehmung Urteile über Sie selbst ab. Sie kommen der Sache tatsächlich näher. Machen Sie an der Stelle langsam weiter, und sehen Sie, ob irgendwelche Empfindungen und Emotionen aufkommen: Traurigkeit, Wut, Schuld, Liebe?

Das ist der Prozess: Gedanken verlangsamen, warten, geduldig sein. Geben Sie solchen verkörperten Empfindungen und Emotionen die Gelegenheit, sich auf ihrem Weg des „Danke, ich nehme mir meine eigene Zeit" spontan entwickeln zu lassen. Sie werden erleben, dass Sie sich nicht befehlen können, etwas zu fühlen. Sie können sich aber bitten, zu warten, aufmerksam zu sein und weiterzumachen.

Was ist, wenn nichts von alledem für Sie funktioniert? Sie kommen zurück zu dem, was „da draußen" ist, oder zu solchen Gedanken. Sie sind sich bereits jetzt bewusster über sich selbst, da Sie das bemerkt haben. Das ist alles, was Sie machen können. Darin liegt in sich schon ein kleiner Sieg auf dem Weg des Vertiefens Ihrer Selbstwahrnehmung. Versuchen Sie es ein anderes Mal oder an einem anderen Platz. Es dauert vielleicht eine Weile, den richtigen Moment zu finden. Vielleicht finden Sie jemanden, der Ihnen hilft, Sie zu leiten. Erwarten Sie auf keinen Fall, dass Sie gleich sehr lange im subjektiven emotionalen Augenblick bleiben können. Sie können nicht kontrollieren, was da passiert. Jedes Mal, in dem Sie sich „selbst finden", macht es für die nächsten Gelegenheiten ein wenig leichter, in diesen Augenblick zurückzufinden.

Die interozeptiven neuronalen Bahnen bestehen alle aus solchen kleinen, langsamen A-Delta- und C-Fasern. Alle diese interozeptiven Fasern führen an dieselbe Stelle im Rückenmark, von dieser Stelle projizieren sie auf die gleiche Stelle im Hirnstamm und von dort an eine gemeinsame Gruppe von Hirnregionen. Die exterozeptiven Fasern sind größer und schneller, sie projizieren auf andere Rückenmarks- und Gehirnbahnen als die interozeptiven Fasern. Wir brauchen offenbar eine schnellere Antwort auf die äußere Umwelt.

Es gibt also eine anatomische Grundlage unserer Unterscheidungsfähigkeit zwischen der Interozeption (den Empfindungen aus dem Körperinneren) und der Exterozeption (den von außen kommenden Sensationen). Dieser Unterschied beginnt weit draußen an den Rezeptoren (Craig 2008).

Verfolgen wir den Verlauf von den A-Delta- und C-Fasern der afferenten Bahn zum Gehirn von den Ergozeptoren, so stellen wir fest, dass sie sich alle in der am weitesten außen liegenden Schicht der grauen Materie am hinteren Teil des Rückenmarks verbinden (Lamina 1 im Hinterhorn des Rückenmarks, dorsaler Teil; Abb. 2-2). In einem Paket interozeptiver neuronaler Information, gebündelt und sortiert in unterschiedliche Empfindungstypen, wie von den Rezeptoren ermit-

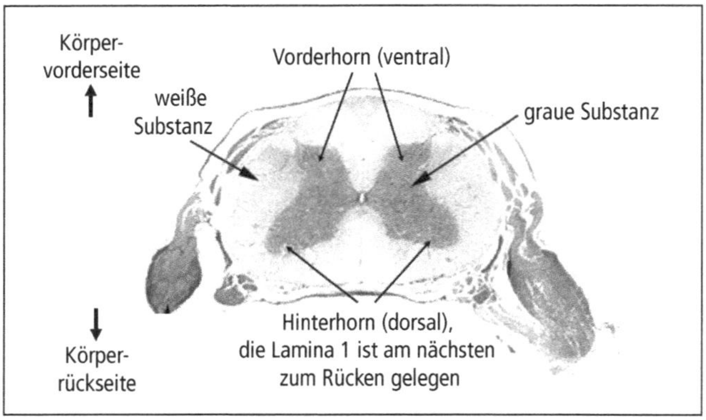

Abb. 2-2 Weiße und graue Substanz im Querschnitt des Rückenmarks. Die graue Substanz hat zwei dorsale „Hörner" (zur Körperrückseite) und zwei ventrale Hörner (zur Körpervorderseite). Interozeptive Bahnen verlaufen in der Lamina 1 des Hinterhorns.

telt, bewegen sich die Impulse dieser Rückenmarksregion zusammen in Richtung umschriebener Regionen im Hirnstamm.

Diese Regionen des Hirnstamms sind in besonderer Weise verantwortlich für das, was **Homöostase** genannt wird (*homeo* = gleich, *stasis* = stehen oder bleiben). Dieser Begriff weist auf die Regulation aller Funktionssysteme des Körpers hin. Ausgehend von diesen Zentren des Hirnstammes verlaufen **efferente** Nervenbahnen zum Körper zurück. Sie verändern Körpersysteme wie die Herzfrequenz, den Blutfluss, die Respiration, Verdauung und Bewegung und unterstützen deren regulatorische Prozesse. Wenn ich z. B. an meinem rechten Vorderarm einen Juckreiz habe, wird er von den Ergorezeptoren wahrgenommen und via Lamina 1 zu den homöostatischen Gehirnarealen gesandt. Kratze ich nun unbewusst an der Stelle, an dem sich der Juckreiz befindet, passiert das deswegen, weil mein Hirnstamm mithilfe der motorischen Gehirnareale ein Signal zu den richtigen Muskeln aussendet, die mich kratzen lassen. Mein Körper „weiß" also sogar ohne Bewusstsein, wie der Juckreiz zu regulieren und Homöostase wiederherzustellen ist. Genau wie er „weiß", dass meine Atmung und Herzfrequenz anzupassen sind, wenn ich trainiere.

Diese anatomische Verknüpfung zwischen Interozeption und den Hirnstammzentren zum Aufrechterhalten der Homöostase ist entscheidend für unser Verständnis, warum wir in unsere Körper hineinfühlen müssen. Einfach ausgedrückt: Interozeption ist mit oder ohne unsere Wahrnehmung das A und O zum Überleben und entscheidend für die Gesundheit. Interozeptive afferente Information ist via Hirnstamm und anderen Bereichen des Gehirns, die später diskutiert werden, mit efferenten Bahnen verknüpft. Diese verändern unsere Atmung, den Blutdruck, passen die Verdauung an, kompensieren den Grad der Behaglichkeit, regulieren die Nahrungs- und Flüssigkeitsaufnahme, die Muskelanspannung und Müdigkeit.

Es gibt Grenzen der Leistungsfähigkeit unseres Hirnstammes, denn er ist nicht besonders schlau. Alle Wirbeltiere haben ihn mit uns gemeinsam. Menschen können die verkörperte Selbstwahrnehmung zum homöostatischen System der Selbstregulation hinzufügen. Damit machen sie sie zu einem bedeutenden Werkzeug für die Homöostase. Die verkörperte Selbstwahrnehmung kann verhindern, dass wir zu viel essen oder trinken. Unser Hirnstamm kann für sich allein gierig sein. Wir brauchen die Selbstwahrnehmung, um Abhängigkeit vorzubeugen und um etwas gegen Muskelanspannung zu tun. Andernfalls führt sie zu Rückenschmerzen und chronischer Erschöpfung. Wir müssen das Netzwerk jedoch ausweiten, um zu dieser Wahrnehmung zu gelangen.

Die zweite Ebene der Entstehung von Selbstwahrnehmung: Emotion, das limbische System und die Insula

Lassen Sie uns unsere Reise von den Rezeptoren durch den Hirnstamm und hinauf zum Gehirn fortsetzen. Einmal dort angekommen finden sich im neuronalen Netzwerk eine Menge zusätzlicher möglicher Verknüpfungen. Jede dieser Verbindungen hält verschiedene Informationsarten für die homöostatische Regulation bereit. Wenn das Bündel der interozeptiven Nervenfasern das homöostatische Hirnstammareal verlässt, schließt es an den zentralen Teil des Gehirns, das limbische System, an. Von dort gelangt es an die äußeren Schichten des Gehirns, den Kortex. An dieser Stelle bitte ich um Verzeihung, denn hier wird die Geschichte komplizierter. Bevor wir also fortfahren, scheint es hilfreich zu sein, einige Grundlagen der Hirnanatomie und die anatomische Terminologie zu besprechen.

Abbildung 2-3 zeigt die Richtungsmarkierung des Gehirns mit seinen verschiedenen Seiten an: **rostral** (kopfwärts, in diesem Fall zur Stirn) und **kaudal** (zum Schwanz; abwärts, zum Rückenmarksende); **ventral** (nach vorne; anterior/vordere und inferior/untere) und **dorsal** (nach hinten; superior/obere und posterior/hintere); und (nicht gezeigt) **lateral** (zu den Außenseiten, links oder rechts) und **medial** (zur Mitte). Abbildung 2-4 zeigt die Grundeinteilung des Kortex in **Lappen**, so genannt, weil diese Regionen durch tiefe Fissuren getrennt sind (oder Sulci/Furchen; Sulcus = Einzahl). Jeder der kortikalen (d. h. auf den Kortex bezogenen) Lappen hat eine andersartige Funktion, die wir später besprechen werden.

Wo sitzt der dorsomediale präfrontale Kortex (DMPFC), der Teil des Gehirns, den wir zuvor diskutiert haben und der eine wichtige Rolle in der begrifflichen Selbstwahrnehmung spielt? In einem zweidimensionalen Bild ist das sehr schwierig zu zeigen, denn das Gehirn ist dreidimensional, und der DMPFC sitzt medial, also dichter zur Gehirnmitte. Der präfrontale Kortex (PFC), wovon der DMPFC ein Teil ist, liegt an der kaudalen Sektion des Frontallappens, angrenzend an den Temporallappen, und ist ungefähr über den Augen angeordnet (s. Abb. 2-4). Der DMPFC ist im dorsalen (Richtung Kopfspitze) und medialen (Richtung Kopfzentrum) Abschnitt des PFC lokalisiert. Die vollständige Lage

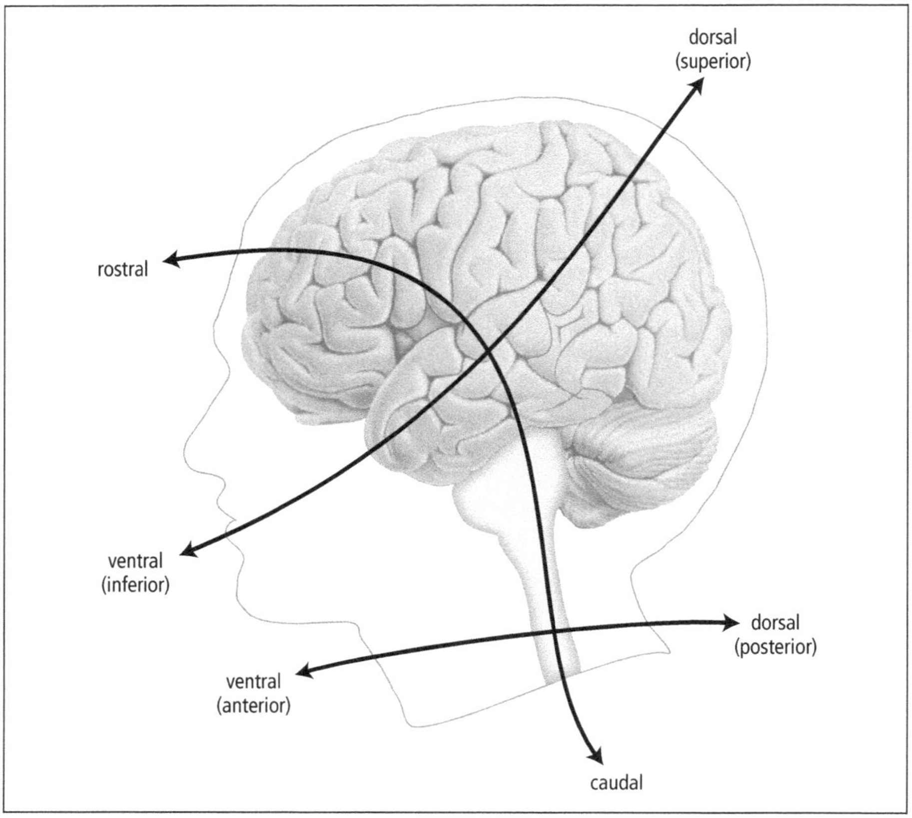

Abb. 2-3 Zur Terminologie der Lagepositionen innerhalb des Gehirns.

des medialen präfrontalen Kortex (MPFC) ist in Abbildung 2-5 und 2-6 ungefähr markiert. Ich berücksichtige alle diese verschiedenen zweidimensionalen Ansichten, um unterschiedliche Perspektiven der Lagen zu ermöglichen.

Der DMPFC hat einen Partner, den ventromedialen PFC (VMPFC), der gerade unterhalb des (inferior zum) DMPFC liegt. Wie sich herausstellt, steht der VMPFC mit der verkörperten Selbstwahrnehmung in Verbindung, während der DMPFC mit der begrifflichen Selbstwahrnehmung zusammenhängt. Demzufolge stehen die dorsalen und ventralen Anteile des medialen PFC im Zentrum der Umschaltung zwischen der verkörperten und begrifflichen Form der Selbstwahrnehmung. Diesen Aspekt der Rolle des medialen PFC werde ich in Kapitel 3.2, S. 86, herausarbeiten.

Zurück zu unserer Reise von den Rezeptoren zum Gehirn. Die interozeptiven Bahnen vom Hirnstamm gehen ihre ersten Verbindungen im Zentrum des Gehirns mit dem Hypothalamus und Thalamus ein (s. Abb. 2-5 u. 2-6). Diese Strukturen liegen innerhalb dessen, was man als **limbisches System** bezeichnet. Es schließt auch die Amygdala, den Hippocampus und den cingulären Kortex ein.

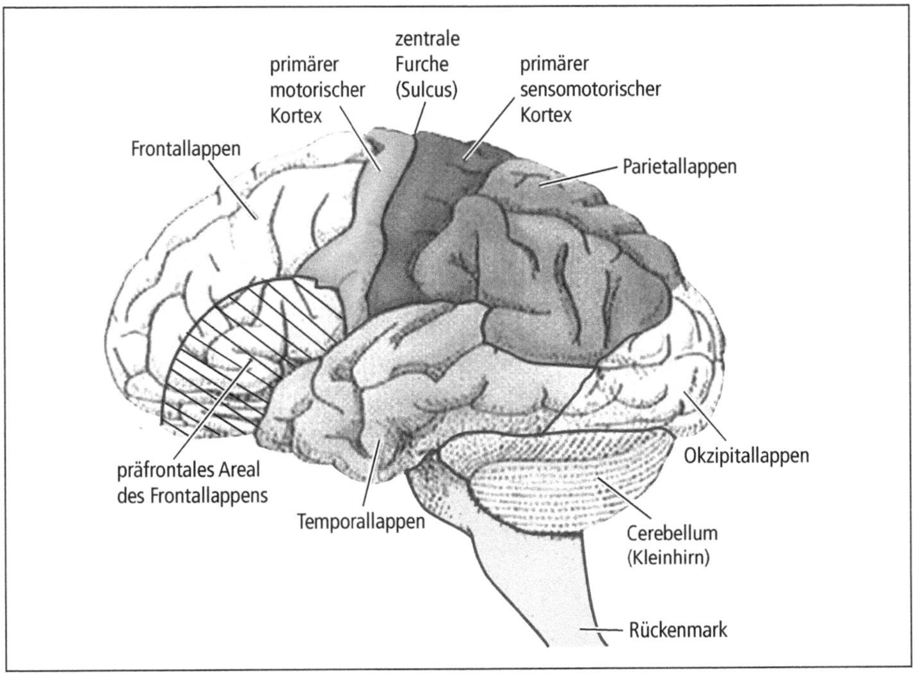

Abb. 2-4 Die Großhirnlappen oder die Lappen des zerebralen Kortex.

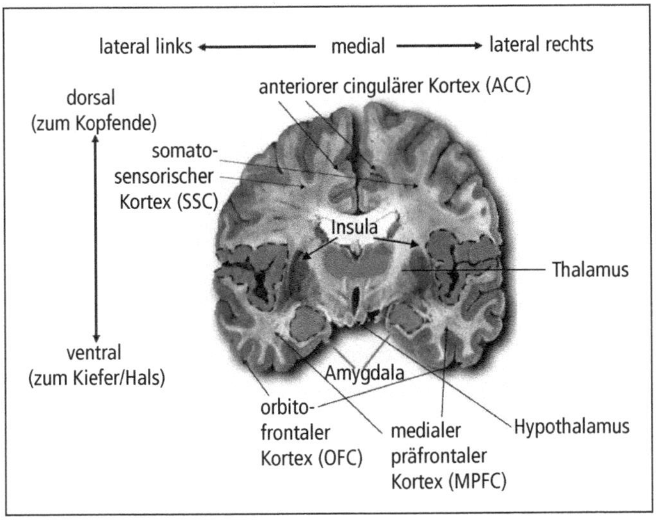

Abb. 2-5 Vertikale Sektion des Gehirns auf Höhe der Ohren.

Der **Hypothalamus** (*hypo* = unter) ist ein extrem wichtiger und komplexer Teil des Gehirns. Er arbeitet mit dem Hirnstamm zusammen, um die Körperhomöostase zu regulieren, und tut das in zweierlei Hinsicht. Einmal durch efferente neuronale Verknüpfungen zurück zum Hirnstamm. Das ist die efferente Bahn

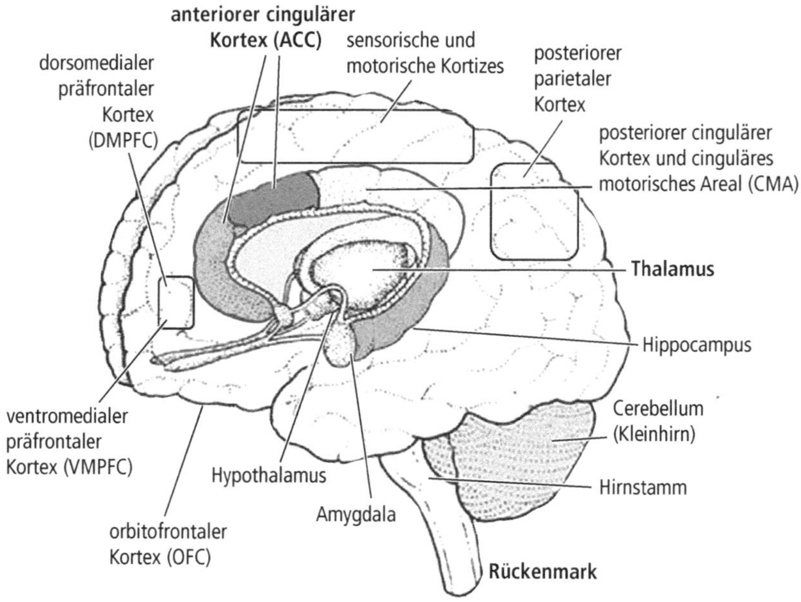

Abb. 2-6 Limbisches System und verwandte Strukturen.

des **autonomen Nervensystems (ANS)**, das für die homöostatische Regulation aller wichtigen inneren Körperorgane, des Herzens, der Lungen und des Darmes, verantwortlich ist. Die andere Verknüpfung vom Hypothalamus zum Körper wird durch die Sekretion einer sehr großen Anzahl neuroendokriner Hormone vermittelt, die über den Blutstrom am Körper und Gehirn arbeiten.

Der nächste Schritt ist die Verbindung der interozeptiven Bahnen vom Hypothalamus zum Thalamus, insbesondere zum ventromedialen Teil des Thalamus. Der **Thalamus** liegt praktisch im Zentrum des limbischen Systems im Zentrum des Kopfes und ist eine Umschaltstation. In ihm werden verschiedene Eingänge aus verschiedenen Körperteilen, dem Rückenmark und dem Hirnstamm aussortiert und an Regionen des Kortex zur weiteren Verarbeitung gesendet. Der Thalamus organisiert auch die efferenten Verbindungen zurück zum Körper. Die zuvor erwähnte Wahrnehmung eines Juckreizes geht nun also hinauf zum Thalamus. Hier wird der Befehl „Kratzen“ zu den Arealen des Motorkortex (Abb. 2-7) geleitet, und diese Areale lokalisieren die betroffenen Körperteile, damit die richtigen Muskeln für das Kratzen bewegt werden können.

Vom ventromedialen Thalamus gehen die interozeptiven Bahnen zur posterioren Region in Richtung Hinterkopf, der **Insula**. Sie sitzt im Inneren des Temporallappens, nahe dem Thalamus und anderen limbischen Strukturen wie der Amygdala (s. Abb. 2-5). In der posterioren Insula werden die unterschiedlichen Gefühlsqualitäten aus den verschiedenen Rezeptoren voneinander getrennt (Craig 2008). Das Aktivitätsmuster der posterioren Insula ist nicht exakt das-

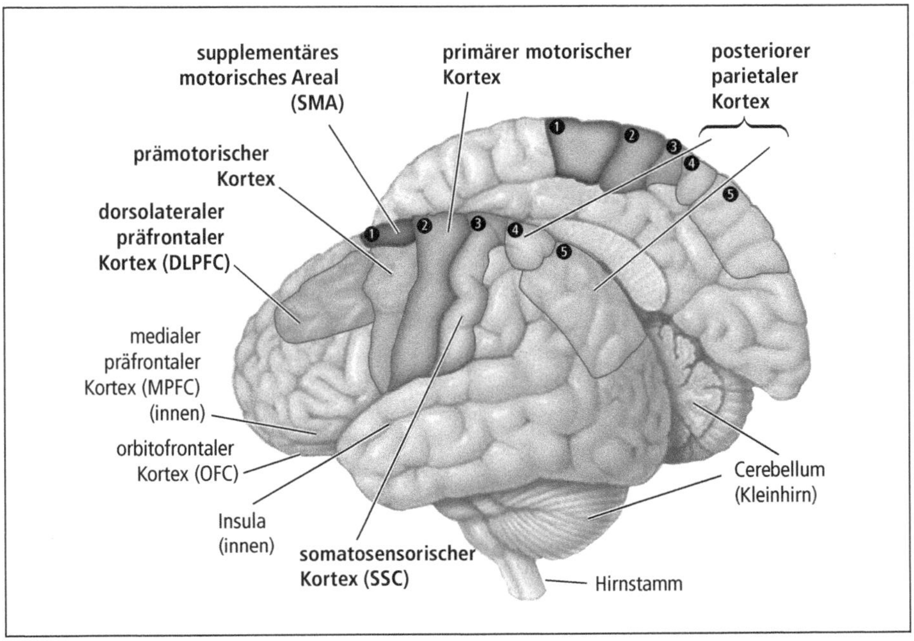

Abb. 2-7 An der verkörperten Selbstwahrnehmung beteiligte Gehirnregionen (Schnitt durch die Mitte des Gehirns, das Corpus Callosum längs durchtrennt).

selbe wie das am Ort des Rezeptors, jedoch analog zu der in der neuronalen Originalaktivität. Wir können sagen, dass die posteriore Insula eine *Repräsentation* der Rezeptoraktivität erschafft. Jucken fühlt sich anders als weich an, heiß anders als kalt, prickelnd anders als taub. Danken Sie der neuronalen Repräsentation in Ihrer Insula, dass sie für Klarheit sorgt.

Unser Netzwerk ist bislang noch nicht ganz bereit für die Selbstwahrnehmung. Die neuronalen Repräsentationen in meiner Insula helfen mir, Juckreiz zu identifizieren, der Thalamus leitet die Information an die passenden motorischen Zentren zum Kratzen weiter, der Hypothalamus sendet Alarmsignale, dass etwas falsch ist. Ich kratze, aber ich brauche mir all dessen nicht bewusst zu sein, damit es passiert. Uff! Das ist eine Erleichterung. Wenn wir uns aller Regulationsvorgänge unseres Körpers bewusst sein müssten, wäre das für uns zu strapaziös und nicht zu bewältigen. Alle möglichen homöostatischen Aufgaben werden meist ohne unsere Selbstwahrnehmung bearbeitet, und es gilt die auszuwählen, die unsere Aufmerksamkeit wirklich verlangen.

Glücklicherweise gibt es eine sehr effektive Methode, innere Empfindungen in eine Abfolge von Bedeutungen zu bringen, um zu entscheiden, wie Wahrnehmung zuzuordnen ist. Diese Methode hat eine lange evolutionäre Geschichte quer durch die verschiedenen Wirbeltierarten und scheint sich aus gutem Grund entwickelt zu haben, denn sie findet unsere Aufmerksamkeit. Die Methode ist die unserer Emotionen. Es geht um unsere Empfindung, ob etwas gut oder schlecht für uns ist, und um die damit einhergehende Motivation oder das Bedürfnis, sich diesem Etwas anzunähern oder ihm auszuweichen.

Wie entsteht Emotion im Gehirn? Wir sahen, wie der Thalamus die interozeptive Information zur posterioren Insula, nur seitlich vom Thalamus, schickt. Es gibt auch eine andere interozeptive Bahn vom Thalamus zum anterioren Anteil (zur Kopfvorderseite) des cingulären Kortex (**anteriorer cingulärer Kortex = ACC**). Er liegt genau dorsal (oberhalb) zum Thalamus. Diese thalamische ACC-Verbindung setzt sich mit einer Bahn vom ACC zur Insula fort.

Der nahe der kortikalen motorischen Areale gelegene ACC (s. Abb. 2-5 u. 2-6) hat Verbindungen zu diesen, genauso wie zum Motorkortex, dem prämotorischen Kortex (PMC) und den **supplementären motorischen Arealen (SMA)**.

Die Forschung zeigt, dass diese Verknüpfung zwischen dem ACC und den motorischen Arealen den motivierenden Aspekt von Emotion hervorbringt: das, was der Körper möchte (Intentionen und Antrieb) und was der Körper macht (emotionsbezogenes Verhalten einschließlich Ausdruck und Vokalisierung).

Zusätzlich zur Koordination von Botschaften über Antrieb und Handlungen in den Skelettmuskeln kann der ACC über das autonome Nervensystem (ANS) auch innere Aktionen zurück zum Hypothalamus, dem Hirnstamm und zu den inneren Organen motivieren (Herzrasen, Atemwechsel, Erröten, Schwitzen).

Prämotorische (Handlungsantrieb) und motorische (Aktionen) Areale des Kortex werden typischerweise durch den ACC aktiviert (Cohen et al. 1999; Hajcek et al. 2007). Genauso wie die Repräsentationen in der Insula verschiedene sensorische Gefühle sortieren, sortieren Repräsentationen im ACC verschiedene Arten von Aktionen, die emotionsspezifisch sind (Frijda 1986). So entsteht aus Scham vielleicht das Verstecken oder Verdecken des Gesichtes, aus Wut vielleicht die Faust und aus Freude Lachen (Coombes et al. 2005).

Danken Sie Ihrem ACC dafür, denn Schäden im ACC führen zum Verlust von Spontaneität und zu Gleichgültigkeit. Es liegt nahe, dass der ACC eine entscheidende Rolle bei der Mobilisierung eigener Aktionen durch Emotionen spielt. Schizophrene, die Schwierigkeiten haben, ihre eigenen Aktionen zu kontrollieren und diese Aktionen oft so erleben, als würden sie von jemand anders ausgeführt werden, haben eine beeinträchtigte Funktion des ACC (Carte et al. 2001; Northoff u. Bermpohl 2004).

Der andere Teil des Gehirns, der an Emotionen beteiligt ist, ist der **orbitofrontale Kortex (OFC)**. Er liegt gerade über den Augen im unteren Bereich des präfrontalen Kortex (s. Abb. 2-5, 2-6 u. 2-7). Der OFC hilft bei der Auswertung von Körperzuständen, seien sie positiv oder negativ, gewissermaßen als lustvolle Gefühlstönung. Er arbeitet mit dem ACC regulierend bei der Frage zusammen, ob Annäherung (gut) oder Rückzug (nicht so gut) auszuführen ist. Menschen mit Läsionen im OFC zeigen Anzeichen dafür, dass ihre Fähigkeit, Langzeitentscheidungen zu treffen, beeinträchtigt ist. Sie haben Schwierigkeiten bei der Interpretation von Empfindungen, ob diese hilfreich oder schädlich für ihren Körper sind. Meist wählen diese Menschen Handlungen, die sofortige Belohnungen erbringen, obwohl diese langfristig negative Konsequenzen haben. Das ist ein Handlungsablauf, wie er bei der Abhängigkeit zu beobachten ist (s. Kap. 4.2, S. 115).

Beeinträchtigungen der Verbindung zwischen dem ACC und OFC können zu Zwängen, unkontrollierbaren Tics und Obszönitäten wie beim Tourette-Syndrom führen (Barrett et al. 2004; Devinsky et al. 1995; Paus 2001). In diesen Fällen hat der Körper Probleme, seine Handlungen zu regulieren und zu verlangsamen, auch wenn solche Handlungen nicht nützlich oder hilfreich sind. Es ist, als ob die Person ein Bedürfnis zu handeln fühlt, auch wenn keines vorhanden ist.

Schließlich: neuronale Integration und die Herausbildung interozeptiver Selbstwahrnehmung

Trotz all der Komplexität von neuronalen Prozessen, die ich bis hierher beschrieben habe, kommt es vor, dass wir die Emotionen, die im ACC-OFC-posterioren-Insula-Netzwerk entstehen, nicht wahrnehmen. Das war der Fall bei Dougs Wut (s. Fallbericht 2-1). Er hatte Entscheidungen getroffen, die nicht in seinem Interesse waren. Stattdessen hatte er seine Wut verdrängt. Durch die Behandlung lernte er, seine Wut wahrzunehmen, was letztlich zu seiner verbesserten homöostatischen Selbstregulation führte. So, nun ist es soweit, und wir können fragen: Woher kommt die Wahrnehmung? Wie entwickelt sie sich?

Die Wahrnehmung, oder genauer gesagt die verkörperte Wahrnehmung interozeptiver Gefühle und Emotionen, sitzt nicht „im" OFC oder „in" der Insula. Eher entwickelt sich die Wahrnehmung als Phänomen eines gesamten Systems, *als eine Konsequenz der Koaktivierung quer durch diese und andere Regionen des Gehirns und Körpers im interozeptiven Netzwerk.* Diese Koaktivierung umfasst den ganzen Körper, von den Ergozeptoren zum ACC und den sensomotorischen Arealen des Kortex. Spontan sich herausbildende neue Eigenschaften sind in der Natur nicht ungewöhnlich. Die Festigkeit physischer Objekte z. B. ist nicht „in" ihren Teilatomen und Molekülen. Diese sind auf der subatomaren Ebene meist leerer Raum. Stattdessen bilden sich im dynamischen Wechselspiel von Netzwerken dynamisch zusammenwirkende molekulare Verbindungen aus. Es sind mit bloßem Auge erkennbare Eigenschaften wie Härte oder andere physikalische Eigenschaften.

Komplex-dynamische Systeme haben die Eigenschaft von **Emergenz**. Hierbei wird ein Aktivitätsmuster, wie die Festigkeit eines Objektes, quer durch alle Elemente des Systems geschaffen und ist nicht in irgendeinem Einzelelement enthalten. Wasser kann in drei verschiedenen Zuständen existieren: temperaturabhängig als Eis, Flüssigkeit und Dampf. In ihnen ist das gleiche H_2O enthalten, aber die Koaktivität der Wassermoleküle verändert die Art der Bindung als Funktion der Temperatur. Die festen, flüssigen und gasförmigen Zustände sind neu herausgebildete Eigenschaften dieses Ensembles. Es sind keine in den Molekülen selbst enthaltenen Eigenschaften. Dasselbe kann von den Gefügen gesagt werden, die einen Fluss formen. Strudel und Stromschnellen sind eine Funktion des Wasserdrucks und des Volumens. Die Gefüge, die sich in dynamischen Systemen herausbilden, können für eine gewisse Zeit „zusammenhalten". Diese relativ stabilen **Attraktoren** scheinen als Elemente des Systems, wie Wirbel und Strudel, auf besondere Weise aufeinander anziehend zu wirken. Wellen, Strudel und Stromschnellen sind alles verschiedene Attraktoren in einem System bewegten Wassers.

Ähnlich ist es mit den verschiedenen Wahrnehmungszuständen. Schlafen, erwachen, aufmerksam sein, abgelenkt sein sind sich herausbildende Attraktoren der Koregulation neuronaler Netzwerke im Gehirn und dem Rest des Körpers (Dehaene u. Naccache 2001; Thompson u. Varela 2001; Tucker 2001). Wie entsteht diese neuronale Integration und Herausbildung? Wir brauchen den anterioren Anteil der Insula, um alles zusammenzubringen.

Die Repräsentationen der Rezeptorinformationen in der posterioren Insula, die Repräsentationen der anregenden Information vom ACC und die Repräsentationen von anderen Teilen des interozeptiven Netzwerkes schließen sich im anterioren Anteil der Insula zusammen. Die anteriore Insula integriert alle diese Information und repräsentiert sie in ihrer eigenen neuronalen Sprache. Die Aktivität in der anterioren Insula wurde deswegen eine **Rerepräsentation** genannt. Hiermit haben wir schon wieder eine andere Transformation der Rezeptor- und Motivationsinformation (Craig 2008; Damasio et al. 2000; Panksepp 1998; Tucker et al. 2003).

Rerepräsentation ist die Fähigkeit des Gehirns, Gefühle und Emotionen zu formen. Das interozeptive neuronale Netzwerk mit der anterioren Insula ist aus den ursprünglichen Empfindungen der Rezeptoren entstanden. Rerepräsentation meint also die Kommunikation des Gehirns in seiner eigenen Sprache elektrochemischer und energetischer Vibrationen mit sich selbst. Diese Vibrationen formen Attraktoren, genau wie Strudel in einem Fluss. Die Energie, die diese Oszillation unterstützt, kommt vom zellulären Verbrauch der Metaboliten. Sie wird in elektrochemische Energie überführt, die auf der Hirnoberfläche als koordinierter Rhythmus der Gehirnwellen beobachtet werden kann (Ward 2003).

Als Ergänzung zur anterioren Insula brauchen wir auch den **dorsolateralen PFC (DLPFC)**. Er dient dazu, sensorische Eindrücke vom interozeptiven und exterozeptiven Netzwerk aufzunehmen und diese vorübergehend zu „halten". Beachten Sie, dass wir zuvor den **dorsomedialen PFC (DMPFC)** diskutiert haben. Der dorsolaterale PFC (DLPFC) liegt genau seitlich vom dorsomedialen PFC (DMPFC) an der Oberfläche des Gehirns, nahe dem Zentrum des PFC (s. Abb. 2-4, S. 49, u. 2-7, S. 51). Der DLPFC wird aktiviert, wenn der Mensch z. B. über eine Rechenaufgabe nachdenkt und sich diese einprägen muss. Diese Fähigkeit wird „Arbeitsgedächtnis" genannt (Barch et al. 1997). Mit anderen Worten, der DLPFC bietet den flinken neuronalen Signalen eine Gelegenheit, zu verlangsamen, lange genug, damit wir diese fühlen und verarbeiten. Die Wahrnehmung ist dann also *ein sich herausbildendes Muster neuronaler Integration, quer durch alle Ebenen des interozeptiven Netzwerkes.* Die drei Ebenen des interozeptiven Netzwerkes sind in Tabelle 2-3 zusammengefasst.

Verkörperte Selbstwahrnehmung im **subjektiven emotionalen Augenblick** (Craig 2008) ist die Zeit, in der diese Rerepräsentationen quer durch das gesamte neuronale Netzwerk aktiviert bleiben. Während dieses subjektiven emotionalen Augenblickes stellt sich eine Verschiebung des Zeitgefühls ein. Gleichzeitig kommt es zu einer Verstärkung der Gefühle und Emotionen, die unsere Wahrnehmung „anfüllen". Es gibt viele verschiedene Attraktoren, die in diesem Netzwerk von vibrierender metabolischer Energie in der anterioren Insula zusammentreffen. Auf dem Gebiet der verkörperten Selbstwahrnehmung stellen diese verschiedenen Attraktoren die qualitativ verschiedenen Wege dar, wie wir unsere Körper fühlen können (Posner u. Rothbart 1998; Ward 2003). Das zuvor erwähnte „Gefühl von Langeweile" ist solch ein Attraktor. Gefühle von Euphorie, Traurigkeit, Wut, Knochenmüdigkeit oder erfrischende Kälte sind andere Attraktoren. Obwohl alle diese interozeptiven Zustände verkörperter Selbstwahrnehmung am selben allgemeinen neuronalen Netzwerk partizipieren, unterscheiden sie sich. Diese Unterschiede stammen von Rezeptoren, die das Gehirn identifizieren und repräsentieren kann. Danach werden sie in einer besonderen Art von gefühlter Empfindung und Emotion, als Rerepräsentation, in die Wahrnehmung gebracht.

Tab. 2-3 Selbstwahrnehmung auf verschiedenen Körperebenen (nach: Critchley et al. 2001, 2004; Damasio 1999; Damasio et al. 2000).

Körperebene	Wahrnehmungsebene
Ebene I: Hirnstamm (Homöostase von Herz, Atmung) und Hypothalamus (Homöostase von Blutdruck, Körpertemperatur, Körperflüssigkeit und Elektrolytbalance [Durst] und Körpergewicht [Hunger])	roh/grob, der Wahrnehmung typischerweise nicht direkt zugänglich
Ebene II: Thalamus, posteriore Insula, motorische Areale, OFC und ACC erzeugen Empfindungen, Bewertungen und Motivationen, die Emotionen herausbilden.	Diese Muster leiten unser Verhalten (Annäherung und Rückzug) allein und mit anderen, ohne uns vielleicht der Emotionen, die diese Muster organisieren, bewusst zu sein.
Ebene III: Neuronale Integration und Entstehung von Attraktoren der verkörperten Selbstwahrnehmung quer durch jeweilige Aktivierungsmuster innerhalb des spezifischen neuronalen Netzwerkes, was die vorigen Ebenen und auch die anteriore Insula und den dorsolateralen PFC (DLPFC) einschließt	Die Wahrnehmung von besonderen Emotions-Gefühls-Zuständen und einer Wahrnehmung des Selbst im Vorgang des Fühlens solcher Zustände. Das ist verkörperte Selbstwahrnehmung.

Das erklärt, warum das Geschehen verkörperter Selbstwahrnehmung nicht eingefordert werden kann. Verkörperte Selbstwahrnehmung taucht plötzlich auf, ohne Vorwarnung. Es passiert gerade dann, wenn sich Rerepräsentationen quer durch das gesamte neuronale Netzwerk herausbilden.

Praktizierende verkörperter Selbstwahrnehmung können diesen Entstehungsprozess ermöglichen. Die Grundprinzipien hierfür sind aufgelistet in Tabelle 1-1 (s. S. 21), und illustriert im Fallbericht 2-1 sowie in allen anderen Fallberichten in diesem Buch. Wir können verkörperte Selbstwahrnehmung nicht geschehen machen, genauso wenig, wie wir eine Pflanze wachsen lassen können. Jedoch können wir den Prozess unterstützen, so wie Erde, Wasser und Licht der Pflanze die Nahrung liefern, die ihr Wachstum am besten anregen.

Je mehr wir indessen Gelegenheiten schaffen, die Herausbildung verkörperter Selbstwahrnehmung *aktiv zu praktizieren,* desto mehr haben wir die Fähigkeit, länger im subjektiven emotionalen Augenblick zu verbleiben. Daraus kann sich wiederum die Fähigkeit herausbilden, sich auf besondere Empfindungen in besonderen Teilen des Körpers einzustellen.

Dieser Übungseffekt stellt sich ein, weil das Gehirn aus jeder Erfahrung mit der verkörperten Selbstwahrnehmung lernt. Neuronales Lernen wird in physiologischen Veränderungen der Nervenzellen und ihrer Verbindungen reflektiert. Übung führt zum Wachstum einer zunehmenden Anzahl miteinander verbundener Fasern, die zwischen Zellen kommunizieren können. Je mehr sich diese Synapsen zwischen angrenzenden Zellen ausbilden, desto wahrscheinlicher wird eine direkte Kommunikation zwischen ihnen und desto stärker wird das neuronale Netzwerk. Es ist genauso wie beim Laufen durch eine nicht gemähte Wiese. Die erste Person biegt die Grashalme ein wenig um. Die nächste Person sieht den Abdruck im Gras, folgt ihm und beugt dabei das Gras mehr. Geht das im Laufe der Zeit so weiter, verschwindet das ganze Gras, und ein schmutziger Pfad „erscheint", leicht zu sehen und leicht zu verfolgen.

Das Wachstum neuronaler Bahnen durch Übung und wiederholte Erfahrung wird **erfahrungsabhängige Gehirnentwicklung** genannt. Die sich zunehmend etablierenden Bahnen erleichtern es der Information, sich zukünftig entlang derselben Wege zu bewegen. Über das Aktivitätsmuster dieses neuronalen Attraktors mit seinen Verknüpfungen zu Körperregionen und Effektoren formen wir Erinnerungen und Angewohnheiten. Für die Erweiterung verkörperter Selbstwahrnehmung ist Übung sehr wichtig. Sie gibt uns Gelegenheit, eine Wahl und daraus Entscheidungen zu unserem eigenen Nutzen zu treffen. Unser Körper verfügt über ein paar eingebaute Methoden, unsere Wahrnehmung anzustoßen. Das Gähnen hilft uns auf natürlichem Wege, aus schläfrigen Zuständen zu erwachen. Wie sich herausstellt, nutzt das Gähnen genau die Physiologie, die den Prozess der Bewusstwerdung über uns selbst einleitet.

Kasten 2-2: Gähnen: Den Körper zu sich selbst aufwecken

Die Erfahrung des Gähnens ist eine kraftvolle und angenehme Aktivität, die tief in unseren Körper reicht und die Wahrnehmung unseres Körpergefühls beleben kann. Gähnen ist typischerweise nicht willkürlich, sondern eher eine spontane, mehr oder weniger automatische Reaktion. Gähnen wird gewöhnlich durch das Gefühl von Langeweile und Müdigkeit ausgelöst. Es wird von Hypoxie (Sauerstoffmangel), reduzierter Stoffwechselrate und verlangsamter Aktivität begleitet (Askenasy 2001; Guggisberg et al. 2007). Erscheint es während des Tages, ist Gähnen assoziiert mit höheren Graden von Körperaktivität, wie Strecken und tieferem Atmen. Das Gähnen kann den Körper also gewissermaßen zu sich selbst aufwecken (Baenninger et al. 1996).

Während des Gähnens sind die Bewegungen des Halses, Mundes und Kiefers fest koordiniert. Gähnen ist ein neuronaler Verhaltensreiz, der sich auf ähnliche Weise bei jeder Wiederholung zeigt. Es scheint grundsätzlich wichtig für unser Wohlbefinden zu sein; es ist bei den meisten Wirbeltieren zu beobachten. Mittels Ultraschallbildern kann gezeigt werden, dass das Gähnen um den dritten pränatalen Monat beginnt (Walusinski 2006; Zafar et al. 2000).

Wie in Tabelle 2-4 zu sehen ist, aktiviert Gähnen viele Muskeln. Es stimuliert die Atmung, erhöht den Fluss der Hormone wie Oxytozin und Neurotransmitter wie Serotonin und erhöht dadurch das Gefühl von Wohlbefinden und Vergnügen. Diese Flut physiologischer Aktivität macht einem bewusst, wie gut es sich anfühlt, zu gähnen.

In Ergänzung zu diesen biochemischen Weckrufen stimuliert der Vorgang des Gähnens afferente Bahnen des parasympathischen Nervensystems. Der Parasympathikus ist ein Ast des autonomen Nervensystems (ANS), das die inneren Organe reguliert. Der andere Ast ist das sympathische Nervensystem. Abgesehen von einigen Ausnahmen fördern die parasympathischen Bahnen die Entspannung, während die sympathischen Bahnen die Erregung aktivieren (s. Kap. 5.2, S. 134–136).

Diese parasympathischen Afferenzen treten nicht durch das Rückenmark in das Gehirn ein, sondern gehen direkt von den Körperregionen zum Hirnstamm. Im Falle des Gähnens verlaufen sie vom Gesicht, dem Rachen und den Halsmuskeln über den Vagusnerv und vom Diaphragma über den Nervus phrenicus. Es ist von besonderer Bedeutung, dass diese Afferenzen im Hirnstamm mit den interozeptiven Afferenzen der Ergorezeptoren, die durch die Lamina 1 des dorsalen Rückenmarkhorns zogen, zusammentreffen. Von dort verlaufen die parasympathischen und interozeptiven Afferenzen entlang derselben Bahnen durch den Hypothalamus, der das ANS mittels Neurotransmitter und neuronaler Hormone reguliert (s. Tab. 2-4), den Thalamus, die Insula und den ACC. Diese neuronalen Verschaltungen signalisieren dem Körper, sich zu bewegen, zu atmen und schließlich zu fühlen.

Die Ungezwungenheit des Gähnens und dessen Aktivierung des interozeptiven neuronalen Netzwerkes schafft die Voraussetzungen für das Auftauchen verkörperter Selbstwahrnehmung. Sie können es sich wie den Neustart Ihres inneren Computers vorstellen.

Das Gähnen wird als stabiler Reiz quer durch die Arten und alle Altersstufen hindurch beobachtet – so als ob unsere Physiologie einen eingebauten Mechanismus hat, der uns zu uns selbst zurückführt.

Wenn Sie also das nächste Mal gähnen, achten Sie nicht nur darauf, wie es sich gut und stimulierend anfühlt, sondern auch, wie es Ihre Aufmerksamkeit darauf lenkt, präsenter in Ihrem Körper zu werden.

Tab. 2-4 Gähnen fördert die verkörperte Selbstwahrnehmung (nach: Argiolas u. Melis 1998; Askenasy 2001; Askenasy u. Askenasy 1996; Kasuya et al. 2005; Walusinski 2006).

Respiration	Die lange Einatmung zu Beginn dehnt die Muskulatur des Respirationstraktes mit dem Diaphragma und den Interkostalräumen.
Rachen	Der Durchmesser des Rachens weitet sich um das Vierfache; der Kehlkopf (Larynx) öffnet sich; maximale Dehnung der Stimmbänder; die Stimulation des Nervus vagus im Rachen fördert den Blutfluss.
Gesicht und Hals	Die Dehnung der Muskeln um die Wangen, den Kiefer, Hals und die obere Brust kann Tränen auslösen und teilweise das Hören behindern.
Hypothalamus	Oxytozin fördert die Entspannung. Serotonin fördert das Gefühl von Behaglichkeit und Wohlfühlen. Die parasympathische Aktivierung des ANS führt ebenfalls zur Entspannung.
Hirnstamm (retikulär aktivierendes System) und Thalamus	Ermöglicht den Wechsel von Wachheit und Aufmerksamkeit, vom Aufwachen zum Schlafen und umgekehrt durch die Aktivierung von Muskeln und die Erhöhung des Sauerstoffgehaltes im Körper durch die Einatmung; es wirkt auch auf die Zentren des Hirnstammes über die Induktion der Atmung und der Stimulation des Nervus phrenicus zum Diaphragma und den Nerven zu den Interkostalmuskeln.
Craniale parasympathische Nerven, die direkt vom Gesicht und Hals in den Hirnstamm ziehen (Nucleus des Tractus solitarius = NTS), unterbrechen die interozeptiven Bahnen aus der Lamina 1 des dorsalen Rückenmarkhorns des Körpers, die insbesondere von den Skelettmuskeln, den Gelenken und dem Diaphragma kommen.	Gefühle von Bewusstseinsverlust (einschlafen) oder von Zu-sich-Kommen (aufwachen); den Körper durch tieferes Atmen und Dehnen spüren; es gleicht die Rerepräsentation der Körperkonfiguration ab.

2.3 Vom Finden und Verlieren verkörperter Selbstwahrnehmung

Im subjektiven emotionalen Augenblick befinden wir uns völlig in der verkörperten Erfahrung, was auch immer das sein mag. Wir verlieren jedes Zeitgefühl und sind total gefangen in der Erfahrung, wie sie unser gesamtes Wahrnehmungsfeld füllt. Wir sind nicht Beobachter unserer selbst, sehen uns nicht objektiv wie in der begrifflichen Selbstwahrnehmung. Stattdessen sind wir ganz und gar wir selbst. Es gibt keinen Standpunkt einer dritten Person oder nicht einmal den einer ersten Person. Im subjektiven emotionalen Augenblick sind wir einfach völlig lebendig. Wie das Zitat am Beginn des Kapitels ausdrückt, haben wir in diesem Moment keinen Körper, sondern wir sind unser Körper.

Fang mich, wenn Du kannst: die Unbeständigkeit verkörperter Selbstwahrnehmung

Die gelebte Erfahrung im subjektiven emotionalen Augenblick ist sehr intensiv, hält aber nicht lange an. Jedes besondere Gefühl oder jede Emotion geht vorüber. Wir können unsere Traurigkeit fühlen, wenn es angebracht ist. Es kann aber genauso gut sein, dass wir zu Freude und Dankbarkeit wechseln. Die Attraktoren der Rerepräsentation des interozeptiven neuronalen Netzwerkes erweisen sich als höchst dynamisch. Sie sind quer durch das gesamte neuronale Netzwerk verteilt, einschließlich der Rezeptoren in der Körperperipherie. Bleiben gewisse emotionale Zustände für uns stabil genug, sodass wir uns ihrer Dauer voll und ganz bewusst werden, können sie sich leicht in andere Zustände verwandeln. Information verändert sich dynamisch und wechselt quer durch das Netzwerk als Antwort auf Veränderungen überall im Netzwerk. Auf die gleiche Weise können wir plötzlich von zuvor nicht wahrgenommenen Emotionen in eine emotionale Wahrnehmung im subjektiven emotionalen Augenblick wechseln. Zum Beispiel entsteht vielleicht im Verlauf einer Unterhaltung das Gefühl von Traurigkeit. Vielleicht kann ein Gesprächspartner auf das Gefühl der anderen Person mit Empathie geduldig warten, bis dieses in deren Selbstwahrnehmung angekommen ist. Während einer solchen **koregulierenden** offenen menschlichen Verbindung bietet sich unter Umständen eine Gelegenheit, über die Vibrationen des neuronalen Netzwerkes in einer erkennbaren Emotion zusammenzuwachsen. Im Allgemeinen fördert das Koregulieren mit einer anderen Person das interozeptive neuronale Netzwerk, um sich in einem Zustand verkörperter Selbstwahrnehmung herauszukristallisieren (s. Tab. 1-1, S. 21). Die Herausbildung (Emergenz) eines neuronalen Prozesses in der Wahrnehmung kommt unvermittelt und spontan.

In der Sprache dynamischer Systeme nennt man das einen **nonlinearen Übergang**. Es gibt keine graduelle Transformation vom Denken und Reden in ein verkörpertes Gefühl von Traurigkeit, eher eine abrupte und überraschende Verschiebung. Diese Abruptheit ist typisch für unsere Erfahrung im subjektiven emotionalen Augenblick. Anders formuliert:

Wenn wir in den subjektiven emotionalen Augenblick verkörperter Selbstwahrnehmung taumeln, haben wir nicht länger die Fähigkeit, zu kontrollieren, was wir fühlen. Spontaneität, Unvorhersehbarkeit und sogar Unsicherheit, auch **Chaos** genannt, regieren in dieser subjektiven Welt; es ist ziemlich das Gegenteil von der relativ „sicheren" Welt gefühlter Kontrolle und logischer Abfolge in der begrifflichen Selbstwahrnehmung.

Chaos ist eigentlich ein Zeichen von Gesundheit. Im Ruhezustand formen die Intervalle des Herzens Schlag auf Schlag eine ziemlich regelmäßige Herz- und Pulsfrequenz. In Wirklichkeit jedoch sind die Intervalle zwischen den Herzschlägen niemals exakt gleich. Bei einer gesunden Herzfunktion gibt es immer Schwankungen und Unsicherheiten. Im Wortschatz der dynamischen Systemtheorie meint **Chaos** Schwankungen innerhalb von Stabilität. Es meint ein erkanntes Muster, das sich jedoch niemals präzise und exakt auf die gleiche Weise wiederholt. Wir kreisen vielleicht im subjektiven emotionalen Augenblick durch Gefühle von Traurigkeit und Freude, aber wir können nie voraussagen, wann die einen oder anderen kommen und wie lange sie dauern werden.

Teil des Lernens beim Eintreten und Wiedereintreten in die verkörperte Selbstwahrnehmung ist die Fähigkeit, im Angesicht chaotischer Empfindungen und plötzlicher starker Emotionen für längere Zeitintervalle „präsent zu bleiben". Darum brauchen wir immer wieder jemanden, der uns in diesen Zustand hinein- und aus diesem Zustand herausführt. Durch Übung gelingt es besser, uns selbst dort zu halten. Die völlige Erschließung neuen emotionalen Geländes braucht schließlich die Hilfe eines koregulierenden anderen Menschen.

Weil verkörperte Selbstwahrnehmung systemisch, dynamisch und plötzlichen Übergängen ausgesetzt ist, gibt es immer neues emotionales Gelände zu entdecken.

Der subjektive emotionale Augenblick ist der Platz unserer Kreativität, unserer Inspiration und unseres persönlichen Wachstums.

Bildet sich eine Emotion erst einmal in der Wahrnehmung heraus, dient sie als eine Art Klebstoff, der die Wahrnehmung für eine begrenzte Zeitspanne zusammenhält.

Freud war einer der ersten, der darauf hinwies, dass sich neues Lernen und die Bildung dauerhafter Erinnerungen um einschlägige emotionale Erfahrungen herauskristallisiert, und er nannte es *Besetzung* (engl.: *cathexis*). Die kognitive Verarbeitung und Erinnerungsbildung in visuellen Gehirnregionen des Okzipitallappens ist beispielsweise eher erhöht bei der Betrachtung von Gewaltopfern mit Todesfolge oder Erotika, also bei emotional starken Bildern, als bei weniger erregenden Bildern wie glücklichen Familien, wütenden Gesichtern oder neutralen Dingen wie Haushaltsgegenständen. Emotionen sichern unser Überleben.

Sie informieren uns über das, was gerade passiert und dass dieses Geschehen unsere Aufmerksamkeit verdient. Eine Emotion erlaubt uns, abzuschätzen, ob und auf welche Weise eine Information von selbst aussagekräftig ist. Emotionen handeln von der hedonistischen Bewertung von Unheil oder Wohltat (Bradley 2003; Schupp et al. 2003). Aktiviert eine auffällige Emotion die Wahrnehmung, so kommt es zur Bildung von gelernten Antwortmustern und zu erfahrungsabhängigen neuronalen Verbindungen, was wiederum zu Erinnerungen an die auffälligen Ereignisse und die beteiligten Aktionen führt.

Ein Schiff ohne Steuerrad: Wie können wir eine Emotion haben und es nicht bemerken?

Man könnte meinen, dass wir uns all unserer Emotionen bewusst sein würden und sollten, da doch die Bedeutung der emotionalen Selbstwahrnehmung auf der Hand liegt. Das ist nicht der Fall. Doug (s. Fallbericht 2-1) hatte wahrscheinlich über viele Jahre Wut. Erst in seinen Sitzungen der Rosen-Methode mit mir war er in der Lage, seine Wutgefühle tatsächlich wahrzunehmen. Wenn Doug wütend war, er die Wut aber nicht wahrnahm, wo versteckte sie sich dann? Bedeutete es, dass sie keinen Einfluss auf ihn hatte, weil er sie nicht fühlen konnte?

Dieses wirft eine Frage auf, die seit vielen Jahrhunderten diskutiert wird. Sie wird für gewöhnlich im Rahmen des Konzeptes vom „Unbewussten“ gestellt. Aus dieser Perspektive gehört jeder Gedanke, jede Empfindung oder Emotion zum Unbewussten. Es wird angenommen, dass diese Erscheinungen irgendwo in uns herumlungern, ohne dass wir uns ihrer bewusst sind. Nach Freuds Theorie beinhaltet das Unbewusste Emotionen und Gefühle, die in früher Kindheit aufgrund schmerzhafter und bedrohlicher Situationen unterdrückt wurden. Man dachte, unterdrückte unbewusste Emotionen wären toxisch; sie würden entstellte Gedankenmuster, körperliche Symptome ohne medizinische Diagnose erschaffen und interpersonale Beziehungen stören.

Wie wir im weiteren Verlauf dieses Buches sehen werden, hat die neuere Forschung die schädlichen Folgen emotionaler Verdrängung bestätigt. Das Wort *unbewusst* wird in diesem Buch deswegen nicht benutzt, weil es ein verwirrender Begriff mit vielen möglichen Bedeutungen ist. Umgangssprachlich kann man „das Bewusstsein verlieren“ durch eine Kopfverletzung, durch Ohnmacht, durch ein Koma oder im Tiefschlaf. Wissenschaftler wie ich verwenden ein Wort wie *unbewusst*, indem sie es für ihre Zwecke als technischen Begriff definieren. Wegen dieser Vorbelastungen bevorzuge ich vielmehr Worte als technische Begriffe, die nicht mit vielfältigen Bedeutungen und möglichen Fehldeutungen beladen sind. Daher benutze ich das Konzept von der **verkörperten Selbstwahrnehmung**, das ich oben definiert und mit der **begrifflichen Selbstwahrnehmung** kontrastiert habe. Was mancher Leser also vielleicht „unbewusst“ nennt oder darunter versteht, bezieht sich am ehesten auf die sensorische und emotionale Verarbeitung, die auf der Stufe I und II der Körperebenen (s. Tab. 2-3, S. 55) in Abwesenheit von verkörperter Selbstwahrnehmung stattfindet.

Lassen Sie uns auf die obigen Fragen zurückkommen: Auf welche Weise kann man eine Emotion „haben" und sich dieser nicht gewahr sein? Hier nun die Antwort: Die efferente Rückmeldung (Feedback) zum Körper für Selbstregulation und Homöostase benötigt afferente Information vom Körper. Einige dieser Informationen werden in Stufe I vom Rückenmark und Hirnstamm zurück zum Körper geführt und einige vom neuronalen Netzwerk der Stufe II (s. Tab. 2-3). Letzteres schließt den Hypothalamus, Thalamus, die Insula, den OFC und ACC ein. Auf jeder der drei Stufen des neuronalen Netzwerkes gibt es verschiedene Typen neuronaler Repräsentation. Die Repräsentation im Netzwerk der Stufe II wertet Rezeptorinformationen je nach emotionalem Schaden oder Nutzen aus. Danach wird die Information in eine Handlungsmotivation übersetzt. All das kann ohne unsere Wahrnehmung passieren. Für unsere Selbstregulation und unser Überleben ist das absolut notwendig. Die Emotion Wut entsteht, wenn unsere Wünsche durchkreuzt werden. Sind sich Menschen ihrer Wut nicht bewusst, überträgt sich deren Handlungsmotivation vielleicht in Gewalt, Tätlichkeit, Vergewaltigung und andere Handlungen, um Personen oder Dingen zu schaden. Personen, die so handeln, nehmen die Wut, irgendein anderes bestimmtes Gefühl oder irgendeine Emotion, die diese Handlung provoziert hat, vielleicht gar nicht wahr. Sie agieren eventuell sehr kaltblütig und bringen begriffliche Rechtfertigungen für ihre Handlungen vor. Viele Straftäter handeln teilweise deswegen fortgesetzt, weil sie ihre Wut, ihre Traurigkeit oder andere Emotionen nicht fühlen können, ebenso wenig die wahrscheinlich begleitenden Gefühle von Verlust oder Verlassenheit aus der Kindheit. Vielleicht liegt auch die Unfähigkeit zugrunde, eine **sichere Bindung** mit dem Elternteil eingehen zu können, die diese Wut entzündet hat.

Bei Doug (s. Fallbericht 2-1) führte die *nicht gefühlte* Wut zu Passivität und Selbstverleugnung. Dougs Motivation, seinen anspruchsvollen Vater zu vergelten, wurde vom OFC im emotionalen neuronalen Netz als potenziell schädlich für ihn interpretiert. Er musste nicht nur seine Wut unterdrücken, sondern auch die Wahrnehmung seines Vergeltungstriebes, die Konsequenzen, die im Fallbericht beschrieben wurden. Bei einer Empfindung von Bedrohung kommt es immer zur **Verdrängung** der verkörperten Selbstwahrnehmung. Das wiederum hindert uns daran, Ressourcen zu finden, zu verlangsamen und mit einer anderen Person zu koregulieren. Die Wurzel von Dougs unterdrückter Wut war auch ein Mangel an sicherer Bindung. Diese Beispiele machen klar, dass *nicht gefühlte* Emotion nicht dasselbe ist wie *gefühlte* Emotion. Über diesen Unterschied wurde sich Doug in der Behandlung klar. Seine gefühlte Wut war nicht vergeltend, sie war letztlich tröstlich. Sind einmal die emotionalen Bewertungen und Motivationen in der verkörperten Selbstwahrnehmung rerepräsentiert, hängt die eigentliche Erfahrung dieser Emotion von den Umständen ihrer Herausbildung ab. Wie wir gesehen haben, ist die Herausbildung nicht vorhersehbar. Meine Präsenz mit Doug und der besondere Zugang, den ich mit ihm fand, spielt eine Rolle auf dem Weg der Aktivierung der Netzwerke in Stufe III. Gemeint ist hier die Anwendung der Rosen-Methode anstelle einer mehr bewegungsorientierten

Behandlung oder meine Rolle als Praktizierender anstatt eines anderen Rosen-Methode-Praktizierenden.

Leute, die von Dougs „unbewusster" Wut sprechen, denken am ehesten an gefühlte und ausgedrückte Wut, die nur eben nicht sichtbar ist. So funktionieren die neuronalen Netze sicher nicht. Emotionen, die aus dem neuronalen Netz der Stufe II stammen und die wir nicht wahrnehmen, helfen unserer Selbstregulation und ermöglichen uns, Homöostase wiederzuerlangen. Sie handeln automatisch, indem sie unsere Verhaltensweisen und Körperzustände anpassen und erfahrungsabhängige entwicklungsorientierte Bahnen in Bewegung setzen, so wie die oben beschriebenen zwei Arten der Wutverdrängung. Nehmen wir jedoch erst einmal ein Körpergefühl oder eine Emotion auf der Ebene III wahr, so wandelt diese Wahrnehmung die Repräsentationen von der Ebene II in Rerepräsentationen um. Als Ergebnis gewinnen wir einen zusätzlichen Grad selbstregulierender Kontrolle über das, was mit uns passiert und wie wir diese Emotion in der Zukunft nutzen können. Wir haben die Wahl wie in Fällen von „Ich habe genug getrunken" oder „Ich werde diese Person meiden, denn ich weiß, wenn mich jemand wütend macht, handelt sie wahrscheinlich nicht in meinem besten Interesse". Selbstwahrnehmung bedeutet neuronale Integration im gesamten Netz, auch weil sich der dorsolaterale PFC (DMPFC) die Emotion merken kann. Damit kann sie durch höhere kognitive Zentren im präfrontalen Kortex (PFC), die verantwortlich für Entscheidungsfindung und Selbstregulation sind, bewertet werden.

In Interventionen zur Förderung verkörperter Selbstwahrnehmung passiert es oft, dass das, was sich zunächst zu schmerzvoll anfühlt, leichter wird. Diese Erfahrung kann sich sogar in einen gern aufgesuchten, gewünschten Zustand verwandeln, denn er führt letzten Endes zum Nachlassen von Schmerzen und zur Besserung der Folgen. Statt seine Wut auszuagieren, fühlte sich Doug beim Fühlen seiner Wut zunehmend wohler und ermutigt. Das war entscheidend für seine Fähigkeit zur Selbstregulation in interpersonalen Situationen.

Die präfrontalen Regionen des dorsolateralen PFC (DMPFC) und OFC können die Verarbeitungsgeschwindigkeit auf der Ebene III bis zu einem gewissen Maße verlangsamen. Sie können den Intensitätsgrad einer verkörperten Erfahrung (s. Kasten 2-1, S. 44) verringern und die Repräsentationen auf der Ebene II weiter transformieren. Konfrontierende Erinnerungen an ein Trauma sind besonders schmerzhaft. Die Erlebnisse einer Person mit einer **posttraumatischen Belastungsstörung (PTBS)** zeigen, dass diese Erinnerungen ohne Vorwarnung kommen wie ein nicht aufzuhaltender Güterzug. Ein Veteran des Irakkrieges beispielsweise fährt vielleicht eine belebte Straße in den Vereinigten Staaten entlang. Ganz plötzlich hat er eine total lebendige und gegenwärtige Erfahrung, unter Beschuss von Heckenschützen zu sein. Hier gilt es, dem Individuum in den Behandlungen dabei zu helfen, ein gewisses Maß an Kontrolle über die Emotion zu gewinnen und aufmerksam dafür zu sein, wie lange und wie stark diese erinnerten Emotionen erlebt werden können. Nach einer Weile entwickeln die präfrontalen Areale genügend erfahrungsabhängige Verbindungen zu den anderen interozeptiven Arealen, sodass sie während des subjektiven emotionalen Augenblicks der verkörperten Selbstwahrnehmung effektiver selbstregulieren können.

Wenn der Veteran also nach der Behandlung die Straße entlangfährt, kann er interozeptiv fühlen, wie die erschreckende Erinnerung aufkommt, und er kann Maßnahmen ergreifen, diese durch Verlangsamung zu modulieren, sodass sie ihn nicht überwältigt. Solche Behandlungen sind keine Heilmethoden im Sinne der Eliminierung aller Spuren von traumatischen Erinnerungen auf der Ebene I und II. Sie stellen einige Hilfsmittel selbstregulatorischen Zutrauens bereit, das schließlich einen besseren „Umgang" mit dem Erleben solcher Erinnerungen im subjektiven emotionalen Augenblick auf der Ebene III ermöglicht.

Zusammengefasst: Das Ziel der Förderung verkörperter Selbstwahrnehmung ist es, auf dieser dritten Ebene erweiterter Präsenz anzukommen und die Fähigkeit zu erlangen, einen Handlungsverlauf zu wählen, der dem eigenen Vorteil dient.

Ist eine dieser Fähigkeiten beschädigt, braucht es lange Zeit, in der Begleitung eines koregulierenden anderen Menschen die Bahnen wieder wachsen zu lassen, die uns zum subjektiven emotionalen Augenblick, nach Hause in unsere Körper, zurückführen. Wenn wir von einer Geschichte der Selbstvermeidung und Verdrängung oder von zudringlichen traumatischen Erinnerungen gequält werden, werden wir diese Muster nur schwer völlig loswerden. Das liegt an der Art, wie sich unser Gehirn und Körper in Anbetracht der Gelegenheiten und Tragödien unserer Lebensgeschichte entwickelt hat. Wir können dennoch lernen, solche Erfahrungen anzunehmen, können sie willkommen heißen und als Teil dessen akzeptieren, wer wir sind und wer wir wurden. Wir können wählen, sie nicht zu ignorieren, sie in unserer Wahrnehmung aufkommen zu lassen, wann immer und wie immer sie zu uns kommen: in Träumen oder in Situationen, die solche Gefühle auslösen. Indem wir diese Erfahrungen ehren, sie besitzen und fühlen, können wir sie entgiften. So verlieren sie ihre Macht, uns zu bezwingen, zu verletzen und zu überwältigen. Dadurch werden wir umfassender und lebendiger fühlen können, so wie unsere eigenen therapeutischen Begleiter und Lehrer uns geholfen haben, das Gelände unseres subjektiven emotionalen Augenblickes sicher zu entdecken. Auf diese Weise können wir mitfühlender und großzügiger mit denen sein, die gleichermaßen gelitten haben.

3 Verbindungen und Grenzen in uns selbst erkunden

„‚Bewegen Sie nun Ihr rechtes Bein vorwärts.' Ich versuche es, aber nichts passiert. Ich schaue hinunter auf meinen Fuß. Bitte, bewege dich. Nichts passiert. Komm schon, bewege dich. Bewege dich, verdammt! Schweiß tropft auf meinen Fuß. Das muss ein schrecklicher neurologischer Schaden sein. Nancy beugt sich herunter und bewegt meinen rechten Fuß einige Zoll vorwärts. ‚Verlagern Sie nun Ihr Gewicht auf den Fuß', sagt sie, meinen Ellbogen umfassend. Herauszufinden, wie ich das machen soll, ist die härteste mentale Aufgabe, die ich jemals zu erfüllen hatte."
(Weimer 1994, S. 52)

3.1 Neuronales Netzwerk der verkörperten Selbstwahrnehmung

Dieses Zitat ist eine Beschreibung der ersten Physiotherapie-Sitzung der Autorin Joan Weimer nach einer Wirbeloperation ihres unteren Rückens. Nach Monaten intensiver und körperlich anstrengender Arbeit war es ihr gelungen, ihre Fähigkeit zu stehen zurückzugewinnen, und mit Hilfestellung einige Schritte zu gehen. Glücklicherweise war sie in der Lage, die vollständige Bewegungsfunktion wiederzuerlangen. Die begleitenden Emotionen, wie Schock, Wut und Angst, resultieren aus der Unfähigkeit, einen ehemals vertrauten Körperteil zu fühlen und ihm zu befehlen, sich zu bewegen. Genau das ist das Thema dieses Kapitels: Die Verbindungen der Teile von uns selbst zu spüren und die Grenzen unserer Körper bezogen auf andere und zur Umwelt wahrzunehmen.

Die meisten von uns können sich etwas zu trinken holen, wenn sie durstig sind. Wir müssen sicher sein, dass der Arm und die Hand, die sich zum Getränk ausstrecken, zu uns gehören; dass wir sie gerade auf diese Weise in Bewegung setzen oder die meisten alltäglichen Aufgaben durch unser Kommando ausführen; dass wir eine solche Bewegung auf eine Art und Weise spüren, um sie zum Ziel zu führen und das Getränk zum Mund bringen, ohne es zu verschütten. Auf die gleiche Weise fühlen wir die Länge unserer Arme. Das Holen eines Trinkbehälters erfordert also, dass wir uns vorbeugen, um in Reichweite des gewünschten Objektes zu gelangen. Während sich das alles ereignet, wahren wir eine halbwegs stabile **Körperhaltung** und nehmen wahr, wie sich unser Ausstrecken mit unserer Haltungsstabilität verbindet. Das **Körperschema** ist der Teil der verkörperten Selbstwahrnehmung, der empfindet, dass unser Körper zu uns und niemand anderem gehört – genauso wie unser Bewegungs- und Gleichgewichtssinn, unsere Fähigkeit, bestimmte Teile von uns selbst ausfindig zu machen, der Sinn für unsere Körpergröße und Gestalt und wie die Wahrnehmung unserer Körpergrenzen, die uns von Objekten und anderen Körpern trennt.

Das Durstgefühl ist ein interozeptives Gefühl. Der Wunsch nach einer besonderen Art von Getränk ist eine gefühlte Emotion. Das implizite Verstehen der Fähigkeit unseres Körpers oder der Mangel dieser Fähigkeit, Durst tatsächlich zu befriedigen, ist Teil des Körperschemas. Das Körperschema hängt mit dem Bewegungsapparat und den Teilen des Nervensystems zusammen, die verantwortlich für bewusst ausgeführte Bewegungen sind. Solche Art Bewegungen sind auf unsere interozeptiven Bedürfnisse und Wünsche abgestimmt, werden durch sanfte Verknüpfungen koordiniert und bequem ohne übermäßige Anstrengung, Schmerz oder Erschöpfung ausgeführt.

Das Körperschema ist ein Schema in Beziehung, es besteht aus Verbindungen und Grenzen.

Bewegung findet immer im Raum statt, und dieser Raum enthält immer einige Elemente, die nicht zum Selbst gehören. Sogar in einer völlig leeren irdischen Umgebung stehen wir immer mit der Gravitationskraft in Verbindung und wir stehen in Verbindung mit der Art, wie diese uns erdet.

Unser Körper muss sich in jeder vorstellbaren Körperhaltung – im Liegen, Sitzen und Stehen – und in jeder denkbaren Bewegung – beim Spazierengehen, Ausstrecken oder beim Haltungswechsel – neuen Gegebenheiten anpassen. Diese bestehen aus Oberflächen mit Strukturen und Hindernissen. Das Gewicht unserer Gliedmaßen und unseres Torsos wird gegen diese Oberfläche gezogen.

Kasten 3-1: Die unerträgliche Schwere des Seins

Wir verbringen die meiste Zeit damit, der Schwerkraft zu widerstehen. Aufrechte Körperhaltung, sitzend oder stehend, erfordert muskuläre Anstrengung in unseren großen Muskeln der Oberschenkel und im unteren Rücken. Die winzigen Gesichtsmuskeln bemühen sich, aktiv zu bleiben, um das äußere Erscheinungsbild aufrechtzuerhalten. Die Nacken- und Schultermuskeln halten unsere großen schweren Köpfe über Wasser. Babys haben es damit viel schwerer. Während das Verhältnis Kopf zu Körperlänge beim Erwachsenen 1 zu 8 ist, ist es beim Neugeborenen 1 zu 4!

Alle diese gegen die Schwerkraft gerichteten Anstrengungen werden zur Gewohnheit. Insbesondere wenn sie mit sozialen Erwartungen über Haltung, Bewegung und Gesichtsausdruck gekoppelt sind. Wir machen sie sogar dann, wenn niemand da ist, und sogar beim Versuch, uns auszuruhen.

Viele Menschen drücken diese Erwartungen durch ständige motorische Aktivität aus. Solche Muskelkontraktionen auf niedrigem Niveau über 24 Stunden, 7 Tage die Woche, erweisen sich langfristig als zu belastend. Wie bei einem langsam tropfenden Wasserhahn können so unsere Stoffwechselressourcen leerlaufen. Das ist ermüdend und ungesund. Regeneration finden wir auf dem Weg des Innehaltens in Erholungsphasen.

Sie können dieses in Ihrer interozeptiven Selbstwahrnehmung und über die Selbstwahrnehmung des Körperschemas fühlen. Legen Sie sich an einem bequemen Platz auf den Rücken. Wenn notwendig, stützen Sie Ihre Knie und den Nacken mit einigen Polstern oder Kissen ab, um diese von übermäßiger Spannung zu entlasten. Falls Ihnen die Rückenlage zu unbequem ist, versuchen Sie es in der Seitenlage mit einem Kissen unter dem Kopf und einem zwischen Ihren Knien. Wenn Sie frieren, decken Sie sich zu. Mit anderen Worten: Sorgen Sie dafür, den perfekten Ruhezustand für Ihren Körper zu finden.

Sobald Sie liegen, nehmen Sie sich einige Momente zum „Eingewöhnen". Nun prüfen Sie, wo Ihre Muskeln sogar jetzt weiterarbeiten, auch wenn das nicht wirklich notwendig ist. Sie können das interozeptiv durch Gefühle, Anspannung, Kurzatmigkeit oder vielleicht leichten Schmerz im Bereich der überanstrengten Muskeln spüren. Anhaltende Gedanken an die Arbeit und Einwände, warum Sie sich jetzt nicht erholen sollten, können interozeptive Gefühle auch kaschieren. Nutzen Sie das Gefühl des Körperschemas, um die Orte aufzuspüren, an denen Sie vermehrt Muskelanspannungen wahrnehmen: im Kiefer oder Nacken, in der Brust oder den Hüften oder sogar in den kleinen Muskeln Ihrer Hände oder des Gesichts.

Bitten Sie diese Bereiche, sich zu verlangsamen und zu ruhen. Sie können sie auch auffordern, ihr Gewicht an die Erde, das Bett oder worauf Sie sonst liegen, abzugeben. Sie benutzen dazu eine persönliche Anrede in der begrifflichen Selbstwahrnehmung, um sich in die verkörperte Selbstwahrnehmung zu führen. Sie können dieses auch mithilfe eines Lehrers in einem für Sie erholsamen Yoga-Kurs tun, der eine Methode anwendet, die über unterstützende Haltungen auf die tiefe Entspannung fokussiert. Dabei wird Ihre Körperwahrnehmung genutzt, die Ihnen hilft, in der Anziehung der Schwerkraft zu ruhen (www.wikihealth.com/Restorative_yoga_poses).

Sie werden bald herausfinden, dass alles Loslassen dieser Muskeln bestenfalls vorübergehend ist. Einige Körperregionen lassen vielleicht los, aber wenn Sie Ihre Aufmerksamkeit auf andere Stellen richten, werden sich die vorigen bereits wieder anspannen.

Nun, Sie können tiefer in Ihre interozeptive Wahrnehmung hineingehen. Gibt es dort ein anhaltendes Gefühl, etwas tun zu müssen? Gibt es da eine Erwartung, die Sie nicht erfüllen? Gibt es dort Wut oder Angst? Emotionale Selbstwahrnehmung kann helfen, einige Muskeln zu entspannen. Erwarten Sie jedoch nicht zu viel von sich bei den ersten sporadischen Versuchen. Vielleicht ist das Beste, was Sie tun können, zu spüren, dass Sie müde sind, und dann gönnen Sie sich ein Nickerchen. Ihr Körper wird wahrscheinlich nicht gern Kontrolle abgeben, nicht einmal an die Unvermeidlichkeit einer Kraft, die viel machtvoller als er selbst ist. Auch das bedeutet bereits eine wertvolle Erweiterung Ihrer verkörperten Selbstwahrnehmung.

Wenn unsere Füße beim Wandern auf den Boden treffen, sind wir uns exterozeptiv der Härte oder Weichheit, der Nachgiebigkeit oder Rauheit der Oberfläche bewusst. Interozeptiv nehmen wir wahr, ob die Oberfläche sich unbequem oder bequem anfühlt. Das Körperschema ist Teil unserer verkörperten Selbstwahrnehmung; mit seiner Hilfe passen wir Bewegungen an. Das passiert in Übereinstimmung mit der emotionalen Bewertung eines bestimmten Handlungsimpulses. Das Laufen über heiße Kohlen scheint für einen Yogi das Richtige zu sein. Dabei bedarf es sorgfältiger Achtsamkeit für die Überwachung der Schmerz- und Bewegungsrezeptoren. Dennoch würden die meisten von uns einfach die glühenden Kohlen meiden. Das Körperschema beinhaltet die Wahrnehmung von bedrohlichen oder gefährlichen Dingen unserer Umgebung, um diese zu überwinden. Es kann sich in Beziehung zu Objekten in der Welt ausdehnen oder zusammenziehen. Die Objekte, die wir als Werkzeuge benutzen, sind dafür ein gutes Beispiel. Das Auto, das wir fahren, wird in unserer verkörperten Selbstwahrnehmung zur Erweiterung unseres Körperschemas, d.h. wir können die Grenzen des Autos „fühlen", als wären sie die Grenzen unserer Körper. Das erlaubt uns, Spuren zu wechseln, einen angemessenen Abstand zum vorausfahrenden Fahrzeug einzuhalten und einzuparken. Vielleicht begreifen wir, dass das Auto nicht wirklich Teil unseres Körpers ist. Im Fahren jedoch empfinden wir es dennoch als eine Erweiterung von uns selbst. Das gleiche gilt für Tennisschläger, Skier, Hammer, Schraubenzieher und Stifte (Ihde 2002).

Wir können dieses Denken auf die Welt der Computer übertragen. Durch sie betreten wir den Raum einer virtuellen Realität und bewegen uns in ihm (Ihde 2002). Virtuelle Realität (VR) wird als Therapie genutzt, um Kriegsveteranen zu helfen, die Symptome der **posttraumatischen Belastungsstörung (PTBS)** zu bewältigen. Zu diesem Zweck wurden für diese VR-Programme verschiedene Szenarien geschaffen: allein Patrouille auf einer Straße im Irak gehen; an einem Kontrollpunkt mit Kameraden patrouillieren; im Inneren eines Gebäudes nach Terroristen Ausschau halten; in einem Geländewagen fahren oder in einem Helikopter sitzen (Rizzo et al. 2005).

Der Therapeut kann die Einzelheiten der Szenen variieren. Beispielsweise ob der Avatar, das abgewandelte Bildschirm-Ich des Klienten, eine Waffe trägt oder nicht. Je nachdem, was der Veteran erinnert, kann die Intensität und der zeitliche Ablauf der Begegnungen angepasst werden. So wird dem Veteranen mit seinen Ressourcen, der Koregulation des Therapeuten und den Möglichkeiten der gestärkten Selbstregulation geholfen, in den subjektiven emotionalen Augenblick der Gefechtserinnerungen einzutreten (Tab. 1-1, S. 21). Der Zweck der VR-Behandlung liegt darin, den Veteranen in die Bewegungen, Haltungen und Sensationen des Körperschemas, die zum Zeitpunkt des Traumas auftraten, eintauchen zu lassen. Erfahrung mit Video und Computerspielen ist bei diesen Behandlungen für die jungen Männer und Frauen, die an PTBS leiden, hilfreich. Das erlaubt ihnen, in der Therapie sich selbst an den Platz des Avatars zu stellen und sich so über das Körperschema durch ihre Emotionen zu arbeiten. Diese Behandlungen funktionieren, weil der Veteran während der Therapiesitzung, körperlich und geistig, tatsächlich der virtuelle Soldat in der virtuellen Kriegszone wird (Gerardi et al. 2008; Rizzo et al. 2005).

Unser Körperschema kommt ins Spiel, wenn wir anderen Lebewesen begegnen. Das kann sich von Kontaktvermeidung bis hin zum Nähesuchen, von freundlicher bis kampflustiger Haltung bewegen. In jedem Fall befinden wir uns typischerweise in einer Situation, in der beide Individuen richtunggebende Antworten ihrer Körper in Bezug auf den anderen geben müssen. Diesen Prozess natürlicher Koordination nennt man **Koregulation**. Es ist die Fähigkeit, mit einem anderen Individuum zu sein und sich mit diesem zu bewegen mithilfe gemeinsamer interozeptiver Wahrnehmungen und Emotionen und mithilfe der Verbindungen und Grenzen des Körperschemas der einzelnen Person.

In solchen Situationen wissen wir implizit, wo unser Körper endet und der andere Körper beginnt. Wir wissen, wie muskuläre oder mentale Anstrengungen zu koordinieren sind und unser Sinn vom eigenen Körper und dessen Zusammenhalt zu bewahren ist (s. Abb. 1-2 u. Abb. 1-3, S. 15). Die Grenzen sind eventuell starr oder durchlässig, und es gibt viele Wege, sich selbst im anderen zu verlieren. In einer Liebesbeziehung, die durch sichere Bindung charakterisiert ist, haben wir vielleicht zeitweilig das Gefühl, uns in den Augen oder Armen des anderen zu verlieren. Das sind Erfahrungen, in denen das Selbst und alles, was ihm wichtig ist, in einem glückseligen und zeitlosen Zustand des Zusammenseins dahinschmilzt. In diesen Situationen erhält sich die Person dennoch ihr zusammenhaltendes Selbst, sie kann zu jeder Zeit zu ihm zurückkehren.

Wie im Eröffnungszitat illustriert, kann es zum Verlust der Grenzen des Körperschemas bei Menschen kommen, die unter körperlichem oder emotionalem Missbrauch, seelischen Verletzungen, Körperverletzung, Krieg, Folter, Gefangenschaft, Sklaverei und Zwangsarbeit leiden. Menschen können als Opfer kontrollierender oder charismatischer Personen ihre eigenen Grenzen verlieren. Die Verwundbarkeiten und Schwächen der Grenzen des Körperschemas werden dann ausgenutzt. Kinder, die das Eindringen in ihre Körpergrenzen erleiden mussten, haben niemals die Gelegenheit, die Grenzen und Begrenzungen des Körperschemas vollständig zu definieren. Kleinkinder und Kinder, die Schwierigkeiten haben, eine sichere Bindung in der Beziehung mit den Eltern aufzubauen, können Probleme mit dem Körperschema und der Ausbildung von Verbindungen und Grenzen mit anderen entwickeln.

Das wird im Fallbericht 3-1 dargestellt, in dem ein kleines Kind und seine Mutter zueinander unsicher gebunden sind. Sie werden mit einem Therapieansatz behandelt, der auf die verkörperte Selbstwahrnehmung gerichtet ist und sich **Tanz-Bewegungs-Psychotherapie** nennt. Tanz-Bewegungs-Psychotherapie ist eine kreative Therapieform, die Bewegung und Tanz als Kommunikationsmittel nutzt. Sie ist gleichzeitig diagnostisches Mittel und therapeutische Intervention. Dieses sind die Grundlagen der Tanz-Bewegungs-Psychotherapie (DiPalma 1996):

- Persönlichkeitsmerkmale und Haltungen zeigen sich im charakteristischen Stil der natürlichen Bewegungen eines Individuums.
- Eine signifikante Veränderung im Tanz und der Bewegung des Klienten wirkt sich auf das gesamte Funktionieren und Verhalten außerhalb der Therapie aus.

- Das therapeutische Verhältnis zwischen Therapeut und Klient etabliert sich auf der verbalen und nonverbalen Ebene. Ein vertrauensvolles Verhältnis fördert die Entwicklung des Klienten und das Wachstum hin zum unabhängigen Leben. Die Klienten entwickeln sich so emotional, sozial, mental und körperlich selbst weiter.

Fallbericht 3-1: Tanz-Bewegungs-Psychotherapie mit Josh, einem Kleinkind mit Bindungsschwierigkeiten[1]

Josh, 20 Monate alt, wird von seinen Eltern zur Tanz-Bewegungs-Psychotherapie gebracht. Die Eltern haben das Gefühl, dass er überängstlich ist. Er schreit leicht, schläft nicht gut und klammert sich an den Vater. Beide Eltern sprechen von einer schwierigen Geburtserfahrung; der Schmerz liegt in der Luft, als sie davon berichten. Die Mutter erwähnt eine Wochenbettdepression, und der Vater spricht von traumatischen Erfahrungen in seinem erweiterten Familienkreis: Diese hatten sie veranlasst, ihren Lebensmittelpunkt aufzugeben, um näher zu den Verwandten zu ziehen.

Ich bitte die Eltern darum, mir keine weiteren Einzelheiten mitzuteilen. Mit dieser Kurzdarstellung im Sinn möchte ich nun auf den nonverbalen Dialog zwischen dem Baby und den Eltern achten, ebenso auf meine eigenen Reaktionen – als Gedanken, Emotionen und Körperempfindungen. Ich bin beides, Beobachterin und Teilnehmerin. Während ich meine eigenen multisensorischen Reaktionen beobachte, bemühe ich mich, „die Essenz in der Luft" zu erkunden. Dabei achte ich darauf, wie sich die zugrunde liegenden Elemente ihres interaktionalen Austausches offenbaren (für Einzelheiten über die Methode s. Tortora 2006).

Die Mutter, Josh und ich sitzen auf dem Boden und spielen zusammen. Die Mutter sitzt mit überkreuzten Beinen Josh und mir gegenüber, die Hände in der Mitte umfasst. Ich helfe Josh dabei, über einen kleinen eiförmigen Physioball zu rollen. Das ist schwierig für ihn. Es gelingt ihm nicht ohne weiteres, seinen Körper den Konturen der geschmeidigen Oberfläche anzupassen. Er hält seinen Kopf, Nacken, seine Schultern und obere Brust wie ein verlängertes Stück und rutscht stöhnend von der linken Seite seines Körpers mit dem Kopf nach unten auf die Matte, herunter von dem eiförmigen Gebilde. Die Beherrschung seiner Haltung, der mangelnde koordinierte Fluss seiner Bewegungen und ein tiefes Gefühl von Traurigkeit fallen mir auf. Ich frage mich, ob das ein Schrei körperlichen Unbehagens ist oder etwas, das darüber hinausgeht. Die Qualität des Stöhnens hallt tief in meinem Abdomen nach.

Ich passe meine Präsenz an, sorge dafür, dass meine Handlungen langsam und zurückhaltend sind. Wenn ich ihm helfe, so verkörpere ich eine bessere koordinierte Haltung, meinen Körper über seinem formend, berühre seine Wirbelsäule in einer

---

1 Dieser Fallbericht stammt von Suzi Tortora, er wurde mit ihrer Genehmigung wiedergegeben. Tortora ist Tanz-Bewegungs-Psychotherapeutin mit über 23 Jahren Erfahrung in der Arbeit mit Kindern und Erwachsenen.

Abwärtsbewegung und unterstütze seinen Bauch mit einer fest umschlossenen Handfläche von unten. Ich hoffe, dass es mir durch meine Nähe und die Qualität meiner Berührung gelingt, einen kinästhetischen Sinn von Stabilität und Fluidität durch sein Körperzentrum zu kommunizieren. Simultan flüstere ich sanft zum Rhythmus seines Stöhnens: „Oh ... ja ... gut gemacht." Josh lässt seinen Kopf auf die Matte fallen und hebt seine Pobacken aufwärts, als wolle er aufstehen. Schließlich faltet er seine Beine unter sich und setzt sich auf innerhalb des halbmondförmigen Raumes, die meine gefalteten Beine und mein gebeugter Torso bilden.

Josh schaut zu seiner Mutter und beginnt zu stöhnen. Die Arme sind dabei ausgestreckt, soweit er reichen kann, sein Körper jedoch bewegt sich dabei nicht. Sein Ruf verstärkt sich zu einem tief seufzenden Wimmern, das eine rhythmische Qualität annimmt, und trotzdem bewegt er sich nicht vorwärts. „Du kannst Mami finden", höre ich mich selbst behutsam sagen. Die Mutter applaudiert in schnellem Takt und erklärt, „Ja, du hast es geschafft", aber Josh sitzt fest. Obwohl seine Mutter nur einen Schritt entfernt ist, fühlt es sich zu meiner Überraschung so an, als sei sie meterweit entfernt. Ergriffen von einem Gefühl der Angst, die mit ihrer Entfernung aufkommt, bemerke ich meine unmittelbare Wortwahl: „Du kannst Mami finden." Ich erlebe ein nicht fassbares Hindernis zwischen Mami und Baby.

Ich könnte Josh in diesem Moment ja leicht hochheben und ihn in Mamis Arme legen, ich zögere aber, das zu tun. Durch meine körperliche Einstimmung auf seine Aktionen spüre ich, dass es viel wichtiger für ihn ist, zu wissen, dass er seine Mutter durch seine eigenen körperlichen Anstrengungen erreichen kann. „Oh, ich weiß ... du siehst deine Mami und kannst nicht zu ihr", sage ich mit tiefem Mitgefühl, indem ich seinen verlängerten Rücken berühre. Ich umschließe seine Hüften mit meinen Händen. „Lass sie uns finden, zu ihr gehen", gebe ich von mir, „Ich weiß, ich weiß ..." Ich forme meinen Körper um ihn herum, als sich Josh in meine Arme dreht, immer noch wimmert und sofort seinen Körper in meinen fallen lässt. Von einer Seite zur anderen schaukelnd verlagert er sein Gewicht rückwärts. Er dreht sich, schaut die Mutter wieder an, zeigt auf sie mit ausgebreiteten Armen und stöhnt „Da ... da ... da." Wieder benutze ich die Qualität meiner Berührung zur Kommunikation, helfe Josh, sein Becken von einer Seite zur anderen zu schaukeln, der Mutter entgegenrutschend.

Dabei trifft mich wieder eine Körperempfindung, dieses Mal an meinem Herzen. Als Josh seine Mutter erreicht, lässt er seinen Kopf nach unten fallen, faltet dabei seinen Körper über seinen Beinen zusammen und formt damit einen geschlossenen Ball in ihren gekreuzten Beinen. Die Mutter bewegt sich nicht, ihr Gesicht ist still und stumm, ihre Arme bleiben umfasst in ihrer Mitte, ihre Ellenbogen ruhen auf ihren gebeugten Knien. Sie hält sich, wie gefangen, in ihrem eigenen persönlichen Raum zurück. Mir nimmt es den Atem, als ich mich auf das einstimme, was als „Essenz in der Luft" liegt, die dieses Paar ausstrahlt. Die Tiefe der Traurigkeit ist fühlbar. Die unfassbare Mauer zwischen ihnen ist beinahe sichtbar. Durch die verkörperte Resonanz hindurch spüre ich die Traurigkeit dieses flüchtigen Augenblickes als Kernproblem, das ihre Beziehung plagt.

Mutter und Baby leiden beide. Beide fühlen sich unbeweglich, nicht in der Lage, einander zu erreichen, körperlich und seelisch. In diesem Moment wird mir bewusst, dass ich beide, Mutter und Baby, durch meine Handlungen, meine Worte und die Aktivitäten, die wir in der Sitzung erschaffen, „halten" muss. Josh muss erleben, dass es ihm gelingt, zu seiner Mutter zu kommen, und die Mutter muss in der Lage sein, sich als fähige Mutter zu erfahren und zu erfahren, dass ihr Junge sie braucht und nach ihr verlangt. Sie muss lernen, dass sie fähig ist, emotional für ihn da zu sein. Wir müssen uns bemühen, die Schmerzen zu reparieren, die sie beide noch von den Monaten ihrer Depression festhalten. Es war die Zeit nach seiner Geburt, als sie viel geschlafen hatte und emotional für ihn nicht so erreichbar gewesen war, wie sie gehofft hatte.

Durch das vorsichtige Platzieren meiner Hände als unser Kommunikator unterstütze ich Josh erneut dabei, in die Arme seiner Mutter zu klettern, ohne für ihn die ganze Arbeit zu machen. Die Mutter streichelt ihn, aber Josh schmiegt sich nicht in ihre Umarmung. Stattdessen tritt er zurück und läuft aus ihrem Schoss weg. Sie bleiben in Verbindung, indem sie Hände halten. Die Mutter hält seine Finger und reibt sie fest, als Josh weiter und weiter weggeht, bis ihre Arme soweit ausgestreckt sind, wie sie sich ausdehnen können.

Das berühmte Bild von Michelangelo („Die Erschaffung von Adam") mit den zwei sich fast berührenden Fingern taucht in meiner Vorstellung auf. Ich frage mich, wie ich diesem Paar helfen kann, zusammenzukommen. Ich registriere die Qualität ihrer verweilenden Finger und den festen Griff der Mutter vor der Trennung und empfinde ein Gefühl von ruhiger Ermunterung. Laut äußere ich mich wieder, an Josh gewandt, wie er allein, still und souverän wenige Zentimeter von der Mutter entfernt ist: „Du hast Mami gefunden, das hast du." Ein warmes Lächeln entwickelt sich über seinem Gesicht, und wieder umrundet er seine Mutter und beklopft dabei ihren Rücken. Wir fahren fort und variieren dieses Spiel: zur Mutter hingehen und von ihr weggehen. Das gipfelt immer in einer warmen Umarmung. Als sie einander in die Augen blicken, kuschelt sich Josh an die Mutter. Er schmiegt seinen Körper an den der Mutter, und ich decke beide mit einem weichen und dünnen, großen blauen Schal zu. Ich halte jetzt für die Mutter und das Baby inne, um den Augenblick für sie spürbar zu machen und ihnen ein Gefühl von Privatsphäre zu geben. Dabei möchte ich, dass die Mutter die Liebe ihres Babys erfährt, wie er sich in ihren Armen niederlässt. Ich möchte Josh die Sicherheit und ungeteilte Aufmerksamkeit der Mutter fühlen lassen. Die Bilder eines kostbaren Schoßes, der sie beide aufnimmt, kommen mir in den Sinn. Eine Wärme breitet sich in mir aus, erfüllt von dem Gefühl, Zeugin ihrer intimen Wiedervereinigung zu sein.

Wie die anderen in diesem Buch berichteten Fälle folgt auch dieser den elementaren Schritten der Wiedererlangung verkörperter Selbstwahrnehmung (s. Tab. 1-1, S. 21).

- **Ressourcen** finden sich in der orientierunggebenden Präsenz der Therapeutin und in den verwendeten Requisiten, wie dem Physioball oder dem Schal.

- **Verlangsamung** entsteht in diesem Fall für die Therapeutin, als sie sich selbst daran hindert, Josh in die Arme seiner Mutter zu geben. Stattdessen bestätigt sie Josh in seinem Gefühl, bei seiner Mutter sein zu wollen, aber nicht zu wissen, wie er mit seinem noch nicht entwickelten Körperschema zu ihr gelangen soll.
- **Koregulation** ereignet sich im Dialog von Berührung und Gespräch zwischen Josh, seiner Mutter und der Therapeutin.
- **Verbalisierung** war deswegen auffallend, weil Josh seine Wünsche nicht äußern konnte, obgleich er wahrscheinlich über genug sprachliche Fähigkeiten verfügte. Stattdessen wich er auf Grunzen und Stöhnen aus, das die Therapeutin für ihn und für seine Mutter in Worte übersetzte.
- **Verbindungen und Grenzen** sind die besonderen Merkmale dieses Fallberichtes. Zunächst gab es eine unüberwindbare Distanz zwischen Mutter und Baby, dann ermöglichte die Therapeutin einen immer näheren und intimeren Kontakt zwischen beiden. Die Sitzung beginnt mit starren Grenzen und endet mit Verbindungen von eher durchlässigen Grenzen, mit Gelegenheiten für Nähe und Trennung.
- **Selbstregulation** begann, sobald Josh lächelte. Er erkannte, dass er sich tatsächlich annähern und wenn nötig zurückziehen konnte. Er spürte, dass seine Mutter ihn willkommen hieß, wenn er kam. So konnte er sein Körperschema aktivieren, sich zu bewegen, um Beziehungshaltungen zu finden. Eine Regulation im Zweiersystem war zu beobachten, als die Mutter das Annäherungs- und Rückzugsbedürfnis ihres Kindes zu verstehen begann. Dann konnte sie Wege finden, um ihrem Kind ihre eigenen Bedürfnisse und Gefühle zu zeigen.
- **Reengagement** hatte offensichtlich am Ende der Sitzung begonnen. Man kann sich vorstellen, dass diese Öffnung der Körperschemata von Mutter und Kind Gelegenheiten bietet, Anteil aneinander zu nehmen und zusammen zu spielen. So lässt sich ein sichereres Bindungsverhältnis aufbauen.
- **Loslassen** geschah nicht vollständig in dieser einen Sitzung. Es schien, dass der Schmerz, unter dem Josh litt – verursacht von seiner Unfähigkeit, sich seiner Mutter anzunähern und sich bei ihr willkommen zu fühlen –, auf dem Wege der Besserung war.

Variationen im Körperschema

Der Fall von Joshua und seiner Mutter zeigt, wie ein geschwächtes Körperschema zu emotionalen Problemen in engen Beziehungen mit anderen Menschen führt. Hier zeigt sich die Schwächung in den geschlossenen Haltungen der Mutter und den starren, hilflosen Körperhaltungen des Babys. Eine Beeinträchtigung des Körperschemas kann auch die Beziehungen innerhalb des Selbst und zwischen dem Selbst und der Umwelt beeinflussen. Der populäre Neurologe Oliver Sacks hat eine Menge über die Veränderungen der Wahrnehmung des Körpers und des Selbst unter extrem vernichtenden Zuständen neurologischer

Störungen geschrieben. Eines seiner ersten Bücher, „A Leg to Stand On" (1990) (dt.: „Der Tag, an dem mein Bein fortging"), handelte von einer Beinverletzung, die er sich bei einer Wanderung in den unberührten Bergen oberhalb des Hardanger Fjords in Norwegen zuzog. Ein unglücklicher Sturz zerriss einen Teil seines Oberschenkelmuskels. Unter Schmerzen gelang es ihm, sich den Berg herunterzuschleppen, bis er auf eine Person traf, die Hilfe holen konnte. Er nahm die Veränderung seines Körperschemas erst als Patient im örtlichen Krankenhaus wahr, was für einen Arzt ein radikaler Perspektivenwechsel ist. Seine größte Überraschung erlebte er aber nach der Operation des zerrissenen Muskels. Wie bei der Autorin des Anfangszitates reagierten seine Beinmuskeln nicht länger entsprechend dem Willen, sich zu bewegen.

„Was ich nicht erwartet hatte und was mir als äußerst befremdlich und beunruhigend auffiel, war die Tatsache, dass der Muskel völlig schlaff war – schrecklich und unnatürlich schlaff –, auf eine Art, die man niemals allein durch Nichtgebrauch vorfindet. (...) Übelkeit mit absolutem Entsetzen packte mich, ich schauderte, und dann wurde die Emotion sofort verdrängt und unterdrückt." (Sacks 1990, S. 54)

Das Entsetzen trat wohl als spontan auftretende Emotion in dem Moment hervor, als Sacks im subjektiven emotionalen Augenblick seiner verkörperten Selbstwahrnehmung den Wechsel im Körperschema mit seiner interozeptiven Selbstwahrnehmung verband. Gnädig zu sich selbst, bekennt er, dass er nicht im emotionalen Augenblick warten konnte, da das Entsetzen zu beunruhigend für ihn war. Stattdessen war es viel leichter, in die begriffliche Selbstwahrnehmung zu wechseln. Menschen schütten ihre Wahrnehmung zu mit Gedanken über Erklärungsversuche, warum der Muskel schlaff ist, oder mit Gedanken wie „Es wird bald besser werden" oder der Absicht „Ich werde den Arzt fragen". Dann brauchen sie dem Schmerz und Entsetzen nicht länger direkt ins Auge zu sehen.

Veränderungen im Körperschema können auf vielen verschiedenen Wegen geschehen. Menschen mit **Dysmorphophobie** (dys = Störung, morph = Form, phobia = Furcht) werden verfolgt von wirklichen oder eingebildeten körperlichen Fehlern wie der Größe oder Form ihrer Nase, der Brust oder des Penis. Diese Menschen suchen häufig nach chirurgischer Korrektur oder fügen sich Selbstverletzungen zu, die sich gegen den anstoßerregenden Körperteil richten. In milderen Ausprägungen hält dies – begleitet von kultureller Ächtung von Körpergröße, Form und Erscheinung – eine riesige Industrie kosmetischer Chirurgie und Behandlungen am Leben, die die „Schönheit" der Haut, Haare und Nägel verbessern. Natürlich variiert das Schönheitsideal je nach Kulturkreis.

Bei gewissen psychiatrischen Krankheiten findet sich eine Störung der Interozeption und des Körperschemas. In der Depression z. B. erlebt die Person den Körper interozeptiv schwer wie mit einem Kloß im Hals. Sie erlebt dessen Unbeweglichkeit mit starrer Anspannung in der Brust. Sogar einfache Bewegungen fühlen sich eventuell an, als verlangten sie große Anstrengung, und fallen so schwer, dass die Person einfach aufgibt. Appetit und Lust sind verlorengegangen. Im Ort des Körperschemas wird der Körper der Person zum Gefängnis, aus dem kein Entkommen ist. In einigen Fällen kann sich eine schwere Depression in ein sogenanntes **Depersonalisationssyndrom** verwandeln. Dieses wird von dem Gefühl begleitet, außerhalb des eigenen Körpers und außerhalb der Welt zu leben. Nichts scheint echt, alles fühlt sich leer und trübe an (Fuchs 2005).

Menschen mit einem Rückenmarksschaden, Paraplegiker oder Quadriplegiker, beschreiben einen Verlust sowohl des Gefühls als auch der Empfindung, dass die gelähmte Extremität zu ihnen gehört. Robert Murphy war ein Professor für Anthropologie, der an einem Tumor des Rückenmarkes mit begleitender Lähmung litt. Detailliert beschreibt er den wachsenden Gefühlsverlust und die Veränderungen seiner Empfindung von sich selbst, als er an den Rollstuhl gefesselt war und ertragen musste, von anderen Menschen hochgehoben und bewegt zu werden. Er beschreibt eine seiner Bewältigungsstrategien als eine „radikale Dissoziation vom Körper wie eine Art Narkotisierung der eigenen Identität" (Murphy 1990, S. 101) und wie er sich emotional von seinem Körper entfernte und oft auf seine Extremitäten als „das Bein" oder „der Arm" hinwies (S. 100).

Neurophysiologie der Körperschema-Wahrnehmung

Eine der klugen Arten, die Neurophysiologie des Körperschemas zu studieren, bestand in Experimenten, in der die Empfindung von Probanden, ob ein Körperteil zu einem gehört oder nicht, durch Illusion manipuliert wurde. In einer Studie beispielsweise hatten Versuchspersonen eine Hand unter einen Tisch und die andere Hand auf den Tisch zu legen. Neben der Hand auf dem Tisch legten die Forscher eine Gummihand, die genauso ausgerichtet war wie die Hand unter dem Tisch, mit dem Daumen auf der gleichen Seite. Was die Versuchsperson sehen konnte, war also die eine eigene Hand und die Gummihand auf dem Tisch, die eigene andere Hand unter dem Tisch war für sie nicht sichtbar. Nun streichelten die Forscher die Gummihand und die nicht sichtbare echte Hand unter dem Tisch mit einer kleinen Bürste synchron. Nach einer Weile streichelten sie die Gummihand allein. Der Effekt war, dass die Versuchsperson das Gefühl hatte, dass die eigene Hand gestreichelt wurde, die Gummihand also zu ihr selbst gehörte.

Das Experiment nutzt die Tatsache, dass die Wahrnehmung des Körperschemas die Integration von wenigstens zwei verschiedenen sensorischen Modalitäten ist. In diesem Fall ist es die Propriozeption und das Sehen (Graziano 1999). Die **Propriozeption** beinhaltet den gefühlten Ortssinn und die relative Lage von verschiedenen Teilen des Körpers bezogen auf Objekte und Individuen. Die Propriozeption ist angewiesen auf **Propriozeptoren** in der Peripherie des Körpers: den Berührungssinn, das Empfinden der Muskel- und Sehnendehnung und den Gleichgewichtssinn im Mittelohr.

Entscheidend für die Wahrnehmung im Experiment, dass die Gummihand zu einem selbst gehört, ist die genau gleiche Ausrichtung der Hände im Versuchsaufbau. Die Gummihand war auf 0, 90 und 180 Grad zur eigenen versteckten Hand der Testperson ausgerichtet, und die Gummihand und die Hand der Testperson wurden mit der Bürste synchron oder nicht synchron gestreichelt. Die Illusion, dass die Gummihand zu einem selbst gehört, entsteht nur in dem Fall, wenn die Gummihand in derselben Richtung ausgerichtet ist wie die der Testperson (0 Grad) und wenn die Bürstenstriche synchron ausgeführt werden zwischen der echten Hand und der Gummihand. Der Aufbau anderer Versuchsbedingungen erlaubt den Forschern, Gehirnaktivitäten in Situationen zu vergleichen, in denen die Körperhaltung und die optische Haltung ungefähr dieselbe ist, sich jedoch darin unterscheidet, ob es sich um eine illusorische oder nichtillusorische Bedingung handelt.

Unter synchronen Bedingungen, in denen Menschen die Illusion von Zugehörigkeit wahrnehmen, entsprechen die propriozeptiven Bahnen der Berührungsrezeptoren in der Haut der optischen Information der Gummihand, die in der gleichen Richtung ausgerichtet ist wie die echte Hand. Das bedeutet, dass der Sinn vom eigenen Körper, also das Gefühl, dass die Hand einem selbst gehört, davon abhängt, dass die zeitgleichen Eingaben ins Gehirn quer durch diese zwei sensorischen Modalitäten integriert werden.

Studien, die die Illusion der Gummihand nutzen, zeigen, dass diese intersensorische Integration und damit der Sinn vom eigenen Körper in einem neuronalen Netzwerk stattfindet, das folgende Areale einschließt: das prämotorische Areal des motorischen Kortex, den posterioren (zum Kopfende) parietalen Kortex, den **somatosensorischen Kortex (SSC)** zusammen mit dem ventrolateralen Thalamus, dem Hirnstamm und dem motorischen Regulationsareal des Kleinhirns (Ehrsson, Holmes u. Passingham 2005; Graziano 1999) (s. Abb. 2-4 bis 2-7, S. 49–51). Dieses Netzwerk bleibt sogar stabil, wenn die Hand an einen anderen Platz bewegt wird; es liegt nahe, dass das Netzwerk die Zugehörigkeit eines Körperteils zu einem selbst in einem körperorientierten Bezugsrahmen registriert. Ein ähnliches Netzwerk wurde in einem Experiment aktiviert, bei dem die Teilnehmer durch einen vibrierenden Gürtel die Illusion erlebten, als schrumpfe ihre Taille (Ehrsson, Kito et al. 2005).

Dieses neuronale Netzwerk unterscheidet sich von den Verschaltungen, die für die interozeptive Selbstwahrnehmung verantwortlich sind (s. Abb. 3-1, S. 80). Abgesehen davon, dass andere Hirnareale beteiligt sind, haben die propriozeptiven Regionen eine andere zelluläre Struktur und andere Verbindungen zum Rest des Körpers als solche des interozeptiven Systems. Sowohl der Motorkortex und der SSC als auch die motorischen Areale des Kleinhirns und Hirnstammes sind somatotop organisiert. **Somatotope Organisation** bedeutet, dass spezifische Zellen in diesen Arealen mit bestimmten Muskelgruppen verknüpft sind. Es gibt also eine Reihe repräsentativer Abbildungen im Gehirn, die bestimmten Muskeln im Körper entsprechen und direkt mit diesen in Verbindung stehen.

Diese Hirnregionen haben neuronale Verbindungen zu den Propriozeptoren, die die Dehnung von Muskeln und Sehnen erfassen, und ebenso zu den Motoneuronen, die Muskeln aktivieren. Die somatotope Repräsentation der Arm- und Handmuskeln im Motorkortex beispielsweise liegt gleich neben der somatotopen Repräsentation der Muskeln des Halses und des oberen Thorax.

In einer Fallstudie lernte ein Amputierter eine Hand- und Armprothese zu bewegen, in dem er übte, die efferenten Nerven der Hals- und Brustmuskeln zu aktivieren. Diese Nerven stimulierten elektrische Sensoren, die mit dem Motorantrieb der Prothese verschaltet waren (Kuikan et al. 2007). Forschung dieser Art macht deutlich, dass die somatotope Organisation des Gehirns formbar ist. In den Neurowissenschaften bezieht sich der Begriff **Plastizität** auf die Fähigkeit des Gehirns, im Falle einer Störung oder bei Schädigung neue erfahrungsabhängige Bahnen zu entwickeln. Die somatotopen Gehirnzellen, die zuvor ganz der Empfindung und Bewegung von Hals und Brust dienten, begannen im Fall des Amputierten Funktionen der benachbarten „Arm"-Zellen zu übernehmen. Einige dieser Zellen wurden also für die Aufgabe bestimmt, die Armprothese mittels der Hals- und Brustmuskeln zu bewegen.

Ein Vorteil der Somatotopie ist es, dass Verknüpfungen zwischen arealspezifischen Zellen ein Gefühl für die Kohäsionskraft des Körpers vermitteln können. Gemeint ist die Verbindung zwischen einem Körperteil und einem anderen, der auch Teil des Körperschemas ist. Für die Fähigkeit, ein Stück Papier an einer Stelle auf einem Tisch mit einer Hand zu halten und mit der anderen Hand auf diesem Papier zu schreiben, braucht es dieses Gefühl der Kohäsionskraft des Körpers. Praktisch für alle motorischen Fertigkeiten braucht es eine koordinierte Beziehung zwischen den verschiedenen Körperteilen. Wie wichtig die Beziehungen innerhalb des Körpers und vom Körper zu anderen in der Ausbildung des Körperschemas sind, war im Fall von Josh und seiner Mutter zu sehen (Fallbericht 3-1).

Der Erwerb der Körperschema-Wahrnehmung fängt pränatal durch spontane motorische Entladung an. Diese können als Zuckungen beobachtet werden und finden während des ganzen weiteren Lebens statt. Es scheint der gleichen Funktion zu dienen, die einem Körperteil hilft, den anderen zu „finden".

Kasten 3-2: Muskelzucken: initiale Integration des Körperschemas

Die meisten Wirbeltiere zeigen während ihrer Pränatal- und Neugeborenenperiode spontane Muskelkontraktionen, sogenannte myoklonische Zuckungen (myo = Muskel, Klonus = Kontraktion). Fötale Zuckungen erzeugen elektrische und chemische Entladungen in noch nicht innervierten peripheren Muskeln. Diese Entladungen verbinden das Gehirn mit dem Körper. Sie helfen den Nerven, vom Hirnstamm aus und über das Rückenmark ihre Ziele in den Muskelpropriozeptoren und Motoneuronen zu finden. Sind die neuronalen Verbindungen erst einmal hergestellt, gehen die Zuckungen weiter. Dadurch wird das Gewicht der Gliedmaßen und die Entfernung von Körperteilen zueinander ermittelt und das Körperschema abgeglichen (Khazipov et al. 2004; Petersson et al. 2003).

Diese Zuckungen kommen vor, wenn sich der Fötus oder das Neugeborene in einem völlig entspannten Zustand während des Schlafes befindet. Häufig verlaufen sie synchronisiert über verschiedene Regionen des Körpers hinweg. Ein Arm und ein Bein können zur gleichen Zeit zucken, denn am Muskelzucken scheinen verschiedene Regionen des Rückenmarks, des Hirnstamms und des Gehirns synchron beteiligt zu sein.

Die Gleichzeitigkeit zwischen verschiedenen Teilen des Nervensystems und verschiedenen Körperteilen könnte ein eingebauter Prozess sein. Er erlaubt dem Körperschema, mittels somatotoper Erfahrungen Verbindungen zu entwickeln. Muskelzuckungen können Aktivierungen in den somatosensorischen und somatomotorischen Arealen der Hirnrinde auslösen, in denen der sich bewegende Körperteil repräsentiert ist (Kohyama u. Iwakawa 1991).

Nach der Neugeborenenperiode nimmt das Muskelzucken in seiner Frequenz ab. Dann spielt die willkürliche motorische Erforschung der Welt im Wachzustand eine zunehmend wichtige Rolle in der Ausbildung des Körperschemas. Liegt bei Säuglingen jedoch eine Unreife des Hirnstamms vor, wird das Muskelzucken für einige Monate weiterbestehen. Offenbar erlauben die eingebauten spontanen Bewegungen dem Kind, eine Verzögerung der willkürlichen Bewegungskontrolle aufzuholen (Kohyama u. Iwakawa 1991). Mit anderen Worten: Das Muskelzucken oder die Kontraktion des Muskels scheint ein notwendiger Mechanismus zu sein, um die Entwicklung der neuromotorischen Verbindungen einzuleiten. Hierdurch wird ein Körperteil an den anderen herangeführt oder bekanntgemacht, was der Verflechtung und dem Aufbau des Körperschemas dient.

Ist das Muskelzucken wichtig für ältere Babys, Kinder und Erwachsene? Typischerweise wird das Muskelzucken nach der Neugeborenenperiode von Zentren im Gehirn und Hirnstamm gehemmt. Normale und bevorzugt spontane Bewegungen können von da an mit erfahrungsabhängigem Lernen konkurrieren. Besteht ein Hirnschaden, kann Muskelzucken eines der zu beobachtenden Symptome sein. Bei einer Störung des peripheren Nervensystems wird andererseits elektromagnetische Stimulation der peripheren Nerven eingesetzt, um Muskelkontraktionen zu erzeugen. Diese Behandlung unterstützt den Kortex, den Körper zu finden, ihn wieder abzubilden und so neu zu integrieren (Turton et al. 2007).

Ein in der Literatur beschriebener Patient verlor aufgrund eines Hirnschadens nach Virusinfektion das Berührungsempfinden und die muskuläre Tiefensensibilität (Propriozeption). Die Stimulation einer Muskelkontraktion im Zeigefinger des Patienten ermöglichte ihm schließlich, den Finger willkürlich zu bewegen (Cole u. Paillard 1998). Bei normal funktionierenden Erwachsenen ist der aktive Schlaf, der REM-Schlaf (rapid eye movements), eine Phase mit schnellen Augenbewegungen und gelegentlichen Muskelkontraktionen. In ihr findet der „physiologische Erholungsprozess" statt. Dieser sorgt dafür, dass die unterbrochenen Verbindungen quer über neuronale Schaltkreise hinweg wiederhergestellt werden (Blumberg u. Lucas 1996).

Ich habe Muskelzucken bei einigen meiner Klienten während Behandlungen mit der Rosen-Methode beobachtet. Besonders diese Klienten berichten, dass sie einzelne Teile ihres Körpers nur geringfügig wahrnehmen können. Chronische Anspannungen in diesen Muskeln dämpfen die Sinnesempfindung der Tiefensensibilität. Die Person ist dann vielleicht nicht in der Lage, meine Hand zu spüren, die ihren oberen Rücken oder ihre Beine berührt. Diese Beeinträchtigung des Körperschemas resultiert meist von einem vorausgegangenen Trauma. Hieraus ergeben sich Muskelanspannungen mit gewohnheitsmäßig defensiven Körperhaltungen. Als Folge kommt es zur Unterdrückung der Selbstwahrnehmung.

Wenn sich die Muskeln solcher Klienten während einer Behandlung entspannen und sie von zunehmender Wahrnehmung aus jenen „vermissten" Körperregionen berichten, kommt es manchmal zu unwillkürlichen Muskelzuckungen. Diese treten nicht als zufällige Entladungen auf. Wenigstens nach meiner Erfahrung ereignen sie sich nur, wenn der Körper in einen für den Klienten relativ neuen Zustand der Entspannung wechselt und die Wahrnehmung zunimmt.

Meine Vermutung ist, dass die neuronalen Bahnen, die normalerweise für die Tiefensensibilität verantwortlich sind, durch Nichtgebrauch vernachlässigt wurden und sie wieder Signale zu anderen Körperteilen aussenden, um die verlorenen Verbindungen „zu finden". Die Rekonstruktion des Körperschemas, die auf Störungen der verkörperten Selbstwahrnehmung folgt, kann dann dieselben spontanen pränatalen und neonatalen nervlichen Entladungen reaktivieren, die genutzt wurden, um das Körperschema überhaupt erst aufzubauen. Verkörperte, d. h. körperorientierte Interventionen funktionieren am besten, wenn sie körpereigene intrinsisch-neuromotorische Wachstumsprozesse aktivieren.

Bis zum 7. pränatalen Monat, wenn das unwillkürliche Zucken durch vermehrte willkürliche Bewegungen ersetzt wird, können Föten die Verbindung zwischen ihrer Hand und ihrem Mund finden (s. Abb. 1-1, S. 10). Dieses frühe Erlernen des Körperschemas wird durch die besondere Neuroanatomie der Propriozeption ermöglicht. Die aus dem Rückenmark zu den Propriozeptoren für Dehnung führenden Nerven und zum Rückenmark von den Motoneuronen kommenden Nerven werden zur Aktivierung von Muskelkontraktionen genutzt. Sie sind verglichen zu den schmalen, langsamen und nichtmyelinisierten (ohne Markscheide) interozeptiven Neuronen schnell, groß und myelinisiert (mit Markscheide). Dadurch erkennen wir leichter und schneller, ob etwas Teil unseres Selbst ist oder nicht. Es erklärt, warum es leichter ist, die Verknüpfungen zwischen einem Teil des Selbst und einem anderen zu ermitteln als die interozeptiven Empfindungen bezogen auf diesen Körperteil.

Es gibt einen weiteren Unterschied zwischen dem propriozeptiven und interozeptiven Netzwerk. Sie laufen durch verschiedene Rückenmarksbahnen. Die interozeptiven Bahnen liegen im dorsalen Horn des Rückenmarks (Hinterhorn), während die propriozeptiven Bahnen im ventralen Horn des Rückenmarks (Vorderhorn) liegen (s. Abb. 2-2, S. 46). Folglich unterscheidet sich das gesamte Netzwerk zur Wahrnehmung des Körperschemas, einschließlich des Gehirns, der Körperrezeptoren und Nervenbahnen, anatomisch von dem, das bei der Interozeption beteiligt ist. Dieser Unterschied ist in Abbildung 3-1 zusammengefasst.

Das Netzwerk der Propriozeption wird aktiviert, wenn Probanden aufgefordert werden, die Grenzen ihres Körpers zu identifizieren. Wenn ihr Körper mit einem Objekt in Kontakt kommt, sollen sie diese Körpergrenzen durch Sehen und Berührung herausfiltern. Es bedeutet auch, dass das Gefühl von Zugehörigkeit des Körpers bezugnehmend ist. Das stimulierte Objekt wird in seinem We-

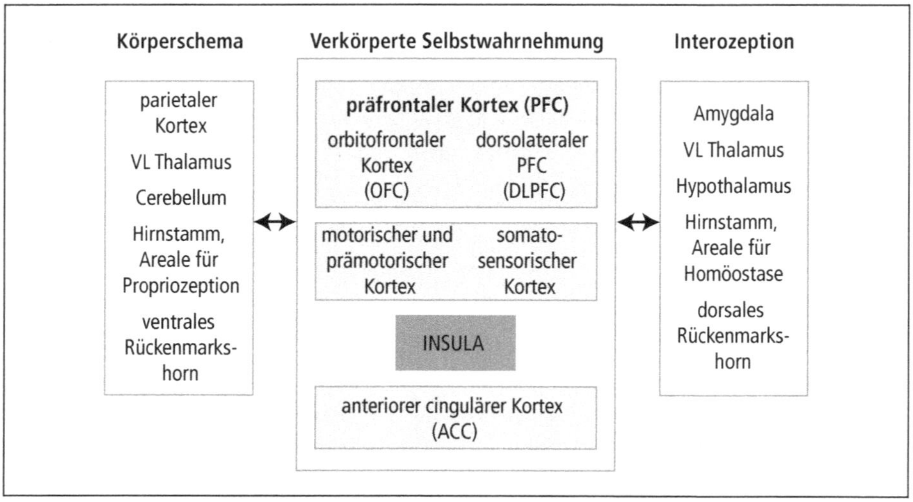

Abb. 3-1 Verbindungen und Unterschiede in der verkörperten Selbstwahrnehmung zwischen Interozeption und Körperschema (VL = ventrolateral).

sen als *körperlos* wahrgenommen (Ehrsson, Spence u. Passingham 2005). Das physische Objekt selbst wird auf verschiedenen Wegen Teil der verkörperten Selbstwahrnehmung. Zunächst wird das Objekt als „nicht-ich" wahrgenommen. Seine Existenz in der Wahrnehmung hängt also entscheidend von der Tatsache ab, dass es nicht zu der Person gehört. Zusätzlich erhält das Objekt seine Existenzberechtigung aus der Tatsache, dass es in der verkörperten Selbstwahrnehmung, bezogen auf das Körperschema und den emotionalen Zielen und Aktionen des Körpers, gespürt wird (Gallese 2000).

Streichelt jemand die Wange eines Neugeborenen in der Nähe des Mundes, wird sich das Baby derjenigen Seite zuwenden, auf der die Berührung gefühlt wurde. Dieser Reflex ist als Brustsuchen bekannt. Man nimmt an, dass er dem Neugeborenen hilft, die Warze zu finden. Forscher machten Videos von Säuglingen, wie sie von Erwachsenen an der Wange berührt wurden, und verglichen sie mit Videos, in denen sich die eigene Hand des Säuglings durch das Gesicht bewegte und die Wange berührte. Die Babys folgten dem Reflex nur, wenn sie von einer anderen Person berührt wurden (Rochat u. Hespos 1997).

Mit vier Monaten bevorzugten Säuglinge das Anschauen einer Videodarstellung, die von oben aufgenommen wurde. Ihre eigenen Beine, das linke und rechte Bein, wurden dabei seitenverkehrt mit einer Aufnahme ihrer eigenen Beinen in der gewohnten Position verglichen. Die Beobachtung zeigte, dass sie die Diskrepanz bemerkten (Morgan u. Rochat 1997). Bevor sich Säuglinge um den 4. Monat herum zu strecken beginnen und greifen lernen, schlagen sie oft erfolglos in Richtung eines Objektes. Elektromyografische Aufzeichnungen spezifischer Muskelbewegungen zeigten, dass die Säuglinge in den Wochen, bevor sie lernten, sich zu strecken, hauptsächlich ihre Bizeps- und Trizepsmuskeln des

Oberarmes benutzten. Nachdem sie gelernt hatten, sich zu strecken, bezogen sie ihre Trapezius- und Deltoideusmuskeln des oberen Rückens mit ein. Säuglinge, die sich also strecken können, können auch ihre Haltung verändern, um sich einem Objekt zuzuwenden und die Schwerkraft auszugleichen (Rochat et al. 1999; Savelsbergh u. van der Kamp 1994; Spencer u. Thelen 2000). Bezogen auf Objekte im Raum hatten die Babys ein komplexeres Gefühl für ihr Körperschema entwickelt. Wenn Babys krabbeln lernen und dann im 1. Jahr laufen, können ähnliche Umbildungen im gesamten Körpermuster der Bewegungskoordination beobachtet werden (Adolph et al. 2000).

Integration von Interozeption, Emotion und Körperschema in die verkörperte Selbstwahrnehmung

Die Selbstwahrnehmung des Körperschemas wird selten für sich allein gefühlt. Typischerweise wird sie begleitet von einer emotionalen Komponente, was die Person möchte oder braucht. Im Fallbericht 3-1 war Josh unfähig, sich dem Physioball anzuschmiegen. Gleichzeitig war seine Körperstarre bei dem Versuch, seine Mutter zu erreichen, verknüpft mit einem zugrunde liegenden Gefühl. Traurig und hilflos konnte er sein Bedürfnis nach Nähe zu seiner Mutter nicht befriedigen.

Die Lage meines Armes zu einem bestimmten Zeitpunkt erregt meine Aufmerksamkeit solange nicht, wie ich meinen Arm für einen Zweck brauche: zum Trinken, zum Kratzen bei Juckreiz oder was auch immer. Wie das interozeptive Netzwerk verknüpft sich das neuronale Netz des Körperschemas mit dem anterioren cingulären Kortex (ACC), dem orbitofrontalen Kortex (OFC) und dem dorsolateralen präfrontalen Kortex (DLPFC) (s. Kap. 2.2, S. 52–55). Das geschieht zum Zweck der Belebung der Körperlage und der Information zu deren Grenzen mit einer emotionalen Tönung.

Die Neurophysiologie der emotionalen Aspekte des Körperschemas wurde durch die experimentelle Zufügung von Schmerz untersucht. Die Schmerzwahrnehmung in bestimmten Körperteilen integriert Interozeption, Emotion und das Körperschema. Sie ist aufgeteilt in die *Aufmerksamkeit für die Lage* (Körperschema) des Schmerzes und die *Aufmerksamkeit für das Unwohlsein* (Interozeption).

In einer Studie wurde der Handrücken von Versuchspersonen mittels Laser schmerzhaft und in der Kontrollbedingung nichtschmerzhaft stimuliert. Die Kontrollbedingung einer nichtschmerzhaften Laserstimulation war notwendig, um die Effekte der taktilen Sensation auszuschließen. Die Probanden wurden gebeten, *auf die Schmerzlage zu achten*. Dabei zeigte sich eine Aktivierung in den somatosensorischen Kortexarealen (SSC), parietalen Kortexarealen und in Arealen im neuronalen Netzwerk des Körperschemas (s. Abb. 3-1). Als die Versuchspersonen stattdessen aufgefordert wurden, *auf das Unwohlsein zu achten*, war zusätzliche Aktivierung im ACC, OFC, der Amygdala, dem Hypothalamus und der posterioren Insula zu verzeichnen: Das interozeptive Netzwerk schaltete sich ein (Kulkami et al. 2005).

Eine ähnliche Studie wurde mit der Illusion der Gummihand ausgeführt. In diesem Versuchsablauf wurde ein schmerzhafter Stimulus mit einer Nadel auf der Hand appliziert. Schon bei der Beobachtung der Annäherung der Nadel zeigte sich Aktivität im interozeptiven Netz und dem Netzwerk des Körperschemas. Allerdings nur bei synchroner Anordnung, in der die Gummihand in Richtung der echten Hand ausgerichtet war (Lloyd et al. 2006). Je stärker das Gefühl ist, dass die Gummihand zu einem selbst gehört, wie die Versuchsperson selbst beurteilt, desto stärker ist das Gefühl von Bedrohung und korrespondierender Aktivierung des ACC und der Insula (Ehrsson et al. 2007).

Schmerz integriert Lage (Körperschema), interozeptiv gefühlte Empfindung (Brennen, Schärfe) und eine motivierend-emotionale Komponente (Rückzug, Flucht, Angst). Das macht das Schmerzgefühl aus. Tritt der Schmerz an einer bestimmten Körperstelle ein, entsteht ein Gefühl, das etwas getan werden muss, ihn zu stoppen oder zu verhindern. Mit anderen Worten: Die Verknüpfung des Körperschema-Netzwerkes mit dem emotionalen und interozeptiven Netz gibt dem homöostatisch-regulatorischen System mehr Vielseitigkeit. Es könnte das Wegbewegen eines bestimmten Körperteiles von etwas Heißem oder einer bestimmten Stelle bedeuten, die getroffen oder gestochen wurde, mit dem Impuls, diese zu quetschen oder zu drücken. Es könnte bedeuten, von der Schmerzquelle wegzurennen (flüchten *von* anstatt *zu* der Schmerzquelle hin), oder der Versuch sein, ihr zu widerstehen (Kampf).

Wir können davon ausgehen, dass jegliche Aktivierung in diesem komplexen Netzwerk all die anderen ihrer Teile in irgendeiner Weise koaktivieren wird. Unter manchen Bedingungen bin ich mir vielleicht der Interozeption oder einer Emotion oder meines Körperschemas bewusst. Wenn ich vom Tod eines geliebten Menschen höre, fühle ich vielleicht die Emotion von Trauer als elementare Erfahrung, während mein Körper vor dem Hintergrund der Interozeption gefühllos wird. Vor dem Hintergrund des Körperschemas verliere ich dann jegliches Gefühl dafür, wo ich in diesem Augenblick bin. Vielleicht kollabiere ich sogar und verliere die Kontrolle über die Fähigkeit meines Körperschemas, eine aufrechte Haltung zu bewahren. Das ist vergleichbar mit Joshs Haltungs- und Bewegungsmustern am Anfang der Sitzung, wie es im Fallbericht 3-1 beschrieben wird.

Alternativ könnte ich mit den Skiern einen Berg herunterfahren. Dabei bemerke ich hauptsächlich mein Gleichgewicht, die Richtung (Körperschema) und meine Begeisterung (Emotion). Vielleicht bin ich mir dabei jedoch meiner Muskelschmerzen, Erschöpfung und meinem Kältegefühl (Interozeption) ganz und gar nicht bewusst. Vielleicht sind auch alle drei Aspekte der verkörperten Selbstwahrnehmung aktiv. Wie bei einer besonders lohnenden musikalischen Aufführung, bei der sich meine Körperbewegungen im Verhältnis zum Instrument (Körperschema), zur *Emotion* (großartig!) und *Interozeption* alle in einer transformierenden Erfahrung vereinen. In der *Interozeption* entsteht das Gefühl einer tiefen Resonanz zwischen mir, dem Instrument und dem Publikum. Eine durchdringende Wärme erfüllt mein Sein, lässt es anschwellen und sich vergrößern. Dabei bleibe ich vollkommen im Augenblick. Es ist die Wahrnehmung der völligen Verkörperung, mit sich und anderen völlig verbunden zu sein.

In der Beeinträchtigung der Körperschema-Wahrnehmung bei Gehirnläsionen zeigen sich Verbindungen zu spezifischen Gehirnnetzwerken

In der Neurologie finden sich viele Störungen des Körperschemas nach Hirnschäden. Diese Fälle sind ergreifend, wenn die betroffene Person sich selbst nicht mehr als komplettes Individuum fühlen kann. Die meisten der Beeinträchtigungen des Körperschemas stammen von Läsionen in den parietalen und prämotorischen Kortexarealen. Es sind die Areale, die verantwortlich sind für die Integration der Information aus der Interozeption und anderen Sinnen, wie dem Sehen. Hieraus ergibt sich ein Kohärenzerleben der Beziehung zwischen Teilen des Körpers und dem Körper im Raum.

Menschen mit einer rechten posterioren parietalen Läsion sind vielleicht nicht in der Lage, ihre Gliedmaßen als Teil von sich selbst zu identifizieren. Manche haben Hassgefühle auf Körperteile und versuchen womöglich die nichtzugehörige Extremität aus dem Bett zu schieben. Ein Zustand, der **Misoplegie** (miso = Hass, plegia = Paralyse) genannt wird (Pearce 2007). Manche Patienten berichten von Extrahänden oder Extrafüßen, die nicht zu ihnen gehören (Berlucchi u. Aglioti 1997). Läsionen des rechten posterioren parietalen Kortex und der rechten posterioren Insula verursachen **Anosognosie** (a = ohne, nosos = Krankheit, gnosis = Wissen). Diese Personen können ernsthafte motorische Defizite, Lähmungen oder sogar Erblindung nach Schlaganfall davontragen, leugnen jedoch die Existenz des Zustandes (Baier u. Karnath 2008). Patienten mit Lähmung und einer Wahrnehmung dieser Lähmung haben intakte Insulae. Dieses lässt vermuten, dass die Insula in Verbindung mit dem parietalen Kortex dafür sorgt, die Auslösung der eigenen Bewegungen wahrzunehmen. Er oder sie fühlt also, der Urheber solcher Bewegungen zu sein (Farrer u. Firth 2002; Karnath et al. 2005).

Asomatognosie (somato = Körper) beschreibt den Zustand, in dem Teile des Körpers fehlen oder aus der Wahrnehmung verschwunden sind. Es ist das mangelnde Gefühl, dass ein Teil des Körpers zum Selbst gehört und ist mit der Schädigung des rechten posterioren parietalen und dem rechten prämotorischen Kortex verbunden (Arzy et al. 2006). **Somatoparaphrenie** (para = neben, phrenia = mentale Störung) ist die Ablehnung von der Zugehörigkeit eines Körperteiles zu einem selbst. Ganz so, als ob es zu jemand anderem gehören würde oder als ob jemand anderes es zurückgelassen hätte. Dieser Zustand ist ebenfalls mit einer parietalen Läsion verbunden.

Eine 73-jährige Frau mit einem großen Schlaganfall der rechten Hemisphäre, einschließlich des Parietallappens, war sich ihrer Lähmung des linken Armes nicht bewusst und glaubte, ihre linke Hand gehöre jemand anderem. Sie konnte die Ringe, die sie seit Jahren getragen hatte, an ihren Händen sehen und identifizieren. Sie verneinte aber, dass die Hand und die Ringe ihr gehörten. Waren die

Ringe an ihrer rechten Hand, so erkannte sie diese als ihre eigenen. Es gab zwar eine Erinnerung von ihrer linken Hand und ihren Ringen, jedoch war diese Erinnerung nicht mehr mit der Selbstwahrnehmung assoziiert (Berlucchi u. Aglioti 1997).

Schizophrene, die berichten, von fremden Agenten oder von Gott kontrolliert zu werden, haben eine Dysfunktion im rechten Parietallappen und der posterioren Insula. Da diese Areale mit visuellen und auditiven Anteilen des SSC verbunden sind, kann abnormale Aktivität in der Insula zur Entstehung sensorischer Halluzinationen führen. Menschen mit Schizophrenie können zu der Überzeugung gelangen, dass ihre Hände nicht ihre sind, dass diese Hände beobachtet werden müssen und ihnen nicht vertraut werden kann. Manche Patienten berichten von einem Gefühl der Entfremdung und einem Verlust der Körperzugehörigkeit. Dieses führt häufig zu einer kühl überlegten, kalkulierten Ausdrucksweise, wobei jede Bewegung beobachtet und studiert wird. Ein Patient sagt: „Wenn ich in einen Spiegel schaue, weiß ich nicht mehr, ob ich mich hier dort im Spiegel ansehe oder ob ich dort im Spiegel bin und auf mich hierher schaue" (Fuchs 2005, S. 104).

Außerkörperliche Erfahrungen, bei denen sich das Selbst an einem entfernten Platz wähnt, sind mit Störungen des posterioren Parietallappens assoziiert (Blanke et al. 2005). In der normalen Selbstwahrnehmung des Körperschemas ist das Gefühl für die Körperlage mit dem Gefühl des Empfindens der Welt vom Inneren dieses selben Körpers herausgekoppelt. Bei Erfahrungen außerhalb des Körpers ist das Gefühl von der Einheit des Körpers und des Selbst verändert, weil das Selbst als nicht im Körper gelegen erlebt wird. In diesem Wahrnehmungszustand kommt es oft vor, dass sich das Selbst in einem anderen Körper zu befinden scheint und der eigene dann über dem physischen Körper schwebend erlebt wird.

Viele Amputierte haben sogenannte „Phantomgliedmaßen". Das ist das sehr echte Gefühl, dass ihre Extremität noch dran ist und zu ihnen gehört. Es gibt auch Trugbilder von fehlenden Kiefern, Brüsten und Penissen. Phantomempfindungen schließt interozeptiv Berührung und Schmerz ein und propriozeptiv werden Gefühle von Bewegung wahrgenommen. Dieses kommt nicht von der Stimulation sensorischer Nerven in der Narbe, sondern ist zentralen Ursprungs: Es ist die persistierende Koaktivität im neuronalen Netzwerk des SS-Kortex, parietalen Kortex, ACC und der Insula (Berlucchi u. Aglioti 1997).

Dieses zeigt die Bedeutung des involvierten komplexen neuronalen Netzwerkes. Außerdem macht es deutlich, dass das Netzwerk seine eigene selbstgeschaffene Aktivität (Rerepräsentationen) dem fehlenden Körperteil zuschreibt (Berlucchi u. Aglioti 1997). Das basiert auf dem vorausgegangenen erfahrungsabhängigen Lernen, als die Extremität noch vorhanden war. Reduzierte Empfindungen aus der Phantomextremität finden sich indes bei den unglücklichen Personen, die zusätzlich eine posteriore parietale Läsion haben. Offenbar bedarf es sogar im Falle der Phantomgliedmaßen des parietalen Kortex, um deren Vorhandensein in der verkörperten Selbstwahrnehmung zu erhalten. Unter gewissen Bedingungen können neue erfahrungsabhängige Bahnen erlernt werden, die die Empfindungen der Phantomextremität eliminieren.

Kasten 3-3: Die „Amputation" einer Phantomextremität

Der Neurologe V.S. Ramachandran entwickelte ein einfaches Verfahren zur Behandlung von Sensationen an Phantomgliedmaßen. Das Verfahren stützt sich auf eine ähnliche Strategie wie die Illusion mit der Gummihand, die Verbindung zwischen dem Sehen und der Propriozeption herstellt. Amputierte sahen eine Reflexion ihrer vorhandenen Extremität in einem Spiegel. Der Spiegel war so ausgerichtet, dass die tatsächliche Gliedmaße an der Stelle erschien, wo die fehlende Extremität ihren Platz hatte. Die visuellen Empfindungen interagierten mit dem propriozeptiven neuronalen Netzwerk. Die Menschen fühlten sich so an der Stelle berührt, als ob diese Berührung aus der fehlenden Gliedmaße käme. Diese Methode reduzierte therapeutisch den Phantomschmerz (Ramachandran u. Blakeslee 1999).

Der erste Patient, den Ramachandran mit diesem Verfahren behandelt hatte, hatte über Phantomschmerz geklagt und darüber, dass er diese Extremität nicht „bewegen" könne. Als „Philip" seine gespiegelte Extremität an der Stelle des Phantoms sah, war er begeistert und sagte: „Mein linker Arm ist wieder angeschlossen. Es ist, als ob ich in der Vergangenheit bin. Alle diese Bewegungen vergangener Jahre schießen in meinen Kopf. Ich kann meinen Arm wieder bewegen. Ich kann fühlen, wie sich mein Ellbogen bewegt, mein Handgelenk" (Ramachandran u. Blakeslee 1998, S. 48). Wenn Philip jedoch seine Augen schloss oder wegschaute, konnte er keine Bewegung der Phantomextremität fühlen.

Ramachandran schlug Philip vor, das Behelfsmittel mit nach Hause zu nehmen, um zu üben. Dabei hoffte er, dass Philip den Punkt erreichte, an dem er das Phantom fühlen konnte, ohne hinzuschauen. Stattdessen passierte etwas anderes. Eines Tages verschwand das Phantom einfach und nahm den Schmerz mit. Ramachandran berichtet, wie er „erkannte, dass dieses wahrscheinlich das erste Beispiel einer ‚Amputation' einer Phantomextremität in der Medizingeschichte war!" (S. 49). Philips Gehirn hatte entschieden, während des Versuchs mit der fehlenden Gliedmaße Kontakt aufzunehmen. Dabei hatte es schließlich erkannt, dass die Gliedmaße im Grunde nicht da war, und erschuf eine neue somatotope Karte des Körpers, ein Körperschema ohne die fehlende Extremität.

Das Beispiel in Kasten 3-3 zeigt, dass die emotionale Verbindung zwischen der Person und der fehlenden Extremität ein wichtiger Teil in der Behandlung von Phantomschmerz war. Das unterstreicht die Verbindungen in der Abbildung 3-1 zwischen der Empfindung zur Lage, den Grenzen und dem Gefühl einer emotionalen Verbindung zum Körper und seiner Beziehung zu anderen Körpern.

3.2 Neurophysiologische Verbindungen zwischen begrifflicher und verkörperter Selbstwahrnehmung

Nun haben wir das gesamte neuronale Netzwerk der verkörperten Selbstwahrnehmung einschließlich der Propriozeption, der Interozeption und der Emotionen behandelt. Damit können wir zum Thema der begrifflichen versus verkörperten Selbstwahrnehmung zurückkehren, denn deren unterschiedliche Bedeutungen werden nun aus der physiologischen Perspektive verständlich.

Stellen Sie sich vor, Sie gehen spazieren und fühlen einen Schmerz im rechten Knie. Ihr Gehirn „weiß", dass dieser Ihre Aufmerksamkeit braucht. Sie treffen eine Wahl zwischen Weiterlaufen oder Stehenbleiben. Ohne die Selbstwahrnehmung können die homöostatischen limbischen Areale allein auf sich gestellt vielleicht die Stelle mit mehr Blut versorgen oder Ihre Atmung verändern. Damit erlauben sie Ihnen, durch den Schmerz „hindurchzuatmen". Wird Ihnen der Schmerz interozeptiv bewusst, können Sie vielleicht die begriffliche Selbstwahrnehmung abrufen und eine Entscheidung fällen, stehenzubleiben. Sie setzen sich hin und beginnen, Ihr Knie zu bewegen. Sie fühlen, welche Bewegungen ihm wehtun und welche nicht. Vielleicht reiben Sie das Knie dort, wo Sie den Schmerz spüren.

Kommt der mediale präfrontale Kortex (MPFC), ein anderer Teil des PFC, zum Netzwerk der Selbstwahrnehmung hinzu, wird es möglich, die Gefühle von Schmerz in der verkörperten Selbstwahrnehmung abzurufen. Das geschieht alternierend mit der Fähigkeit, begrifflich über die Optionen von Schmerzerleichterung oder Hilfesuchen nachzudenken. Der MPFC teilt sich in ventrale (zum Gesicht/Hals) und dorsale (zum Kopfende) Anteile auf (s. Abb. 2-6, S. 50, u. Abb. 2-7, S. 51). Die Fähigkeit, begrifflich zu reflektieren, zu interpretieren, zu beurteilen und eine Entscheidung über eine verkörperte Empfindung zu treffen, entsteht, wenn der **dorsomediale PFC (DMPFC)** zusammen mit dem interozeptiven und Körperschema-Netzwerk aktiviert ist. Der DMPFC arbeitet mit Gedanken und den Spracharealen des Gehirns „über" ihm und den Arealen der verkörperten Selbstwahrnehmung „unter" ihnen zusammen (Abb. 3-2). So wird begriffliche Selbstwahrnehmung über den Körper und begrifflich vermittelte Entscheidungsfindung erschaffen.

Werden Probanden aufgefordert, sich mit Worten zu beschreiben oder einer vom Versuchsleiter vorgegebenen verbal-begrifflichen Beschreibungen über die eigene Person zuzustimmen wie „Ich vergesse wichtige Dinge" oder „Ich bin ein guter Freund", so wird der DMPFC aktiviert. Diese Studien zeigen, dass parallel zur Aktivierung des DMPFC, also im Moment des Denkens, der ACC und der posteriore Parietallappen koaktiviert sind (M. K. Johnson et al. 2006; S. C. Johnson et al. 2002; Kelley et al. 2002; Moran et al. 2006; Northoff u. Bermpohl 2004). Der DMPFC ist also aktiv, wenn Menschen entweder ihre eigenen, selbstentwickelten Gedanken überprüfen, z. B. was sie zu sagen beabsichtigen, oder wenn sie über einen vergangenen emotionalen Zustand nachdenken, statt die Emotion direkt zu erleben. Der DMPFC steht dann in Beziehung zum Denken und

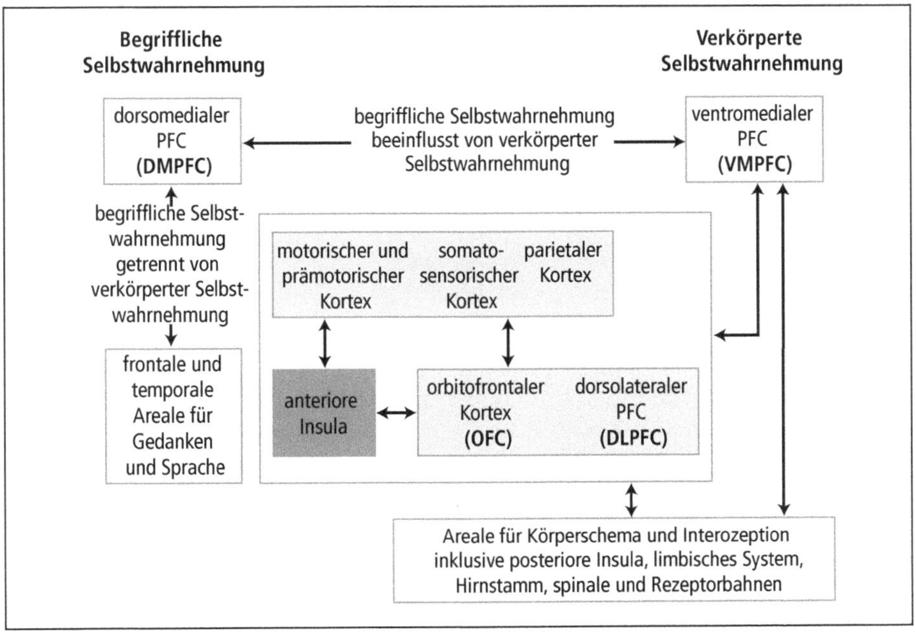

Abb. 3-2 Verschiedene neuronale Netzwerke für die begriffliche und verkörperte Selbstwahrnehmung.

zur Entscheidungsbildung, insbesondere zu den eigenen Gedanken und den Gedanken über die eigenen Gefühle.

In Studien des Neuroimaging wurde beobachtet, dass der DMPFC im Wachzustand andauernd aktiv ist. Dieser Befund veranlasste einige Neurowissenschaftler zu der Spekulation, dass der DMPFC vielleicht an dem Gedankenfluss beteiligt ist, den die meisten Menschen haben (Gusnard et al. 2001).

Dieser unaufhörliche innere Monolog ist für das Menschsein extrem nützlich und wichtig. Es hält das Gehirn aktiv, hilft zukünftige Handlungen einzuüben, Ideen spontan zu erschaffen, die die Zukunft der Person lenken, und selbstbezogene Entscheidungen zu treffen. Ich bekomme eine Menge Ideen zum Schreiben, wenn ich nicht direkt mit dem Schreiben beschäftigt bin. Das passiert z. B. am Ende des Tages, wenn ich einen Spaziergang mache oder schwimmen gehe. In diesen Momenten achte ich nicht direkt auf meinen Körper, denn ich bin mit Gedanken über mich selbst beschäftigt. Ich suche meinen vorausgegangenen Prozess des Schreibens wieder auf und komme dabei hoffentlich zu Entscheidungen über zukünftige Pläne.

Der fließende Gedankenstrom ist klinisch nützlich. Obwohl Denken das Spüren der verkörperten Selbstwahrnehmung verhindert, zeigt die Neuroanatomie in der Abbildung 3-2, dass das Denken direkt mit den Netzwerken der Interozeption und des Körperschemas verbunden ist.

So wie Emotionen, deren wir uns nicht bewusst sind, sich in unseren Handlungen und Äußerungen zeigen können, können Gedanken verkörperte Erfahrungen offenbaren, deren wir uns vielleicht nicht gewahr sind.

Dougs Gedanken über seinen Geschäftspartner Jack („Jack nutzt mich aus, ich gebe Jack immer nach") im Fallbericht 2-1 (S. 30) gehörten letztlich zu einem Gefühl nichtgefühlter Wut, die später in seine verkörperte Selbstwahrnehmung eintreten sollte.

Verbalisierungen von Klienten zu ihren Gedanken während Behandlungen verkörperter Selbstwahrnehmung können Hinweise geben, um schließlich Zugang zu deren verkörperter Selbstwahrnehmung zu finden.

Ausgesprochene Gedanken, Beurteilungen und Bewertungen über andere reflektieren oder spiegeln im allgemeinen Gefühle von Verlangen, Angst, Wut, Verlassenheit oder andere interpersonale Emotionen. Sie wurden bisher noch nicht in die verkörperte Selbstwahrnehmung des Klienten gebracht.

Es lohnt sich auch anzumerken, dass Entscheidungen, die aus der Perspektive der körperlosen begrifflichen Selbstwahrnehmung gemacht werden, nicht immer zum besten Interesse ausfallen. Nachdem sich Doug seines Zornes bewusst wurde, traf er weniger erwartungsabhängige Entscheidungen, um damit anderen zu gefallen.

Die begriffliche Selbstwahrnehmung ergänzt durch die verkörperte Selbstwahrnehmung sind für das Selbst und für andere die besten Ausgangspunkte, Entscheidungen zu treffen.

Die Gedanken, die das neuronale Netzwerk des DMPFC-Areals involvieren, sind folglich verbunden mit unseren sozial regulierten und erdachten autobiografischen Erzählungen, den Geschichten, mit denen wir uns anderen Menschen darstellen. Wenn Sie nun dasitzen und über Ihr verletztes Knie reflektieren, entscheiden Sie nicht nur, was als Nächstes zu tun ist, sondern Sie stellen sich vor, was Sie zu Ihren Freunden oder zu Ihren Ärzten sagen. Läsionen im DMPFC resultieren in einem Fehlen von Selbstreflexion und Introspektion (Wheeler et al. 1997).

Der Partner des DMPFC im MPFC ist der **ventromediale präfrontale Kortex (VMPFC)**. Anatomisch benachbart zum DMPFC ist er auch an der Entscheidungsfindung beteiligt, jedoch in radikal anderer Weise. Die Entscheidungen, die der VMPFC ermöglicht, sind online vernetzt. Sie entstehen, wenn jemand im subjektiven emotionalen Augenblick ist. Das mag die Entscheidung sein, nicht weiterzugehen, weil der Schmerz zu stark ist. Diese Entscheidung wird dann vor jedem Gedanken über den Schmerz getroffen. Wie in Abbildung 3-2 gezeigt, ist der VMPFC Teil des neuronalen Netzwerks, das den präfrontalen Kortex und die Areale des Kortex einschließt, die in Beziehung zur verkörperten Selbstwahrnehmung stehen. Diese wiederum schließen direkte Verbindungen über das neuronale Netzwerk der Interozeption und des Körperschemas zum Körper ein, die sich bis zur Körperperipherie erstrecken (Gusnard et al. 2001; Moran et al. 2006).

In einer Forschungsstudie wurden Probanden gebeten, sich folgende emotionale Situation anzuschauen: „Stellen Sie sich vor, jemand erzählt Ihnen, dass einer Ihrer Freunde bei einem Autounfall gestorben ist." Dann wurden den Probanden Sätze vorgegeben, die mögliche emotionale Reaktionen reflektieren. Sie wurden gebeten, sich vorzustellen, dass es sich dabei um ihre eigenen Gedanken und Gefühle handle. Einige Sätze beschrieben eine spontane emotionale Erfahrung wie „Alles um mich herum bricht zusammen". Der VMPFC zeigte unter dieser Bedingung die meiste Aktivität.

In einem anderen Versuchsaufbau wurden die Probanden gebeten, den Tod des Freundes zu bewerten oder darüber nachzudenken, ob diese Situation wichtig für sie ist. In diesem Fall war die Aktivität im VMPFC unterdrückt und im benachbarten DMPFC angeregt (Schaefer et al. 2003). Im Allgemeinen ist also festzuhalten, dass der DMPFC eher aktiviert ist, wenn die Aufmerksamkeit auf Gedanken und nicht auf Emotionen gerichtet ist (Gusnard et al. 2001). Anders ausgedrückt: Der DMPFC steht in Beziehung zu *Beurteilungen* über das Selbst. Mit dem VMPFC erschließen sich die *Wahlmöglichkeiten* darüber, wie das Selbst zu erleben ist (Banfield et al. 2007; Bar-On et al. 2003; Damasio 1996).

Die Aktivierung im MPFC läuft wie mit einem Schalter: Sie findet entweder ventral oder dorsal statt, jedoch nicht gleichzeitig. In Kapitel 2.3, S. 59, beschrieben wir diese Art von An-oder-aus-, Entweder-oder-Prozess im Gehirn als nonlinearen Übergang. **Nonlineare Übergänge** ereignen sich als abrupte Umschaltungen von einem Zustand zum anderen und nicht als fließende Übergänge. Wenn Sie Wasser von einem Behälter in einen anderen gießen, entleert sich das Wasser allmählich von dem einen in den anderen. Dieses stellt eine fließende, lineare Veränderung vom Ortswechsel des Wassers dar. Stellen Sie sich stattdessen vor, wie das Wasser plötzlich von einem Behälter zum anderen springt, ohne dass erkennbare Zeit mit Gießen verwandt wird.

Das ist bei Wasserbewegungen unmöglich. Die Analogie zum Gehirn zeigt jedoch, wie radikal die Umschaltung zwischen VMPFC und DMPFC und damit zwischen verkörperter und begrifflicher Selbstwahrnehmung sein kann. Wie Wasser haben die Energieflüsse quer durch die neuronalen Netzwerke eine fließende Qualität. Als psychisch erlebte Einheit kann sich die Wahrnehmung sehr materiell wie die wirkliche Substanz unserer Existenz anfühlen. Im Gegensatz zu

Wasser hat die flüssige Aktivität des neuronalen Netzwerkes jedoch keine Masse. Sie ist im Sinne einer physikalischen Einheit nicht materiell.

Wie wir es auch immer betrachten mögen, Tatsache ist, dass wir nicht zur gleichen Zeit im begrifflichen und verkörperten Zustand der Wahrnehmung sein können. Die dorsoventrale Aktivierungsbewegung im MPFC ist der neuronale Schalter, der das eine oder das andere neuronale Netzwerk der Selbstwahrnehmung aktiviert. Auch wenn Sie nicht beide Formen der Selbstwahrnehmung gleichzeitig verfügbar haben können, so können Sie unter gewissen Bedingungen den Schalter selbst regulieren. Gedanken, Beurteilungen und Entscheidungen über das Selbst (DMPFC) können sofort für ihre interozeptive und propriozeptive Exaktheit durch das Umschalten zum VMPFC (Abb. 3-2) „überprüft" oder „bestätigt" werden. Die vom VMPFC gesteuerte verkörperte Selbstwahrnehmung kann auch Gedankenmuster verändern, die nicht zu den Informationen der gefühlten verkörperten Erfahrung passen. Ergänzend dazu kann der VMPFC bei der verkörperten Entscheidungsfindung helfen, wie z. B. bei der Lenkung der Aufmerksamkeit auf die spezifische Lage von Unbehagen oder Schmerz im Körperschema (Schooler 2002).

Zurück zu dem Beispiel des gefühlten Knieschmerzes während des Spazierganges: Sie sind sitzengeblieben, um das Knie zu bewegen, zu spüren, zu fühlen und um der Auswahl dieses Netzwerkes bestehend aus dem DMPFC und dem VMPFC teilhaftig zu werden. Während sie diese Selbstbetrachtung (die Betrachtung Ihrer Verletzung) mit Ihrer Wahrnehmung und Präsenz vornehmen, können Sie sich einige begriffliche Gedanken erlauben. Also, umschalten zum Netzwerk des DMPFC wie „Vielleicht sollte ich ein wenig ausruhen" oder „Da meldet sich wohl meine alte Verletzung" oder sogar „Ich bin wirklich verletzt und weiß nicht, was ich tun soll". Sie können jedoch fortfahren und den Wahrheitsgehalt solcher begrifflicher Beurteilungen durch die „Überprüfung" mit Ihrer verkörperten Selbstwahrnehmung abgleichen, indem Sie das Netzwerk des VMPFC nutzen. Zurückgekommen auf der begrifflichen Seite können Sie nun vielleicht denken „Okay, es ist nicht so schlimm, wie ich dachte, und ich versuche, aufzustehen, und laufe nach Hause" oder „Es ist schlimmer als ich dachte, ich nehme besser mein Mobiltelefon und rufe Hilfe".

Auf diese Weise können Sie alle eindrucksvollen Ressourcen Ihres Körpers für die Selbstwahrnehmung mobilisieren und zum Zweck der Entscheidungsfindung, die die Sicherheit und Gesundheit Ihres Körpers betreffen, nutzbar machen. Auf die gleiche Art und Weise können Sie in der verkörperten Selbstwahrnehmung mit sich in Kontakt kommen, wenn es um einen persistierenden Schmerz, um Trauer oder Verlust oder den erst kürzlich unterdrückten Zorn über einen Geschäftspartner oder Vorgesetzten geht. Durch dieses In-Kontakt-Kommen können die regulatorischen und heilenden Prozesse des Körpers mobilisiert werden. Ergänzt durch unsere begrifflichen Fähigkeiten können wir so zu weitreichenden Veränderungen in unserem Leben kommen.

Gedanken können entstehen, um uns zur verkörperten Selbstwahrnehmung zurückzubringen. Wir können uns selbst auffordern, langsamer zu tun und zu fühlen, auszuruhen, uns selbst zu pflegen oder ausreichend zu trinken. Gedanklich können Handlungen geplant werden, die den Körper mobilisieren, um in seinem Interesse zu agieren: „Wenn ich mich unbehaglich fühle, kann ich mit jemandem sprechen, der zuhört", „Wenn mein Rücken beim Sitzen schmerzt, kann ich meine Stellung im Stuhl verändern, um mich wohler zu fühlen".

Bei Rückenschmerzen stößt der autonome homöostatische Mechanismus ohne die Selbstwahrnehmung an seine Grenzen. Verlassen wir uns nur auf ihn, so überlasten und schädigen wir schließlich die zellulären Bahnen, in denen das autonome System überhaupt funktioniert. Dieses Versäumnis oder die Unfähigkeit, unsere verkörperte Selbstwahrnehmung zu befragen, ist einer der Gründe, weshalb körperliche Erkrankungen entstehen. Es ist für uns entscheidend, unseren Körper ausreichend wahrzunehmen, uns selbst daran zu erinnern, die Position zu wechseln, wenn es schmerzt, zu essen, wenn wir hungrig sind, oder zu ruhen, wenn wir müde sind. Die Homöostase und das Immunsystem lösen ihre mehr oder weniger automatischen Aufgaben bei der Zellreparatur und der Verjüngung viel leichter, wenn wir ihnen aktiv dabei helfen.

Je länger wir in Gedanken verharren, desto schwieriger wird es, zurückzuschalten in die direkte Erfahrung des subjektiven emotionalen Augenblickes. Wie geschieht das? **Erfahrungsabhängige Gehirnentwicklung** gestattet Ihrer Wahrnehmung, sich ans Denken „zu gewöhnen" und nicht zu fühlen. Es braucht nicht sehr lange, bis sich dort eine spürbare Barriere vor die Rückkehr zur verkörperten Selbstwahrnehmung stellt. Ihre begriffliche Selbstwahrnehmung wird dafür eine praktische autobiografische Erzählung erfinden. So eine Geschichte, in der Sie sich überzeugen, dass Denken genügt, die Dinge zusammenzuhalten („Ich habe keine Zeit, einfach zu sitzen" oder „Lass' mich in Ruhe, ich komme allein zurecht" oder „Ich weiß, was ich tue"). Die Regulierung durch Gedanken tritt an die Stelle der Wahrnehmung für verkörperte Selbstregulation. Diese Gedanken werden mit den vorgestellten Gefahren des Seitenwechsels zur verkörperten Selbstwahrnehmung vermischt, so wie die chaotische Unsicherheit oder Angst, unser „echtes" Selbst zu fühlen.

Wie kommen wir zu uns selbst zurück? Wie finden wir den MPFC-Schalter, um unsere augenblicklichen verkörperten Zustände abzurufen? Erfahrungsabhängige Gehirnentwicklung prägt Gehirnbahnen in beiden Richtungen aus. Wieder und wieder müssen Sie üben, sich selbst zu finden, damit solche Bahnen wieder wachsen können. Sind Sie zu weit ins Land des sich Herausdenkens aus Situationen geraten, werden Sie Hilfe brauchen, um Ihr verkörpertes Selbst zu finden. Es braucht viel Zeit, Monate oder sogar Jahre. Neuronale Netzwerke wachsen nicht über Nacht. Erinnern Sie sich: Die Bahnen, die sich entwickelten, um Sie davon zu überzeugen, dass Sie alles durch Denken herausfinden können, brauchten Jahre, um zu wachsen. Genauso wird es mit den neuen sein, die Sie zu sich selbst zurückbringen.

4 Von uns selbst entfremdet: Verdrängung und Absorption

„(...) das Falsche Selbst gibt sich als echt aus, und die Betrachter neigen dazu, dieses für die wirkliche Person zu halten. In Lebensgemeinschaften, Arbeitsbeziehungen und Freundschaften beginnt das Falsche Selbst jedoch zu scheitern (...) Wobei das Echte Selbst bis zum Extrem verborgen bleibt." (Winnicott 1960, S. 142f.)

Joan, eine Berufstätige mittleren Alters, kam vor einigen Jahren als Klientin zu mir in meine Praxis zur Körperarbeit nach der Rosen-Methode. Sie bat um Körperarbeit wegen eines andauernden **abdominalen** Schmerzes, der keine klare Verbindung zu einer gastrointestinalen Störung hatte. Ihr Schmerz kam und ging seit Jahren. Sie konnte ihn zurück bis in ihre Kindheit verfolgen.

Endlose ärztliche Untersuchungen waren vorausgegangen, Fehldiagnosen wurden gestellt, und sie hatte einige Male einen Psychotherapeuten aufgesucht. Nichts davon hatte zu anhaltender Entlastung geführt.

Wie wir in diesem Kapitel sehen werden, formt die Unfähigkeit oder der Widerwille, auf ein Gefühl im subjektiven emotionalen Augenblick einzugehen, neuromotorische Bahnen. Als Folge davon wird unsere Fähigkeit, Körperzustände künftig in der Selbstwahrnehmung zu erreichen, unterdrückt. Hält dieses Verhalten zu lange an, vervielfältigen und verfestigen sich jene Bahnen. Unsere Muskeln spielen eine Rolle dabei, wie wir uns buchstäblich zusammenhalten. Sie wenden sich rigoros gegen unsere **Ergozeptoren** und **Propriozeptoren**, blockieren damit Empfindungen, die in unsere verkörperte Selbswahrnehmung gelangen könnten, und lenken so unsere Aufmerksamkeit auf die begriffliche Selbstwahrnehmung um.

Joan war körperlich sehr aktiv. Ihr Körper war muskulös und gepflegt und sie nahm regelmäßig an Marathons und anderen Langstreckenrennen teil. Sie hatte ein feenhaftes Gesicht. Joan lachte gern, wobei ihre dunklen Augen funkelten. Als wir uns das erste Mal trafen, umgab sie etwas Mysteriöses, was ich sowohl als faszinierend als auch als beunruhigend erlebte. Das Faszinierende an ihr machte mich neugierig, und ich vermutete, dass viele Menschen sich deswegen zu ihr hingezogen fühlten, nicht zuletzt wegen ihres Humors. Als Managerin eines mittelständischen Unternehmens, das Wander- und Outdoorbedarf verkaufte, war sie erfolgreich (Salt Lake City, die Stadt in der sie arbeitete, ist bekannt für seine Freizeitmöglichkeiten). Sie liebte ihren Beruf. Das Beunruhigende an Joan machte mich auf etwas aufmerksam, das dem Blick verborgen blieb. Es schien, als würden ihr Humor und alle ihre Aktivitäten sie von ihrer verkörperten Selbstwahrnehmung fernhalten.

Das einleitende Zitat dieses Kapitels stammt aus einer Arbeit von Donald Winnicott (1896–1971), einem Arzt und Psychoanalytiker aus London. Er ist einer der Autoren, die mein Denken am tiefsten beeinflusst haben. Für Winnicott war die verkörperte Selbstwahrnehmung die Basis des psychischen und körperlichen Wohlergehens. Er postulierte auch, dass sich die verkörperte Selbstwahrnehmung im Laufe der Zeit über nahe interpersonale Beziehungen, die in der Kindheit beginnen, entwickelt.

Nach Winnicott ist das **Echte Selbst** unsere verkörperte Selbstwahrnehmung. Sie ist die Fähigkeit, die uns erlaubt, bequem im Chaos des subjektiven emotionalen Augenblickes zu verweilen und dieses zu nutzen, um unsere begriffliche Selbstwahrnehmung zu informieren, zu überprüfen und zu aktualisieren. „Das Echte Selbst kommt aus der Lebendigkeit der Körpergewebe und dem Arbeiten der Körperfunktionen, einschließlich der Herzaktion und der Atmung" (Winnicott 1960, S. 148). Das **Falsche Selbst** ist unsere begriffliche Selbstwahrnehmung in einem Zustand, in dem wir von der regulierenden Rückversicherung der verkörperten Selbstwahrnehmung abgetrennt sind. Es ist die Geschichte, die wir über uns selbst erzählen. Diese stammt nicht aus der „Realität" und „Echtheit" unserer Empfindungen und Emotionen des subjektiven emotionalen Augenblickes, wenn „sich dort eine Dissoziation zwischen intellektueller Aktivität und psychosomatischer Existenz entwickelt" (1960, S. 144).

Winnicott nutzte das Datenmaterial seiner vielen Patienten, um zu zeigen, wie sich das Echte Selbst und das Falsche Selbst aus frühen Beziehungen mit wichtigen anderen Menschen entwickeln. Ein Kind wird das Wesen des subjektiven emotionalen Augenblickes erkennen, ehren und respektieren lernen, wenn die Eltern die inneren Erfahrungen und Emotionen ihres Kindes entsprechend als echt erkennen, ehren und respektieren. Echte Selbstentwicklung entsteht aus „höchst besonderen Vorgängen, die Liebe zwischen zwei unvollkommenen Menschen herausbildet" (Nussbaum 2003). Werden die Körperempfindungen und Emotionen des Kindes geleugnet, entwertet, ignoriert oder von den Eltern bestraft, so wird das Kind Strategien entwickeln, diese mit anderen nicht teilen zu müssen. Schlussendlich wird es völlig vermeiden, diese zu fühlen. Das Leben ist also chaotisch und unvorhersehbar und am besten bleiben wir im Fluss der Erfahrungen präsent.

Ich hatte den Eindruck, dass Joan nicht ihr Echtes Selbst war. Jedoch wusste ich nicht warum und wie, ich wusste nicht, was sie versteckte. Aber ich konnte spüren, dass etwas fehlte. Etwas, das von Humor, Geselligkeit und Muskelkraft zugedeckt wurde. Es wird in diesem Kapitel einen Fallbericht aus der frühen Behandlungsphase von Joan geben und in den folgenden Kapiteln werden spätere Phasen beleuchtet.

Es gibt viele Arten, das Echte Selbst zu verbergen, sie werden in diesem Kapitel diskutiert. Alle Formen der *Unterdrückung* des Erlebens und Ausdruckes von Emotionen, der Abtrennung interozeptiver Wahrnehmung und ganz allgemein das Leugnen und Dissoziieren von der eigenen verkörperten Selbstwahrnehmung sind hierin eingeschlossen. Manche Wege der Entfremdung von der verkörperten Selbstwahrnehmung können sich auch in gegensätzlicher Art und Weise zeigen. Hierbei fixiert sich die Person z. B. auf eine verkörperte Erfahrung in einer Weise, die sie ganz und gar *beschäftigt*. Zu solchen Wegen gehört die **Somatisierung**. Die Person fühlt sich geradezu von einem Körperzustand „verspeist“ und sieht diesen als eine Krankheit an. Einige Essstörungen gehen mit einer Überempfindlichkeit auf Verdauungsgefühle, zur Körpergröße und Körperform einher. Abhängigkeiten involvieren den Impuls, außer Kontrolle zu geraten. Dem einheitlichen Fokus der Absorption dieser Zustände mangelt es an einer breiteren und flexiblen Selbstwahrnehmung; einer Wahrnehmung, die „im Fluss bleibt“ und sich als dynamische und anpassungsfähige Form zur Veränderung auf wechselnde Umstände und Körperzustände hin bewegen kann.

4.1 Verdrängung und Ausdruck

Die Verdrängung unserer Gefühlswahrnehmung ist nicht immer schlecht für uns. Wir können nicht erwarten, auf jeden Antrieb hin zufriedenstellend zu handeln. Die Anforderungen des Lebens in einer von Gesetzen geregelten und sicheren Gesellschaft erfordern die Fähigkeit, uns täglich selbst zu regulieren. Unsere Neurophysiologie ist besonders gut für diese Aufgabe ausgelegt. Unser Nervensystem hat die außerordentliche Fähigkeit, uns tief in uns selbst hineinfühlen zu lassen, unsere Handlungen anzupassen, um die verkörperte Selbstwahrnehmung weiterzuentwickeln. Abgesehen davon verfügen wir über eine sehr große Fähigkeit, diesen Prozess zu kontrollieren und zu regulieren. So können wir störende Erfahrungen abbremsen, um uns an soziale und Umweltanforderungen anzupassen. Ein Zustand von psychischem und körperlichem Wohlergehen verlangt von uns, unsere Gefühle wenn notwendig zu verdrängen, um andererseits passende Gelegenheiten zu finden, sie freier ausdrücken zu können. Probleme entstehen nur dann, wenn Gefühle *unablässig* verdrängt werden.

In experimentellen Studien zur Verdrängung werden Menschen z. B. emotional erregende Videos gezeigt und sie dann aufgefordert, sich so zu verhalten, als fühlten sie nichts. Über die Aktivierung des sympathischen Nervensystems, dem Teil des **autonomen Nervensystems (ANS),** der auf Handlung und Verteidigung vorbereitet, resultiert ein solches Vorgehen immer in einer gesteigerten messbaren inneren Erregung. Während des Experimentes schwitzen die Probanden mehr, ihre Körpertemperatur, Herzfrequenz und ihr Blutdruck steigen. Außerdem kommt es zur Beeinträchtigung im Kurzzeitgedächtnis der Teilnehmer. Sie können sich weniger auf eine Liste von Worten, die sie später wiedergeben sollen, konzentrieren.

Von besonderem Interesse ist es, dass Menschen infolge dieser experimentell induzierten Phase der Verdrängung zerfahren und unfähig erscheinen, sich zu konzentrieren (Gross u. Levenson 1993; Polivy 1998; Richards u. Gross 1999). Sie vermeiden auch eher Erregung oder Schmerz (Cioffi u. Holloway 1993). Können Menschen ihre Aufmerksamkeit weniger interozeptiv bündeln und leichte unangenehme Stimuli schlechter tolerieren, kann also schon eine kurze Phase der Verdrängung zu weiterer Verdrängung führen.

Eine stärkere Aktivierung des sympathischen Nervensystems ist kurzfristig wichtig. Sie hilft uns, Herausforderungen anzunehmen und unsere Ressourcen zu mobilisieren. Können wir bald danach zu einem entspannten Zustand zurückkehren und erlauben wir unserem **parasympathischen Nervensystem,** unsere Herzfrequenz zu verlangsamen und unsere Körper abzukühlen, so wird sich durch die normale Erholung und Wiederherstellung unserer metabolischen Energiereserven unsere Fähigkeit, klar zu denken, wieder einstellen, und wir können Kontakt mit unserer verkörperten Selbstwahrnehmung aufnehmen. Dieses zeigt, wie wichtig **Ressourcen** in der Behandlung zur Förderung der verkörperten Selbstwahrnehmung sind, um damit ein Gefühl von Sicherheit und Entspannung abrufen zu können.

In einem anderen neurowissenschaftlichen Experiment wurde Männern erlaubt, ihre sexuelle Erregung zu fühlen und sich an ihr zu erfreuen, während sie erotische Videos anschauten. Ihr interozeptives neuronales Netzwerk war völlig aktiviert, einschließlich des anterioren cingulären Kortex (ACC; Motivation für Engagement und Genuss), des orbitofrontalen Kortex (OFC; Bewertung der Stimulation als vergnüglich oder nicht), der Insula (Integration interozeptiver Gefühle aus dem Körper) und des dorsolateralen präfrontalen Kortex (DLPFC; Arbeitsgedächtnis für das Erleben des subjektiven emotionalen Augenblicks).

In einem anderen Teil dieses Experimentes wurden dieselben Männer aufgefordert, ihre sexuelle Erregung bei der Betrachtung von Erotika *zu hemmen*. In diesem Zustand der Verdrängung gab es Aktivierung im DLPFC und im ACC, jedoch keine in den anderen Arealen des interozeptiven neuronalen Netzwerkes. Normalerweise besteht die Funktion des DLPFC darin, sensorische Repräsentationen im Arbeitsgedächtnis festzuhalten und damit die verkörperte Selbstwahrnehmung im subjektiven emotionalen Augenblick zu fördern. In diesem Fall jedoch war der DLPFC aktiv, um das Gefühl der *Hemmung* im interozeptiven neuronalen Netzwerk in das Arbeitsgedächtnis aufzunehmen, was zur Verdrängung der gefühlten sexuellen Erregung führte. Die Aktivierung des ACC lässt vermuten, dass es irgendeine Form der Motivation gibt, sich auf das erotische Material einzulassen, und einen Handlungsantrieb, der ebenso unterdrückt werden muss (Beauregard et al. 2001).

Festhalten: Unterdrückung unserer Handlungsimpulse

Die Aktivität im neuronalen Netzwerk der verkörperten Selbstwahrnehmung ist verknüpft mit der Aktivierung der prämotorischen und motorischen Areale, um efferente Signale zurück zum Körper zu senden und in Bewegung umzusetzen. Die Aktivierung im ACC veranlasst uns, uns so zu bewegen, wie wir uns fühlen. Ist an einer Stelle am Körper ein Juckreiz, möchte diese Stelle gekratzt werden. Dringt jemand in persönlichen Raum ein, will der betroffene Körper sich der Zudringlichkeit entziehen. Entsteht ein Glücksgefühl, so möchte ein Lächeln oder Lachen aufgehen und sich ausdrücken.

Was ist, wenn die Person, die ein interozeptives Gefühl erlebt, unfähig ist, ihre Bewegung an das Gefühl anzupassen? Das kann z. B. passieren, wenn jemand ein Baby hält und dabei von einer Biene gestochen wird. Auch wenn der Körper sich mit dem Stich beschäftigen „möchte", ist die erste Erwägung, das Baby sicher abzulegen. Ähnliches passiert immer dann, wenn Menschen in einem Klassenraum oder in einer Versammlung sitzen und einen Krampf oder Muskelspasmus verspüren, urinieren müssen, Kopfschmerzen haben, lachen oder gar laut schreien möchten. Höflichkeit und Anstand schreiben vor, still zu sitzen und es auszuhalten, dem Handlungsimpuls nicht folgen zu dürfen. Irgendwie wissen wir, wie wir das zu tun haben. Wie funktioniert das aber physiologisch?

Eine Antwort auf die Frage, was im Gehirn passiert, wenn Handlungsimpulse nicht umgesetzt werden können, wurde beinahe zufällig in Studien bildgebender Verfahren, die sich mit den Auswirkungen starker Schmerzen auf das Gehirn beschäftigten, gefunden. In einer Schmerzstudie näherte sich der Versuchsleiter mit einer Nadel einer Gummihand (s. Kap. 3.1, S. 82). Die Untersucher gingen davon aus, dass im Gehirn des Probanden die Areale für Emotionen, für das Körperschema und für Interozeption aktiviert würden, und sie fanden dies auch bestätigt. Außerdem bemerkten sie korrespondierende Aktivierungen im **supplementären motorischen Areal (SMA)**. Dieses Gehirnareal steht mit Handlungsvorbereitungen in Verbindung (s. Abb. 2-7, S. 51) (Ehrsson, Wiech et al. 2007).

Die Forscher folgerten, dass das SMA möglicherweise deshalb aktiviert wurde, weil sich die Probanden während des Experimentes nicht bewegen konnten. Normalerweise hätte der Proband die Hand oder den Arm vom schmerzhaften Reiz zurückgezogen. In Folgestudien verglichen die Forscher die Gehirnaktivität unter verschiedenen Bedingungen. Dem Probanden wurde in einem Fall erlaubt, die Hand von der sich nähernden Nadel wegzuziehen, im anderen Fall wurde verlangt, stillzuhalten. Sie fanden mehr Aktivität im SMA unter der letzten Bedingung (Ehrsson, Wiech et al. 2007). Die Aktivierung im SMA, im **cingulären motorischen Areal (CMA)**, das an den ACC grenzt, und im ACC selbst verstärkt sich bekanntermaßen, wenn die Person eine willkürliche Bewegung ausführen möchte (Cunnington et al. 2005); die Aktivierung reflektiert also die Antizipation dieser Bewegung.

Das CMA sitzt im mittleren Abschnitt des cingulären Kortex (auch cingulärer Gyrus genannt), gleich hinter dem ACC und genau unterhalb des SMA (s. Abb. 2-6, S. 50). Das CMA hat Verbindung zum SMA, zu den motorischen und posterioren parietalen Kortexbereichen darüber und zum Amygdala darunter. Im posterioren parietalen Kortex wird Information verschiedener Empfindungen integriert, wie des Sehens und der Propriozeption, um das Körperschema zu erstellen.

Das SMA und das CMA werden ebenfalls zusammen mit der Insula (Inselrinde), den posterior-parietalen und präfrontalen Arealen aktiviert, wenn Menschen Harndrang verspüren. Das lässt wiederum eine Verbindung vermuten zwischen diesen Arealen und dem Bewegungsdrang selbst bei geringerer Dringlichkeit, Bedrohung oder Ängstlichkeit (Kuhtz-Buschbeck et al. 2007). Ähnliche Ergebnisse wurden gefunden, wenn statt einer Nadel Hitze als Schmerzreiz angewandt wurde (Farrell et al. 2005; Kwan et al. 2000). Das CMA ist insbesondere aktiviert, wenn dem Bewegungsdrang eine Bedrohung zugrunde liegt, während das SMA bei den meisten anderen Formen der Bewegungsvorbereitung aktiviert ist. Das SMA spielt eine Rolle in der Vorbereitung von Aktionen und deren Kodierung, „ob solche Aktionen anschließend ausgeführt werden oder nicht". Das SMA „hält solche Pläne oder Repräsentationen zur Aktion vor dem Anstoß zur Bewegung bereit" (Cunnington et al. 2005, S. 651).

Wenn der Handlungsantrieb nicht umgesetzt werden kann, müssen die Repräsentationen im SMA irgendwohin „gehen". Die Aktivierung des SMA folgt den üblichen Nervenbahnen und veranlasst in den somatotopen Arealen des Motorkortex Aktivierung auf niedrigem Niveau. Über efferente Nervenbahnen bringt das der Reihe nach Kontraktionen auf niedrigem Niveau in den zugehörigen Skelettmuskeln hervor. Gibt es z. B. den Drang, jedoch keine Gelegenheit, zu urinieren, muss verhindert werden, dass Urin entweicht. Damit bleiben die Sphinktermuskeln, die den Fluss zurückhalten, auf niedrigem Niveau kontrahiert, gerade genug, um ein Malheur zu verhindern.

Bei der Unterdrückung von Bedürfnissen ist also neben dem Gehirn auch das neuromuskuläre System aktiviert, um das Bedürfnis aufzunehmen. Wird jemand bedroht und kann sich nicht zur Wehr setzen oder entkommen, spannen die möglicherweise voll aktivierten Skelettmuskeln der Arme, Beine und des Rumpfes stattdessen auf niedrigem Kontraktionsniveau an. Wenn Sie jemals eine Katze dabei beobachtet haben, wie sie sich anschleicht, um sich plötzlich auf ihre Beute zu stürzen, oder in gleicher Situation irgendein Tier einschließlich des Menschen, so bekommen Sie ein Gespür dafür, wie das aussieht oder sich anfühlt.

Mithilfe des neuromotorischen Systems können wir viele verschiedene Bedürfnisse verdrängen, wie den Antrieb, eine Emotion, Hunger, Durst, Schläfrigkeit oder sexuelle Erregung auszudrücken, ebenso können wir das Bedürfnis nach Ausscheidung, das Verlangen nach Nahrung, Trinken, Drogen, Besitz und Glücksspiel verdrängen. In einer Studie zur verkörperten Erfahrung von College-Studenten wurde herausgefunden, dass eine unbequeme Bedingung im Seminar, wie über lange Zeit stillsitzen, oder ein negatives emotionales Klima die Studenten von ihren Körpergefühlen ablenkte. Ein Student sagte:

„Es ist ein Abendseminar, und mir ist bewusst, dass ich hungrig bin. Mir ist bewusst, dass ich durstig bin. Ich huste viel mehr. (...) Viele Male jucken meine Ohren, und mir wird klar, dass ich mein Gesicht berühre, meinen Kopf und meine Ohren kratze. Oft plagt mich mein Hals und ich sitze da mit meiner Hand an meinem Hals. Ich bin viel zappeliger." (McClelland et al. 2002, S. 6)

Wie bei der Verdrängung von Gefühlen hat die Unterdrückung von Bedürfnissen Konsequenzen, das ist besonders dann der Fall, wenn das Bedürfnis unterdrückt werden muss und dies im Konflikt steht mit den eigenen Wünschen. Zusätzlich zur chronischen Muskelanspannung und möglichem Schmerz ergeben sich hieraus Gefühle von Unbehagen und Verlangen. Es folgen zerfahrene, gestörte Gedankengänge und zwanghafte Gedanken darüber, was einem verweigert wird. Außerdem verwandelt sich möglicherweise die Verdrängung in maßloses Verhalten wie bei der Esssucht oder einem anderen Suchtverhalten (s. unten) (Polivy 1998).

Opfer von körperlichem und sexuellem Missbrauch in der Kindheit oder krimineller Handlung können auf einen erlebten Angriff überhaupt nicht angemessen reagieren. Sie können nicht wegrennen, nicht schreien, sich nicht verstecken oder sich nicht wehren. Die unterdrückten Impulse erzeugen Erregung im sympathischen Nervensystem. Diese führt zu sanfter Anspannung in der Skelettmuskulatur mit mehr sympathischer Erregung. Dadurch wird möglicherweise das Netzwerk von Erregung und Anspannung für viele Jahre aufrechterhalten.

In Therapien zur Steigerung der Selbstwahrnehmung bei solcherart betroffenen Personen müssen wir mit der Wahrnehmung von Gedankenprozessen, verdrängten Emotionen und unterdrückten Körperbewegungen arbeiten, die sich in chronischer Muskelanspannung eingeschlossen haben. Das sehen wir in den Symptomen von Dougs verdrängter Wut in seiner Kindheit (s. Fallbericht 2-1 auf S. 30).

Verdrängung als kulturelles Erfordernis

Im Laufe der normalen Entwicklung lernen Kinder, Emotionen zu unterdrücken. Sie weinen weniger, sprechen leiser, ohne zu schreien, und zügeln ihre Begeisterung und Aufregung. Ganz allgemein fallen sie dadurch auf, dass sie ihren Ausdruck „sehr verringern“ (Holodynski 2004). Das Bedürfnis, die Unterdrückung von Impulsen und Emotionen zu lernen, scheint schon Jahrtausende alt zu sein. Die !Kung-Buschmänner sind eine Gruppe von Jägern und Sammlern, die in der Kalahari in Afrika leben. Die Kinder der !Kung werden rundum verwöhnt, als ob die verkörperte Selbstwahrnehmung die wichtigste frühe Lektion des Lebens ist (s. Kap. 1.1, S. 2). !Kung-Frauen tragen ihre Kinder so in einer Schlinge, dass die Säuglinge an ihrem Körper gehalten werden. Die Kinder werden nach Bedarf gestillt, manchmal bis zu 60 Mal in 24 Stunden.

Wenn für die Kinder die Zeit zum Abstillen kommt, wird von ihnen dennoch verlangt, die Kunst der Verdrängung zu erlernen. Nisa, eine !Kung-Frau, die in Zusammenarbeit mit einem Anthropologen eine Autobiografie schrieb, erinnerte sich an ihr eigenes Abstillen in dieser Weise:

„Als Mutter mit Kumsa schwanger war, schrie ich immer, nicht wahr? Eines Tages sagte ich, ‚Mami, lässt Du mich nicht ein wenig Milch haben? Bitte, lass mich saugen.‘ Sie schrie, ‚Mutter! Meine Brüste sind ein Scheißdreck! Scheißdreck! Ja, die Milch ist

wie Erbrochenes und riecht schrecklich. Du kannst sie nicht trinken. Wenn du es tust, machst du ‚igitt igitt' und übergibst dich.' Ich sagte, ‚Nein, ich übergebe mich nicht, ich werde nur saugen.' Aber sie lehnte ab und sagte, ‚Morgen wird dir Papa einen Hasen fangen, zum essen nur für dich.' Als ich das hörte, war mein Herz wieder glücklich." *(Shostak 1983, S. 53)*

Das Verlangen nach der Brust hätte hier durch einige andere Genüsse ersetzt werden können. Nichtsdestotrotz musste Nisa der alten Anforderung an ein Menschenkind ins Auge sehen, „heranzuwachsen" und „nicht mehr kindlich zu sein". Durch Unterdrückung ihrer Gefühle und Wünsche konnte sie sich so den sozialen Anforderungen anpassen.

Die ältesten schriftlich festgehaltenen Erzählungen menschlicher Erfahrungen legen sowohl die Notwendigkeit der Verdrängung und Selbstregulation in der Gesellschaft offen als auch die Notwendigkeit, Wege zur verkörperten Selbstwahrnehmung zu finden, um zu ihr zurückzukehren. In der Odyssee, dem Vorbild für jedes spätere Heldenepos, durchlitt Odysseus viele Prozesse, in denen er sein unmittelbares Verlangen bezwingen musste. Nur danach konnte er nach Hause zurückkehren, um seine Freuden als Vater und Ehemann zu genießen.

Den Menschen in Europa und in Amerika wird heutzutage beigebracht, dass Emotionen und der Körper weniger wert sind als das begriffliche Denken und die begriffliche Selbstwahrnehmung (s. Kap. 1.2, S. 9). Dieses Bedürfnis nach Verdrängung gerät in Konflikt mit dem kulturellen Wert der Unabhängigkeit. Es gilt als verboten, gerechtfertigte Wut zu zeigen, wenn die eigenen „unveräußerlichen Rechte" beschnitten werden (Fischer u. Jansz 1995). Eine aggressive Fahrweise wird gar als vernünftig und angemessen akzeptiert. Sogar dann, wenn ein Fahrer sich in einer Weise verhält, die selbstsüchtig oder arrogant erscheint und dadurch das wahrgenommene „Recht" auf Selbstäußerung eines erzürnten anderen Fahrers beschneidet. Dabei ist es gleichgültig, ob der Täter genauso fühlt und einen Zweikampf im Sinne von „Ich war zuerst hier" oder „Dir gehört die Straße nicht" herbeiführt.

In vielen asiatischen Kulturen wird die Unterdrückung offenkundigen emotionalen Ausdruckes als Zeichen von Reife und Stabilität angesehen. Autonomie bedeutet in vielen asiatischen Kulturen die Fähigkeit, sich selbst zu regulieren und sich gleichzeitig an die Gruppe anzupassen, mit ihren Anforderungen konform zu gehen und sich zu benehmen, wie es erwartet wird. Studien, in denen die Probanden aufgefordert werden, ihre Emotionen im Labor zu unterdrücken, wie zuvor beschrieben, lassen erkennen, dass Asiaten verglichen mit Nordamerikanern eine geringere Wahrscheinlichkeit haben, unter der übermäßigen Aktivierung sympathischer Erregung zu leiden (Butler et al. 2007).

Im Allgemeinen verdrängen wir, wenn wir das Bedürfnis verspüren, uns davor zu schützen, unsere Gefühle und Impulse gegenüber anderen zu offenbaren. Verdrängung ist dann die *Antwort auf irgendeine Art von wahrgenommener Bedrohung auf unsere Fähigkeit, im subjektiven emotionalen Augenblick zu verweilen.* Menschen mögen z. B. das Bedürfnis haben, zu weinen, fühlen aber, dass es in einer bestimmten sozialen Situation nicht erlaubt ist. Wenn dann trotzdem geweint wird, wird dieser Zustand nicht völlig im subjektiven emotionalen Augenblick erlebt. Es ist teilweise das Ergebnis momentaner sozialer Umstände und teilweise das Resultat davon, wie nahestehende Bezugspersonen auf das Weinen dieser Person als Kind reagiert haben.

Kasten 4-1: Weinen – Ausdruck oder Unterdrückung?

„Gutes Weinen ist stärkend, kreativ und reinigend. Es kann uns helfen, zu heilen und einen Sinn von Hoffnung wiederzuerlangen. Gutes Weinen ist dennoch paradox: Es geht um Schmerz und Erleichterung, Verzweiflung und Hoffnung, Verlust und Gewinn." (Nelson 2005, S. 104)

„Gutes" lebendiges Weinen ist tief mit den interozeptiven Empfindungen von warmen Tränen verbunden, mit verschwommener Sicht, einem Sinn von Verletzbarkeit, dem Gefühl von Erleichterung und den Emotionen wie oben erwähnt. Ein lebhaftes, gutes Weinen schwingt in seinem Klang und seiner Empfindung mit der verkörperten Selbstwahrnehmung und kann dadurch das homöostatische System des Körpers aktivieren. Dadurch kann optimale Körperfunktion wiederhergestellt werden.

Diese Art des Weinens wurde in experimentellen Studien nachgewiesen, bei denen es um die Aktivierung des **parasympathischen Nervensystems (PNS)** geht, des Teiles des autonomen Nervensystems (ANS), der Entspannungsreaktionen der inneren Organe stimuliert: Atmung und Herzfrequenz werden langsamer und die Verdauung kann ihre normale Funktion wieder aufnehmen. Das parasympathische Nervensystem regt die Tränendrüsen der Augen zur Tränensekretion an und stimuliert die Produktion von Speichel und Verdauungssäften (Ding et al. 2003). Bevor ein lebhaftes Weinen beginnt, kommt es aufgrund des wahrgenommenen Bedürfnisses, die Emotion zu unterdrücken, zu einem Anstieg der Aktivierung im **sympathischen Nervensystem** (Erregung). Ist das Bedürfnis, zu weinen, stärker als das Risiko der Gefühlsexposition, wechselt die sympathische Aktivierung hinüber zum parasympathischen Modus. Das Weinen kann sich dann zur rechten Zeit entfalten (Gross et al. 1994; Hendriks et al. 2007; Rottenberg et al. 2003).

Tränen, die mit lebhaftem Weinen aufkommen, haben eine andere Zusammensetzung als die Tränen, die normalerweise als Reaktion auf Irritationen, wie Staub, das Auge befeuchten. Emotional induzierte Tränen enthalten die Hormone Prolaktin, **adrenokortikotropes Hormon (ACTH)** und als Schmerzstiller das natürliche Opiat Leucin-Enkephalin. Prolaktin stimuliert bei Frauen die Milchsekretion und spielt auch eine Rolle in Gefühlen der sexuellen Befriedigung und in interpersonalen Beziehungen bei beiden Geschlechtern, ähnlich der von **Oxytozin**. ACTH ist ein Stresshormon und ein Vorläufer des Kortisol. Lebhaftes Weinen baut also toxische Stresshormone aus dem Körper ab und spült sie heraus. Dadurch setzt Beruhigung ein, es kommt zur Linderung der muskulären Anspannung, und mitfühlende Gefühle treten hervor (Sullivan et al. 1996; Walter 2006). Frauen produzieren mehr Prolaktin als Männer, was teilweise ihre Tendenz erklärt, öfter zu weinen.

Klinische Beobachtungen weisen darauf hin, dass lebhaftes Weinen und andere Formen der Entspannung während der Therapie manchmal von **Psychoperistaltik** begleitet wird. Damit sind unwillkürliche Entspannungsgeräusche aus dem Bauch, wie Gluckern oder Bauchgrummeln, gemeint. Diese Reaktionen sind nicht mit der Verdauung verwandt. Immer wenn sich der Bauch oder die Atmung entspannt und die Herzfrequenz sich verlangsamt, ist das ein Zeichen parasympathischer Aktivierung. Lebhaftes Weinen fördert die körperresonante begriffliche Selbstwahrnehmung. Sie informiert die Person darüber, was unter Umständen die Ursache der emotionalen Belastung gewesen war und ermöglicht dadurch eine emotionale Empfindung der Entlastung (Kennedy-Moore u. Watson 2001).

Lebhaftes Weinen ist eindeutig eine Form der verkörperten Selbstwahrnehmung im Augenblick des subjektiven emotionalen Erlebens. Nicht jedes Weinen wird jedoch vom Weinenden oder vom Zuhörer als gut erlebt. Man kann diese Unterschiede sogar bei Neugeborenen beobachten. Ein gutes, lebhaftes Neugeborenen-Weinen folgt beinahe sofort auf eine Irritation: Das Weinen entwickelt sich in eine intensive und höchst rhythmische Serie von Lautäußerungen und Körperbewegungen. Der Säugling beruhigt sich danach rasch. Andere Formen des kindlichen Weinens beginnen nicht sofort nach einer Irritation, sondern später, sie sind rhythmisch unregelmäßig, dauern viel länger und lassen sich weniger leicht beruhigen (Chen 1985).

In Tabelle 4-1 sind einige Formen des Weinens aufgelistet, die von Klinikern während Beratungs- und Therapiesitzungen identifiziert wurden. Unterdrücktes Weinen kann den Therapeuten auf ein früheres Trauma oder eine enttäuschende Erfahrung mit nahestehenden Bezugspersonen aufmerksam machen. Dramatisches Weinen z. B. kann sich als eine Strategie entwickeln, um Aufmerksamkeit von einem fernen oder nicht verfügbaren Elternteil zu bekommen. Auf der anderen Seite kann Weinen aus Protest gewohnheitsmäßig werden in den Fällen, in denen Eltern die Bedürfnisse des Kindes willentlich ignorieren oder auf das Kind mit Wut und Verbitterung reagieren.

Unterdrückte Formen des Ausdrucks wurden auch im Lächeln gefunden. Das sogenannte gefühlte Lächeln schließt das ganze Gesicht mit dem Anheben der Wangen und einem Kräuseln in den Augenwinkeln ein. „Falsches" Lächeln involviert hauptsächlich den Mund mit hochgezogenen Lippen, der Rest des Gesichtes „lächelt" nicht mit. Falsches Lächeln kommt in sozialen Situationen vor, in denen Höflichkeit oder Pietät verlangt wird (Ekman u. Friesen 1982).

Behandlungen der verkörperten Selbstwahrnehmung haben zum Ziel, Menschen dabei zu helfen, zu lernen, sich mit dem ganzen Spektrum der emotionalen Erfahrungen wohlzufühlen. Das schließt negative Emotionen wie Wut (s. Fallbericht 2-1 auf S. 30) und das Bedürfnis, lebhaft zu weinen, ein. Ein Klient in der Psychotherapie drückt es so aus:

Tab. 4-1 Symptome gehemmten oder unterdrückten Weinens (nach: Alexander 2003; Mills u. Wooster 1987; Nelson 2000; Rydé et al. 2007).

Art des Weinens	Merkmale	Reaktionen von anderen
„Gutes" Weinen	• verbunden mit der verkörperten Selbstwahrnehmung von Emotion und Interozeption • erholsam, reinigend, beruhigend, angefüllt • relativ kurz, leicht zu lindern • höchstwahrscheinlich mit Tränen	• Fürsorge • Zuneigung • Empathie
Weinen aus Protest	• intensiv, laut, schluchzend, wütend, hilflos, untröstlich • Erschöpfung • möglicherweise ungelöste Trauer oder Situationen, die als „zu viel" erlebt werden	• Teilnahmslosigkeit • Irritation • Schuldgefühl, das Gefühl, als schuldig angesehen zu werden, abgewiesen zu werden
Kindliches Weinen	• kindliches Klangbild und Verhalten (wie Beben der Lippen, Zittern) • eventuell ohne Tränen • repetitiv-stereotype Bewegungen • möglicherweise Verbindung zu kindlichem Bindungstrauma	• die Wahrnehmung, dass die Person unerreichbar, in sich „verloren" ist • das Gefühl, die Person nicht erreichen zu können, sich deshalb hilflos fühlen
Grundloses oder anhaltendes Weinen	• nicht durch irgendeinen ersichtlichen Gedanken oder ein Gefühl eingeleitet • kann in Beziehung stehen mit einer neurologischen Beeinträchtigung und mit einer psychiatrischen Krankheit wie Depression • möglicherweise nicht eingestandene Trauer oder unerfüllte Bindungsbedürfnisse	• Bestürzung • die Tendenz, eine Erklärung „zu finden", warum die Person weiter weint
Dramatisches Weinen	• nicht deutlich mit einer Emotion verbunden • bedürftig, ohne zu wissen, warum • sozial unangemessen • innerlich „totes" Gefühl • „narzisstisch" • mögliche Verbindung zu frühkindlicher Zurückweisung und dem Bedürfnis, zu agieren, um Aufmerksamkeit zu bekommen	• Einflussnehmen, um dem von der Person offensichtlichen Begehren nach Aufmerksamkeit auszuweichen mit dem Antrieb, die Person loswerden zu wollen

*„(Wenn) deine traurige Emotion dein Feind ist (...) reagierst du darauf mit Distanz, und dir geht es wie: ‚Ich will nicht weinen, ... Ich will davon weg' (...) (jedoch wenn) du dich mit deinen Emotionen anfreundest, dann ist es wie ‚Weinen ist okay'. (...) Es hat einfach diese wirklich erstaunliche Wirkung, wie nicht davonrennen zu wollen. Du bist nicht auf dich wütend, wenn du es tust. Du versuchst nicht, dich selbst zu stoppen, und versuchst nicht, dich zurückzuhalten. Es ist einfach, **wer du** in diesem Augenblick **bist**. (...) Ich bin glücklich, mit dem Weinen zu sein. Ist es doch das, was ich gerade jetzt tun muss." (Levitt et al. 2006, S. 321)*

Alexithymische Menschen (a = Mangel, lexi = Worte, thymisch = Stimmung, Emotion; Alexithymie = Gefühlsblindheit) können ihren emotionalen Zustand nur schwer erleben und benennen. Sie sind vielleicht nicht in der Lage, Herzjagen mit Aufregung in Verbindung zu bringen oder brennende Wangen mit Scham. Es ist nicht das Gleiche, sich seiner Gefühle bewusst zu sein, nicht gewillt zu sein oder nur widerstrebend über sie sprechen zu können; ein Muster, das oftmals Männer von Frauen unterscheidet. Alexithymiker scheinen nicht in der Lage zu sein, die inneren Empfindungen des Körpers vollkommen zu spüren, und sie tendieren dazu, sich auf konkrete Dinge außerhalb ihres Körpers, wie ihre Arbeit, zu konzentrieren (Sifneos 1973).

Die Verdrängung von Interozeption und Emotionen kann andere überraschende Formen annehmen. Anfänger beim Fallschirmspringen, die in einer Studie über Furcht und Ängstlichkeit beobachtet wurden, behaupteten oft, dass sie sich vor ihrem ersten Sprung völlig ruhig fühlten. Ein Neuling war allerdings erstaunt, seine Beine zittern und seine Knie aneinanderschlagen zu sehen, als er aufgefordert wurde, herunterzuschauen. Erfahrene Springer waren sich ihrer Körperzustände viel bewusster und akzeptierten die gespürte Angst, wodurch solche Gefühle vor ihren Sprüngen vorübergingen (Fenz u. Epstein 1967). Die Gefahr für die Sicherheit des Anfängers war zu groß, als dass diese Person ihr begegnen konnte.

Die Freud'sche psychoanalytische Theorie war eine unter den ersten, die **Abwehrmechanismen** erkannte und benannte; das sind Verdrängungsformen, mit deren Hilfe das für das Selbst Unangenehme und Bedrohliche vermieden werden. Es lassen sich bis zu 30 verschiedene Abwehrformen finden, wir wollen uns hier jedoch auf die Haupttypen Verleugnung, Unterdrückung, Intellektualisierung und Projektion (Lambie u. Marcel 2002) beschränken. **Verleugnung** meint die Verdrängung der Selbstwahrnehmung von möglicherweise schwierigen und schmerzhaften *Folgen* der eigenen verkörperten Erfahrung. Es ist eine Erfahrung, der man sich bewusst ist. Man kann beispielsweise, obwohl man sich verletzt und verlassen fühlt, zu sich selbst sagen, dass man „niemanden", der einem nahestehe, „brauche", und sowieso entschieden habe, eine langjährige Beziehung zu beenden. **Unterdrückung** meint das Zudecken des Gefühls selbst, sodass es nicht in die verkörperte Selbstwahrnehmung gelangt, wie Flirten aus Spaß, ohne eine eigentliche sexuelle Anziehung zu fühlen oder anzuerkennen.

Intellektualisierung und Projektion sind andere Formen unseres alten Freundes, der begrifflichen Selbstwahrnehmung. Werden sie aktiviert, lassen sie wenig oder keinen Raum für verkörperte Selbstwahrnehmung. Beide dieser Abwehrformen verwandeln das zugrunde liegende Gefühl in eine autobiografische Erzählung und reflektieren ein Falsches Selbst, ohne ehrlich die verkörperten Gefühle zu akzeptieren. **Intellektualisierung** meint eine Beurteilung oder Umdeutung, während bei der **Projektion** das Problem jemand anderem zugeschrieben wird. Zum Ersteren gehört beim Flirten das „Hallo, ich habe bloß Spaß", während zu Letzterem dieses gehört: „Es ist sein Fehler; er versucht, mich zu täuschen; ich bin bloß freundlich." Tabelle 4-2 fasst diese Abwehrmechanismen zusammen.

Tab. 4-2 Formen der Verdrängung (nach: Lambie u. Marcel 2002; Mendolia 2002).

Art der Verdrängung	Merkmale	Physiologie
Substitution verkörperter Erfahrungen mit begrifflichem Denken; wenig Kontakt mit verkörperter Selbstwahrnehmung	• Intellektualisierung und Projektion • bewertende und erklärende begriffliche Selbstwahrnehmung • Rechtfertigung, jedoch ohne Verbindung zu verkörperten Zuständen herzustellen	• DMPFC mit den Kortexarealen für Denken und Sprache, getrennt von direkten Körperempfindungen • gelegentlicher Zugang zu den interozeptiven und emotionalen Netzwerken über den VMPFC (s. Kap. 3.2, S. 88)
Aktive Unterdrückung durch geringe Muskelanspannung und sympathische Erregung; wenig Kontakt mit verkörperter Selbstwahrnehmung	• Abwehr als Leugnung • geringe Wahrnehmung der Anstrengung von Muskelanspannung, erhöhtem Blutdruck und Herzfrequenz, beeinträchtigter Darmfunktion, reduzierter Konzentrations- und Erinnerungsfähigkeit, jedoch ohne die Fähigkeit, die geleugneten Gefühle zu identifizieren	• DLPFC mit OFC aktiviert ACC, SMA, CMA und die kortikalen motorischen Areale zusammen mit dem Hypothalamus (ANS und Hormone), die den Körper in Alarmbereitschaft versetzen und Impulse zurückhalten
Aktive muskuläre und sympathische Erregung ohne verkörperte Selbstwahrnehmung	• Abwehr durch Unterdrückung • muskuläre und sympathische Erregung, aber weder diese Auswirkungen noch die unterdrückten Gefühle werden wahrgenommen bei jedoch möglicherweise Wahrnehmung von Schmerz oder Leiden	• wie oben

Kurioserweise haben solche verdrängenden Gedanken ihre ganz eigene Anziehungskraft. Diese Gedanken handeln für den Denker von den wichtigsten Dingen der Welt: Sie gewähren Schutz vor der bedrohlichen Welt. Wir können uns leicht in ausgedehnten Selbstrechtfertigungen verlieren, Gründe finden, uns selbst und unsere Interessen voranzubringen. Begriffliche Selbstwahrnehmung dient grundsätzlich der Bewahrung des Selbst. Dieser selbst-bewusste und selbst-fördernde Aspekt der begrifflichen Selbstwahrnehmung wird manchmal das „Ego" genannt.

Wenn es um ihre Körper geht, halten sich Menschen in sozialen Situationen oft zurück. Sie haben das Bedürfnis nach Selbstregulation und vermeiden es, mit anderen über Krankheiten zu sprechen. Menschen mit Migräne bezeichnen den Kopfschmerz als „es." „Warum passiert *es* jetzt?" Das schafft einerseits die Möglichkeit, die negativen Emotionen, die „das Anerkennende" eines solchen Zustandes umgeben, zu unterdrücken, andererseits ist es eine Form der Depersonalisation und Verdrängung. Die Forschung zeigt, dass die Anerkennung des Migränezustandes bei gleichzeitiger Aufmerksamkeitsschulung für die vorausgehende Muskelanspannung im Nacken und den Schultern mit der Verringerung von Schmerz und Stress einhergehen kann (Bakal 1999).

Der Geburtsschmerz kann in der gleichen Weise durch das Gewahrsein der interozeptiven Gefühle, die Muskelkontraktionen begleiten, reduziert werden. Zu Forschungszwecken wurde eine Gruppe von Frauen darin unterwiesen, die Empfindungen jeder Kontraktion im Entstehen und Vergehen zu fühlen. Diese wurde mit einer Gruppe verglichen, der Methoden zur Selbstablenkung von ihren Empfindungen beigebracht wurde. Die Frauen, die aufgefordert wurden, sich ihren Empfindungen in der verkörperten Selbstwahrnehmung zu widmen, berichteten über weniger Schmerzen als die Frauen in der Ablenkungsgruppe (Leventhal et al. 1989).

Konsequenzen der Langzeitverdrängung von Emotionen und Handlungen

Kurzfristig kann Verdrängung ein wirksames Mittel zur homöostatischen Selbstregulation sein. Diese Wirksamkeit bezieht sich auf die Alarmierung des Körpers für aktive Verteidigungs- und Schutzmaßnahmen gegen einen wahrgenommenen Stressfaktor. Langfristig allerdings ist das keine wirksame Strategie, und ihre fortdauernde Anwendung kann genau die Psychophysiologie untergraben, die normale Selbstregulation ermöglicht. Die gleichen Mechanismen, die kurzfristig Unterdrückung zulassen, bleiben dann langfristig „eingeschaltet": habituelle Aktivierung von Beurteilungs- und negativen Gedankenmustern, Überaktivierung des Hypothalamus. Diese führen zu hoher Erregung im Sympathikus und Anspannung der glatten Muskulatur sowie zur Unterdrückung von Impulsen im ACC und SMA mit persistierender Anspannung in der Skelettmuskulatur. Als Konsequenz solcher physiologischen Auswirkungen steht die Langzeitverdrängung in hohem Maße in Beziehung zu kardiovaskulären Erkrankungen, hohem

Blutdruck, gastrointestinalen Erkrankungen wie Kolitis und Geschwüren und respiratorischen Erkrankungen wie Asthma (King et al. 1973).

Viele Formen der **Myalgie** (myo = Muskel; algia = Schmerz) oder Muskelschwäche und Schmerzen können zurückgeführt werden auf anstrengende Arbeitsbedingungen, bei denen Menschen keine Bewegungsmöglichkeit haben, sich nicht auf sich selbst einstellen können und keine Gelegenheit haben, Ruhepausen einzuhalten. Stressbedingte Myalgie wird am ehesten durch sympathische Übererregung und Unterdrückung von Impulsen verursacht, anstatt durch bestimmte Verletzungen (Burns 2006a).

Die mit der Langzeitunterdrückung einhergehenden psychophysiologischen Prozesse haben eventuell Auswirkung auf die Immunfunktion und führen möglicherweise zu ernsthaften Autoimmunstörungen. **Neoplastische Krankheiten**, das Wachstum einiger Arten nichtmaligner und maligner Tumoren, wurden mit der Unterdrückung von Emotionen in Verbindung gebracht (Jamner et al. 1988; Kneier u. Temoshok 1984). Rheumatoide Arthritis, eine chronische Entzündung der Gelenke, ist eine Autoimmunstörung, die zum Teil mit der Nichtbeachtung von Körpersymptomen und Emotionen unter Stress zusammenhängt (Sifneos 1973).

Eine andere Autoimmunstörung ist die **Fibromyalgie**, bei der Skelettmuskelschmerzen nicht auf ein oder zwei Areale begrenzt sind, sondern sich über verschiedene Körperregionen hinweg verteilen. Bei diesem Erscheinungsbild finden sich hochempfindliche Stellen, die bei Berührung schmerzen, chronische Ermüdung, Schlafprobleme und negative Stimmung. Eine Studie über Frauen mit Fibromyalgie zeigte, dass sie deutlich höhere Werte im Vermeiden emotionalen Gefühlsausdruckes erreichen als Frauen ohne Erkrankung. Frauen mit Fibromyalgie stimmen eher Aussagen wie diesen zu: „Ich nehme mir nicht die Zeit, herauszufinden, was ich fühle", „Ich lasse meine Gefühle normalerweise nicht heraus" oder „Wenn ich denke, dass ich mich traurig fühlen werde, ändere ich meine Gedanken" (van Middendorp et al. 2008).

Psychische Langzeitwirkungen der Verdrängung fielen auch in Forschungsstudien auf: Verdrängung resultiert in höherem Maß in negativer Stimmung, einschließlich Ängstlichkeit und Depression und einem Gefühl von nachlassendem Wohlbefinden (Campbell-Sills et al. 2006). Häufig berichten Menschen, die gewohnheitsmäßig ihre Gefühle unterdrücken, wie die zuvor erwähnten Fallschirmspringer, von wenig Ängstlichkeit oder negativer Stimmung. Unter Versuchsbedingungen zeigen sie jedoch höhere Grade sympathischer Erregung (Herzfrequenz, Schwitzen, Muskelanspannung) verglichen mit Menschen, die nicht verdrängen und dann berichten, sich ängstlich zu fühlen (Gillath et al. 2005; Lambie u. Marcel 2002; Weinberger et al. 1979).

Als ob alles das nicht genug wäre: Menschen, die gewöhnlich ihre Emotionen und Gefühle unterdrücken, berichten von unbefriedigenderen interpersonalen Beziehungen. Das schließt weniger Übereinstimmung mit anderen ein und eine geringere Fähigkeit, beständige Beziehungen zu gestalten (Butler et al. 2003; Campbell-Sills et al. 2006). Die Gestaltung von Intimität in interpersonalen Beziehungen verlangt von den Beteiligten, offen über ihre Emotionen zu sprechen und auf die Emotionen ihrer Partner einzugehen. Konfliktvermeidung und geringe emotionale Offenheit in Ehen ist verbunden mit geringer Zufriedenheit in der Beziehung und ist einer der hervorstechenden Einflussfaktoren, die zu Scheidung führen (Gottman u. Levenson 1992). Vorzeitige Ejakulation bei Männern und Orgasmusstörungen bei Frauen korrelieren mit höheren Graden wahrgenommenen Stresses und geringerem Niveau emotionalen Ausdruckes und der Selbstwahrnehmung (Michetti et al. 2007; Seal u. Meston 2007). Dieses deutet an, dass offene und gesunde sexuelle Kommunikation ein Bewusstsein für und emotionales Engagement mit den eigenen Körperempfindungen verlangt. Wie diese Diskussion vielleicht erwarten lässt, bringt das Fühlen, das Ausdrücken und die Offenlegung von Emotionen und Körperempfindungen langfristig Vorteile. Auch wenn der Verdrängende daran glaubt, dass das Festhalten an Emotionen deren Intensität reduziert, so trifft tatsächlich das Gegenteil zu. Wie im Falle des lebhaften Weinens (s. Kasten 4-1, S. 100), so bringt das Offenlegen unserer Emotionen gegenüber anderen ein Gefühl von Erleichterung und Entspannung. Alle Muskeln, die mittels sympathischer Aktivierung angespannt sind, können sich entspannen, weil es nicht länger nötig ist, den Antrieb, zu weinen oder zu sprechen, zu unterdrücken (Kennedy-Moore u. Watson 2001). Dieses führt dauerhaft zu weniger Stress im kardiovaskulären und respiratorischen System (Pollatos u. Schandry 2008).

Ein anderer mit dem Gefühlsausdruck in Beziehung stehender Vorteil liegt darin, dass Erfahrung gesammelt wird mit dem Gefühlsausdruck und mit der Kommunikation über das eigene Fühlen. Dadurch wird es leichter, negative Emotionen und Schmerz zu tolerieren. Anstatt zu versuchen, sich selbst von einer negativen Stimmung zu befreien, kann man sie sogar genießen, indem man interozeptiv tiefer untersucht, was diese verursacht haben könnte. Dadurch wird letztlich die Regulation negativer Stimmungen unter die Selbstkontrolle gebracht.

Die Fähigkeit, sich emotionalen Zuständen im subjektiven emotionalen Augenblick „zu widmen“, erweitert die verkörperte Selbstwahrnehmung. Es schafft eine Gelegenheit, das Selbst ohne Beurteilung begrifflich zu reflektieren, zu verstehen und dabei bewusst in der Körpererfahrung zu verbleiben (Lischetzke u. Eid 2003). Ermöglicht wird diese Gelegenheit über die Verbindung zwischen dem dorsomedialen und ventromedialen präfrontalen Kortex (DMPFC, VMPFC; s. Abb. 3-2, S. 87).

Essstörung: ein bekanntes Symptom von Verdrängung

Essstörungen treten in den industrialisierten Nationen epidemisch auf. Der Aufstieg der Mittelklasse in Nordamerika, Europa, Indien, China und Japan hat offenbar übermäßigen Gebrauch und Missbrauch von Nahrung gefördert. Auf der einen Seite gibt es eine über das ganze Jahr verfügbare riesige Nahrungsvielfalt einschließlich stark behandelter Lebensmittel. Die Familien der Mittelkasse sind verstärktem Druck ausgesetzt, mehr zu arbeiten, um sich ihren Lebensstandard zu erhalten. Das führt zu weniger freier Zeit, wachsendem Vertrauen auf Fast Food und industriell behandelte Lebensmitteln mit hohem Gehalt an Salz, Zucker, Fetten und Kohlenhydraten (Lee 2007; Rosenbaum 2007).

Der Gebrauch von Haushaltsgeräten, Computern, Fernsehern und Videospielen führt dazu, dass sich die Erholung zunehmend nach drinnen verlagert hat und im Sitzen stattfindet. Dies hat den Effekt, den Körper und seine Empfindungen zu betäuben. Über die Medien werden verstärkt Vorstellungen zur idealen Körpergröße und Körperform verbreitet. Dieses führt zu Essstörungen, die mit Gewichtsverlust einhergehen. Andererseits schürt die von den Medien verbreitete Werbung das Verlangen nach potenziell ungesunden Nahrungsmitteln und kann so zur Fettleibigkeit beitragen. Dieser soziokulturelle Prozess ist besonders hart für Jugendliche und weltweit zeigt sich ein dramatischer Anstieg von Fettsucht bei Kindern und Essstörungen bei Jugendlichen. Fettsucht bei Kindern kann zu frühem Ausbrechen des Typ-2-Diabetes und zu kardiovaskulären Erkrankungen führen. Diese Faktoren können das Individuum zur Adipositas im Erwachsenenalter prädisponieren (Lee 2007; Rosenbaum 2007).

Für optimale Gesundheit und Verjüngung brauchen wir Bewegung, Ruhe und Zeit, um tief in uns hineinzufühlen, und wir brauchen sinnvollen, emotionalen menschlichen Kontakt. Unter Stress können diese „Bedürfnisse" jedoch leicht ignoriert werden. Allerdings müssen wir auch essen. Wenn man es mit verkörperter Selbstwahrnehmung tut, befriedigt Essen nicht nur den Hunger und die ernährungsphysiologischen Bedürfnisse, es kann zu einer höchst vergnüglichen und erfrischenden Erfahrung werden. Gestörte Essgewohnheiten entwickeln sich, wenn ohne verkörperte Selbstwahrnehmung gegessen wird.

Kasten 4-2: Slow Food

*„**Slow Food** ist eine gemeinnützige ökogastronomische Mitglieder-Organisation (...) die sich gegen Schnellkost und schnelles Leben, gegen das Verschwinden regionaler Ernährungstraditionen wendet. Menschen haben immer weniger Interesse an der Nahrung, die sie essen, sie interessieren sich immer weniger dafür, woher die Nahrung stammt, wie sie schmeckt und wie unsere Nahrungsauswahl den Rest der Welt beeinflusst. **Slow Food** richtet sich gegen diese Entwicklung (...) Durch die Wiedererweckung und Schulung ihrer Sinne hilft **Slow Food** den Menschen, die Freude am Essen wiederzuentdecken. Es gibt der Herkunft und Herstellung von Lebensmitteln wieder Bedeutung." (www.slowfood.com)*

Die Slow-Food-Bewegung gründete sich in den 1980er Jahren in Frankreich und Italien, Länder mit einer langen Geschichte einer wohlschmeckenden und gesunden Küche, hergestellt aus lokalen Produkten. Als sie dort den Aufstieg eines eher rasanten Lebensstiles und die Eröffnung amerikanischer Fast-Food-Restaurants miterlebten, suchten die Gründer nach einer Möglichkeit der Gegenbewegung. Die für diese Länder typischen gastronomischen Traditionen sollten durch „Geschmacksschulung", durch finanzielle Unterstützung für die regionale und natürliche Landwirtschaft und durch Lebensmittelverteilung bewahrt werden.

Wenn Sie einen rasanten Lebensstil führen und nur wenig Zeit für den Genuss beim Essen erübrigen können, könnten Sie denken, dass die Slow-Food-Bewegung ein Luxus für Menschen mit Zeit und Geld ist. Mitglieder von Slow Food glauben, dass ihr Ansatz Teil des täglichen Lebens für alle sein sollte, nicht nur für die Teile der Gesellschaft mit viel Freizeit.

Lassen Sie uns die Nahrungskette in der verkörperten Selbstwahrnehmung verfolgen. Der Anbau von Nahrung verlangt Arbeit und bedeutet, den Launen klimatischer Schwankungen ausgesetzt zu sein. Wie würde es sich anfühlen, früh aufzustehen und vor dem Frühstück die Tiere zu versorgen? Was ist, wenn es kalt ist und verschneit oder heiß und feucht? Wie fühlt sich die Erschöpfung der Landarbeit an, sinnlos oder befriedigend? Wie verhalten Sie sich zu den Insekten und Vögeln, die an Ihrer Ernte teilhaben wollen? Denken Sie an das verdrießliche Leben der Tiere, die an Krankheiten sterben oder erbeutet werden, an Trockenheit oder Überschwemmungen, an niedrige Preise, die für Ihre Produkte bezahlt werden, an den Anstieg der Kosten für Treibstoff etc.

Wer erledigt die Versand- und Vertriebsarbeit der Nahrungsmittel? Machen sie sich Gedanken um die Produkte in ihren Warenhäusern, Lastwagen, Eisenbahnwaggons und Flugzeugen? Sind die Lebensmittelhändler in den Märkten stolz auf die Produkte und deren Auslage? Haben sie eine persönliche Beziehung zu ihren Kunden? Entscheiden sie sich, Produkte zu verkaufen, die das Leben von Menschen nähren und bereichern?

Wie gehen Sie beim Lebensmitteleinkauf vor? Suchen Sie nach etwas Vorbereitetem, Leichtem, Schnellem und Billigem? Kaufen Sie die Lebensmittel hastig ein? Wenn Sie sich ein paar Extraminuten nehmen, können Sie auf dem Markt eine wunderbare Erfahrung der Sinne erleben und später zuhause bei der Zubereitung der Nahrung. Frische Früchte und Gemüse gibt es in einer großen Vielfalt von Farben, Geschmacksrichtungen, Strukturen und Gerüchen. Gelingt es Ihnen, Ihre Auswahl durch alle Ihre Sinne leiten zu lassen, nicht bloß durch Ihren ökonomischen Sinn für den Wert oder ihre begrifflichen Gedanken über das, was am einfachsten erscheint? (Pollan 2008).

Der Einkauf und die Zubereitung von Lebensmitteln mit verkörperter Selbstwahrnehmung kann stärkend sein: das Zen des Einkaufens und Zerkleinerns (shopping and chopping). Sie müssen essen, stimmt's? Vielleicht haben Sie keine Zeit, zu meditieren oder sich zu bewegen oder für eine Massage. Sie können jedoch diese Notwendigkeit, zu essen, nutzen, um sich an Ihren Körper und Ihre Sinne zu erinnern. Diese Verbindung zur und durch die Nahrung kann sich ausweiten, wenn Sie die Nahrungssuche, das Kochen und Essen mit Freunden und Familie teilen. Nahrung bringt Menschen zusammen wie sonst kaum etwas, insbesondere wenn sich Ihr Leben ansonsten abseits von Menschen abspielt, die Sie schätzen. Die Forschung zeigt, dass regelmäßiges Essen mit der Familie die Gesundheit der Kinder und deren soziale und kognitive Entwicklung fördert. Das „Geheimnis" liegt darin, in der gemeinsamen Aktivität des langsamen Essens von anderen wahrgenommen zu werden (Fiese u. Schwartz 2008).

> Wie alle Formen der verkörperten Selbstwahrnehmung im subjektiven emotionalen Augenblick wird das Praktizieren von Slow Food Ihre Sinne mit Freude und Bestimmung nähren und Kaskaden von stimmungsaufhellenden Neurotransmittern und Hormonen durch Ihr System schicken. Was zunächst als eine nicht notwendige Unterbrechung von Ihren Pflichten erscheint, wird Ihre Batterien aufladen. So können Sie mit mehr Energie und Begeisterung zur Arbeit zurückkehren.

Für die enormen epidemisch auftretenden Essstörungen gibt es keine einfache Lösung. Diese liegt jenseits der Kontrolle des Einzelnen, und es werden über einen langen Zeitraum groß angelegte öffentliche Gesundheitsanstrengungen nötig sein, um in der Situation zu vermitteln. Menschen brauchen Zugang zu sicheren Spiel- und Erholungsbereichen in der Schule, am Arbeitsplatz und in der Gemeinde. Kommunen können für Fußwege, Fahrradwege und mehr öffentliche Verkehrsmittel sorgen, die zum Spazierengehen ermuntern, und Stadtteile gestalten, in denen Geschäfte und Fußgängerstraßen in Wohngebieten verteilt sind. Regierungen brauchen bessere Standards für die Nahrungsmittelhersteller, die ungesunde Inhaltsstoffe reglementieren, und in Schulen, am Arbeitsplatz, in Geschäften und Restaurants sollte es gesündere Lebensmittel geben. Wir können auf wachsende medizinische Versuche einschließlich medikamentöser und chirurgischer Gewichtsreduktion gefasst sein (Lee 2007).

Diese Ansätze sind wichtig. Leider funktionieren sie, indem sie die Menschen vor sich selbst schützen, so als ob der Mensch sein eigener Feind wäre. In Ergänzung zu dem, was die Gemeinschaft tun kann, können die Methoden der verkörperten Selbstwahrnehmung das Verhältnis des Menschen zur Nahrung verändern. Gemeint ist dessen verkörperte Selbstwahrnehmung im Verhältnis zum Nahrungskonsum und der Einsatz der Nahrung als Stressregulator. Bei Essstörungen wird Nahrung eingesetzt, um unterschwellige Emotionen und Stresspegel zu verdrängen. Es gibt zwei grundsätzliche Strategien: entweder zu viel oder zu wenig zu essen.

Die, die zu wenig essen, sind mehr auf das äußere Image des idealen Körpers konzentriert oder sie verhalten sich gemäß den Erwartungen der Peergroup (Hart u. Kenny 1997). Sie sind ganz beherrscht von dem Gedanken, wegen ihres Aussehens negativ beurteilt werden zu können. Der Leistungsstress hemmt ihre eigene verkörperte Selbstwahrnehmung (Beales u. Dolton 2000; Gilbert u. Meyer 2005; Mann u. Ward 2004). Im Falle der Anorexia nervosa oder Magersucht (Selbstentkräftung) kann zu wenig essen chronisch werden. Magersüchtige Teenager zeigen das typische Profil emotionaler Verdrängung bei höheren Erregungsniveaus im sympathischen Nervensystem des Körpers mit wenig oder keiner Wahrnehmung ihres interozeptiven Zustandes (Zonnevylle-Bender et al. 2005).

Die Menschen, die zu viel essen, konzentrieren sich auf die Nahrung selbst. Egal in welcher Form ihnen Nahrung verfügbar ist, schwelgen sie wahrscheinlich in deren Verzehr. Sie unterdrücken die interozeptive Wahrnehmung, die für die homöostatische Regulation der Nahrungsaufnahme erforderlich ist. Hierzu gehört das Sättigungsgefühl, die Wahrnehmung gastrointestinalen Unwohlseins oder einer Magenverstimmung (Spoor et al. 2005). Personen, die unter Adipositas leiden, sind im Vergleich zu anderen – möglicherweise infolge einer genetisch bedingten Beeinträchtigung der Dopaminrezeptoren im Gehirn – weniger in der Lage, angenehme Geschmacksempfindungen der Nahrung wahrzunehmen. Daraus ergibt sich ein übermäßiger Genuss fett- und zuckerreicher Nahrung, um sich zufrieden fühlen zu können (Stice 2008). Die Nahrungsaufnahme in Mengen, die die Verarbeitungskapazität des Körpers übertrifft, ist als **Esssucht** bekannt. Esssucht wurde mit Lebensbelastungen in Verbindung gebracht, die in einem großen Teil der Bevölkerung mit der Verdrängung von Interozeption, Emotion und negativer Stimmung gekoppelt sind. Dieses wurde in vielen verschiedenen Forschungsstudien belegt (Barker et al. 2006; Kessler et al. 2006; Talleyrand 2006; Wheeler et al. 2005).

Aus der Perspektive der Verdrängung der verkörperten Selbstwahrnehmung ähneln sich die Fälle von zu geringer oder vermehrter Nahrungsaufnahme stark. Beide Gruppen lassen ihr Verhalten von äußeren statt von inneren Zeichen bestimmen. Veränderungen der peripheren Rezeptoren des homöostatischen Körpersystems mit deren besonderen interozeptiven Zuständen werden durch zu viel essen oder halb verhungern bewirkt. Diese Veränderungen verursachen dann eventuell das Gefühl von Ermüdung oder Anregung, Depression oder Ängstlichkeit. Klinische Fallberichte machen deutlich, dass diese interozeptiven Zustände die zugrunde liegenden Gefühle von Einsamkeit, Verlust und Trauma unterdrücken. Es stellt sich ein „Hochgefühl" über die Nahrung oder über die Entkräftung ein, das wie ein Schmerzmittel wirkt (Goodsitt 1983; Harrington et al. 2006).

Heranwachsende mit höheren Stresslevels nehmen mehr fettreiche Nahrung, weniger Gemüse, mehr ungesunde Snacks zu sich, und sie lassen das Frühstück ausfallen (Cartwright et al. 2003).

Frauen sind besonders vulnerabel, was die Wirkungen des Körperbildes auf ihr Essverhalten angeht. Wird Männern und Frauen ein Trugbild präsentiert, bei dem ihre Körpergröße scheinbar verändert ist, zeigen Frauen eher Aktivierung in den interozeptiven und emotionalen Arealen des Gehirns (Kurosaki et al. 2006). Das deutet auf starke emotionale Reaktionen bei den Frauen hin, auch wenn sie wussten, dass es sich bei der Veränderung ihres Aussehens um eine vorübergehende Illusion handelte. Frauen, die gern mehr essen, bestellten in einer Untersuchung in einem Restaurant im Vergleich zu Frauen ohne diese Neigung eher eine Nachspeise nach einer sättigenden gemeinsamen Mahlzeit, wenn zuvor auch andere in der Gruppe nach einem Dessert verlangten (Antoniazzi et al. 2005). Zur Unzufriedenheit mit dem Körper und der Essstörung kommt bei Frauen oftmals eine begleitende Depression hinzu (Stice u. Bearman 2001).

Jungen Mädchen im Alter von 5 Jahren wurden im Experiment dünne Barbiepuppen und Bilder von dünnen Frauen in den Medien gezeigt. Es zeigte sich, dass sie eher Äußerungen zustimmten, die Unzufriedenheit mit ihrem eigenen Körper ausdrückten (Dittmar et al. 2000; Dohnt u. Tiggemann 2006). In der

Adoleszenz kann sich die Unzufriedenheit mit dem Körper verstärken oder nachlassen. Das ist abhängig davon, ob sich die Peergroup und die Familie an äußeren Idealen und Kritik orientiert oder ein persönliches Gefühl des Wohlergehens durch verkörperte Wahrnehmung unterstützt (Clark u. Tiggemann 2006; Davison u. Birch 2002; Jones 2004; McKinley 1999; Stice u. Whitenton 2002).

Bei einigen Formen der Esssucht wird der unterdrückte Impuls, zu essen, reflektiert von dem Bestreben, abzunehmen, um anderen zu gefallen. Diese Personen haben nicht nur das normale Nahrungsbedürfnis unterdrückt. Sie haben auch die negativen Emotionen verdrängt, die ausgelöst werden durch hohe Ansprüche, die andere an sie stellen (Blackburn et al. 2006; Heatherton u. Baumeister 1991). Das gleiche Bild vom weiblichen Magerheitsideal und von Essstörungen wurde sogar in Japan gefunden, obwohl die Menschen dort ohnehin dünner sind als im Westen (Nishizawa et al. 2003).

Frauen sind abgesehen von den Körperaspekten ihres Gewichtes und Umfanges auch verwundbar für negative Gefühle und andere Vorstellungen, die ihren Körper betreffen. Trainieren Frauen vor einem Spiegel, so haben sie beispielsweise weniger positives Empfinden über sich selbst und kompensieren schlichtweg jede Stimmungsverbesserung, die sie zuvor durch Übungsgewinn erreicht hatten (Martin-Ginis et al. 2003). Frauen, die weniger zufrieden mit ihrer Brustgröße, der Attraktivität ihres Gesichtes und ihrem Sexappeal sind, äußern ihre Meinung eher weniger in der Öffentlichkeit. Sie haben weniger Vertrauen in ihre Fähigkeit, erfolgreich zu sein, fühlen sich gehemmt und schämen sich mehr für ihren Körper. Sie fühlen sich auch weniger befriedigt in ihren sexuellen Beziehungen und setzen ihre eigenen sexuellen Bedürfnisse weniger durch (Arndt u. Goldenberg 2004; Harter et al. 1997; Koff u. Benavage 1998; Nezlek 1999; Wiederman 2000). Diese Ergebnisse stehen übrigens in keinem Zusammenhang damit, wie die Frau auf andere wirkt, sondern nur in Zusammenhang mit ihrem Selbstwertgefühl.

Behandlungen der verkörperten Selbstwahrnehmung bei Essstörungen

Angesichts der Verbindung zwischen Essstörungen, Sorgen um das Körperbild und Mangel an interozeptiver Selbstwahrnehmung könnte man denken, es wäre hilfreich, die Selbstwahrnehmung von Körpersensationen und Emotionen rund um die Probleme mit der Körpergröße, Körperform und Nahrungsaufnahme zu fördern. Das ist in der Tat der Fall. Kognitiv-emotionale Verhaltenstherapie (CEBT) hilft Menschen, sich erfolgreich ihres Essverhaltens bewusst zu werden. Sie können zu der Erkenntnis gelangen, dass ihr Verhalten damit zusammenhängt, dass sie eine Emotion unterdrücken, die sie nicht fühlen wollen. Die Behandlung konzentriert sich dabei auf das Führen eines Tagebuchs über Gefühlszustände vor Fressattacken, Nahrungsvermeidung oder vor dem Gebrauch von Abführmitteln. Die Betonung liegt hierbei sowohl auf der auslösenden Emotion (z. B. Traurigkeit) als auch auf den Gründen, warum diese nicht gefühlt werden mag. Dazu gehört die Befürchtung, die Kontrolle über sich zu verlieren, oder der

Gedanke, dass es sozial nicht akzeptabel ist, Emotionen zu offenbaren (Corstorphine 2006).

In Untersuchungen mit Menschen, die glaubten, sie seien zu dick oder zu dünn – das sind Formen von **Dysmorphophobia** (dys = Störung, morph = Form, phobia = Angst) –, wurden Spiegelbilder oder Videobilder von ihnen genutzt. Der Prozess der Reinterpretation ließ sich in diesen Fällen einleiten über die Frage, wie und warum sie ihr Körperschema verformen ließen (Delinsky u. Wilson 2006; Garner u. Garfinkel 1981–1982). Ein Klient sagte: „Wenn ich versuche, meine eigenen Dimensionen abzuschätzen, geht es mir wie einer farbenblinden Person, die versucht, ihre eigene Kleidung aufeinander abzustimmen. Ich werde mich auf objektive Daten oder eine Vertrauensperson verlassen müssen, die meine tatsächlichen Körpermaße ermittelt" (Garner et al. 1981, S. 279). Alle psychotherapeutischen Ansätze, die dem Klienten helfen, sich mehr über die Verbindung zwischen Emotionsverdrängung und Essverhalten bewusst zu werden, waren erfolgreich (Goodsitt 1983; Harrington et al. 2006; Sella 2003).

Die **somatische Psychotherapie** (auch **Körperpsychotherapie** genannt) fokussiert ebenso auf die Förderung der verkörperten Selbstwahrnehmung. Die Therapeuten machen ihre Klienten aufmerksam sowohl auf ihre Körperhaltungen, Gesten, muskulären Haltungsmuster und deren Anspannungen, ihre Bewegungsmuster und Bewegungseinschränkungen, ihren Atem als auch auf andere Körperrhythmen und Formen der Unterdrückung von Emotionen und Empfindungen. Ein somatisch-psychotherapeutisches Vorgehen bei der Behandlung von Essstörungen beginnt damit, dass der Klient sein gestörtes Körperschema, die unterdrückte Interozeption und Emotion wahrnimmt. Es beginnt mit dem Gefühl, verloren, leer und ohne Form zu sein.

Fallbericht 4-1: Somatische Psychotherapie der Essstörung bei Jennifer[1]

Jennifer war eine College-Studentin im höheren Semester. Sie litt seit vier Jahren an Esssucht und Gebrauch von Abführmitteln. Bei Behandlungsbeginn war sich Jennifer bewusst, dass sie zu Nahrung griff, wenn sie sich depressiv fühlte. Sie wusste auch, dass unkontrolliertes Essen von einem Gefühl der Ängstlichkeit und der schnellen Nahrungsaufnahme begleitet war. Das resultierte in Magenkrämpfen mit der Empfindung, sich „fett" zu fühlen, was wiederum zu sofortigem Abführen führte.

Immerhin war Jennifer in der glücklichen Lage, schon über viel Selbstwahrnehmung zu verfügen. Das erlaubte dem Therapeuten, die Wahrnehmung ihrer interozeptiven und emotionalen Zustände weiterentwickeln zu helfen und diese mit den Arbeitsfunktionen und der realistischeren Einschätzung der Erscheinung ihres Körpers zu verknüpfen. Mithilfe des Therapeuten begann Jennifer, sich detaillierter ihrer Gefühle und Empfindungen während des unkontrollierten Essens und Abführens bewusst zu werden.

1 Dieser Fallbericht wurde von Krueger übernommen und adaptiert (1989, S. 80ff.).

Zunächst entdeckte sie Folgendes: „Als ich mich als Mädchen leer und einsam fühlte, wünschte ich mir, dass mir etwas wirklich Schlechtes zustoßen solle, sodass ich einen echten Grund haben würde, mich wirklich schrecklich zu fühlen." Wochen später sagte sie: „Wenn ich neuerdings unkontrolliert esse und mich fett fühle und meinen geblähten Bauch sehe, dann fühle ich mich deswegen schlecht. Das habe ich verursacht." Hierbei entdeckte sie, dass sie die Erinnerung an die elterliche Kritik in ihrer Kindheit unterdrückt hatte, etwas, was sie als Kind nicht verstehen und nicht kontrollieren konnte. Als Erwachsene ersetzte sie es durch etwas Ähnliches, das sie nun jedoch kontrollieren konnte.

Später wurde Jennifer immer selbst-bewusster hinsichtlich dieses Themas: „Ich fühle mich hilflos, wertlos, weil ich nicht kontrollieren kann, wie jemand auf mich reagiert. Unkontrolliertes Essen bringt mich zurück zu meinem Körper, zunächst auf destruktive Weise. Es ist ein Ersatz für die Dinge, die ich nicht bekomme und mir doch wünsche." Und dann: „Ich kann mich wenigstens für eine Weile in ein besseres Gefühl hineinessen. Danach ist es so wie vorher, ich bin unglücklich." Sie verstand nun den Grund für den von ihr geschaffenen unbehaglichen Körperzustand und hatte ein Gefühl von Wertlosigkeit, weil sie nicht kontrollieren konnte, wie ihre Eltern ihr begegneten.

Ihr Therapeut stellte heraus, dass Jennifer jetzt selbst diejenige war, die ihr eigenes Elend kontrollierte. Jennifer entgegnete: „Immerhin habe ich Kontrolle über irgendetwas." Jennifer begann auch, zu erkennen, wie unkontrolliertes Essen und Abführen ihre Ängstlichkeit beruhigt und sie sich „verlangsamt", „ausgeblendet" und ermüdet fühlen lässt, sodass sie nicht darüber nachdenken muss, wie schlecht sie sich fühlt. Schlussendlich trat sie in den *Bereich des subjektiven emotionalen Augenblickes ein und identifizierte ihre Körperzustände im Verhältnis zum Essverhalten.* Diese Wahrnehmung war wesentlich weiterentwickelt als ihr früheres Gefühl von Ängstlichkeit und Bauchschmerzen.

Diese neue Wahrnehmung war nicht die magische Heilmethode, nach der Jennifer gesucht hatte. Ihr Therapeut begann, ihr dabei zu helfen, ihre „Ausblendzustände" zu sehen; dass diese ein Weg waren, keine Verantwortung zu übernehmen. Von dort half er ihr weiter zur begrifflichen Selbstwahrnehmung, um herauszufinden, inwieweit sie ihr unkontrolliertes Essen zur Selbstberuhigung gebraucht hatte. Hierdurch öffnete sich ihr Bewusstsein für die Bedeutung der Verbindungen zwischen der Wahrnehmung ihres Körperschemas, zu ihren Emotionen, sich wertlos zu fühlen, und zu den Körpersensationen des unkontrollierten Essens und Abführens. Diese mit therapeutischer Unterstützung gewachsenen Bewusstseinskeime und letztendlich die erreichte Fähigkeit, Gefühle der Hilflosigkeit und Einsamkeit im subjektiven emotionalen Augenblick zu tolerieren, halfen ihr, eine gesunde und befriedigende Beziehung zur Nahrung und zu ihrem Körper wiederherzustellen.

Und schließlich: Nichtpsychotherapeutische Methoden können einen gewissen Erfolg verzeichnen, wenn sie die Förderung von verkörperter Selbstwahrnehmung nutzen. In einer Studie wurden junge Frauen mit einer Essstörung stichprobenweise einer von drei Gruppen zugewiesen: einer Yoga-Gruppe, einer Aerobic-Gruppe und einer Kontrollgruppe ohne Yoga oder Aerobic. Die Yoga-Methode, die sich auf die Selbstwahrnehmung bei Bewegungen und Meditationen konzentrierte, war am erfolgreichsten, wenn sie dabei auf Folgendes fokussierte: auf die Förderung einer realistischeren Einschätzung des Körperschemas (Größe, Form, Attraktivität), auf die Zufriedenheit mit dem eigenen Körper und auf die Reduzierung der Symptome der Essstörung. Bewegung allein, trotz ihres lange nachgewiesenen Nutzens für die Gesundheit, reichte nicht aus, um Verhalten zu ändern. Beim Yoga werden Menschen ermuntert, auf ihren Atem, ihre Muskeldehnung, Körperposition, auf Schmerz und Emotionen zu achten. Auf diese Weise wird sowohl die interozeptive Selbstwahrnehmung als auch die Wahrnehmung im Körperschema gefördert (Daubenmier 2005).

4.2 Normale und pathologische Absorption

Eine Methode der Verdrängung ist Ablenkung. Hierbei wendet sich der Fokus der Aufmerksamkeit von einem nicht gewünschten Gefühl hin zu einem anderen Gefühl, das eher von der Person kontrolliert werden kann. Bei Essstörungen ersetzen die Körperempfindungen bei Fressanfällen, beim Abführen oder Hungern, also die Körperempfindungen, die der Kontrolle der Person unterliegen – satt, weggetreten, „betrunken" oder lethargisch –, die nichtgewünschten und unkontrollierten Gefühle, wie Einsamkeit und Verlassenheit. Was als Verdrängung einer verkörperten Form von Wahrnehmung begann, entwickelt sich so zu einer totalen Absorption in eine andere.

Während normaler Achtsamkeitszustände gibt es einen zentralen Fokus. Dabei nimmt man in der Peripherie wahr, welche anderen Zustände und Ereignisse zur selben Zeit stattfinden. Die visuelle Aufmerksamkeit beinhaltet fokale und periphere Elemente, sodass man die Aufmerksamkeit leicht auf einen neuen Fokus in der Peripherie verlagern kann. In der **Absorption** wird die Aufmerksamkeit überhöht und verstärkt mit dem Gefühl, sich „zu verlieren" und von der Erfahrung „völlig in Anspruch genommen zu sein", sodass die Peripherie ausgeschaltet ist. In diesem Kapitel werden wir vier Formen der Absorption besprechen: die **normale Absorption**, die **pathologische Dissoziation**, das **Grübeln** und die **Abhängigkeit**. Sie sind in Tabelle 4-3 zusammengefasst.

Normale Absorption

Stellen Sie sich vor, Sie sind völlig von einer Aktivität, die Sie lieben, in Anspruch genommen. Das kann Musik hören oder Musik machen sein, einem Sport zuschauen oder diesen ausüben, im Garten arbeiten, ein gutes Buch lesen, mit einem Kind spielen, einen Film ansehen, eine religiöse Erfahrung, eine romantische oder sexuelle Begegnung erleben. In der **normalen Absorption** wird Ihre Aufmerksamkeit von einer Aktivität ganz gefangen genommen. Sie verlieren

Tab. 4-3 Formen der Absorption.

Art der Absorption	Merkmale	Physiologie
Normal	• ein Gefühl von Lust oder ein „Hochgefühl" • Aufmerksamkeit völlig auf eine Aktivität gerichtet • Verlust des Selbstbewusstseins (nicht notwendigerweise der Selbstwahrnehmung) und Expansion des Zeitgefühls	• wahrscheinlich eine Verstärkung resonanter Aktivität in der Beziehung zwischen interozeptiven und exterozeptiven Nervenbahnen (s. Abb. 3-1, S. 80)
Dissoziativ	• ein Gefühl von Trennung oder „Ablösung" von gewissen Aspekten alltäglicher Erfahrungen wie der des Körpers (z. B. in außerkörperlichen Erfahrungen) • das Gefühl vom Selbst wie in einer Depersonalisation oder von der äußeren Welt wie in einer Derealisation • kann auch als nicht diagnostizierte körperliche Störung auftreten (Somatisierung)	• wahrscheinlich ein Ausfall im neuronalen Netzwerk des Körperschemas bei der Integration des Gefühles vom geeinten Selbst im posterioren parietalen Lappen und seinen Verbindungen mit der Propriozeption und Interozeption (s. Abb. 3-1, S. 80) • eine mögliche Betonung von negativen Bewertungen des OFC im sich Winden (Looping) mit dem interozeptiven Netzwerk
Grübelnd	• Tendenz, immer wieder um Symptome des Leidens, deren mögliche Ursachen und Folgen zu kreisen, ohne sich an der praktischen Problemlösung zu beteiligen	• wahrscheinlich ein Looping zwischen dem DMPFC und den negativen Bewertungen aus dem OFC (s. Abb. 3-2, S. 87)
Abhängig	• Abhängigkeit bedeutet, wenn ein Verhalten nicht abgegrenzt werden kann und es trotz der „Hoch"phase letztlich selbstverletzend ist.	• sich in unrealistischen positiven Bewertungen vom OFC zum ACC winden • erschafft intensive Impulse, die durch die Insula und den DLPFC in der Wahrnehmung gehalten werden (s. Abb. 3-1, S. 80, u. Tab. 4-1, S. 102).

den Kontakt zur Welt, hören das Telefon nicht klingeln, und in Ihrem Kopf ist kein Platz für einen anderen Gedanken.

Oberflächlich betrachtet klingt das pathologisch, und tatsächlich mag es pathologisch für jemanden erscheinen, der hinzukommt und Ihre Aufmerksamkeit möchte. Sie sind sich Ihres Körpers vielleicht gar nicht bewusst, wenn sich Ihr Blickfeld nach außen richtet. Vielleicht sind Sie sich Ihres Körpers in bestimmter Weise ganz besonders bewusst, so wie sie zur Ausführung der Aktivität notwendig ist, mit der Sie gerade beschäftigt sind. Tagträume und Fantasieren gehören ebenfalls zur normalen Absorption. Geht die Wahrnehmung für das gegenwärtige Umfeld verloren, stellt sich ein entsprechender Blick auf das Wiedererleben oder Umgestalten vergangener Ereignisse, ein Proben oder Vorwegnehmen geplanter zukünftiger Ereignisse und deren Problemlösung ein. Das sind Zeiten, in denen Intuition, Kreativität und traumähnliche Assoziationen gebraucht werden. Sie haben keinen Platz im willentlich begrifflichen Denken (Butler 2006; Holmes et al. 2005).

Die größte kreative Form der normalen Absorption wurde „Flow" oder „im Fluss sein" genannt. Flow stellt sich wie folgt ein:

- eine Fähigkeit passt perfekt mit der Herausforderung einer Aufgabe zusammen,
- ein Gefühl des Vergnügens oder ein „Hochgefühl" taucht auf,
- die Aufmerksamkeit ist völlig auf die eigene Aktivität gerichtet bei gleichzeitigem Verlust der Selbstbewusstheit, nicht notwendigerweise der Selbstwahrnehmung.

Hierbei stellt sich gleichzeitig eine Ausdehnung des gefühlten Zeitempfindens ein. Jemand, der in seiner Freizeit modernen Tanz ausübt, sagte: „Ich bekomme das Gefühl, dass ich nirgendwo ankomme. (…) Ich habe mehr Vertrauen in mich als sonst. Vielleicht ist es ein Versuch, meine Probleme zu vergessen. Tanz ist wie Therapie. Wenn ich das Gefühl habe, voller Sorgen zu sein, lasse ich es vor der Tür des Tanzstudios." (Csikszentmihalyi 1990, S. 59)

Normale Absorption wurde als der ursprüngliche ästhetische Zustand des Bewusstseins beschrieben. John Dewey (s. Kap. 2.1, S. 28) beschrieb unsere Beschäftigung mit Kunstwerken – als deren Gestalter oder als deren Bewunderer – als eine Erfahrung der „Ganzheit und der Zugehörigkeit zum größeren Ganzen mit allem, was das Universum ausmacht, in dem wir leben" (Dewey 1934, S. 195).

Deweys Beschreibung der Kunsterfahrung ist den Texten über religiöse Erfahrungen von William James im späten 18. Jahrhundert ähnlich. Der Psychologe und Philosoph Ciarán Benson (1993) schreibt über James:

„Derartige Geistesverfassungen sind insofern unbeschreiblich, als sie dem Ausdruck mit Worten trotzen; sie sind flüchtig und können nicht lange aufrechterhalten werden, sie bringen Einsichten über den Bereich weitschweifenden Denkens hinaus; und nach einer Phase aktiver Vorbereitung fühlt sich das Subjekt solcher Erfahrung vielleicht so an wie „von einer höheren Kraft gehalten." (S. 25)

In meinen eigenen Beobachtungen und denen von Kollegen bemerkten wir den Beginn von normaler Absorption bei Kleinkindern im Alter von 4 Monaten. Vor diesem Alter waren die meisten Kinder mit emotional aufgeladenen und lebendigen Spielen wie dem Spiel von Angesicht zu Angesicht mit Erwachsenen beschäftigt, mitsamt gegenseitigen Gurrens und Lächelns. Haben Kinder erst einmal gelernt, Objekte zu erreichen, sind sie damit beschäftigt, diese in den Mund zu nehmen, und blicken oder lächeln dabei ihre Mutter weniger an. Die Mutter mag versuchen, das Kind vom Spielzeug abzulenken, normalerweise jedoch ohne Erfolg (Fogel et al. 2006). Tatsächlich ist das Kind mit der Erkundung des Objektes beschäftigt; es ist dabei, Mund, Hand und Auge zu koordinieren. Von der Perspektive des Erwachsenen jedoch scheint das Kind in seiner eigenen Welt „verloren" zu sein (Juberg et al. 2001).

Pathologische Dissoziation: Absorption in negative Körperzustände hinein

Pathologische Formen der Absorption kommen seltener vor als normale, sie sind jedoch problematischer. Die psychologische und psychiatrische Literatur bietet viele Unterscheidungen und Definitionen von Dissoziation. Es ist unmöglich, sie hier zusammenzufassen. Ich werde in der Definition der **pathologischen Dissoziation** dem Ansatz von Holmes et al. (2005) mit ihren zwei grundlegenden Formen folgen: **Ablösung** (detachment) und **Kompartimentierung** (Tab. 4-3).

Die **Ablösung** ist „von einer Empfindung der Trennung oder Distanzierung von gewissen täglichen Erfahrungen gekennzeichnet. Das kann vom Körper ausgehen, wie in außerkörperlichen Erfahrungen, vom Gefühl des Selbst, wie in der Depersonalisation, oder von der äußeren Welt bei der Derealisierung" (Holmes et al. 2005, S. 5). Die Ablösung kann auch wie eingetaucht in einen tranceähnlichen Zustand erscheinen. Die Person ist dann vielleicht wie erstarrt und unbeweglich oder erscheint eingeschlafen – so als ob sie eine „vorgetäuschte" Person erschafft (glücklich, reich, verspielt oder sexy) und anders ist als die „reale" Person, die eher voller Sorgen ist (s. Fallbericht 4-2).

Außerkörperliche Erfahrungen zeichnen sich durch eine Art von Ablösung aus, in der die Wahrnehmung des Selbst wie von einem fernen Ort begleitet wird; der Wahrnehmende wird häufig wie über seinem Körper schwebend erlebt und sieht seinen Körper als den einer anderen Person an (Blanke et al. 2005). Das **Depersonalisationssyndrom** ist ein Gefühl, außerhalb des eigenen Körpers zu leben und außerhalb der Welt. Hierbei findet sich ein Gefühl der Trennung vom Selbst und dem Empfinden von Leere (Fuchs 2005).

Während Tanzen als Freizeitaktivität (s. voriger Abschnitt) ein Weg sein kann, normale Absorption einzuleiten und Stress abzubauen, können professionelle Tänzer – besonders Frauen – unter dissoziativer Ablösung leiden. Das Stehen auf den Zehen in Ballettschuhen ist eine schmerzhafte Erfahrung. Die Härten der Konditionierung, des Trainings und der Proben können emotional und körperlich erschöpfend sein. Viele Tänzer leiden unter Essstörungen, um sich ihr Ultramagersein zu erhalten.

„Beim Tanzen spürst Du keinen Schmerz. Einmal während einer Probe ging eines meiner Spitzenschuhbänder kaputt. Ich reparierte es mit einer Sicherheitsnadel. Beim Tanzen verbog sich dann die Nadel und die Spitze stach durch meinen Fuß. Das ging

so eine Weile mit starkem Bluten. Ich fühlte jedoch gar nichts! Denn ich tanzte und konzentrierte mich auf das Tanzen. Deshalb spürst du in der Situation keinen Schmerz.“ (Aalten 2007, S. 116)

Diese Beschreibung dissoziativer Ablösung bringt die Ähnlichkeiten und Unterschiede zwischen normaler Absorption (Flow) und Dissoziation zum Vorschein. In beiden Fällen gibt es einen totalen Fokus auf die Aktivität und einen Verlust von peripherer Wahrnehmung. Während normale Absorption grundsätzlich angenehm ist, geht hingegen bei der Dissoziation das Körperempfinden verloren, um Schmerz zu vermeiden.

Kompartimentierung ist neben der Ablösung die andere Form von Dissoziation. Sie „vereinigt dissoziative Amnesie und die ‚ungeklärten‘ neurologischen Symptome, wie sie für Konversionsstörungen im Zustand der Konversionsparalyse, bei Sinnesausfällen, Krampfanfällen, Gangstörungen und Pseudohalluzinationen charakteristisch sind“ (Holmes et al. 2005, S. 7). **Konversionsstörung** ist der heutige Name für das, was Freud „Hysterie“ nannte. Sie ist die Substitution einer schmerzvollen traumatischen Erinnerung mit einem somatischen Symptom. Im Prinzip ist sie eine psychosomatische Störung ohne körperliche Ursache oder Diagnose (Hurwitz 2004; Kozlowska 2005). Selbstverletzendes Verhalten wie Schneiden fällt auch in diese Kategorie.

Einige der tranceähnlichen Körpergefühle bei Essstörungen, wie Lethargie, „breit“ oder „betrunken“ von Nahrung sein, sind Beispiele von Kompartimentierung (Waller et al. 2003). Durch das Versunkensein in diese Intoxikationen scheint das Individuum in den meisten Fällen negative Gefühle und manchmal sogar den Schmerz sowie das Unbehagen der Essstörung zu unterdrücken. Beginnen die Symptome der Essstörung, in sich selbst zu enden, um wieder erschaffen zu werden, und verstärken sie sich bis zu dem Punkt der Absorption, dann werden sie pathologisch dissoziativ.

Die Konversionsstörung ist eine Form der Somatisierung und wird auch somatoforme Störung genannt. **Somatisierung** entsteht, wenn Menschen vertieft sind, wenn sie bei etwas verweilen und die Wichtigkeit ihrer inneren Erfahrungen bis hin zur Übertreibung verstärken. Sie interpretieren ansonsten vielleicht harmlose Empfindungen in der Brust als Herzattacke und suchen medizinische Hilfe auf. Sie haben eine Tendenz zur Hypochondrie mit unnötigem Gebrauch oder Missbrauch von Medikamenten und häufigen Wiederholungen medizinischer Untersuchungen und zeigen Symptome wie Brustschmerzen ohne körperlichen Befund.

In der Somatisierung scheint der Blickpunkt auf die Gesundheit gerichtet zu sein, doch tatsächlich liegt der Schwerpunkt auf der Krankheit. In Freuds Fällen und vielen nachfolgenden Beispielen wird das somatische Symptom häufig als Weg gebraucht, um Sympathie, Liebe und Aufmerksamkeit zu erhalten, die in der Kindheit der Person nicht verfügbar waren (Kirmayer et al. 1994). Beobachtungen von Kindern mit einer somatisierungsgestörten Mutter zeigen, dass die Mutter übermäßig auf die Gesundheit und Sicherheit ihres

Kindes fixiert ist und die psychischen und emotionalen Bedürfnisse des Kindes zurückweist. Als Resultat dieser nicht gewünschten Aufmerksamkeit entwickeln solche Kinder ein Verhaltensmuster, das die Fürsorge der Mutter ignoriert. Dabei unterdrücken sie ihre eigenen emotionalen Bedürfnisse (Bialas u. Craig 2007).

Es ist eindeutig nicht gesund, Krankheitszustände auf Kosten anderer, positiver Ressourcen zu verstärken. Menschen, die somatisieren, haben verglichen mit nicht somatisierenden eher eine kompliziertere postoperative Genesung (Cohen u. Lazarus 1973). Sie sind auch prädisponiert, ein chronisches Ermüdungssyndrom (Fatigue), Fibromyalgie und chronische Sensitivität auf Umweltsubstanzen und andere Langzeit-Autoimmunstörungen zu entwickeln. Die Forschung lässt vermuten, dass die andauernde Unterdrückung von interozeptiver Information, die ansonsten den Körper über die homöostatische Regulation zurück zur Gesundheit führen könnte, metabolische Ressourcen erschöpft. Wenn der Körper denkt, er sei krank, wird er das Immunsystem veranlassen, **proinflammatorische Zytokine** zu bilden. Diese stimulieren Neurotransmitter und verändern Gehirnzustände, um ein „Kranksein" aufrechtzuerhalten. Letzteres schließt Muskelschwäche, Erschöpfung, Fieber und depressive Stimmungen ein (Dantzer 2005; Gendolla et al. 2005; Jones 2008; Rief u. Barsky 2005; Wilhelmsen 2005).

Fallbericht 4-2: Beginn von Joans Behandlung mit der Rosen-Methode

Wie am Beginn dieses Kapitels beschrieben, litt Joan unter Bauchschmerzen bei offenbar normaler Absorption in physischen und sozialen Aktivitäten. Ich nahm an, dass ihr Schmerz wahrscheinlich durch einen einfachen Fall von Unterdrückung irgendeiner Emotion oder einer frühen Kindheitserfahrung bedingt war. In den ersten Monaten der wöchentlichen Behandlungen mit der Rosen-Methode passierte nichts, um diesen anfänglichen Eindruck zu verwerfen. Joan verbrachte einen guten Teil der Sitzung mit oberflächlich begrifflichem Reden über sich und ihr Leben. Bis auf ihr **abdominales** Unbehagen war sie nicht in Kontakt mit ihrer verkörperten Selbstwahrnehmung.

Ihre Muskeln waren bei meiner Berührung angespannt, besonders in ihrem oberen Rücken und ihrer Brust, in ihren Schultern und ihrem Nacken. Ihr Bauch war angespannt, aber ihre Hüften und Beine waren beweglich, beinahe schlaff. Im Idealfall sollten sogar bei Sportlern diese Muskeln zur Ruhe kommen, wenn sie nicht arbeiten. Praktizierende der Rosen-Methode verfolgen und interpretieren die Gedankenabläufe der laufenden autobiografischen Erzählung des Klienten nicht. Wir warten auf kleine „Eröffnungen" in dieser Erzählung, wenn es eine Verbindung zwischen den Worten und in der Veränderung des Körperbildes gibt. Wir achten darauf, ob sich ein langer Atem, ein Seufzer oder eine Hautrötung zeigt, die darauf hinweist, dass Empfindung zurückkehrt, oder wir registrieren Empfindungen von Muskelentspannung unter unseren Händen.

Oft sind sich die Klienten solcher anfänglichen Eröffnungen nicht bewusst. Ich bitte die Klienten, diese vielleicht erst zu bemerken, um sie dann ein wenig länger wahrzunehmen, dabei ihre Gedanken zu verlangsamen, sodass sie vielleicht ihren Körper fühlen können. „Haben Sie die Veränderung in Ihrem Atem bemerkt?" „Nein." Dann ein bisschen warten, „Da ist es wieder. Es passiert, wenn Sie über X sprechen." Dieses sind Babyschritte der interozeptiven Wahrnehmung und normalerweise nicht von irgendwelchen Emotionen begleitet.

Als Joan begann, einige dieser Verbindungen zu bemerken, hatte sie das Gefühl, etwas von unseren Sitzungen zu lernen. Das wiederum ermutigte sie, mehr wahrzunehmen und sich sicher genug zu fühlen, mögliche Verbindungen zwischen Körpersymptomen und Emotionen zu erkunden. Wenn Joan von ihrer Familie sprach, spannte ihr Körper an und ihre Atmung wurde flacher. Zunächst war sie in der Lage, dieses Anspannungsmuster zu bemerken. Als sie jedoch den Versuch unternahm, ihren Körper in Verbindung zu den Worten zu fühlen, die sie über ihre Familie äußerte, begann sie in schlafähnliche Zustände „zu verschwinden": Sie sprach nicht mehr und sie bewegte sich nicht mehr. In dem Moment wurde mir ihre Tendenz zur dissoziativen Ablösung bewusst. Das überraschte mich, denn das hatte ich nicht erwartet.

Im Verlauf der nächsten Wochen wiederholte sich das Muster wieder und wieder, und ich wollte einen Weg finden, Joan zu helfen, sich bewusst zu werden, was mit ihr geschah. Die dissoziative Ablösung ist ein Weg, die gegenwärtige Realität „zu verlassen", um in einer anderen Erfahrung zu versinken. Es ist eine Herausforderung, jemandem dabei zu helfen, sich selbst des gegenwärtigen Augenblickes bewusst zu werden. Unmittelbar bevor ihr Körper in den tranceähnlichen Zustand eintrat, konnte ich feine Wechsel in der Muskelentspannung und Atmung fühlen, und ich versuchte, sie darauf hinzuweisen. Ich hatte die Hoffnung, dass sie sich im Prozess des Überganges in den dissoziativen Zustand über sich selbst bewusst werden konnte.

Das Ergebnis war, dass sie einen Weg fand, sogar noch schneller zu flüchten. Ihre Reaktion zeigte, dass ich zu angestrengt versuchte, mit ihr in Kontakt zu kommen. Wenn sie in sich selbst verschwand, fühlte ich mich nutzlos, so als ob es mein Fehler sei, dass ich sie „verlor". Ich erinnerte mich an die Grundprinzipien der Rosen-Methode: dem Klienten eher zu folgen, als ihn zu führen. Es geht nicht darum, dass die Klienten da hingehen, wo ich sie haben möchte, sondern darum, dabei zu bleiben, wohin sie gehen. Mit diesem begrifflichen Bewusstsein über mein Selbst konnte ich fühlen, wie sich meine Schultern entspannten und meine Atmung leichter wurde. Ich sorgte dafür, dass ich fühlte, wie meine Füße den Boden berührten und dass meine Hände weich und aufnahmebereit waren. Begleitet von Emotionen der Erleichterung, dass ich nicht so hart arbeiten müsse, konnte ich immerhin dankbar zu meiner eigenen verkörperten Selbstwahrnehmung zurückkehren.

Ich schlug Joan vor, einfach in das Wegdriften hineinzugehen, ohne zu versuchen, dagegen anzukämpfen. Das befreite sie. Es tauchten dann myoklonische Zuckungen auf (s. Kasten 3-2 auf S. 77), und statt völlig wegzutreten, wurde sie „verträumt", wie sie es beschrieb. Sie trat in einen tranceähnlichen Zustand ein, den sie zu genießen schien, und sprach mit einer „winzigen" und fröhlich verspielten Stimme, wie ein fünfjähriges Kind bei einem Spiel. Als das kleine Kind konnte sie sich mit mir unterhalten, jedoch wollte sie ihren Körper nicht fühlen und sie wollte auch den traumähnlich verspielten Zustand nicht verlassen.

Im Laufe der nächsten Sitzungen erforschten wir dieses Terrain zusammen. Sie begann, sich sicher zu fühlen, diesen Platz mit mir zu besuchen. Es war wie eine Art Versteck, das sie vor allen anderen geheim gehalten hatte. In diesem Zustand stiegen in ihr zunehmend beiläufige erinnerungsähnliche Bilder auf: ihre Mutter, ihr Bruder, ein herumgedrehter Stuhl, ein Gefühl von Ängstlichkeit. Ich wiederholte dieses für sie mit weicher Stimme, als würde ich zu einem verängstigten Kind sprechen, bestätigend, dass diese Erinnerungen der Wahrheit entsprechen. Als ich das tat, begannen ihre Skelett- und Darmmuskeln zu entspannen: Die Entspannung der Skelettmuskeln konnte ich fühlen, die der Darmmuskeln konnte ich durch die **Psychoperistaltik**, die unwillkürlichen Entspannungsgeräusche aus dem Darm, fühlen und hören.

Das war der Beginn meiner Wahrnehmung von der Verbindung zwischen Joans Kindheitserfahrungen, ihren gastrointestinalen Symptomen, der Unterdrückung ihrer verkörperten Selbstwahrnehmung und ihrer dissoziativen Ablösung. Für die erwachsene Joan waren diese Verbindungen allerdings noch nicht Teil ihrer begrifflichen oder verkörperten Selbstwahrnehmung.

Die frühen Sitzungen dieses Falles illustrieren einige der grundlegenden Schritte zur Wiedererlangung verkörperter Selbstwahrnehmung, wie in Tabelle 1-1 auf S. 21 dargestellt. Über die Weiterentwicklung von Joans Fall wird in den nächsten beiden Kapiteln berichtet.

- **Ressourcen** wurden für Joan auf verschiedene Weise gefunden. Zunächst begann sie, sich mit der Routine wohlzufühlen, zu ihren Sitzungen zu kommen. Begann sie dann zu dissoziieren, musste ich überprüfen, welche Ressourcen sie brauchte. Diese entpuppten sich für sie als die Erlaubnis, sich in ihrem dissoziativen Versteck aufzuhalten.
- **Verlangsamung** und die Fähigkeit, im subjektiven emotionalen Augenblick zu verweilen, fand nur kurz durch Eröffnungsbewegungen in diesen frühen Sitzungen statt. Konfrontiert mit dem Rückzug der Klientin war es meist eine Herausforderung für mich, aufmerksam für mich selbst zu bleiben.
- **Koregulation** war Teil des gegenseitigen Anpassungsprozesses, als wir beide einen Weg entdeckten, die Stimme des „kleinen Mädchens" im Behandlungsraum willkommen zu heißen. Diese Veränderung war nicht etwas, das von der Klientin oder mir initiiert wurde, sondern eher ein zwischen uns beiden geteilter auftauchender „dyadischer Bewusstseinszustand" (Tronick 2007).
- **Verbalisierung** vonseiten der Klientin war eine überraschende Mischung der Stimmen als „Erwachsene" und als „Kind". Joan schien sehr beruhigt und erfreut wie ein junges Kind sprechen zu können, und ich musste lernen, wie mit diesem Teil von ihr zu reden ist.

- **Verbindungen und Grenzen** kamen auf, als Joan entschied, dass es genug Sicherheit gab, um aus ihrem „Schlaf"-Zustand herauszukommen und anzufangen, hinüber in die verkörperten Gefühle und Verhaltensweisen eines Kindes zu wechseln.
- **Selbstregulation** in dem Sinne, dass die Erwachsene Joan im subjektiven emotionalen Augenblick mit ihren Emotionen zurechtkommt und sich selbst und ihren Darm beruhigen kann, fand in diesen frühen Sitzungen nicht statt. Das zunehmende Vertrauen der Kinderstimme und die damit einhergehende Entspannung in ihrem Körper war eine beginnende Form der Selbstregulation, jedoch nicht Teil ihrer verkörperten Selbstwahrnehmung.
- **Reengagement** und Loslassen waren nicht Teil dieser Behandlungsphase. Bleiben Sie dran!

Das Hineingehen in den dissoziativen Zustand der Klientin während einer Behandlung wird **therapeutische Dissoziation** genannt. Therapeutische Dissoziation ist eine geteilte Wahrnehmung, koreguliert zwischen der Klientin und dem Praktizierenden. Hierdurch kann die Klientin zu einem besseren Verständnis des dissoziativen Teiles kommen, wo er herkam und was es vom Erwachsenen weiter braucht (Davies 1996). Sie kann therapeutisch werden und zu erhöhter Selbstwahrnehmung führen wegen der **Ressourcen**, die von der Präsenz des Praktizierenden erbracht werden. Auch wenn Joan aus der Perspektive ihres „kleinen Mädchens" sprach, so gab es ein geteiltes Bewusstsein darüber, dass die erwachsene Klientin auch im Raum anwesend war. Dieses wird „doppeltes Bewusstsein" genannt (Bosnak 2003).

Das wird in der Beschreibung einer Craniosacral-Therapiesitzung illustriert, wobei der Therapeut ein Craniosacral-Therapeut und Psychotherapeut war. Craniosacral-Therapeuten arbeiten mit sanfter Berührung, um den Fluss der zerebrospinalen Flüssigkeit zu fühlen. Wird ein festsitzendes Fließen gefühlt, so kann es emotionales oder anderes Festhalten im System anzeigen. Auch wenn hierbei nicht typischerweise auf die Selbstwahrnehmung der Klientin geachtet wird, so zeigt dieses Beispiel, wie die Craniosacrale Therapie mit Verfahren der Selbstwahrnehmung kombiniert werden kann, sehr ähnlich wie es in der Körperarbeit nach der Rosen-Methode geschieht. In der Sitzung erlebte die Klientin Jane den dissoziativen Zustand einer Sechsjährigen, während sie an der Hüfte und im Bereich des Kreuzbeines (Sakrum) berührt wurde. Sie wurde vom Therapeuten eingeladen, dieses zu erkunden. Der Therapeut erläutert das „doppelte Bewusstsein" wie folgt:

„Ich glaube, dass sich dasselbe Phänomen aufgrund des physischen Kontaktes zwischen Jane und mir einstellt, was eine Erdung der Klientin und eine Erinnerung an die Erwachsene Jane einleitet, die auf meiner Behandlungsliege liegt. (...) Während wir ausdrücklich (explizit) mit der Erfahrung der 6-Jährigen beschäftigt sind, mit ihr in Beziehung stehen und ihre Erfahrung durch die Bewegungen von Janes Körper verfolgen (...) stehen wir vorbehaltlos (implizit) in Beziehung zu der Erwachsenen Jane, deren

Stimme von dem Kind genutzt wird. Indem ich mit beiden Janes gleichzeitig in Beziehung stehe, erbringen wir eine Möglichkeit für beide Janes, die 6-Jährige und die Erwachsene, zueinander auf eine neue Art in Beziehung zu treten.“ (Bass 2007, S. 159f.)

Grübeln: Absorption in negative Gedankenmuster

Die **begriffliche Selbstwahrnehmung**, das Denken über das Selbst, kann verschiedene Formen annehmen. Eine Form ist die Fähigkeit, über das Selbst nachzudenken und sich gleichzeitig über die verkörperten Erfahrungen bewusst zu sein. Das geschieht, wenn die dorsomedialen und ventromedialen präfrontalen Kortexregionen (DMPFC u. VMPFC) mit den interozeptiven und emotionalen neuronalen Netzwerken zusammenarbeiten. Die andere Form ist das Denken über das Selbst ohne Wahrnehmung des Körperzustandes. Es sind Gedanken, die hauptsächlich im Gehirn entstehen und keine vom DMPFC vermittelte Verbindung zu Körperrezeptoren haben (s. Abb. 3-2, S. 87). Diese Gedanken beinhalten typischerweise generalisierte Urteile und Bewertungen des Selbst („Ich bin zu fett“, „Ich bin nicht wert, geliebt zu werden“), die vom gelebten Zustand des Körpers getrennt sind.

In einigen Fällen wiederholen sich die Gedanken immer wieder, als blieben sie in derselben Spule einer Schallplatte hängen. **Grübeln** wird definiert als „die Tendenz, sich wiederholt auf die Symptome von Leiden, deren mögliche Ursachen und Konsequenzen solcher Symptome zu konzentrieren, ohne sich um aktive Problemlösung zu kümmern“ (Nolen-Hoeksema et al. 2007, S. 198). Grübeln ist eine Form der Verdrängung von zugrunde liegenden Gefühlen und Emotionen, die das Leiden erst herbeiführen. Es funktioniert durch das Erschaffen einer höchst stabilen und beängstigend absorbierenden Serie von negativen Gedanken (s. Tab. 4-3, S. 116).

Grübeln als Absorption in negative Gedanken kann als Schutz vor negativen Gefühlen dienen. Letztendlich dient es wie alle pathologischen Formen der Absorption dazu, den zugrunde liegenden negativen Zustand aufrechtzuerhalten. Wie die Somatisierung, die eine Art grübelnde Konzentration auf negative Körpergefühle darstellt, wirkt das Grübeln auf die Immun-, die kardiovaskulären und neuroendokrinen Systeme krankheitsunterstützend. In einem sich selbst aufrechterhaltenden Kreislauf führen bedrückende Gedanken und negative Selbstbewertungen zur gedrückten Stimmung und umgekehrt (Brosschot et al. 2005; Ciesla u. Roberts 2007; Gendolla et al. 2005; M. D. Lewis 2008; Muraven 2005; Pyszczynski u. Greenberg 1987; Tronick 2007; Watkins 2004). Außer bei der Depression findet sich Grübeln bei Essstörungen und einigen Somatisierungsstörungen (s. oben). Die betroffenen Menschen haben Probleme, sich von dem gefühlten Schmerz (van Damme et al. 2004) und von Abhängigkeiten zu lösen (s. unten) (Brown 2004; Nolen-Hoeksema et al. 2007).

Können die negativen Gefühle, die unter den grüblerischen Gedanken liegen, über die verkörperte Selbstwahrnehmung aufgerufen werden, macht das den Weg frei, um den negativen Kreislauf zu beenden. Dabei kommt die begriffliche Selbstwahrnehmung im Heilungsprozess assistierend zu Hilfe. Die Aufmerksamkeit wird auf die Gefühle statt auf die Gedanken gerichtet und das führt zum Rückgang des Grübelns und der gedrückten Stimmung (Lischetzke u. Eid 2003; Watkins u. Moulds 2005). Nichtgrüblerische begriffliche Selbstwahrnehmung korreliert mit hohem Selbstwertgefühl und empathischem Interesse für andere (Joireman et al. 2002).

Die klinischen Folgen sind sehr klar und wurden durch die Forschung belegt: Das Lehren der Aufmerksamkeit für die verkörperte Selbstwahrnehmung kann Klienten dabei unterstützen, ihre Gedankenmuster zu verändern; positivere und selbständigere Gedanken heben dann ihre Stimmung. Basierend auf der homöostatischen Selbstregulation, wird die Fähigkeit ihres präfrontalen Kortex gefördert, Gedanken und Gefühle zu verbinden (Lischetzke u. Eid 2003).

Abhängigkeit: Absorption in die Intoxikation

Die letzte Form der pathologischen Absorption, die wir hier behandeln, ist die Vergiftung (Intoxikation) durch Abhängigkeit (s. Tab. 4-3, S. 116). Abhängigkeiten können viele Formen annehmen. Suchtmittel schließen Alkohol, Tabak, Koffein, Opiate und Betäubungsmittel ein. Man ist sich zunehmend einig darüber, dass Menschen auch von Pornografie, Sex (zwanghafte Promiskuität), von zucker- und fettreicher Nahrung, vom Internet, Videospielen und vom Fernsehen abhängig werden können. Ab welchem Punkt die normale Absorption in diesen Aktivitäten zur Abhängigkeit wird, ist eine Frage des Grades. Typischerweise gilt jemand als abhängig, wenn dessen Verhalten nicht beherrschbar und letztendlich trotz der „Hochphase" selbstverletzend ist. 50 bis 90 % der Abhängigen werden innerhalb von sechs Monaten nach der Behandlung rückfällig (Polivy 1998). Eine Zeitung in Detroit bot 120 Familien 500 Dollar dafür, wenn sie einen Monat lang kein Fernsehen schauen würden. Nur 30 von ihnen nahmen das Angebot an, und alle diese Personen beschrieben, wie schwer es ihnen fiel (Berger 1981).

Die Fähigkeit, Impulse zu unterdrücken, entsteht über die Verbindungen zwischen dem OFC und ACC-SMA. Beeinträchtigungen in der Kommunikation zwischen dem OFC und dem ACC kann einen unbeherrschten Impuls hervorbringen, einen Suchtstoff zu benutzen oder zu beschaffen. Der ACC ist verantwortlich für das Gefühl von Verlangen und den damit verbundenen Aktivitäten des Suchens, Beschaffens und Konsumierens (Verdejo-Garcia et al. 2006).

Der OFC arbeitet mit Gedanken und Erinnerungen an angenehme Körperzustände der Abhängigkeit. In Verbindung mit dem DLPFC kann er sie im Gedächtnis behalten, um handlungsbezogene Entscheidungen zu treffen. Zusammen mit der Insula bringen diese Gebiete die Impulse in den Bereich der Selbstwahrnehmung. Wenn die Insula die Euphorie der Suchtstoffe in der verkörperten Selbstwahrnehmung hervorhebt, gibt es eine Tendenz, die negativen Konsequenzen der Abhängigkeit zu „vergessen" (soziales Stigma, Kosten, Rückzug) (Bechara et al. 2000; Verdejo-Garcia et al. 2006).

Bei Abhängigkeiten sowie bei Panik- oder Angstattacken und bei Störungen in Form von Fressattacken funktioniert die Insula unkontrolliert. Die Aktivierung des neuronalen Netzwerkes erzeugt konstantes Verlangen oder Ängste, die nicht vollständig befriedigt werden können. In Untersuchungen fiel auf, dass sich abhängigkeitsbedingtes Verlangen nach Gehirnverletzungen oder Läsionen der Insula durch Schlaganfall reduziert. Ein Patient mit einer Läsion der Insula sagte, dass er mit dem Rauchen aufhörte, weil sein „Körper den Impuls, zu rauchen, vergaß", und er sagte, „Ich vergaß, dass ich Raucher war" (Naqvi et al. 2007, S. 534).

Diese Unfähigkeit des Erinnerns der negativen Konsequenzen beruht auch auf erhöhten Konzentrationen von bestimmten Neurotransmittern und führt dazu, dass der OFC eher auf Vergnügen fokussiert ist. Der primäre Neurotransmitter für Abhängigkeit und Vergnügen ist **Dopamin** (Panksepp et al. 2002). Dopamin ist verbunden mit der Aktivierung des Gefühls von Vergnügen, Freude und der Motivation für Aktivitäten, die zu solchen Gefühlen beitragen. Dieser Neurotransmitter wird in der homöostatischen Seite des Hirnstamms produziert und kann im Gehirn übertragen werden. Alle interozeptiven Gehirnareale, wie der Thalamus, ACC und die Insula, enthalten **dopaminerge Rezeptoren** (Cohen u. Carlezon 2007). Dopamin aktiviert also diese Rezeptoren in den genannten Hirnarealen und deren Zellen.

Dopamin wird natürlicherweise während belohnenden Aktivitäten, wie Sex oder Essen, ausgeschüttet und erzeugt damit einige der „natürlichen Hochgefühle". Drogen, Zucker und andere Substanzen können abhängig machen, da sie die Ausschüttung von Dopamin überstimulieren. Ist zu viel Dopamin vorhanden, setzt das die Aktivität der dopaminergen Rezeptorzellen im interozeptiven Netzwerk herab. Am Beispiel der verminderten Geschmacksempfindungen einiger fettleibiger Individuen sahen wir, dass mehr von einer Substanz benötigt wird, bis sich die interozeptiven Zellen „befriedigt" fühlen. Sogar kleine Mengen der Substanz werden paradoxerweise das gesamte interozeptive Netzwerk aktivieren, einschließlich der Verbindungen zwischen der Insula und dem anregenden ACC. Auf diesem Wege entsteht das Verlangen nach mehr von einer Substanz.

Als allgemeine Regel gilt, dass krankhafte Veränderungen der Rezeptoren in jeder Gehirnregion die Leistungsfähigkeit dieser Region verändern und sogar die effektive Kommunikation mit anderen Regionen schädigen können. Das hilft, die Defekte der Selbstregulation bei der Abhängigkeit zu verstehen. Es erklärt insbesondere die Unfähigkeit des Gehirns, homöostatische regulatorische Kreisläufe im präfrontalen Areal aufrechtzuerhalten und außerdem die korrespondierende Verstärkung von Begehren im Kreislauf von Insula und ACC. Bedeutsam für das Verhalten ist es, dass Triebe nicht kontrolliert werden können. Hieraus resultiert der fortgesetzte Gebrauch der begehrten Substanz. Im weiteren Verlauf wird die Gesundheit der restlichen Körpersysteme aufs Spiel gesetzt.

Fassen wir zusammen: Pathologische Absorption bedeutet in all ihren Formen (s. Tab. 4-3, S. 116), dass sich die Wahrnehmung auf einen bestimmten Fokus verstärkt und andere Dinge nicht mehr wahrgenommen werden. Die pathologische Absorption resultiert in zunehmend negativen interozeptiven Zuständen mit einem Impuls, der die Person in sich hineinzieht und es schwierig macht, diesem zu entkommen. Meine Klientin Joan wollte ihre Traumwelt des „kleinen Mädchens" nicht verlassen. Menschen mit einer Somatisierungsstörung sind emotional gebunden an die selbst geschaffene Identifikation mit ihrer „Krankheit". Depressive Menschen scheinen unfähig zu sein, aus dem „schwarzen Loch" der grüblerischen Hilflosigkeit und Negativität auszusteigen. Abhängige können ihren Körper zerstören und ihre Beziehungen ruinieren, weil sie unfähig sind, ihr Verlangen nach dem Suchtmittel aufzugeben. Das Erschließen der verkörperten Selbstwahrnehmung hat sich in jeder Form als therapeutisch nützlich erwiesen. Nicht der einzelne Behandlungsansatz ist von Bedeutung, sondern eher die Aktivierung einiger oder aller grundlegender Behandlungsprozesse zur Förderung der verkörperten Selbstwahrnehmung (s. Tab. 1-1, S. 21).

5 Zuflucht vor dem Sturm: Auswirkungen von Sicherheit und Bedrohung auf die verkörperte Selbstwahrnehmung

„Als die Welt ein halbes Jahrtausend jünger war, schienen sich die Umrisse aller Dinge klarer für uns darzustellen. Der Kontrast zwischen Leid und Freude, zwischen Elend und Glück trat deutlicher zutage. Alle Erfahrung hatte für den Geist der Menschen noch die Direktheit und Absolutheit von Freude und Schmerz des Kinderlebens. (...) Katastrophen und Armut plagten mehr als heute; es war schwieriger, ihnen vorzubeugen und Trost zu finden. Krankheit und Gesundheit bildeten einen auffälligeren Kontrast; die Kälte und Dunkelheit des Winters waren wirklichere Übel."
(Huizinga 1998, S. 1)

Diese Beschreibung des europäischen Lebens am Ende des Mittelalters klingt fern und fremd. Das Leben im 21. Jahrhundert ist allerdings ähnlich katastrophal; auf ähnliche und verschiedene Weise. Die heutigen Leiden sind zwischenmenschlicher Verlust und Streit, Gewalt in der Familie, Krankheit und Tod, Autounfälle, Verbrechen, Krieg und Naturkatastrophen. Armut, Hunger, Vertreibung der Menschen aus ihrem Zuhause, Menschenhandel, Sklaverei und Genozid. Alles das findet irgendwo heute in der Welt statt und vielleicht auch gleich nebenan.

Abgesehen von diesen umweltbedingten und sozialen Kräften gibt es viele andere Wege, auf denen Stress und Trauma in das Leben der Menschen eindringen können. Die meisten Amerikaner und Europäer fühlen, dass ihr Wohlergehen durch Stress bedroht wird und viele dieser Sorgen beziehen sich auf ihre Arbeit oder die finanzielle Sicherheit. In einer Umfrage, an der 1 800 Personen teilnahmen, gab weniger als ein Viertel der Befragten an, dass sie glauben, dass sie Stress gut handhaben können, und der Rest gibt zu, dass sie den Stress verdrängen, indem sie sich überfressen, zu viel trinken, zu viel fernsehen, sich nicht genug bewegen und Ähnliches (www.apahelpcenter.org).

Die Schätzungen schwanken, aber von den mehr als 1,5 Millionen amerikanischen Truppenangehörigen, die zwischen 2001 und 2008 nach Afghanistan oder in den Irak geschickt wurden, sind über 300 000 oder ca. 20 % mit einer posttraumatischen Belastungssstörung (PTBS) oder Depression nach Hause zurückgekehrt. Eine beträchtliche Anzahl der Veteranen wird von körperlichen Verletzungen, begleitet von emotionalem Trauma geplagt (http://msnbc.com). Jedes Jahr gibt es in den USA ungefähr 3 Millionen Verletzungen durch Autounfälle (www-nrd.nhtsa.dot.gov), 1,5 Millionen durch Gewaltverbrechen (www.fbi.gov/ucr), 5 Millionen Opfer von Kindesmissbrauch und Vernachlässigung (Lambie 2005), 4 Millionen gemeldete Fälle von nichttödlich endenden Arbeitsunfällen (www.bls.gov) und 1,5 Millionen neue Fälle von Krebs (www.cancer.org). In Europa sind ebenfalls hohe Raten an Gewalterfahrungen wie auch Unfällen und Krebserkrankungen zu verzeichnen (Anmerkung der Übersetzerin). Egal nach welcher Schätzung, es kommt mit jedem Jahr eine beträchtliche Anzahl von Menschen zu der Liste von Verletzten hinzu. Die Familien und Pfleger dieser Menschen sind ebenfalls betroffen.

Auf irgendeine Weise und gleich, in welchem Land wir leben, wurden wir oder jemand, der uns nahesteht, Opfer von etwas, das sich extrem bedrohlich anfühlt. Die Thematik dieses Buches ist wichtig, denn insbesondere wenn bedrohliche Ereignisse chronisch werden, können sie unsere verkörperte Selbstwahrnehmung verändern. Tatsächlich schützen die im letzten Kapitel besprochenen Formen von Verdrängung und Absorption den Menschen vor einem Gefühlszustand der Bedrohung.

5.1 Bedrohung, Stress und Trauma

Die Fähigkeit, Zustände zu erkennen, die unsere Sicherheit bedrohen, und auf diese zu antworten, ist ein elementares und charakteristisches Merkmal unserer Physiologie. **Bedrohung** ist die gefühlte Empfindung von Angst davor, dass unsere Person oder unser Besitz oder uns wichtige andere Personen angegriffen werden und in Gefahr sind, physisch oder psychisch Schaden zu nehmen. Die Bedrohung mag von außen oder aus unserem Körperinneren kommen. Man kann von einem Angreifer bedroht werden und auch von einer körperlichen Verletzung, die vom Angreifer verursacht wurde. Richtet sich die Bedrohung gegen die eigene Person, ist sie andauernd und kommt sie plötzlich, gibt es keine Zeit, darüber nachzudenken und eine Reaktion zu planen. Unsere Körper haben, wie wir in diesem Kapitel sehen werden, ein flinkes Reaktionssystem, das mit den Bahnen für Interozeption, Emotion, Propriozeption und dem Körperschema verbunden ist.

Stress ist der Zustand, der entsteht, wenn der Körper unfähig ist, homöostatische Balance herzustellen. Hans Seyle, der als Erster die Auswirkungen von Stress auf den Organismus (1950) untersuchte, wies darauf hin, dass die Stressantwort aus drei Phasen besteht:

- das Gefühl von Bedrohung oder Alarmierung,
- der Versuch des Körpers, sich der Bedrohung anzupassen oder ihr gewachsen zu sein, und
- entweder die Auflösung der Situation und Rückkehr zur normalen Funktion oder die Erschöpfung der Körperressourcen.

Trauma ist der Zustand, der sich aus der prolongierten Erschöpfung der Ressourcen ergibt. Dadurch wird die Person unfähig, die daraus folgenden interozeptiven Erfahrungen, Emotionen, Veränderungen im Körperschema und in den Gedanken zu integrieren. Daraufhin wird ein anderes Niveau von Stress im System erzeugt. Stress und Trauma hängen davon ab, wie eine bestimmte Person auf Ereignisse reagiert. Eine Person mag unter einer Situation leiden, eine andere nicht.

Stellen Sie sich vor, Sie arbeiten jeden Tag für viele Stunden vor einem Computerbildschirm. Sie freuen sich über die gute Arbeit und bekommen Anerkennung dafür. Ihre Arbeit ist nicht anstrengend, aber Ihr Wunsch nach einem guten Ergebnis bringt Sie dazu, Ihren Körper zu vergessen. Nach 2 oder 5 oder 10 Jahren entdecken Sie, dass Sie chronische Kreuzschmerzen entwickeln. Sie gehen zum Arzt oder Chiropraktiker, und die Schmerzmittel und Umstellungen helfen eine Weile, der Zustand jedoch bleibt. Bald können Sie sich nicht mehr gut auf Ihre Arbeit konzentrieren. Sie werden grantig zu Kollegen und zu Ihrem Lebensgefährten und können Ihre geliebte Gartenarbeit nicht mehr machen. So gerne würden Sie Ihre Kinder hochnehmen oder umarmen, vermissen es, und an den meisten Tagen kommen Sie nicht gut aus dem Bett.

Wahrscheinlich haben Sie Ihr Kreuz viele Jahre lang durch falsches Sitzen belastet. Diese Haltung hatte zu tun mit Emotionen rund um den Erfolg bei Ihrer Arbeit und damit, ein geschätzter Mitarbeiter zu sein. Diese Emotionen waren im Hintergrund, denn Ihr Blick war auf das Begriffliche gerichtet: Termine, Bewertungen über Ihre eigene Leistung, Erwartungen von anderen, die Sie sich nach der Arbeit bis in die Nacht durch den Kopf gingen ließen. Ihre Interozeptionen waren sogar noch mehr vergraben, denn Sie haben nicht einmal die Muskelanspannung in Ihrem Rücken, Ihren Hüften und Schenkeln bemerkt. Vielleicht haben Sie sich beim Aufstehen nur ein wenig steif gefühlt. Ihr Körperschema war verzerrt, und Sie stellten sich selbst als geselligen Mitwirkenden in einer größeren Organisation vor, aber konnten nicht sehen, wie Sie die meiste Zeit im Sitzen und ohne Bewegung verbrachten.

Zu Beginn bemerkten Sie den Schmerz, diesen Weckruf des Körpers, sich selbst Aufmerksamkeit zu schenken. Es ist zu hoffen, dass es nicht zu spät war, relativ einfache Hilfen der Selbstwahrnehmung zu nutzen, z. B. Ihre Sitzhaltung zu ändern, von Zeit zu Zeit aufzustehen und sich auszustrecken, zum Fitnessstudio zu gehen, um den Körper von Giften zu reinigen, eine Massage zu bekommen oder zu meditieren, um den Geist von Ihren erzwungenen Gedanken zu reinigen oder sich mit Ihren Schmerzen anzufreunden (s. Kasten 5-1, S. 149).

Auch wenn der Schmerz als Weckruf gemeint ist, wird er paradoxerweise häufig wie ein unwillkommener Gast behandelt. Wir wollen, dass dieser Gast uns baldmöglichst verlässt, um uns von ihm zu befreien. Schmerz führt oft zu Verdrängung und Absorption. Schmerzen aus mangelnder Achtsamkeit für sich selbst dauernd zu unterdrücken, kann sogar zu mehr Leiden prädisponieren (s. Abb. 5-1).

Wenn Sie weiterhin den Schmerz unterdrücken, können Gewebeschäden entstehen. Es können sich z. B. die Symptome einer Tendinitis (Sehnenentzündung) oder eines eingeklemmten Nervs entwickeln. Es kann zu Knorpelabbau oder Knochenkompression in den Wirbeln kommen. Ihr Körper war die ganze Zeit unter Stress, ohne dass Sie sich dessen bewusst waren. Erst die Erschöpfung Ihrer Kraftreserven zeigt Ihnen, dass buchstäblich Zellen zerstört wurden, die sonst Ihre Fähigkeit zu funktionieren aufrechterhalten. Der Schmerz scheint aus dem Nichts zu kommen, denn Sie hatten ihm keine Aufmerksamkeit gewidmet.

Nun vermischt er sich mit vielfältigen Bedrohungen: der Bedrohung von Behinderung, dem Verlust der Arbeitsfähigkeit und sogar Ihres Arbeitsplatzes, der Bedrohung eines beeinträchtigten Familienlebens und vielleicht noch anderes. Nach dem Stress erwischt Sie das Trauma. Sie werden von der Plötzlichkeit einer Serie von Bedrohungen überwältigt, von Verschlimmerungen und chaotischen Veränderungen, über die Sie keine Kontrolle haben. Damit es Ihnen besser geht, müssen Sie jetzt nicht nur den Gewebeschaden behandeln, sondern auch das Trauma. Der Boden, auf dem Sie sich sicher wähnten, ist nicht mehr solide und hält nicht mehr, stattdessen erleben Sie ein Gefühl von Hilflosigkeit.

Trauma ist ein Beispiel für die Entstehung eines **Attraktors** in einem dynamischen System (M.D. Lewis 2005). Abbildung 5-1 zeigt, wie das passiert. Eine

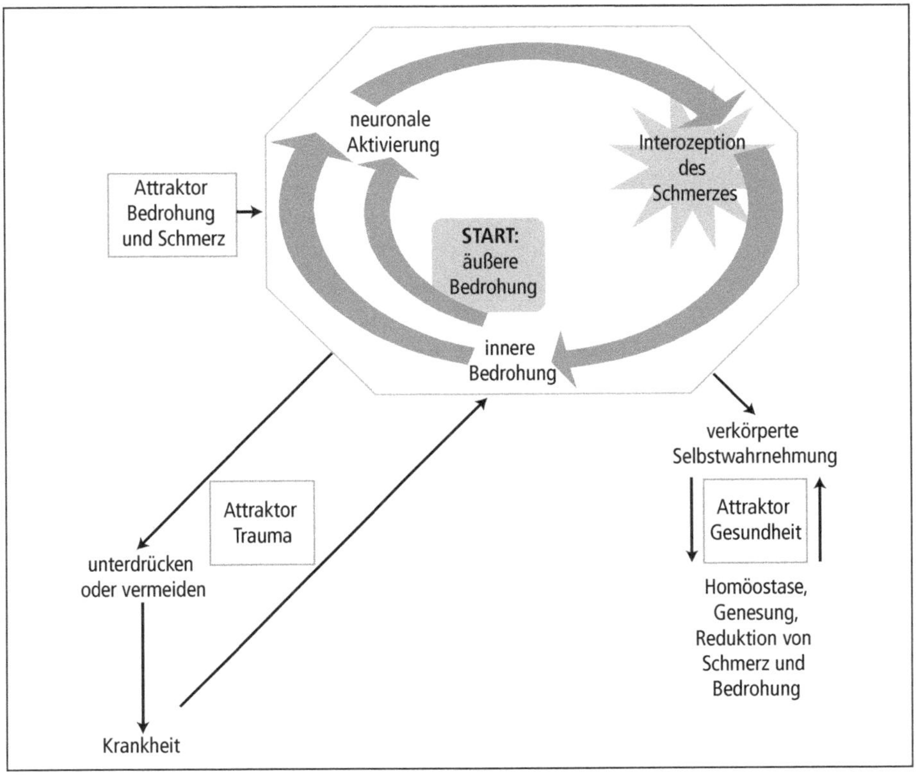

Abb. 5-1 Schmerz-Bedrohungs-Kreislauf. Der Kreislauf beginnt mit einer äußeren Gefahr. Daraus folgt die Aktivierung von Ergozeptoren, Propriozeptoren und eventuell von Nozizeptoren für Schmerz. Diese Information wird zum Gehirn gesendet, wo sie als die verkörperte Selbstwahrnehmung von Schmerz wieder dargestellt wird. Eine zweite Bedrohung kommt ausgelöst vom Schmerz selbst in Form der Angst, einer Angst davor, was mit dem Körper falsch sein könnte. Dieser Kreislauf kann sogar fortbestehen, nachdem die äußere Bedrohung verschwunden ist. Wird der Schmerz weiterhin unterdrückt, kann das zu einem traumatischen Krankheitszustand führen. Wird dem Schmerz erlaubt, gefühlt zu werden, kann er also direkt erfahren werden, so kann dieses Vorgehen den Körper zur Homöostase zurückbringen und den Schmerz reduzieren.

Bedrohung von außerhalb des Körpers, z. B. eine Infektion, ein Angriff, Arbeitsstress, Belastung mit einem Umweltgift, Krieg usw., erzeugt eine interozeptive und anregende Reaktion im Körper. Dieser antwortet mit Erregung, Irritation, einer Reaktion im Immunsystem, Schutzreaktionen usw. Der Körper wird diese so lange einsetzen, bis er die Bedrohung wahrnimmt. Wie am Beispiel der arbeitsbedingten Kreuzschmerzen gesehen, kann das viele Jahre so weitergehen. Ein **Schocktrauma** ist die Folge eines relativ kurzen und plötzlichen Ereignisses wie ein Angriff oder eine Überdosis Drogen. Ein **Entwicklungstrauma** entsteht, wenn sich die Belastung über einen längeren Zeitraum ereignet. Die Gewebe um die interozeptiven Rezeptorenareale herum werden möglicherweise physisch geschädigt, und an diesem Punkt beginnt die Person, Schmerz zu fühlen.

Jetzt kommt die Bedrohung nicht nur von der externen Quelle, sondern auch aus dem Inneren des Körpers. Das verstärkt das Gefühl der Bedrohung und erschwert das Bestreben des Körpers, dieses zu bewältigen. Typischerweise meistern wir Schmerz, indem wir ihn durch Unterdrückung und Absorption vermeiden. Auf diese Weise ist er der Ausführung unserer Ziele nicht im Wege. Hierbei gilt es, eine schlechte Arbeitsleistung oder die Bedrohung eines Angriffes zu vermeiden. Dieses Verhalten kann schließlich in einen Zustand von Krankheit führen, der noch mehr Ressourcen erschöpft und das Bedrohungsniveau zusätzlich steigert (Abb. 5-1). Damit ist ein Attraktor entstanden, ein sich anscheinend in Endlosschleifen drehender Kreislauf von Dysfunktion und Vermeidung.

Bei Menschen, die zu Somatisierung neigen, verstärken sich Körpergefühle höchstwahrscheinlich mehr als bei anderen. Sie sind anfällig für Ängstlichkeit und Reizbarkeit. Durch einen sich selbst erhaltenden Attraktor in der Selbstwahrnehmung werden sie in der Sorge über eigentlich ungefährliche Symptome verzehrt. Sie richten ihre Aufmerksamkeit auf diese Symptome, übersehen anderes Erleben in der verkörperten Selbstwahrnehmung und fühlen sich nicht normal und krank (Bakal 1999).

Die Forschung an Menschen mit Muskelschmerzen, Kreuzschmerzen und Nacken-Schulter-Schmerzen ebenso wie Spannungskopfschmerz zeigt, dass die Muskeln um den Ort des Schmerzes in der Schmerzunterdrückung anspannen. Als neurophysiologische Antwort werden die Verbindungen zwischen Muskeln und den sensomotorischen Kortexregionen so verändert, dass es zur Einschränkung von Empfindung und Bewegung kommt. Die Muskelanspannung hilft tatsächlich, den Schmerz zu unterdrücken. Denken Sie daran, wie Sie Ihren Arm oder Bein bei einem Aufprall quetschen, jedoch wirkt das nur für kurze Zeit. Menschen fürchten sich im Kreislauf von „Schmerz – Stress – Schmerz" davor, die betroffenen Muskeln zu bewegen und vermeiden es, sie zu gebrauchen. Dadurch beginnt die betroffene Person vielleicht sogar, ihrem Körper zu misstrauen und spürt Hilflosigkeit und Trauer. Das geschieht unter Stress und durch sensorische Empfindlichkeit am Schmerzort und hat zur Folge, dass das sympathische Nervensystem stärker aktiviert wird. Entspannung und andere Behandlungen für chronische Muskelanspannung haben sich als nützlich erwiesen (Ashina et al. 2005; Burns 2006; Flor et al. 1992; Knardahl 2002; Knost et al.

Tab. 5-1 Symptome der posttraumatischen Belastungsstörung (PTBS) (nach: American Psychiatric Association 1994, S. 467ff.).

- Belastung durch ein Ereignis, das eine ernste Gefahr für das Leben, die Gesundheit oder die persönliche Integrität darstellt, begleitet von intensiver Angst und Hilflosigkeit.
- Persistierendes Wiedererleben des Traumas in Form von Flashbacks, Alpträumen oder dem Gefühl, dass sich das traumatische Ereignis ständig wiederholt.
- Persistierendes Vermeiden von allem, was mit dem traumatischen Ereignis zusammenhängt (z. B. in einer ähnlichen Situation zu sein, über das Ereignis sprechen); die Unfähigkeit, Aspekte des Geschehens zu erinnern; Entfremdung anderen gegenüber.
- Persistierende hohe Erregung, die die Person durch aktuelle Situationen, die dem traumatischen Ereignis ähneln, leicht „triggern"; persistierende Wut; Schwierigkeiten, zu ruhen oder zu schlafen; Konzentrationsschwierigkeiten.
- Beeinträchtigung in sozialen, beruflichen oder anderen Rollen, die zu Arbeitsverlust, Auflösung der Familie und Verlust des Unterstützungssystems führt.

1999; Lund et al. 1991; Nederhand et al. 2006; Sterling et al. 2006; van Dieën et al. 2003; Vlaeyen u. Crombez 1999; Zautra et al. 2001).

Wie an diesem Beispiel zu sehen ist, kann sogar eine unbehandelte Arbeitsverletzung in einem sonst glücklichen Leben mit Unterstützung zuhause und bei der Arbeit zu ernsten Konsequenzen führen. Wird das Trauma durch ernstere Umstände, wie den zu Beginn dieses Kapitels erwähnten, verursacht und ist keine sofortige Hilfe verfügbar, kann es zur **posttraumatischen Belastungsstörung (PTBS)** kommen. Die PTBS wird durch extreme Bedrohung oder durch eine Serie von bedrohlichen Ereignissen hervorgerufen und ist charakterisiert durch persistierende Erregung, Flashbacks von Teilen des Traumageschehens, Erinnerungsverlust für andere Teile des Ereignisses, Konzentrationsverlust und die Beeinträchtigung sozialer Funktionen (Tab. 5-1).

Es gibt viele und vielfältige Vorgehensweisen bei der Untersuchung und Behandlung von PTBS. Das Ziel dieses Kapitels ist es, zu zeigen, dass alle Formen von Bedrohung – von der einfachen des täglichen Lebens bis hin zu denen, die eine PTBS auslösen – in ein Kontinuum fallen. Sie sind alle Störungen der verkörperten Selbstwahrnehmung und können zu Krankheitszuständen führen, wenn wir versäumen, auf uns selbst zu achten.

5.2 Biologische Verhaltensreaktionen auf Sicherheit und Bedrohung

Die Reaktionen auf Bedrohung und ihre begleitenden physischen und psychischen Schmerzen sind ein fundamentaler Überlebensaspekt. Die Suche nach Sicherheit ist essenziell, um dem Individuum Gelegenheit zur Erholung zu geben und die physischen und emotionalen Traumata zu heilen, die aus dem Gefühl der Gefahr entstanden sind.

Die Fähigkeit sich auf Gefahr einzustellen und Sicherheit zu suchen, ist die wichtigste Aufgabe unseres Nervensystems.

Zusätzlich zum neuronalen Netzwerk für die Interozeption und das Körperschema gibt es ein Netzwerk, das für die Bewertung von Bedrohung und Reaktion auf Gefahr und für die Suche nach Sicherheit bestimmt ist (Fields 2004). Es nimmt faktisch alle Kernstücke unseres Gehirns in Anspruch: die Nervenzellen und Bahnen im Hirnstamm, im limbischen System, in präfrontalen, sensomotorischen und parietalen Kortexarealen. Diese Kernstruktur des Gehirns ist praktisch bei allen Wirbeltieren identisch. Als Menschen haben wir im Vergleich zu anderen Arten ausgedehntere Teile des Kortex für Rerepräsentationen entwickelt, die eine verkörperte und begriffliche Selbstwahrnehmung ermöglichen. Das ist allerdings nur das i-Tüpfelchen. Der Kuchen hat dieselben Zutaten, quer durch die Arten (Tucker 2001).

Als Antwort auf Gefahr und Sicherheit gibt es sechs wichtige **Muster von biologischen Verhaltensreaktionen**:

- Wachsamkeit,
- Mobilisierung vor Gefahr,
- Immobilisierung bei Gefahr,
- Erholungsprozess,
- Engagement und
- normale Absorption.

Es gibt andere Terminologien für die Reaktionen des Körpers auf Gefahr und Sicherheit. Ich habe mich jedoch für diese sechs Kategorien entschieden. Sie scheinen aus meiner Sicht am besten in das weite Spektrum von Bedrohung versus Sicherheit der verkörperten Selbstwahrnehmung zu passen und deswegen habe ich sie in Tabelle 5-2 zusammengefasst. Diese Reaktionsmuster sind essenziell für das Überleben und können automatisch operieren, ohne in die Selbstwahrnehmung zu gelangen. Mit Übung und therapeutischer Intervention können wir diese Muster aber in der verkörperten Selbstwahrnehmung abrufen, um die Genesung zu unterstützen.

Im Zustand von Sicherheit ist das Individuum zu kreativem und flexiblem **Engagement** im **subjektiven emotionalen Augenblick** mit sich selbst und anderen fähig (Element 2 in Tab. 5-2). Das schließt alle Formen der verkörperten Selbstwahrnehmung ein. Normale achtsame Wahrnehmung verlangt eine Balance zwischen den beiden Teilen des **autonomen Nervensystems (ANS)**: dem **parasympathischen Nervensystem** (**PNS**, Ruhe und Entspannung) und dem **sympathischen Nervensystem** (**SNS**, Erregung und Aktion). In der Balance von PNS und SNS können wir unsere Emotionen fühlen, können sie ausdrücken und sind zur gleichen Zeit in der Lage, mit anderen mitzufühlen und in Beziehung zu treten. Das ANS steht mit den autonomen Arealen des Hypothalamus und des Hirnstamms in Verbindung. Es reguliert das kardiovaskuläre, respira-

Tab. 5-2 Biologische Verhaltensweisen auf Sicherheit und Bedrohung.

	Primär parasympathisches Nervensystem (PNS)	PNS-SNS-Homöostase	Primär sympathisches Nervensystem (SNS)
Sicherheit oder Sorge	1. Erholung • ruhen • meditieren	2. Engagement • Engagement im subjektiven emotionalen Augenblick • verkörperte Selbstwahrnehmung • *Bindung*: sicher • *Lebensgefährten*: beständig verfügbar und liebend	3. Wachsamkeit • Alarmierung • Erregung, Aufmerksamkeit • *Bindung*: unsicher-ablehnend • *Lebensgefährten*: unbeständig verfügbar, aber liebend
Bedrohung	4. Immobilisierung • Bedrohung • Erstarrung, Ohnmacht, Dissoziation, Somatisierung • *Bindung*: desorganisiert-desorientiert • *Lebensgefährten*: beängstigend	5. Normale Absorption • Flow	6. Mobilisierung • Bedrohung • Kampf, Flucht • Unterdrückung • *Bindung*: unsicher-vermeidend • *Lebensgefährten*: ärgerlich oder intolerant

torische und Verdauungssystem sowie die Aktivierung der Speichel- und Tränendrüsen und die Medulla der Nebenniere (Tab. 5-3).

Wenn die Kaskade von im Blut transportierten Hormonen (ACTH) entlang der Hypothalamus-Hypophysen-Nebennierenrinden-Achse (**HPA-Achse**) stimuliert wird, scheidet die Nebennierenrinde **Kortisol** aus, um den Blutzucker und die Herzfunktion als Antwort auf Stress und Gefahr zu erhöhen (s. weiter unten Abb. 5-5, S. 144).

Wegen der Hormonkaskade entlang der HPA-Achse kann es bis zu 30 Minuten dauern, bis das Kortisol in ausreichenden Mengen ins Blut gelangt, um auf den Körper einzuwirken. Die Medulla der Nebenniere wird direkt und rasch vom ANS innerviert, und bei Stress veranlasst der sympathische Zweig die Medulla der Nebenniere, **Adrenalin** (Epinephrin) auszuscheiden. Adrenalin hat ähnlich erregende Wirkungen auf den Körper wie Kortisol. Es gibt einen wichtigen Unterschied zwischen den zwei Hormonen in Bezug auf die Langzeitwirkung von Bedrohung und Stress auf den Körper. Als Teil der HPA-Achse hat Kortisol Rezeptoren im Hypothalamus, der Amygdala und dem präfrontalen Kortex. Zu viel Kortisol kann diese Rezeptoren schädigen. Das hat Auswirkungen auf die Stimmung, die Erinnerung und die Hyperreaktivität bei Stress. Ad-

Tab. 5-3 Autonomes Nervensystem

Körperbereich	Sympathisches Nervensystem	Parasympathisches Nervensystem
Verdauung	• hemmt sowohl die Sekretion von Speichel und Verdauungsenzymen als auch die Bewegungen der Darmmuskulatur • kontrahiert die Schließmuskeln	• fördert die sekretorischen und motorischen Aspekte der Verdauung • entspannt die Schließmuskeln
Atmung	• erweitert den Durchfluss der Bronchien • erhöht die Atemfrequenz • fördert eine gezwungene Ausatmung	• verengt die Bronchien • verlangsamt die Atemfrequenz • bewirkt entspannte Atmung
Augen	• weitet die Pupillen	• verengt die Pupillen • stimuliert die Tränendrüse zur Tränenproduktion
Herzkreislauf	• erhöht die Herzfrequenz und den Blutdruck • erweitert die Blutgefäße	• senkt die Herzfrequenz und den Blutdruck • verengt die Blutgefäße
Schweißdrüsen	• stimuliert die Sekretion	• keine Wirkung

renalin findet die meisten seiner Rezeptoren in der Leber und den Muskelzellen, um die Glukoseproduktion und die Vasodilatation einzuleiten. Es ist für den Körper und das neuronale Netzwerk, das Sicherheit und Gefahr reguliert, letztendlich weniger toxisch als Kortisol.

Das PNS ist verbunden mit der Entspannung der inneren Organe während das SNS einen Zustand erhöhter Erregung erzeugt. Wir benötigen Erregung und Entspannung, um uns in der Umwelt zu orientieren und uns selbst im subjektiven emotionalen Augenblick Beachtung zu schenken. Steigt das Gefühl von Bedrohung, so kann es trotzdem noch eine Balance zwischen PNS und SNS geben. Das passiert bei einigen Formen der **normalen Absorption** (s. Absorption im Glossar, S. 285), den sogenannten Flow-Erfahrungen (Element 5 in Tab. 5-2).

Ist man voll und ganz in einer potenziell riskanten Aktivität im subjektiven emotionalen Augenblick versunken, dann stellt sich Flow ein. Künstlerische oder athletische Darbietungen bringen Risiken in Form von Anspannung oder Verletzung wie gezerrte Muskeln und Sehnen oder gebrochene Knochen mit sich; Tod durch Aktivitäten wie Zirkusvorstellungen, Extrem-Skifahren, Autorennen fahren, Lampenfieber und Angst vor dem Auftritt. Flow stellt sich im Angesicht dieser Gefahren ein, wenn das Individuum das Gefühl von Sicherheit, das mit dem Vertrauen in seine Fertigkeiten verbunden ist, aufgibt. Das Loslassen von Sorge und Angst ermöglicht es, in den Zustand des Flow einzutreten. Die normale Absorption im Flow kann auch in emotional riskanten zwischenmenschlichen Begegnungen vorkommen. Gemeint ist das Offenbaren der tiefsten Gefühle vor einer anderen Person oder das Entblößen des nackten Körpers.

Die PNS-SNS-Balance wird von zwei primären Wirkungsweisen im ANS repräsentiert. Auf der parasympathischen Seite gibt es zwei Funktionen: Die eine ist der **Erholungsprozess** und die andere die **Immobilisierung bei Gefahr**. Der hierbei beteiligte craniale parasympathische **Vagusnerv** (Nervus vagus) kommt aus dem mittleren Hirnstamm. Er zieht direkt, ohne durch den Spinalkanal zu führen, zu all den erwähnten inneren Organsystemen (s. Abb. 5-2, S. 140). Der Erholungsprozess wird vom ventralen Teil des Vagusnervs reguliert, während die Immobilisierung vom dorsalen Anteil des Vagusnervs reguliert wird (Porges 2001, 2004).

Die **Erholung** (Element 1 in Tab. 5-2) ist ein stiller Zustand. Sie stellt sich oftmals nach einer Gefahr oder einem intensiven Engagement ein und umfasst Selbstpflege: ruhen, schlafen und genesen. Beim Menschen kann sich Erholung durch die Erfahrung mit der verkörperten Selbstwahrnehmung im subjektiven emotionalen Augenblick regulieren. Andere Formen des Seins mit sich selbst finden sich in der Meditation, bei beruhigenden Bädern, bei sanften Massagen oder im Gehalten- oder Berührtwerden von einer anderen Person. Zur Erholung gehört die ausgeglichene Atmung, eine normale Herzfrequenz und geregelte Verdauungsfunktion. Folgt die Erholung heftigem Stress, kann sie Merkmale haben, die einer „Krankheit" ähneln. Gefühle von Muskelschwäche, Erschöpfung und vielleicht Entzündung veranlassen den Körper, zu ruhen und gesund zu werden.

Während der **Immobilisierung bei Gefahr** sind viele der elementaren Lebensfunktionen verlangsamt oder außer Betrieb (Element 4 in Tab. 5-2). Das kann die Form des *Einfrierens* oder *Ohnmächtigwerdens* annehmen. Auch stellen sich eine geringere Ansprechbarkeit auf die Umwelt, Verringerung der Herzfrequenz (Bradykardie), eine Verlangsamung der Atmung, der Verdauung und der metabolischen Aktivitäten ein. Typischerweise tritt die Immobilisierung als eine biologische Verhaltensantwort bei Gefahren auf, die *als unausweichlich* wahrgenommen werden. Das können Gefahren wie eine traumatische körperliche Verletzung, wiederholte Erfahrungen von Ablehnung bei Begegnungen mit der Umwelt oder eine Konfrontation mit einem deutlich mächtigeren Gegner sein (Bandler et al. 2000; Porges 2004).

Das SNS erzeugt, im Gegensatz zur Erleichterung durch das PNS, einen Zustand von Erregung im Körper. Hat ein Lebewesen Grund zur Besorgnis, aktiviert es die Aufmerksamkeit in Richtung der Ursache. Nimmt die Besorgnis möglicherweiser bedrohlichen Charakter an, wechselt die Aufmerksamkeit in einen Zustand von **Wachsamkeit** (Vigilanz). Damit kommt es zur Bewegungsverzögerung oder zum Innehalten der Bewegung, ausgenommen von Absuchbewegungen des Kopfes und der Augen. Wachsamkeit wird begleitet von autonomen Veränderungen wie der Verlangsamung der Herzfrequenz (Bradykardie), kurzer, stiller und flacher Atmung bei Anspannung der Skelettmuskeln und möglichem Zittern. Dieses kann als vorauseilender Angstzustand beschrieben werden (Element 3 in Tab. 5-2) (Bradley et al. 2003; Duan et al. 1996).

Fühlt das Lebewesen trotz Vigilanz keinen Grund für den alarmierten Zustand, ist ein Umkehren zu Engagement, Erholung und Absorption möglich. Wird indessen Gefahr wahrgenommen, kann dieses in eine Antwort der **Mobilisierung vor Gefahr** wechseln mit aktiven Strategien der Verteidigung **(Abwehrmechanismen)**, insbesondere von *Kampf und Flucht*. Kampf und Flucht sind äußere Formen des Engagements. Sie richten sich auf die Quelle der Bedrohung und sind begleitet von speziellen Verhaltensmustern, wie ducken, angreifen und rennen, sowie von autonomen Reaktionen, wie erhöhter Herzfrequenz (Tachykardie) und schneller Atemfrequenz, gesteigertem Blutfluss zu den peripheren Muskeln, weg vom Verdauungssystem (Element 6 in Tab. 5-2). Mobilisierung erfolgt, wenn die Gefahr möglicherweise als *vermeidbar* wahrgenommen wird. Erscheint die Bedrohung unausweichlich, kann das System in die Immobilisierung wechseln.

In ein und derselben Begegnung kommen eventuell Veränderungen der Wahrnehmungen von Vermeidbarkeit und Unausweichlichkeit vor. Sieht ein Beutetier einen Jäger herankommen, wird das Tier still und wachsam. Gibt es eine Gelegenheit, zu entkommen, wird die Beute wegrennen und Sicherheit suchen (Flucht). Wird es gefangen, kann das Beutetier durch treten, schreien oder beißen entscheiden, sich zu wehren (Kampf). Wenn das Tier jedoch spürt, dass Widerstand zwecklos ist, oder wenn es bereits ernsthaft verwundet wurde, wird es die Aktivität rasch *einfrieren*. In jedem Fall ist dieses „Sich-tot-Stellen" adaptiv, denn viele Räuber verfolgen die Beute nur, wenn sie lebendig ist und sich bewegt. Der Jäger wird durch Flucht und Kampf erregt, sogar wenn er keinen Hunger hat. Kann das Tier dem Angriff lebend entkommen und Sicherheit finden, so kann es in einen Erholungsprozess eintreten. Es kann in normale Zustände des Engagements zurückkehren.

Diese biologischen Verhaltensreaktionen laufen automatisch, außerhalb unseres Bewusstseins ab. Die Fähigkeit unseres Nervensystems, sichere Zuflucht vor Gefahr zu finden und angemessene Anpassungen vorzunehmen, wird **Neurozeption** genannt. Sie bereitet unsere Körper darauf vor, zu überleben (Porges 2004). Als Menschen lernen wir später, diese Reaktionen in der verkörperten oder begrifflichen Selbstwahrnehmung entweder zu fühlen oder zu erinnern.

Die „Auswahl", die unser Körper ohne unser Bewusstsein allein in der Bedrohung trifft, ist nicht immer die Wahl, die wir in einem ruhigeren Geisteszustand gemacht hätten. Opfer eines sexuellen Übergriffes z. B. gehen vielleicht in die Immobilisierung, droht der Angreifer sie zu töten oder zu entstellen. Teil der resultierenden traumatischen Auswirkung des Übergriffes sind das Schuldgefühl, nicht widerstanden zu haben, und selbstbeschuldigende Gedanken, „aufgegeben" zu haben.

Die einfache physiologische Tatsache jedoch ist, dass sich bei einer Gefahr die verkörperte und begriffliche Selbstwahrnehmung ausschaltet. Die entwicklungsgeschichtlich frühesten Teile des Gehirns aktivieren einen uralten Schatz von Weisheit, der das Fortbestehen des Lebens auf der Erde für Millionen von Jahren gesichert hat.

„Sie", als jemand, der sich manchmal über sich selbst bewusst werden kann, spielten jedoch keinerlei Rolle bei der Entstehung dieser Verhaltensantwort, und Sie können sich für Ihre Fähigkeit zu überleben bei Ihren Vorfahren bedanken.

5.3 Neuronale Netzwerke automatischer biologischer Verhaltensmuster bei Sicherheit und Bedrohung

Angst ist eine Emotion, die erzeugt wird, wenn wir uns durch aktuelle, imaginierte oder antizipierte Verletzung und ihren dazugehörigen Schmerz bedroht fühlen. Schmerzwahrnehmung kann in der Peripherie bei der Vorstellung oder der Erinnerung beginnen; dort wird sie durch **Nozizeptoren** (Schmerzrezeptoren) empfunden. Diese senden Signale zum Gehirn, sobald die Mechanozeptoren, Thermozeptoren und andere Ergozeptoren eine Verletzungs*gefahr* der Körpergewebe wahrnehmen. Sie können sich verbrannt, zerrissen oder zerquetscht anfühlen, können erschöpft sein oder sich infiziert oder vergiftet haben.

Signale von Nozizeptoren laufen über nichtmyelinisierte, langsame A-Delta- und C-Nervenfasern ins dorsale Horn des Rückenmarks (in Lamina 1 oder benachbarte Laminae, s. Abb. 2-2, S. 46). Diese Schmerzfasern gleichen anatomisch den Lamina 1 A-Delta- und den C-Nervenfasern der Ergozeptoren (s. Kap. 2.2, S. 45) und laufen mit diesen über parallele Bahnen. Schmerz*empfindungen* erreichen letztendlich die limbischen und präfrontalen Areale des interozeptiven neuronalen Netzwerkes, während die Schmerz*lokalisation* schließlich das neuronale Netzwerk des Körperschemas erreicht.

Empfindungen von Schmerz und Gefahr passieren zuerst die homöostatischen Areale des Hirnstammes. Sie tun dies Seite an Seite mit den Signalen der Ergozeptoren (Interozeption) und der Propriozeptoren (Körperschema). Anders als die Signale der Ergozeptoren und Propriozeptoren, die direkt zum Thalamus und Hypothalamus ziehen, nehmen die Schmerzsignale einen Umweg durch das **periaquäduktale Grau (PAG)**. Das PAG liegt an der äußersten Spitze des Hirnstammes, in seinem am weitesten rostral gelegenen Anteil (Abb. 5-2), dorsal ausgerichtet genau hinter dem Hypothalamus und den anderen Strukturen des limbischen Systems.

Das PAG hilft dabei, Schmerzsignale im Körper zu lokalisieren und eines oder mehrere von den Mustern der biologischen Verhaltensreaktionen auszuwählen, die im vorherigen Abschnitt beschrieben wurden. Das zylindrisch geformte PAG verläuft vertikal durch die Mitte des oberen Hirnstamms. Es umgibt einen Kanal, der zerebraler Aquädukt genannt wird. Dieser bildet im Nervengewebe einen Hohlraum, durch den **zerebrospinale Flüssigkeit (ZSF)** vom Rückenmark zum zerebralen Kortex geleitet wird. Die ZSF dient als Kissen für das Gehirn, sie schützt es vor Verletzungen im Schädel und bietet dem Gehirn auch immunologischen Schutz. Die Craniosacrale Therapie arbeitet an der Verbesserung des Flusses der ZSF durch den Spinalkanal ins Gehirn und spielt vielleicht eine Rolle bei der Modulation der Schmerzsignale im PAG.

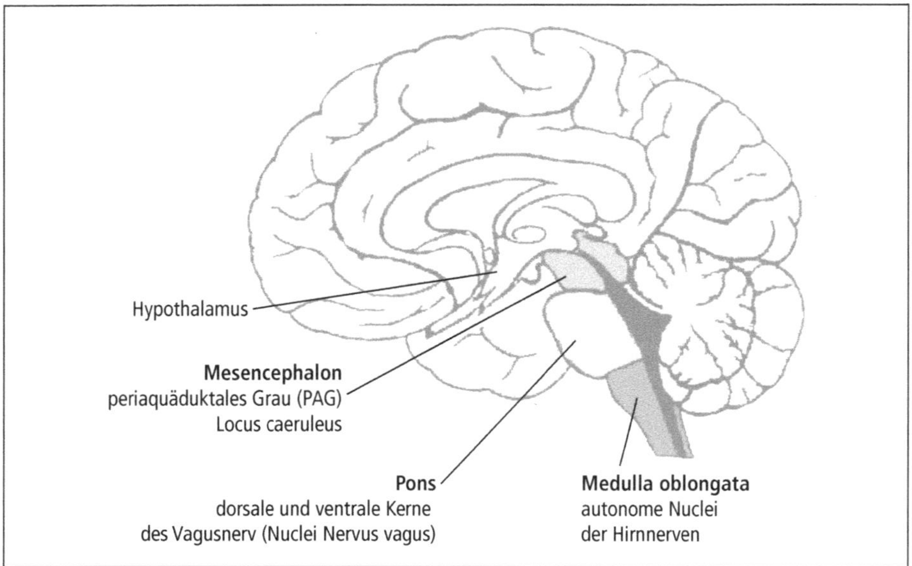

Abb. 5-2 Strukturen des Hirnstammes, die wichtig sind für Bedrohung und Sicherheit.

Es gibt eine Anzahl körperorientierter Behandlungen, die für viele Befindlichkeiten effektiv sind. Allerdings verlangen die Craniosacrale Therapie und die meisten Massagearten von den Klienten normalerweise nicht, ihre verkörperte Selbstwahrnehmung weiterzuentwickeln. Daher werden sie in diesem Buch nicht behandelt. Wenn wir schon dabei sind: Auch medizinische Interventionen sind körperorientierte Behandlungen. Wie an anderer Stelle dieses Buches erwähnt wird, kann sich die Wirksamkeit dieser Interventionen jedoch durch Hinzufügen einer Komponente der verkörperten Selbstwahrnehmung erhöhen.

Das PAG ist in säulenartigen Bündeln von Nervenzellen in seinen dorsalen (hinten), lateralen (seitlich) und ventralen (vorne) Arealen organisiert. Die Forschung hat gezeigt, dass verschiedene Säulen und verschiedene Regionen der Säulen verschiedene biologische Verhaltensreaktionen regulieren. Die **Mobilisierung** ist in den lateralen Säulen des PAG organisiert, während die **Immobilisierung** und **Erholung** durch die ventrolateralen Säulen des PAG koordiniert sind. Das PAG ist somatotop organisiert. Das bedeutet, dass seine spezifischen Regionen mit spezifischen somatotopen Arealen des sensorischen und motorischen Kortex, dem Kleinhirn und mit spezifischen Stellen in der Körperperipherie verbunden sind. Das PAG kann somit die biologischen Verhaltensreaktionen zu spezifischen Körperstellen leiten und von dort aufnehmen und auch mit dem Rest des Gehirns kommunizieren (Bandler u. Keay 1996; Bandler et al. 2000). Normalerweise sind wir uns nicht bewusst, wie der Hirnstamm auf den Körper wirkt. Es sei denn, er ist mit den limbischen und kortikalen Zweigen des interozeptiven neuronalen Netzwerkes verbunden, um Rerepräsentationen zu aktivieren.

Das PAG reicht mit seinen Verbindungen auch in die Zentren des ANS tiefer ins Rückenmark hinein. Das Areal des PAG für die Immobilisierung ist z. B. im oberen Hirnstamm lokalisiert und mit dem dorsovagalen Nukleus (parasympathisch) für Efferenzen im mittleren Hirnstamm (s. voriger Abschnitt) verbunden. Das Areal des PAG für die Erholung steht hingegen mit dem ventrovagalen Nukleus im mittleren Hirnstamm (parasympathisch) in Verbindung. Das Areal des PAG für die Mobilisierung reicht mit seinen Verbindungen in die Kerne des ANS im unteren Hirnstamm (s. Abb. 5-2) (Fields 2004; Tucker 2001).

Input in das PAG kommt direkt aus dem Körper sowie von den nozizeptiven Bahnen und aus dem zentralen Nervensystem. Die zentrale neuronale Struktur zur Verarbeitung der Emotion Angst, die durch Bedrohung entsteht, ist die **Amygdala** (Abb. 5-3). Die linken und rechten Teile der Amygdala sind Teil des limbischen Systems. Sie liegen zu beiden Seiten des Hypothalamus gerade am Ende des Hippocampus, einer hufeisenförmigen Struktur. Die Amygdala ist Teil des neuronalen Netzwerkes, durch das Gefahr schnell vom Gehirn erkannt wird. So können die biologischen Verhaltensantworten ohne die Notwendigkeit der verkörperten Selbstwahrnehmung aktiviert werden (Amorapanth et al. 2000; Grove et al. 2007; Kim u. Forman 2005; Roozendaal et al. 1997).

Die Amygdala ist über den Thalamus mit den sensorischen Kortexarealen verbunden. Diese Kortexregionen sind wiederum mit den **Exterozeptoren**, den Sinnesorganen in den Seh-, Hör-, Riech-, Geschmacks- und Tastsystemen des

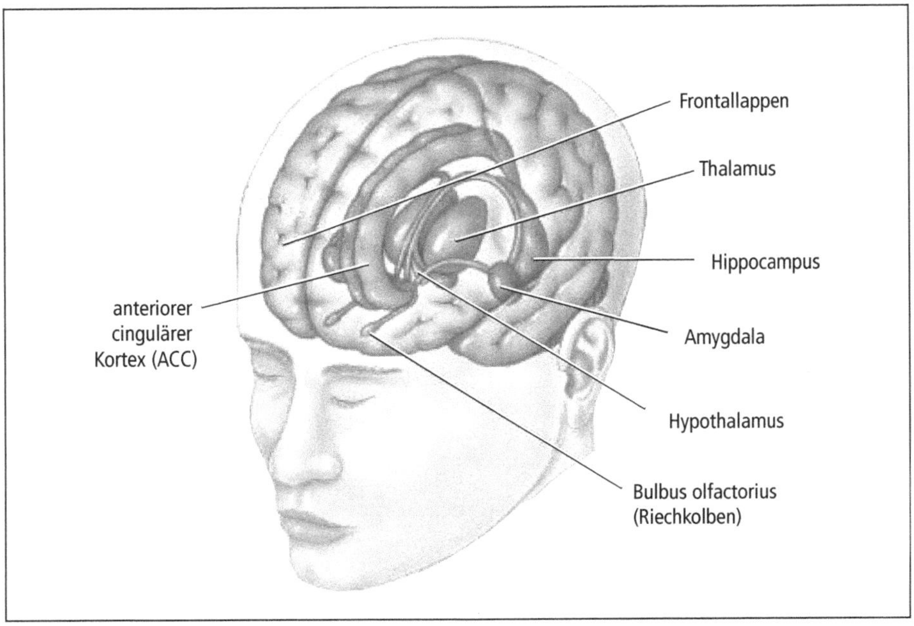

Abb. 5-3 3-D-Ansicht der Strukturen des limbischen Systems in Beziehung zum Netzwerk von Sicherheit und Bedrohung.

Körpers verbunden. Das ermöglicht ein multisensorisches Erkennen von ängstigenden Situationen. Im Verbund mit dem SNS stellt sich erhöhte **Wachsamkeit** bezüglich möglicher Gefahrenquellen ein (Bradley et al. 2003; LeDoux 1989). Die Amygdala hat direkten Zugang zum PAG. Wie durch die von unten kommenden Afferenzen der Schmerzrezeptoren kann das neurozeptive Schema der automatischen biologischen Verhaltensreaktionen auch über diesen Weg angeregt werden (Grove et al. 1997).

Die Rolle, die die Amygdala in der Aktivierung der biologischen Muster von Verhaltensweisen einnimmt, läuft einerseits über die neuronalen Verknüpfungen zum PAG und ANS, andererseits über ein neurochemisches System, das endogene Opiate, Hormone, Neurotransmitter und Immunzellen einschließt (Abb. 5-4). Dieses System ist höchst komplex und untereinander stark verschaltet, was bisher nicht völlig entschlüsselt ist. Die folgenden Abschnitte geben einen kurzen Überblick über die klinisch relevanten Aspekte dieses Systems.

Studien haben gezeigt, dass ein Lebewesen bei Gefahr von Stress und Schmerz den Anforderungen der Situation gewachsen sein muss. In Situationen von

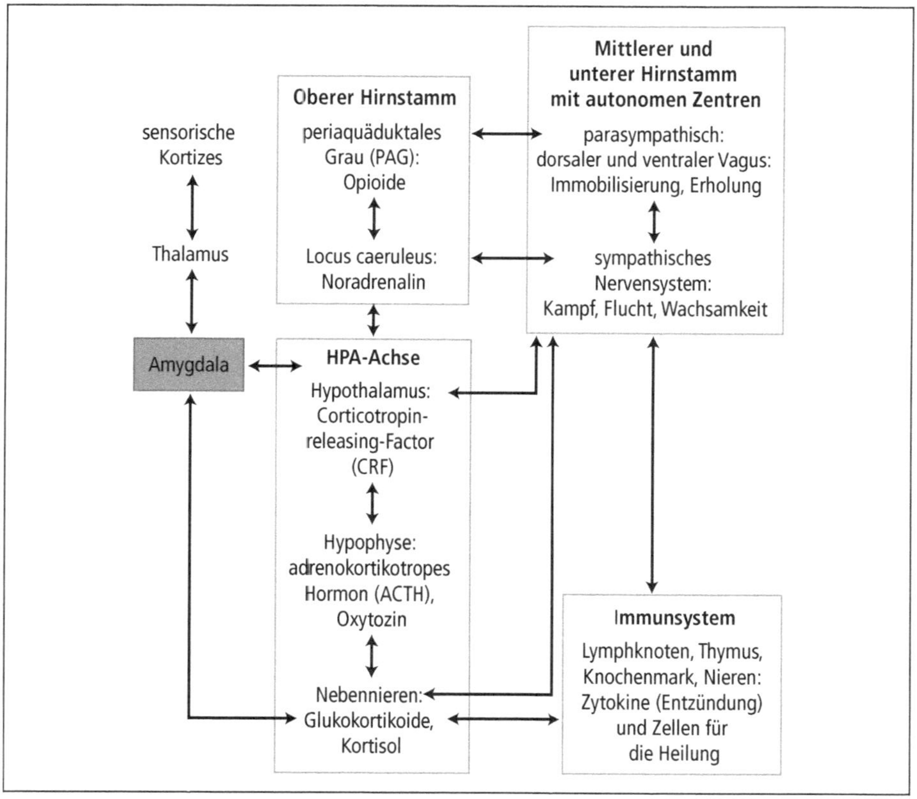

Abb. 5-4 Neurochemisches Netzwerk in der Aktivierung von Verhaltensreaktionen auf Sicherheit und Bedrohung.

Kampf oder Flucht, in denen ein Beutetier durch einen Räuber angegriffen wird, induziert das PAS-Amygdala-System die Sekretion starker endogener Opiate (morphinähnliche Substanzen) mit analgetischem Effekt. Die Opiate können dann erneut in das Gehirn eintreten. Sie haben Rezeptoren in den meisten der Gehirnareale, die mit der Schmerzempfindung und Interozeption in Verbindung stehen.

Während diese Opiate lebenswichtig für die kurzzeitige Bewältigung in Bedrohungssituationen sind, ist fortgesetzte Unterdrückung von Schmerz auf lange Sicht nicht vorteilhaft.

Individuen müssen auf aktivere Bewältigungsformen umschalten und ihre verkörperte Selbstwahrnehmung als Hilfe für die homöostatische Genesung einsetzen. Hierzu gehören ausruhen, entspannen und der Wunde oder Verletzung Aufmerksamkeit widmen (Drolet et al. 2001; Fields 2004).

Auch während Phasen der Erholung werden Opiate ausgeschüttet und helfen, das Individuum relativ ruhigzustellen.

Es gibt zwei verschiedene hormonale Bahnen in Verbindung mit Gefahr und Sicherheit. Die eine läuft durch den Hypothalamus (die HPA-Achse) und die andere durch eine Region des oberen Hirnstamms, die an das PAG angrenzt und **Locus caeruleus** heißt. Mit der HPA-Achse werden folgende Areale beschrieben: die vertikale Ausrichtung und die Verknüpfungen zwischen dem Hypothalamus, der Hypophyse, die an der Basis des Gehirns gleich unter dem Hypothalamus liegt (Abb. 5-4 u. Abb. 5-5), und der Nebennierenrinde, die sich am oberen Ende der Nieren befindet.

Neben anderen Hormonen produziert der Hypothalamus **CRF** (Corticotropin-releasing Factor; auch CRH, Corticotropin-releasing Hormone genannt). Es stimuliert die Hypophyse zur Sekretion von **ACTH** (adrenokortikotropes Hormon), das wiederum die Nebennierenrinde zur Sekretion von **Kortisol** veranlasst. Dieses ist eines der Glukokortikoidsubstanzen aus der Familie der Steroide. Kortisol zirkuliert im Blut. Als Antwort auf Gefahr erhöht es den Blutdruck, den Blutzucker und unterdrückt die Aktivität des Immunsystems. Auf diesem Wege erreichen die metabolischen Energiesysteme des Körpers die Skelettmuskeln, sodass bei Gefahr **Mobilisierung** und normales **Engagement** eingesetzt werden können (Duan et al. 1996; Pecoraro et al. 2006).

Zusätzlich zur Stimulierung der Sekretion von ACTH zirkuliert CRF direkt zurück zum Gehirn, wo es auf multiple Rezeptorstellen trifft. CRF-Rezeptoren in der Amygdala z.B. erhöhen deren Sensibilität für ähnliche Gefahrensituationen. Der sich hieraus ergebende Lern- und Erinnerungsprozess wird weiter unten diskutiert werden. CRF gelangt auch zum Hirnstamm, wo es über den Locus caeruleus und das PAG, das ANS und das Schema der biologischen Verhaltensreaktionen aktiviert (Dunn et al. 2004) (s. Abb. 5-4 u. Abb. 5-5).

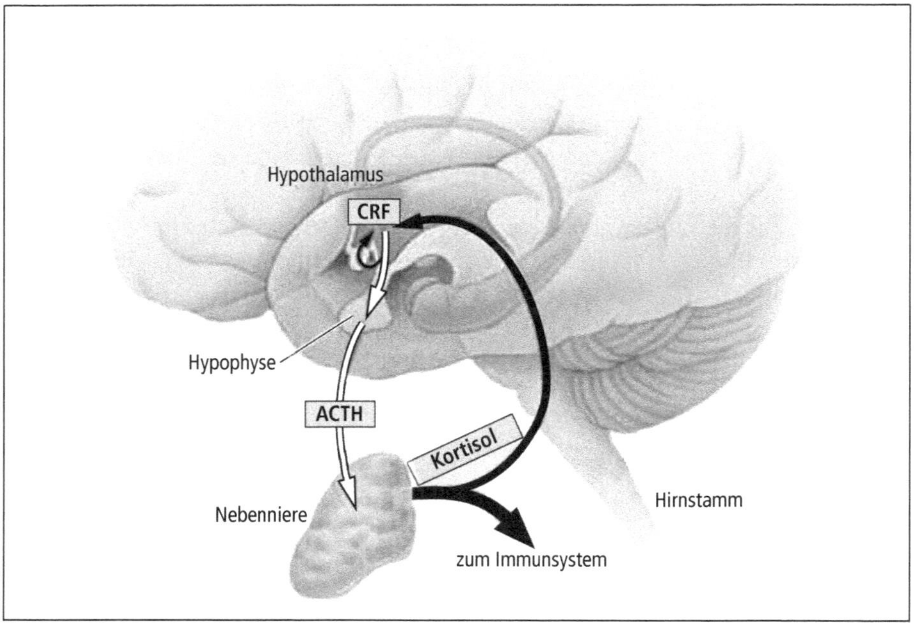

Abb. 5-5 Stressreaktionssystem: die HPA-Achse (Hypothalamus-Hypophyse-Nebennieren-Achse). Der Hypothalamus schüttet CRF aus (Corticotropin-releasing Factor; auch CRH genannt, Corticotropin-releasing Hormone), es stimuliert die Hypophyse, um ACTH (adrenokortikotropes Hormon) abzusondern. Dieses stimuliert wiederum die Nebennieren, die oberhalb der Nieren gelegen sind, um Kortisol auszuschütten. Der Hypothalamus und die Hypophyse schütten auch Oxytozin direkt in den Blutstrom aus. CRF tritt direkt über den Hypothalamus wieder in das Gehirn ein.

Der Hypothalamus spricht auf Gefahr an. Er reguliert außerdem die Aktivität und die Energieniveaus im Körper als Antwort auf tägliche und periodische Zyklen. Normalerweise steigt der Kortisolspiegel am Morgen, fällt dann während des Tages und ist am niedrigsten in der Nacht. Kortisol ist erforderlich für die normalen Formen des Engagements mit der Umwelt.

Kortisol hat wie CRF multiple Rezeptorbindestellen im Gehirn. Unter normalen Bedingungen schaffen diese Rezeptoren ein Rückmeldesystem, das über die Vermittlung des Hypothalamus die Sekretion von CRF verringert oder einstellt, um Energie und Betriebsamkeit zu regulieren.

Hält eine Bedrohung an, wird mehr Kortisol ausgeschüttet. Dadurch wird das Individuum letztendlich empfindlicher für geringere Formen von Bedrohung und Stress und erzeugt sogar dann das Gefühl von Gefahr in den präfrontalen Arealen, wenn im Umfeld keine Bedrohung besteht. Genau das ist der physiologische Ursprung des Traumas im Körper.

Als Antwort auf Gefahr treten diese chemischen Veränderungen im Blut gemeinsam mit den neurologischen und neurochemischen Veränderungen auf, die von der Amygdala und vom Hypothalamus kommen. Auf dem Weg zum Gehirn und seinen autonomen Arealen im Hirnstamm passieren sie das PAG und den Locus caeruleus. Die sympathische Bahn hemmt die Aktivität des Verdauungssystems, erhöht die Herz- und Atemfrequenz und gemeinsam mit dem hormonal induzierten erhöhten Blutfluss und Blutzuckerspiegel regt es die Muskeln zur Aktion an.

Der **Locus caeruleus** befindet sich neben dem **PAG** und schüttet Noradrenalin aus. Dieses wird sowohl als Hormon als auch als Neurotransmitter angesehen. **Noradrenalin (NA)** ist ein Stresshormon, das die Zentren der sympathischen Nervenfasern im Hirnstamm aktiviert. Darüber wird dem Hypothalamus zurückgemeldet, vermehrt CRF auszuschütten, das letztlich in Kortisol umgewandelt wird (Dunn et al. 2004) (s. Abb. 5-2, S. 140, u. Abb. 5-4, S. 142).

Bei einem Gefühl von Sicherheit unterdrückt der Hypothalamus die Sekretion von CRF. Dieses führt im Gegenzug zur Unterdrückung der Aktivität im Locus caeruleus, im sympathischen Nervensystem und des Kortisols. Befindet sich das Individuum in Sicherheit, beginnt der Hypothalamus andere Hormone auszuschütten. Diese veranlassen die Hypophyse zur Sekretion von Oxytozin, das direkt in den Blutkreislauf gelangt. Oxytozin, ebenfalls ein Hormon und Neurotransmitter, stimuliert mütterliches Verhalten und die weibliche Fortpflanzungsfunktion (s. Abb. 5-4). Es spielt eine Rolle bei dem Gefühl von Zugehörigkeit (Affiliation), bei der Bindung und der Reduktion von Ängsten, gleichermaßen bei Männern und Frauen (s. Kap. 6.3, S. 201–203).

Zusammen mit den endogenen Opioiden und dem parasympathischen Nervensystem erzeugt Oxytozin die Zustände von normalem **Engagement** und **Erholung**. In einigen Situationen kann Oxytozin sogar angesichts einer Gefahr verbindende Reaktionen stimulieren, indem es den Blutdruck und die Herzfrequenz senkt. Dieses System entwickelte sich teilweise deswegen, um mütterliches Verhalten nach dem extremen Stress der Geburt zu ermöglichen. Die Wirkungen von Oxytozin verstärken sich, wenn Östrogen hinzukommt (Light et al. 2000). Man mag vielleicht erwarten, dass Frauen sich wegen der Verbindung zwischen Oxytozin und mütterlichem Verhalten unter Stress sozial verbindlicher als Männer verhalten. Einen schlüssigen Hinweis für diese Annahme gibt es aber nicht (Taylor 2006). Männer und Frauen schütten beide in vielfachen Bindungssituationen Oxytozin aus (Uvnäs-Moberg 2003). Sozial verbindliches Engagement unter Stress erklärt, warum einige Menschen in der Lage sind, anderen bei Angriffen oder Naturkatastrophen zuhilfe zu kommen.

Schließlich spielt der Hypothalamus in der Regulation des Immunsystems eine Rolle. Vermehrtes Auftreten von Krankheiten nach einer Periode von starkem Stress, einschließlich von Autoimmunerkrankungen, Tumorwachstum, Herz-Kreislauf-Erkrankungen, Adipositas, Diabetes, Depression, Angststörungen, Suchtstörungen und Infektionen, geht auf diese Verbindung zurück. Höhere Spiegel von Kortisol, Noradrenalin, stressinduzierten Opiaten und eine anhaltende Aktivierung des sympathischen Nervensystems als Antwort auf permanente Bedrohungen unterdrücken einige der Reparaturfunktionen des Immunsystems im Körpergewebe (Dobbs et al. 1993; Moynihan 2003; O'Leary 1990).

Auf der anderen Seite erhöhen diese neurochemischen Substanzen die Produktion von **proinflammatorischen Zytokinen**. Das sind die Immunzellen, die die entzündliche Antwort auf eine Gewebeverletzung und psychosozialen Stress auslösen. Die entzündliche Reaktion führt zu Rötung, Schmerz, Schwellung, Fieber und „Krankheitsverhalten". Proinflammatorische Zytokine reduzieren körperliche Aktivitäten und die Nahrungsaufnahme und fördern einen Rückzug von der Umwelt. Dieses ist Teil der biologischen Verhaltensreaktion im Erholungsprozess (Dickerson et al. 2004; Larson u. Dunn 2001).

Entzündung wiederum stimuliert die HPA-Achse und hilft dem Körper damit, auf die Bedrohung dieser Reaktionen zu antworten. Im Falle von Langzeitbedrohung werden die Entzündungsreaktion und die HPA-Achse aktiviert. Der Bedrohungszustand hat dann die Produktion jener Immunzellen in den Lymphknoten, im Thymus und in der Milz unterdrückt, die die Gewebereparatur einleiten und überhaupt in der Lage sind, Heilung zu fördern. Das Ergebnis ist ein abwärts führender Kreislauf von zunehmendem Stress für den Körper mit anschwellender Entzündung. Das macht den Körper anfälliger für die oben erwähnten Krankheiten (Webster et al. 2002).

5.4 Neuronale Netzwerke verkörperter Selbstwahrnehmung von biologischen Verhaltensantworten auf Sicherheit und Gefahr

Jetzt sind wir soweit, die oben erwähnte Information über Gefahr und Sicherheit mit der Bearbeitung durch die verkörperte Selbstwahrnehmung zu integrieren. Es existieren vier Netzwerke, die mit der verkörperten Selbstwahrnehmung in Verbindung stehen. Alle können miteinander interagieren: Das **Netzwerk verkörperter Selbstwahrnehmung** (Rerepräsentationen im VMPFC, DLPFC, dem ACC und der anterioren Insula), das **interozeptive Netzwerk**, das **Körperschema-Netzwerk** und das **Netzwerk für Gefahr und Sicherheit** (s. Abb. 3-1, S. 80, u. Abb. 5-4, S. 142). Deren Interaktionen sind in Abbildung 5-6 dargestellt.

> Das Netzwerk verkörperter Selbstwahrnehmung spielt daher dieselbe Rolle für das Netzwerk von Gefahr und Sicherheit, wie es dieses für das interozeptive Netzwerk und das Körperschema-Netzwerk tut.

Das Netzwerk der verkörperten Selbstwahrnehmung erlaubt uns, unseren Sinn von Gefahr und Sicherheit zu fühlen und Entscheidungen über adäquate Handlungen zu treffen. Es kann unsere Angst aktiv unterdrücken, zu begrifflichem

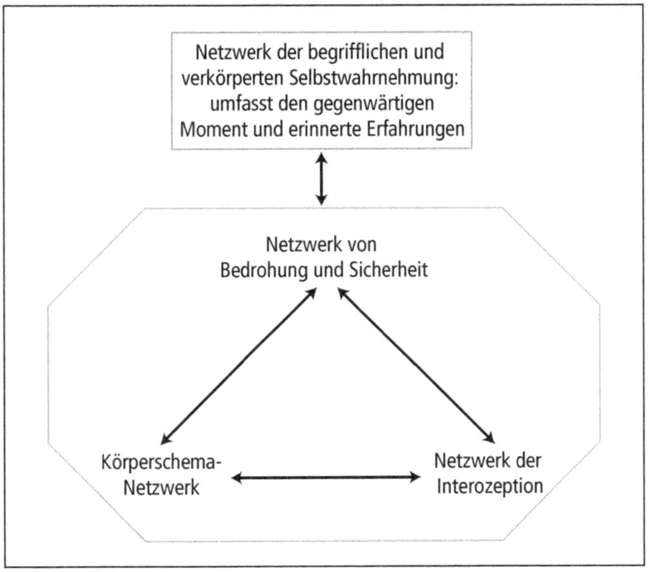

Abb. 5-6 Netzwerke von Körperempfindung und Erinnerung, die mit dem Netzwerk der verkörperten Selbstwahrnehmung verbunden sind.

Denken führen oder in das Gefühl von Gefahr oder Sicherheit hinein mittels Dissoziation, Somatisierung und Grübeln pathologisch absorbiert werden (de Gelder et al. 2004; Fellous 1999).

Wenn im Experiment Probanden erlaubt wird, sich über einen angstbesetzten Stimulus bewusst zu werden (es wird ihnen ausreichend Zeit gelassen, zu überlegen, wie sie antworten wollen), wird der ventromediale präfrontale Kortex (VMPFC) als zentraler Sitz der verkörperten Selbstwahrnehmung aktiviert, während die Aktivität der Amygdala mit ihrem Sinn für unmittelbare Gefahr gedämpft wird (Amat et al. 2005; Carlsson et al. 2004, Hariri et al. 2003; Urry et al. 2006). Das bedeutet Folgendes: Wenn Personen Gelegenheit gegeben wird, ihre Angst tatsächlich zu fühlen, und wenn ihnen gesagt wird, dass sie sich in Ruhe Zeit nehmen können, über die Antwortmöglichkeit nachzudenken, können sie sich der verkörperten Selbstwahrnehmung widmen und gleichzeitig die begriffliche Selbstwahrnehmung aufrufen. In diesem Moment ist der Proband im Zustand gesunder und ausgewogener Selbstwahrnehmung wie in Kapitel 3.2 diskutiert. Neu ist hier die Anwendung dieser Konzepte auf das Gefühl von Gefahr. Die Fähigkeit, zu fühlen, zu empfinden und bezogen auf Schmerz und Gefahr entsprechend zu handeln, erlaubt dem Individuum, die Ressourcen zu entdecken, die für die Genesung notwendig sind.

Das mag dem intuitiven Gefühl widersprechen, denn Schmerz ist keine sehr angenehme Empfindung. Doch fühlt das Individuum im subjektiven emotionalen Augenblick Schmerz oder Angst, aktiviert dieses das *homöostatische Genesungssystem* des Körpers. Es hat dadurch gewissermaßen die Gelegenheit, für sich selbst zu sorgen. Bei Menschen kann das nicht nur Ruhe und Selbstfürsorge bedeuten, sondern auch das Wissen, ob ein Vertrauter, ein Psychotherapeut, ein Praktizierender der verkörperten Selbstwahrnehmung oder ein Arzt zu kontaktieren ist. Das ist der Weg, der Menschen schrittweise ermöglicht, zu lernen, Verantwortung für ihre Gesundheit zu übernehmen.

Soziale Kontakte, ein warmes Bad oder Ruhe, viel Wasser trinken, Urlaub machen oder was auch immer zur Erholung beiträgt, können als **Ressourcen** zählen (s. Kasten 5-1) (Ogden et al. 2006). Der Zugang zu Ressourcen aktiviert das endogene Opiatsystem, das mit dem neurochemischen Netzwerk für Gefahr und Sicherheit verbunden ist (s. Abb. 5-4, S. 142). Vor dem Hintergrund dieses Zuganges zu Ressourcen ist es möglich, *Schmerzen mit mehr Klarheit und Aufmerksamkeit im subjektiven emotionalen Augenblick zu fühlen.*

Weinende Kinder, denen Zuckerwasser gegeben wird, während sie von ihrer Mutter gehalten werden oder sie sich in positiven sozialen Interaktionen befinden, lassen sich schneller trösten und physiologisch beruhigen (Bazhenova et al. 2001; Gormally et al. 2001). Während der ersten zwei Lebensjahre sind Kleinkinder hauptsächlich von Erwachsenen abhängig, um Beruhigung, Trost und Erholung zu erfahren. Auch das Bereithalten von Schnullern, Flaschen und Spielzeugen zur Beruhigung von Säuglingen liegt in der Hand eines Erwachsenen.

Wie zuvor erwähnt, entwickelte Donald Winnicott die Konzepte des Echten Selbst und des Falschen Selbst. Er beobachtete, dass Kleinkinder im Alter von zwei Jahren zur Beruhigung Decken, Teddybären und andere weiche Objekte nutzen. Diese können vom Kind selbständig herumgetragen werden und unterliegen der Kontrolle des Kindes. Winnicott nennt sie „Übergangsobjekte“, da sie für das Kind eine Reihe von Ressourcen repräsentieren, die in der Entwicklung zwischen der totalen Abhängigkeit von den Eltern und den mehr autonom selbstregulatorischen und selbsttröstenden Fähigkeiten des Vorschulalters und des älteren Kindes liegen (Winnicott 1971).

Sind Erwachsene im Experiment einem schmerzvollen oder angstbesetzten Reiz ausgesetzt und wird ihnen gleichzeitig gesagt, dass die Stimulation bald herabgesetzt werde, so nimmt im Gefahrennetzwerk die Aktivierung des wahrgenommenen Gefühls von Gefahr ab, *sogar bevor die eigentliche Schmerzstimulation entfernt wird* (Hunt 2006; Koyama et al. 2005). Die Erwartung von Belohnung, sogar wenn Angst erlebt wird, führt zu mehr regulierter Aktivierung der HPA-Achse. Es wird dann ausreichend Kortisol ausgeschüttet, um der Gefahr zu begegnen. Allerdings nicht so viel, dass das Individuum in einem andauernden Zustand von Angst gehalten wird (Pecoraro et al. 2006; Putman et al. 2007).

Kasten 5-1 zeigt Wege auf, wie *mit* statt gegen Schmerz und Angst gearbeitet werden kann.

Kasten 5-1: Mit dem Schmerz Freundschaft schließen

Auch wenn es vielleicht nicht offensichtlich ist, aber Schmerz existiert in unserem Körper als ein Vehikel, unsere Aufmerksamkeit zurück zu uns selbst zu bringen. So wie Gähnen (s. Kasten 2-2, S. 57), myoklonische Zuckungen (s. Kasten 3-2, S. 77) und lebendiges Weinen (s. Kasten 4-1, S. 100) ist Schmerz einer der Wege, auf dem der Körper uns spontan und automatisch daran erinnert, eine physische oder emotionale Bedrohung zu bemerken, der wir vielleicht ausgewichen sind.

Das führt zu einem Paradoxon. Der einzige Weg, der aus dem Leiden herausführt, ist der, ihn wieder zu begehen. Der einzige Weg, den Schmerz zu lindern *und gleichzeitig den Körper zu heilen,* ist, den Schmerz im unmittelbaren Augenblick der verkörperten Selbstwahrnehmung zu beachten und zu fühlen. Schmerzmittel und Opiate, Alkohol und Psychopharmaka, genauso wie die endogenen Opiate, können den Schmerz nur zeitlich betäuben.

Kasten 3-3 (S. 85) zeigt, wie eine einfache Änderung der Körperschema-Selbstwahrnehmung die Sensation von Phantomschmerz eliminieren kann. Es geht nicht einfach bloß darum, sich das Spiegelbild der realen Extremität an der Stelle vorzustellen, da wo die fehlende Gliedmaße war. Der Amputierte muss in die gefühlte Erfahrung des Spiegelbildes „hineingehen", als wäre es die fehlende Extremität. So kann das Gehirn sie loslassen und das Körperschema neu justieren.

Die Empfindungen von den Nozizeptoren aus der Körperperipherie sind kein Schmerz; noch sind es die Nervenimpulse, die die Neuralachse hinaufziehen und im Hirnstamm, Hypothalamus, Thalamus, dem anterioren cingulären Kortex (ACC) und der Insula repräsentiert sind. Schmerz ist der sich entwickelnde Zustand verkörperter Selbstwahrnehmung und entsteht quer durch die miteinander verbundenen Abbildungen der gesamten neuronalen Netzwerke der Bedrohung und Interozeption. Die Rerepräsentationen (Wiederabbildungen) von allen früheren Umwandlungen und Abbildungen (Repräsentationen) der schmerzempfindenden (nozizeptiven) Information verbinden sich in der dann verkörperten Selbstwahrnehmung des Schmerzes.

Schmerz ist also keine konkrete Sache, sondern eher ein *Zustand in der Selbstwahrnehmung.* Diese Wahrnehmung des Selbst kann sich *wandeln und möglicherweise das Schmerzempfinden abschalten* (Chapman u. Nakamura 1999). Von den Schmerzrezeptoren kann dasselbe Eingangssignal in das Gehirn gelangen, aber wie es gefühlt wird und wie wir es emotional verstehen, ob mit Angst oder Akzeptanz, kann sich durch das Bewussterwerden dauerhaft verändern.

Der erste Sexualverkehr wird vielleicht schmerzhaft oder beängstigend erlebt. Wenn jedoch alles gut geht, beginnt man es nach einiger Zeit der Praxis, mit Geduld, Zärtlichkeit, Liebe und Ermutigung zu genießen. Genauso ist es auch mit dem Anfreunden des Schmerzes. Mit einigen Schmerzformen können Sie vielleicht selbst Fortschritte machen, auch wenn Sie erkennen, dass Sie unter Umständen Hilfe wünschen und brauchen.

Finden Sie einen ruhigen Platz drinnen oder draußen, an dem Sie sich ganz sicher fühlen. Machen Sie es sich bequem; Sie können sitzen oder liegen. Kommen Sie innerlich zur Ruhe, so gut Sie können. Lassen Sie Ihren Körper so viel wie möglich in die Schwerkraft hineingleiten (s. Kasten 3-1, S. 66).

Jetzt nutzen Sie Ihre Körperschema-Selbstwahrnehmung, um die schmerzhafte Stelle zu lokalisieren. Vielleicht sitzt sie am Kopf, Nacken, Rücken oder Bein, wo auch immer. Wenn es geht, fühlen Sie die Grenzen des Schmerzes: Schmerzt z. B. das ganze Bein oder nur die Oberschenkel oder die Stelle über dem Knie auf der Innenseite Ihres Beines? Lassen Sie Ihre Wahrnehmung sich zwischen schmerzhaften und daneben liegenden, nichtschmerzhaften Stellen hin und her bewegen. Achten Sie auf die Unterschiede. Lassen Sie die nichtschmerzhaften Teile zu den schmerzhaften Teilen „sprechen". Das kann genügen, um den Schmerz „in Bewegung" zu setzen oder zu „besänftigen".

Vergessen Sie jetzt den Schmerz und konzentrieren Sie sich auf Ihre Atmung, auf das Gefühl, wie Ihr Körper mit der Oberfläche, auf der Sie sitzen oder liegen, in Verbindung steht. Richten Sie Ihre Aufmerksamkeit auf einige andere konstante und verlässliche Empfindungen in Ihrem Körper oder Wahrnehmungen in Ihrer Umgebung, die sich sicher, stabil und unterstützend anfühlen: Das sind Ihre **Ressourcen**. Andere Ressourcen können die nichtschmerzhaften Bereiche Ihres Körpers sein; die Bäume über Ihrem Kopf; eine tickende Uhr; jemandes Hand, die Sie zur Unterstützung halten; ein Stofftier; ein mentales Bild einer Person, die Sie lieben, oder sogar das Gefühl von Gottes Gegenwart. Versichern Sie sich, diese Ressourcen verlässlich auffinden zu können, denn Sie sollten jederzeit in der Lage sein, zu Ihnen zurückzukehren, wenn der Schmerz „zu viel" wird.

Lokalisieren Sie jetzt den Schmerz wieder, finden Sie Ihre Ressource wieder. Gehen Sie zwischen ihnen vor und zurück. Im Geiste bei Ihren Ressourcen, kehren Sie schließlich zum Schmerz zurück und „gehen" dieses Mal in ihn „hinein". Versuchen Sie, ihn wirklich zu fühlen. Es wird Ihnen vielleicht nicht gleich gelingen. Ihr Puls wird vielleicht schneller, Ihre Atmung vielleicht kürzer und keuchend. Das ist die biologische Verhaltensantwort des sympathischen Nervensystems in der Bedrohung. Kommen Sie zurück zu Ihren Ressourcen. Sehen Sie, ob Ihr parasympathisches System Ihnen dabei helfen kann, sich zu beruhigen. Versuchen Sie es wieder, denn das ist der Prozess. Es braucht vielleicht mehrere Versuche und mehrere Sitzungen. Wenn Ihre Ressource Ihnen nicht mehr dient, versuchen Sie eine andere. Wenn es Ihnen hilft, können Sie sich eine unbegrenzte Ressourcensammlung anlegen.

In diesem Prozess arbeiten Sie sich durch die Bedrohung des Schmerzes statt durch den Schmerz selbst. Ihr Körper möchte erst davon überzeugt sein, dass es sicher ist, dort hineinzugehen und es zu fühlen. Wenn Sie das erreicht haben, können Sie anfangen, Ihre interozeptive, emotionale und die Körperschema-Selbstwahrnehmung des Schmerzes zu vertiefen. Sie sind vielleicht überrascht, dass sich der Schmerz in verschiedene Formen umgestaltet, von physisch zu emotional (Traurigkeit, Wut, Angst) und wieder zurück. Er wechselt vielleicht sogar die Lage oder Sie können ihn an verschiedenen Stellen in Ihrem Körper fühlen.

Wenn Sie den Schmerz in allen seinen Formen und Masken wirklich kennen, ihn und seine Bewegungen in Ihrer verkörperten Selbstwahrnehmung ganz gefühlt haben, lässt er vielleicht nach und verschwindet möglicherweise völlig. Mancher Schmerz wird dennoch vielleicht nicht auf diese Weise besänftigt. Auch wenn Sie Schmerzmittel nehmen und andere medizinische Behandlungen erhalten, um den Schmerz zu erleichtern, kann das Üben der verkörperten Selbstwahrnehmung eine wichtige Rolle bei Ihrer Genesung spielen.

Sie haben begonnen, sich mit dem Schmerz anzufreunden. Von jetzt an kann er Ihnen objektiv Informationen darüber liefern, wann Sie auf sich selbst achten sollen, genau wie ein guter Freund, der Ihnen die Wahrheit über Sie selbst sagt. Sie brauchen den Rat dieses Freundes nicht zu fürchten, da er in Ihrem besten Interesse gegeben wird und weil Sie sich ganz sicher sein können, dass dieser Freund Sie vollkommen liebt.

5.5 Pathologien verkörperter Selbstwahrnehmung bei Gefahr

Es ist für Menschen leider nicht einfach, Sicherheit und Zugang zu Ressourcen zu finden und das Gefühl von Bedrohung auszuheilen. Als Mitglieder eines komplexen sozialen und kulturellen Netzwerkes sind wir vielen Anforderungen und Erwartungen ausgesetzt und halten es daher für praktischer, das alte Wissen unserer Körper zu ignorieren. Millionen von Jahren verkörperter Erziehung, die in unsere Gewebefasern gewoben wurden, scheinen komischerweise aus verständlichen Gründen wenig fesselnd zu sein. Es hat den Anschein, dass wir kurzlebigen Beziehungen, also Terminen und Verabredungen, den Vorzug geben, anstatt Zeit zu finden, die uralte innere Beziehung zu unserem Körper zu beleben. In Situationen größerer Gefahr sind die Anforderungen sogar noch zwingender.

Gefahr und Angst sind die eigentlichen Gründe, warum Menschen es vermeiden, das erholsame Potenzial ihrer verkörperten Selbstwahrnehmung aufzusuchen.

Umgekehrt ist das Empfinden von Sicherheit ein essenzieller Bestandteil, der es unserer Aufmerksamkeit erlaubt, das Umfeld zu verlassen, um zu uns selbst zurückzukehren. Die Neurozeption von Gefahr aktiviert einerseits die Körpersysteme, die selbstregulatorische Funktionen abschalten, und verstärkt andererseits Systeme, die uns helfen, auf Gefahr zu reagieren, und trennt uns dadurch buchstäblich von uns selbst (Kozlowska 2005).

Im letzten Abschnitt sahen wir, wie uns der ventromediale präfrontale Kortex (VMPFC) helfen kann, uns unserem verletzten Körper angstfrei widmen zu können. Das geschieht im Gewahrsein verkörperter Empfindungen von Angst,

Schmerz und Gefahr durch teilweise Hemmung der Amygdala. Menschen, die ein schweres Trauma erlitten oder die Diagnose PTBS haben, sind *unfähig*, die Aktivität der Amygdala zu unterdrücken. Sie haben gleichzeitig eine reduzierte Fähigkeit, den VMPFC und andere präfrontale regulatorische Areale abzurufen (Bremner et al. 1999; Centonze et al. 2005; Kolassa et al. 2007; Milad et al. 2005). In vielen verschiedenen Studien des Neuroimaging wurde ein relativer Mangel der Fähigkeit oder die Unfähigkeit, den VMPFC und OFC zu aktivieren, gefunden. Wie gesagt, handelt es sich hierbei um die Bahnen, durch deren Gebrauch sich aus einer Situation ein emotionaler Sinn erschließt. In den unterschiedlichsten Studien mit dem bildgebenden Verfahren des Neuroimaging wurde eine Hyperaktivität der Amygdala gesehen. Diese Befunde stehen mit einem sehr breiten Spektrum von Störungen bei Bedrohung, Trauma, Angst und Panik in Beziehung (Francati et al. 2006).

Menschen mit PTBS, Angst und Panikstörung zeigen zusätzlich zu den Beeinträchtigungen der Funktion des VMPFC gesteigerte Reaktivitäten im Netzwerk, das die Amygdala, die Insula und den anterioren cingulären Kortex (ACC) einschließt. Es handelt sich hierbei um Teile des neuronalen Netzwerkes für die Interozeption von Angst. Sie führen zu einer pathologischen Absorption von Ängstlichkeit mit großer Unruhe und leicht auszulösenden Ängsten. Hinzu kommt eine erhöhte Wachsamkeit für eventuelle angstbesetzte Umweltaspekte, eine Tendenz, gewohnheitsmäßig angstbesetzte Situationen zu vermeiden. Dieses spiegelt sich in einer höheren Grundlinie der Herzfrequenz, in mentaler Verwirrung, in Schlafstörung und Muskelanspannung sowie in Verdauungsstörungen und der unterdrückten Aktivierung des parasympathischen Nervensystems (Lipp u. Waters 2007; MacLeod et al. 1986; Miltner et al. 2004; Nagai et al. 2007; Pillay et al. 2006; Quirk u. Gilbert 2003; Simpson et al. 2001; Stein, Simmons et al. 2007; Thayer u. Brosschot 2005). Auch vermeiden die betroffenen Menschen es eher, über Emotionen und interozeptive Empfindungen zu sprechen und unterdrücken diese. Sie werden eher durch **Grübeln** über mögliche Katastrophen pathologisch absorbiert (Brosschot et al. 2005; de Berardis et al. 2007; Frewen et al. 2008; J. C. Richards et al. 2003; van der Kolk et al. 2005).

Menschen mit chronischem Schmerz in der Skelettmuskulatur, Fibromyalgie, Migräne, Asthma und kardiovaskulären Erkrankungen haben z. B. eher eine Geschichte von psychosozialem oder körperlichem Trauma als Menschen ohne diese Störungen. Diese Individuen zeigen auch am ehesten ein Muster von fortdauernden Schmerzen, Haltungs- und Bewegungsstörungen, Muskelanspannung oder Muskelschlaffheit. Das ist begleitet von einer geringeren Fähigkeit zur interozeptiven Wahrnehmung und gesteigerter Wachsamkeit für Schmerz (Crombez et al. 2005; Flor et al. 1989; Kamarck u. Jennings 1991; Haugstad et al. 2006; Hinz et al. 2001). Solche Menschen leben in einem Körper, der sie im wahrsten Sinne bedroht.

Individuen, die anfällig sind für pathologische **Dissoziation,** haben wahrscheinlich ein schweres Trauma erlitten. Dissoziative Zustände, wie eingefrorene Haltungen, Trancen, vermehrtes Schlafen, ein Verlust der Bindung zum eigenen Körper oder zu anderen sind Formen biologischen Verhaltens als **Immobilisationsreaktionen**. Die Forschung hat durchweg Verbindungen zwischen Dissoziation, Trauma, Immobilisation und verwandten physiologischen Faktoren gefunden. Je schwerer die Bedrohung war, umso größer ist die Wahrscheinlichkeit, dass sich Dissoziation entwickelt (Näring u. Nijenhuis 2005; Nijenhuis et al. 1998). Dissoziative Zustände bei Menschen mit PTBS sind mit einer erhöhten Aktivierung im dorsalen vagalen System und der Sekretion von endogenen Opiaten verbunden (Scaer 2001; van der Hart et al. 2004) (s. Abb. 5-4, S. 142, u. Tab. 5-2, S. 135).

Dissoziation wird oft zu den Symptomen von Stress- oder Traumastörungen gezählt. Es kommt jedoch wesentlich häufiger als ein Symptom vor, wenn das traumatische Ereignis selbst schon eine Dissoziation unmittelbar zum Zeitpunkt des Geschehens ausgelöst hat. In der Tat ist eine Dissoziation während des Traumas einer der Hauptprädiktoren der PTBS. Das ist besonders bei Kindern, die ein Trauma erleben, der Fall. Dissoziation kommt häufiger bei jüngeren als bei älteren Kindern vor, zusammen mit allen anderen verwandten Funktionsbeeinträchtigungen, die mit einem Trauma assoziiert sind (Eisen et al. 2007).

Kinder haben relativ wenige emotionale Ressourcen außer den wichtigen Bezugspersonen in ihrem Leben. Wird ein Trauma von einer dieser Personen durch physischen oder sexuellen Missbrauch verursacht oder von nahen Familienangehörigen durch andere schwere Misshandlungen, dann ist es sehr wahrscheinlich, dass eine Dissoziation während des Übergriffes passiert. Auf diese Weise erfahren die betroffenen Kinder die Prädisposition einer lebenslangen Empfindlichkeit, von allen späteren Bedrohungen „entzündet“ zu werden und tragen dadurch Zustände von dissoziativer Immobilisation und Erstarrung davon (Scaer 2001; Tucker 2001). Der Fallbericht 5-1 als Fortsetzung des Falles von Joan aus dem vorherigen Kapitel (Fallbericht 4-2 in Kap. 4) gibt ein Beispiel von Dissoziation nach einem Missbrauchstrauma in der Kindheit.

Fallbericht 5-1: Fortsetzung von Joans Behandlung mit der Rosen-Methode (aus Kap. 4)

Joan begab sich über einige Monate wöchentlicher Sitzungen für unterschiedlich lange Zeitabstände in den „Zustand des kleines Mädchen". Dieser Zustand war ein Zufluchtsort der Sicherheit, eine Ressource im Innern ihrer selbst, den sie als 5-jähriges Kind erfunden hatte. In diesem Zustand war sie nicht in der Lage, meine Berührungen zu fühlen. Wenn ich etwas fester in ihre verkrampften Muskeln drückte, krümmte sie sich, stöhnte in einer Art „vorgetäuschter" Agonie und drehte ihren Kopf weg. Ich fragte sie, was sie an ihrem besonderen Platz mochte: „Ich kann da alles machen, alles, was ich möchte. Ich kann überall hingehen", meinte sie mit einem neckend-kindlichen Ton in der Stimme.

Ja, dachte ich, überallhin, um zu fliehen, aber wovor? Was war so bedrohlich für Joan als Kind? In einer Sitzung hielt ich einfach sachte ihre Schulter und den Oberarm, um ihr ein Gefühl von Unterstützung zu geben. Mit geschlossenen Augen drehte sie ihren

Kopf zu mir und ihr Gesicht zeigte eine Mischung von Verwirrung und Frustration. Nach einer Weile berührte sie meine Hand, hielt meine Hand einen Augenblick behutsam, ließ dann los und kehrte in ihr Innerstes zurück. Das war eine ermutigende Veränderung: Sie hatte meine Hand wahrgenommen und auch ihren Wunsch, sie zu berühren. Es war, als hätte sich ein kleiner Spalt in ihrer sie unbeweglich machenden Dissoziation geöffnet.

In der nächsten Sitzung suchte Joan wieder ihren besonderen Platz auf, schien dabei jedoch meine sie berührenden Hände stärker wahrzunehmen. Für einige Momente konnte ich fühlen, wie ihre Muskeln weicher und ihre Atmung leichter wurden. Es war, als ob ihr Körper „herauskam", um mir zu begegnen, ohne Worte, leise mit geschlossenen Augen. Ein wenig später in der Sitzung öffnete sie ihre Augen und sah mich an. Ihre Augen wurden feucht. „Sind Sie okay?", fragte sie mich mit ihrer Erwachsenenstimme.

Ich sagte, dass ich schon eine ganze Weile da gewartet hatte, darauf, dass sie Kontakt aufnimmt. „Es ist wichtig", sagte ich, „dass Sie beginnen, das Weggehen und Wiederkommen wahrzunehmen." Es war ein Zeichen ihrer Bereitschaft, sich mit mir einzustimmen.

In den nächsten Sitzungen war Joan in der Lage, sich dauerhafter mit meinen Händen zu verbinden. Jedes Mal, wenn sie „wegging", sagte ich nun in einem spielerischen Ton, der zu ihrem passte: „Joan, ich habe Sie verloren und weiß nicht, wo ich Sie finden kann." Jetzt war sie eher bereit, zu akzeptieren, um was es ging: um eine einfache Beobachtung, eine Information für ihre verkörperte Selbstwahrnehmung statt einer Beurteilung oder Interpretation. Während dieser Behandlungsphase erwähnte ich in der gleichen nichtbeurteilenden Art und Weise, wie es zur Rosen-Methode gehört, dass ihr Körper an der Rückseite um das Zwerchfell herum geteilt schien: Der Teil oberhalb des Zwerchfells war angespannt und erhöht und darunter fühlte es sich leblos an.

Ihr Körper zeigte sich schon seit dem Beginn unserer Zusammenarbeit auf diese Weise. Joan war jedoch jetzt erst in der Lage, diese Beobachtung in ihre verkörperte Selbstwahrnehmung zu lassen. Ich konnte erkennen, wie ihre Wahrnehmung wuchs, denn sie wurde neugierig.

„Wie ist das passiert?", erkundigte sich die erwachsene Joan über die Teilung in der Mitte ihres Körpers.

„Wahrscheinlich etwas, das in Ihrer Kindheit geschah, als Sie ungefähr 4 oder 5 Jahre alt waren. Etwas, das Ihr Körper immer noch festhält." Ich konnte ein wahrscheinliches Alter, an dem vermutlich ein Trauma passierte, nennen, weil ich das wahrscheinliche Alter des „kleinen Mädchens" am Gesichtsausdruck erkannte. Es gab einen langen Seufzer, fast wie Erleichterung, jedoch nicht ganz.

Obgleich ich bei einigen Gelegenheiten vorgeschlagen hatte, dass ihr etwas geschehen sein könnte, als sie klein war, konnte sie es nicht wirklich in einer verkörperten

Weise hören. Dieses Mal war sie präsenter in ihrem erwachsenen Selbst. Spontan begann sie, Erinnerungen zuzuordnen, keine Erinnerungen in Zeit und Raum, jedoch Bilder und Eindrücke. Sie sprach darüber, wie sie sich vor ihrem Bruder fürchtete, der 7 Jahre älter war. Sie erwähnte, wie sie sich allein fühlte, niemanden hatte, mit dem sie über ihre Gefühle sprechen konnte. Ich konnte die Angst und Einsamkeit in ihrer Stimme hören.

Dann hielt sie inne und sagte: „Warum soll ich alles das erinnern?" Ich sagte: „Sie brauchen es nicht erinnern, erinnern Sie nur dann, wenn es hilft und wenn es Ihnen angenehm ist."

Ihr Körper war nun völlig erwacht, spannte sich an und ihr Gesicht verzerrte sich mit Schmerz und Anstrengung. Auch das war ein Fortschritt. Sie fürchtete sich. Jetzt konnte sie die Angst im subjektiven emotionalen Augenblick spüren. Nach 6 Monaten wöchentlicher Sitzungen verließ sie meine Praxis, ohne eine weitere Behandlung verabreden zu wollen. Als sie ging, sagte ich ihr, dass sie an einem Scheideweg stünde, dass alte Gefühle und Bilder in ihr Bewusstsein kämen, die für sie hilfreich sein könnten, und dass dieser Umstand für sie auch beängstigend sei.

Einige Wochen später rief sie an und sagte, dass sie einen Traum hatte, der sie überzeugte, mit den Behandlungen der Rosen-Methode fortzufahren. In dem Traum hörte sie eine Stimme sagen, dass sie nun nicht mehr leiden müsse und sie ihre Gefühle nicht mehr zurückhalten brauche. Es war ein Zeichen, das ihr einige andere **Ressourcen** aufzeigte, die für ihren weiteren Fortschritt vielleicht nützlich sein konnten. In der nächsten Sitzung konnte sie sich umfassender dem subjektiven emotionalen Augenblick widmen und dem, was sie zu diesem Zeitpunkt fühlte.

Zum Ende der Behandlung sagte Joan mit einem erwachsenen Ton in der Stimme und ohne vorheriges Erwähnen des Themas aus ihrer Kindheit: „Meinem kleinen Mädchen wurde Schaden zugefügt, sie musste wegrennen." Diese Stimme war voller Emotionen, ohne vorzutäuschen, dass sie glücklich sei. Ich sagte: „Das haben Sie Ihr ganzes Leben lang getan, wegrennen."

Sie, auf dem Rücken liegend, nickte still, als ich sie bat, wenn möglich auf meine Hände zu achten, die ich unter ihre beiden Schultern platziert hatte. Ich wollte ihr erneut das Gefühl der Gegenwart einer unterstützenden Ressource vermitteln, um ihre verkörperte Selbstwahrnehmung im subjektiven emotionalen Augenblick aufrechtzuerhalten.

Ihr angespannter Oberkörper begann, weicher zu werden. „Was ist passiert?" „Ich entspanne mich etwas", sagte sie.

Das war ein erstaunlicher Sprung in der verkörperten Selbstwahrnehmung. Ich entschied mich, ihn noch einen Schritt weiterzubringen. „In diesem Moment rennen Sie nicht weg", regte ich an. „Sie erlauben sich selbst, gehalten und beruhigt zu werden." Zum ersten Mal in ihrer Behandlung flossen Tränen mühelos ihre Wangen hinunter: Es war ein tiefgefühltes, „lebendiges" Weinen.

Im Verlauf der nächsten drei bis vier Monate machte Joan weitere Fortschritte in ihrer verkörperten Selbstwahrnehmung. Manchmal konnte sie bei ihren Gefühlen und Erinnerungen bleiben, Erinnerungen, die nicht zum Trauma gehörten. Wenn sie andere Male nahe an eine alte Erinnerung mit dem Gefühl von Angst und Wut kam, zog sie sich allerdings in ihren besonderen Platz zurück. Zu diesem Zeitpunkt ihrer Behandlung fühlte sie selbst, wie sie dort hinging, und drückte den echten Wunsch aus, zurückzukommen. Das war ihre Möglichkeit, Zugang zu Ressourcen zu finden und um Hilfe zu bitten. Während dieser Phase „stoppte" Joan auch ihre wöchentlichen Behandlungen, um dann einige Wochen später mit Aussagen wie „Ich weiß, ich muss meinen Schmerz spüren" zurückzukehren. Das war ein wichtiger Schritt zur Selbstregulation des Gleichgewichtes zwischen der vermiedenen Angst vor der Bedrohung und dem Gefühl von Sicherheit, das nötig ist, um die Bedrohung zu fühlen.

Am Ende dieser Behandlungsphase war Joan in der Lage, einige der Erinnerungen des Schreckens aus der Zeit abzurufen. Es stellte sich heraus, dass sie von ihrem älteren Bruder physisch missbraucht wurde. Es begann, als sie ungefähr 5 Jahre alt war. Wenn niemand zuschaute, schlug und trat er sie. Manchmal kam er leise in das Zimmer, in dem sie saß und spielte, und klatschte sie auf ihren Rücken, sodass sie vor Schmerz umfiel. Er drohte mit Vergeltung, wenn sie irgendjemand davon erzählen würde. Ihre wachsende Wahrnehmung für diese Erinnerungen und Emotionen reduzierte nach und nach ihre Anspannung in der Skelettmuskulatur, in den Bauchmuskeln, und die Magenschmerzen verschwanden. Es waren alles Symptome, die sie ursprünglich zu mir geführt hatten.

Joans Fall wird im nächsten Kapitel abgeschlossen. Dann werden wir die Rolle der Muskelanspannung und Muskelentspannung für die verkörperte Selbstwahrnehmung diskutieren.

Die mittleren Sitzungen von Joans Fall illustrieren wieder einige der grundlegenden therapeutischen Schritte zur Wiedererlangung verkörperter Selbstwahrnehmung, wie sie in Tabelle 1-1 (S. 21) aufgelistet sind:

- **Ressourcen** erschienen, als Joan entdeckte, dass sie mich durch das Berühren meiner Hand finden konnte und dadurch, dass sie fühlte, wie ich sie berührte. Das bedeutete einen großen Schritt für ihr Sicherheitsgefühl in der therapeutischen Situation.
- **Verlangsamung,** um im subjektiven emotionalen Augenblick zu sein, entstand immer öfter, als ihr bewusst wurde, wie wichtig es ist, ihre Verletzungen und ihren Schmerz zu fühlen.
- **Koregulation** ereignete sich auf verschiedenen Wegen während der Sitzungen. Vielleicht war das Auffälligste, dass ihre Fähigkeit wuchs, zu „finden", wo meine Hand war, und wahrzunehmen, dass diese ihren Körper berührte. In ihrer interozeptiven und Körperschema-Selbstwahrnehmung war dieses eine aktive Koregulation mit den Empfindungen in meiner Hand. Ihre Frage, ob ich „okay" war, zeigt die Fähigkeit, eine andere Person zu beachten und das eigene Verhalten dementsprechend anzupassen.

- **Verbalisierung** begann mit dem Wechsel von kindähnlichen und erwachsenenähnlichen Stimmen („doppeltes Bewusstsein"), mit ihrer wachsenden Fähigkeit, ihre Gefühle und Geschichte zu akzeptieren und zu benennen.
- **Verbindungen und Grenzen** tauchten in Joans Erkundung meiner Hand mit ihrer Hand auf. Dabei fand sie heraus, wo ihr Körper endete und meiner begann.
- **Selbstregulation** war paradoxerweise in Joans zeitweiligen Unterbrechungen ihrer Behandlung sichtbar. Es war ein Weg, Kontrolle zu erlangen und für sich selbst zu entscheiden, was sie brauchte.
- **Reengagement** war in ihrer Fähigkeit sichtbar, meine Hand zu finden und sie zu fühlen, und darin, dass sie sich selbst trösten ließ und dass sie die Behandlung nach Unterbrechung wieder aufnahm.
- **Loslassen** begann in kleinen Schritten; jedoch besonders darin, dass sie ein lebendiges, erleichterndes Weinen zuließ.

Joans Erschließung ihrer verkörperten Selbstwahrnehmung während der Behandlung verlief ähnlich der von anderen Traumaopfern, die eine Behandlung zur Förderung der verkörperten Selbstwahrnehmung erhalten. In einer Studie erwachsener Opfer von Inzest und sexuellem Missbrauch in der Kindheit erhielten die Probanden nach zufälliger Verteilung entweder eine Massagetherapie oder wahrnehmungsorientierte somatische Psychotherapie, die sowohl Berührung und Sprechen nutzt. In beiden Gruppen erfuhren die Menschen Besserung. Aber diejenigen mit der wahrnehmungsorientierten Therapie waren besser in der Lage, ihre Interozeptionen und Emotionen zu fühlen und auszudrücken. Einige dieser Personen aus der Gruppe der Selbstwahrnehmung schrieben Folgendes über ihre Erfahrungen (Price 2005, S. 53f.):

- „Ich entspannte diese tiefen **abdominalen** Muskeln und schon begann ich zu weinen. Ich war erschrocken, dass Weinen und Traurigkeit in dieser Weise in mir waren."
- „Ich lernte, meine Muskeln von innen heraus zu entspannen. Ich war in der Lage, bei den inneren Teilen meines Körpers zu bleiben, anstatt sie bloß von außen zu betrachten."
- „Diese Behandlungsstrategie hat mir wirklich Wege geöffnet, durch die ich öfter in meinem Körper bleiben kann, ohne um mein Leben zu fürchten. Ich lerne, dass das Fokussieren auf das Innere des Körpers und das Verweilen darin stärkend und angenehm sein kann."

Es wurden viele exzellente Werke über die Behandlung von Trauma und PTBS publiziert, die wahrnehmungsorientierte Praktiken nutzen wie somatische Psychotherapie und **Somatic Experiencing**. Die letztere Methode wurde von Peter Levine entwickelt; sie fokussiert auf die Wahrnehmung von verkörperten Empfindungen und auf traumatische Erinnerungen. Diese Erinnerungen werden unter Beachtung eines laufenden Gefühls von Sicherheit titriert[1], um der Person zu helfen, einen Weg aus dem „Traumastrudel" herauszufinden (Levine 1997).

Quer durch die verschiedenen klinischen Ansätze sind die Grundprinzipien zur Behandlung von Trauma dieselben, wie sie in Tabelle 1-1 (S. 21) aufgeführt sind.

Patienten müssen Traumaerinnerungen im subjektiven emotionalen Augenblick begegnen, um die dissoziierten Teile in eine unversehrtere verkörperte und begriffliche Selbstwahrnehmung zu integrieren. Dadurch können sie Symptome akzeptieren und loslassen. Das ist jedoch nur möglich, wenn unterstützende Ressourcen vorhanden sind, Koregulation zwischen Patient und Therapeut stattfindet und der Patient fähig ist, zu fühlen und Gefühle zu verbalisieren. Die sich so entwickelnde graduelle Rückkehr zum Reengagement und zur Selbstregulation wird von therapeutischer Unterstützung begleitet (Levine 1997; Ogden et al. 2006; Scaer 2000; Solomon u. Siegel 2003; van der Hart et al. 2006).

In der Begegnung mit Traumaerinnerungen ist es wichtig, sich anzufreunden mit dem physischen und psychischen Schmerz, der dabei auftritt. Die Forschung zu Tagebuch-Aufzeichnungen über Trauma zeigt: Obwohl die Teilnehmer höheren Blutdruck und negativere Stimmung nach dem Aufschreiben erlebten, äußerten sie weniger Symptome und hatten in den folgenden sechs Monaten weniger Arztbesuche (Pennebaker u. Beall 1986). Ebenso erging es Holocaust-Überlebenden, die ihre traumatischen Erfahrungen in einem klinischen Interview mitteilten. Bei ihnen war eine bessere gesundheitliche Langzeitwirkung zu verzeichnen als in einer Kontrollgruppe von Menschen, die sich nicht mitteilten (Pennebaker et al. 1989). Das Erzählen macht die immunsuppressive Wirkung von Bedrohung rückgängig; es aktiviert die Gewebereparatur und die immunologische Widerstandsfähigkeit gegen Infektionen (O'Leary 1990). Das Teilen von Emotionen mit anderen im Erholungsprozess von Trauma ist besonders wichtig im Kleinkindalter und in der frühen Kindheit. Das gilt besonders für die Übertragung von Bedrohung und Sicherheit in den ersten Bindungserfahrungen eines Kindes.

1 Titration nennt man in der Chemie den Vorgang, zwei ätzende und potenziell explosive Substanzen so kontrolliert zu mischen, dass die Ausgangsstoffe allmählich umgewandelt werden. (Anm. der Übersetzerin aus: „Sprache ohne Worte" von Peter Levine, Kösel-Verlag, 2011, S. 114)

5.6 Entwicklung von Bindung

Wie der Fall von Joan verdeutlicht, sind unsere Neurophysiologie und die begleitenden biologischen Verhaltensweisen in zwischenmenschlichen Begegnungen besonders empfindlich für Sicherheit und Bedrohung. Das kommt vor allem daher, weil wir von Geburt an von anderen Menschen abhängig sind und von diesen in allen unseren Grundbedürfnissen versorgt werden.

Die wichtigste Funktion des Nervensystems eines Kleinkindes besteht darin, die Qualität von Sicherheit und Bedrohung in interpersonalen Begegnungen zu evaluieren und darauf zu antworten (Main 1999; Schore 2003).

In den ersten beiden Lebensmonaten haben Säuglinge ein relativ unreifes Nervensystem. Sie sind mit den Anforderungen zur Anpassung an die extrauterine Umgebung mit ihren wechselnden Stimulationsmustern konfrontiert. Ihr primäres biologisches Verhalten im Anpassungszustand ist die **Erholung**. Während dieser Phase schlafen Babys im Durchschnitt 15 Stunden am Tag, was von Säugling zu Säugling beträchtlich variieren kann (Parmelee et al. 1961; St. James-Roberts u. Plewis 1996). Während Tiere Zuflucht in der Sicherheit eines Baus oder einer Höhle finden, wo sie sich erholen können, ist der primäre sicherheitgebende Zufluchtsort für Menschen der direkte physische Kontakt mit dem Körper des wichtigsten Elternteiles, typischerweise die Mutter (Main 1999).

Sicherheit in den Armen eines anderen Individuums zu finden, ist nicht dasselbe wie Sicherheit in einer Höhle oder an einem anderen unbelebten Ort zu finden. Zugang zum persönlichen Raum einer anderen Person, der besonders den Raum der Berührung und den Körperkontakt zwischen den offenen Hautoberflächen zwei verschiedener Körper einschließt, verlangt einen komplexen Prozess der interpersonalen **Koregulation**. Menschen müssen in der Lage sein, dem anderen mitteilen zu können, wie nah oder entfernt sie von ihm sein wollen. Sie müssen fähig sein, die Dauer und Nähe dieser Begegnung zu regulieren. Koregulation ist eine dynamische gemeinsame Anpassung, sich zusammen in Zeit und Raum zu bewegen, und zwar auf eine Art, in der jede Person interozeptiv und propriozeptiv ihre eigenen Empfindungen, Emotionen und Körperschemata in Beziehung zum anderen spüren kann.

Weil Säuglinge nicht mit Worten kommunizieren können, geschieht vieles in dieser Kommunikation über Bewegung und Berührung. Nonverbale Koregulation geschieht alltäglich, indem wir uns an die Bewegungen anderer im öffentlichen Raum anpassen. Wir teilen diesen Raum in Fahrstühlen und bei Sportveranstaltungen, in privaten Begegnungen wie beim gemeinsamen Kochen in einer kleinen Küche oder beim Liegen im Bett. Ähnliche Konzepte finden sich bei der wechselseitigen Angleichung (Sander 1962) und der gemeinsamen Regulation (Gianino u. Tronick 1988; Tronick 2007).

Dauert Koregulation einige Minuten oder länger, so erzeugt jede Runde von erfolgreicher Koregulation eine weitere emotionale Einstimmung. In diesen Momenten verstärken sich der positive Gesichtsausdruck und das wechselseitige Anstaunen. Es entstehen Gefühle von zwischenmenschlicher Verbindung, gemeinsamer Bekräftigung und Sicherheit mit der Fähigkeit, sich in die Weichheit und Verletzlichkeit des Körpers der anderen Person „loszulassen" (s. Tabelle 1-1, S. 21) (Beebe u. Lachman 2002; Stern 1985). Stellen Sie sich am Beispiel des „Zum-Sitzen-Ziehen" in Abbildung 1-2 und 1-3 (s. S. 15) vor, wie ein Spiel entsteht, in dem jede Person die andere ansieht und anlächelt. Mit jeder Wiederholung kommt es dabei vielleicht zu einer gesteigerten stimmlichen Kontur der Erregung in der Stimme des Elternteils. Das Elternteil spiegelt die geweiteten Augen und das breiter werdende Lächeln des Kindes im eigenen Gesicht. Das erhöhte Feingefühl füreinander wird so reflektiert, um emotional und körperlich voneinander berührt zu sein. Diese emotionale Verstärkung in koregulierten Begegnungen wird **Resonanz** genannt (Schore 1997; Wooten 1995).

Im Menschen steckt der Antrieb, Sicherheit mit anderen Menschen zu finden, das Bedürfnis nach koregulatorischer Kommunikation durch Bewegung und Berührung mit intimer Nähe. Hieraus entwickeln sich in der Resonanz positive Emotionen für und mit der anderen Person. Das wiederum führt zur Bildung einer Langzeitbeziehung, einer **Bindung** zwischen zwei Individuen. Beim Menschen können Bindungen ein Leben lang halten. Sie werden in der frühen Kindheit zwischen Kind und Eltern gebildet, dienen der Regulation von Sicherheit und Bedrohung und sind damit fundamental zum Überleben.

5.7 Psychobiologie der Bindung

Gefühle von Verbundensein sind mit den erfahrungsabhängigen Bahnen verknüpft, in denen die elementaren biologischen Verhaltensweisen von Sicherheit und Bedrohung gespeichert sind. Fühlt sich die Bindungsbeziehung aufgrund der bestehenden positiven emotionalen Resonanz sicher an, dann ist die Bindungsfigur, wie z. B. ein Elternteil des Säuglings, jemand, bei dem er Nähe sucht. Damit wird diese Person ein Zufluchtsort der Sicherheit. Das ist bei der **sicheren Bindung** der Fall. Bei dieser Bindungsbeziehung sucht der Säugling, der sich bedroht fühlt, Nähe und Trost bei dem Elternteil, und er lässt sich leicht beruhigen. Er ist dadurch imstande, zu normalen Mustern des Engagements zurückzukehren (s. Element 2 in Tab. 5-2, S. 135).

Die **unsicher-ablehnende Bindung** ist ein von **Wachsamkeit** (Vigilanz) charakterisierter Bindungstyp. Das bedrohte Kind wird sich ambivalent verhalten: Mal wird es sich dem Elternteil nähern und mal von ihm zurückweichen. Diese Kinder sind schwer zu beruhigen, sie sind aufmerksam gegenüber der Umgebung und den Eltern und kehren nicht leicht zum Zustand des Engagements zurück (s. Element 3 in Tab. 5-2). Kleinkinder mit diesem Bindungstyp sind entweder anfällig für Stress oder haben Eltern, die in Zeiten von Stress emotional nicht wirklich verfügbar sind (Cassidy 1994; Cassidy u. Berlin 1994).

Die **unsicher-vermeidende Bindung** entsteht, wenn Kleinkinder äußerlich keine Zeichen von Bedrängnis bei Bedrohung zeigen. Dennoch zeigen Messungen ihrer Physiologie hohe emotionale Erregung gekoppelt mit aktiver Unterdrückung (Cassidy 1994; Spangler u. Grossman 1993). Diese Kleinkinder werden dem Versuch widerstehen, hochgenommen oder getröstet zu werden. Sie drehen sich weg oder winden sich aus einer Umarmung heraus, um dieser zu entkommen (s. Element 6 in Tab. 5-2). Dieses sind Reaktionen in der **Mobilisierung** von Flucht und Kampf. Begleitende emotionale Unterdrückung findet statt, wenn Eltern gegenüber den Gefühlen von Not, Bedrohung und Wut des Kindes intolerant sind oder wenn Eltern als Antwort auf die Not des Kindes ärgerlich reagieren.

Die **desorganisiert-desorientierte Bindung** ist schließlich mit der biologischen Verhaltensantwort der **Immobilisierung** und Dissoziation verbunden (s. Element 4 in Tab. 5-2). Diese Art von Bindung erscheint, wenn das Kleinkind unter extremer und anhaltender Bedrohung durch die Bindungsfigur leidet. Vorstellbar sind physischer oder sexueller Missbrauch, Misshandlung, elterliche Psychopathologie und elterlicher Drogenmissbrauch. Kleinkinder erscheinen dann vielleicht wie eingefroren, wie beim Starren auf eine Wand. Sie trösten sich selbst durch Schaukeln oder Daumenlutschen über ausgedehnte Zeiträume. Auch zeigen sie vielleicht widersprüchliches Verhalten bei der Annäherung an die Eltern, indem sie beispielsweise rückwärts zu ihnen krabbeln (Forbes et al. 2007; Madigan et al. 2006).

Ähnliche Bindungsmuster können im weiteren Lebenslauf gefunden werden. Erwachsene können eine Bindungsbeziehung mit ihren lebenden Eltern haben und auch mit einem Liebespartner. Eine Liebesbeziehung ist meist immer eine Bindungsbeziehung. Das kommt durch die Entwicklung von Bindungsgefühlen bei der Koregulation bei enger körperlicher Nähe und den intensiven sensorischen und emotionalen Interozeptionen bei sexueller Aktivität.

Der Bindungsstil von Erwachsenen mit ihrem Liebespartner hängt von unterschiedlichen Vorerfahrungen ab: teilweise vom Bindungsstil zu ihren Eltern, teilweise vom Kommunikationsprozess der Erwachsenenbeziehung und teilweise von den momentanen Lebensumständen. Menschen, die Emotionen stets unterdrücken, leben wahrscheinlich in Erwachsenenbindungen die unsicher-vermeidende Bindung. Diejenigen, die von Angst und ängstlichem Grübeln absorbiert sind, leben wahrscheinlich unsicher-ablehnende Bindungen. Individuen, denen von vergangenen oder aktuellen Bindungspersonen Traumata zugefügt wurden, zeigen eher eine dissoziative Absorption, wie sie für eine desorganisiert-desorientierte Bindung charakteristisch ist (Edelstein 2006; Lyons-Ruth et al. 2006; Mikulincer u. Orbach 1995; Roisman et al. 2004; Shaver u. Mikulincer 2002; Stovall-McClough u. Cloitre 2006; Waters et al. 2000).

Wie in Tabelle 5-2 (S. 135) gezeigt wird, stehen die verschiedenen Bindungstypen direkt mit den verschiedenen biologischen Verhaltensmustern in Beziehung.

Die Physiologie der Bindung ist also tatsächlich die gleiche wie die Physiologie der Bedrohungs- und Stresskomponente der verkörperten Selbstwahrnehmung. Sie ist verknüpft mit den Netzwerken der Interozeption und dem Körperschema.

Die neuronalen Verknüpfungen der Bindung des Säuglingsalters sind stärker auf der rechten Seite des Gehirns entwickelt (Diamond 2001; Schore 2000, 2002, 2003). Warum die rechte Gehirnhälfte?

Bei Erwachsenen ist die linke Hirnhemisphäre vor allem mit Gedanken und Sprache, abstraktem und begrifflich-logischem Denken verbunden. Die rechte Hemisphäre ist mehr mit nonverbalen Empfindungen und Emotionen verbunden (T. Lewis et al. 2000; Schore 2003). In Wirklichkeit ist es nicht so einfach. Sprache, die genutzt wird, um verkörperte Selbstwahrnehmung aus dem ventromedialen präfrontalen Kortex (VMPFC, s. Kap. 3.2, S. 88 ff., u. 7.2, S. 224 ff.) zu beschreiben, ist stärker mit der präfrontalen und der Aktivität der Insula des rechten Gehirns verbunden. Expressive motorische Körperbewegungen werden durch neuronale Bahnen der Gegenseite kontrolliert und alle Aktivität verbindet die linken und die rechten Hirnfunktionen. Wie gewöhnlich arbeiten das Gehirn und der Körper in einem komplexen dynamischen System zusammen. Rechts und links bedeutet also nicht entweder-oder, sondern ist eine Angelegenheit relativer Aktivitätsstufen von Gehirnzuständen als Ganzes.

Allerdings ist die rechte Hemisphäre des Gehirns bei der Geburt stärker entwickelt. Der nonverbale Dialog mit anderen mitsamt der Emotionen, Empfindungen und den Eindrücken von Sicherheit und Gefahr aktiviert erfahrungsabhängige Verbindungen primär in der rechten Gehirnhälfte. Die linke Gehirnhälfte des Kleinkindes stellt sich stärker auf die objektive Verarbeitung der Wahrnehmung und Kategorienbildung ein. Später kommt der Beginn begrifflicher Sprache und autobiografischer Erinnerung, die mit der begrifflichen Selbstwahrnehmung in Beziehung steht, hinzu (Schore 2003).

Wir wissen auch, dass die frühe Kommunikation mit anderen die wichtigsten Erfahrungen sind, die sich zum Zeitpunkt der frühen Gehirnentwicklung ereignen – insbesondere wegen ihrer emotionalen Bedeutung und der Relevanz für Sicherheit versus Bedrohung. Diese Erfahrungen haben eine Langzeitwirkung auf die Selbstregulation und Selbstwahrnehmung, bestimmen sie doch biologische Verhaltensweisen. Letztere werden in Tabelle 5-2 erklärt (s. S. 135).

5.8 Einflüsse von Beziehungsgefährdung und Stress in der frühen Kindheit

Der Abschnitt ungefähr zwischen dem 5. pränatalen Monat bis zum 4. Lebensjahr des Kindes ist eine der kritischsten Zeitspannen der Gehirnentwicklung. Eine **kritische Phase** ist ein relativ umschriebener Zeitraum im Lebenslauf. In diesem Abschnitt werden bestimmte Formen von Umweltvoraussetzungen benötigt, um die psychobiologische Entwicklung zu stärken. Die andere bedeutende kritische Phase für die Gehirnentwicklung ist die der Pubertät und Adoleszenz. In der frühen Kindheit und der Adoleszenz entwickelt sich das Gehirn schnell. Es finden auch bedeutende Veränderungen in der Körpergröße, -form und -gestalt statt. Hinzu kommen große Veränderungen in emotionalen und kognitiven Fähigkeiten und wichtige Veränderungen in interpersonalen Beziehungen (Webb et al. 2001).

Während dieser kritischen Phasen können Gefahr und Sicherheit eine zentrale Rolle in der Formung der Neurobiologie, Psychologie und des Verhaltens eines Individuums spielen. Es beruht auf dem, was Gegenstand der Diskussion in diesem Kapitel war: Hauptaufgabe des Nervensystems ist es, Sicherheit und Bedrohung einzuschätzen und angemessene Antworten vorzubereiten.

Menschen lernen in jungen Jahren, zu entscheiden, ob die Welt ein sicherer oder bedrohlicher Platz für sie ist. Ein großer Teil ihres daraus folgenden Verhaltens basiert auf dieser frühen Einschätzung, die hauptsächlich auf der Basis der Neurozeption in Abwesenheit der Selbstwahrnehmung gemacht wurde (Panksepp 2001; Porges 2004).

Warum haben Bedrohung und Gefahr während der frühen Kindheit und Adoleszenz eine bleibende Wirkung? Das kommt daher, weil das Gehirn während dieser Abschnitte extrem rasch wächst und weil es extrem empfindlich auf Umweltereignisse reagiert; deshalb nennen wir diese Gehirnentwicklung die **erfahrungsabhängige Gehirnentwicklung**. Das Gehirn weist während dieser Phasen eine sehr große **Plastizität** auf, wodurch es schnell dauerhafte Verbindungen innerhalb der neuronalen Netzwerke für Homöostase und Selbstregulation formen kann.

Die Auswirkungen von Stress und Bedrohung auf die Gehirnentwicklung können schon vor der Geburt beginnen. Mütterliche Stressfaktoren und Angst während der Schwangerschaft prädisponieren Föten zu höheren Aktivitätsniveaus und es zirkuliert mehr Kortisol als bei Föten von nichtgestressten Müttern. Kleinkinder, die mehr pränatalem mütterlichem Stress ausgesetzt waren, weinen nach der Geburt mehr und beruhigen sich weniger schnell, wenn sie getröstet werden. Als Kinder und Heranwachsende zeigen sie mehr Symptome von Impulsivität und Angst, geringere Fähigkeit zur Aufmerksamkeit und sozial-emotionale Probleme. Als Erwachsene werden diese Individuen vielleicht eher mit einer psychischen Erkrankung wie Schizophrenie, Depression und

Angst diagnostiziert (DiPietro et al. 2002; Kashan et al. 2008; Laplante et al. 2007; Phillips 2007; Schneider et al. 2008; van den Bergh et al. 2004).

Was passiert, wenn die Beziehungsbedrohung postnatal während der Säuglingszeit und in der frühen Kindheit stattfindet? Es stellen sich vielfältige und bleibende Auswirkungen auf die Physiologie, Emotionen, Aufmerksamkeit, Selbstwahrnehmung und Selbstregulation ein. Kinder mit einer Geschichte von Misshandlungen wie Vernachlässigung, körperlichem, schwerem emotionalem oder sexuellem Missbrauch reagieren z. B. wacher auf mögliche Quellen von Bedrohung in ihrer Umwelt. Sie sind anfälliger für Symptome von Angst, Panik und Depression. Auffälligkeiten wie sozialer Rückzug, das Risiko von Drogenmissbrauch und Somatisierungsbeschwerden sind nicht selten. Hinzu können Beeinträchtigungen des Denkens und der Erinnerung, ein früher Beginn sexueller Promiskuität oder Aggression kommen. Das Erleben von eher unsicheren Bindungen und wahrscheinlich auch Schwierigkeiten bei der Bildung intimer Erwachsenenbeziehungen ist eine weitere Folge (Anda et al. 2006; Bifulco et al. 2002; Collman u. Widom 2004; Eisenberg et al. 2001; Éthier et al. 2004; Gershoff 2002; Pollak et al. 2005; Shackman et al. 2007; Vigil et al. 2005). Die Ergebnisse einer Studie ergaben, dass Kinder, die körperlich missbraucht wurden, als Erwachsene dreimal so oft wie nicht missbrauchte Kinder Panikattacken haben. Kinder, die sexuell missbraucht wurden, litten viermal so oft unter solchen Panikattacken (Goodwin et al. 2005).

Diese Auswirkungen von Gefahr auf die neurobiologische Entwicklung sind zum Teil bedingt durch die Toxizität des Überschusses von Kortisol auf die sich entwickelnden neuronalen Strukturen. Kinder, deren Eltern Eheprobleme haben oder die unsichere Beziehungsbindungen mit ihren Eltern haben, zeigen z. B. erhöhte Kortisolspiegel (Pendry u. Adam 2007). Diese Auswirkungen bedeuten eine chronische Dysregulation der HPA-Achse einschließlich der direkten Feedback-Schleife des CRF vom Hypothalamus zum Gehirn (s. Abb. 5-4, S. 142) (Bugental et al. 2003; Goel u. Bale 2007; Goodyer et al. 2001; Gunnar u. Cheatham 2003; Gunnar u. Donzella 2002; S. Levine 2005; Shea et al. 2004).

Die chronische Aktivierung des sympathischen Nervensystems bei zu wenig Aktivierung des vagalen parasympathischen Systems führt ebenso zu dauerhaften Stresswirkungen (Hastings et al. 2008). Haben Kleinkinder und Eltern in den ersten drei Lebensmonaten Interaktionsprobleme, so wird die Fähigkeit des Kindes, das ventrale vagale parasympathische System (Entspannung) zu aktivieren, gestört (Feldman 2006; Haley u. Stansbury 2003; Moore u. Calkins 2004). Sind die Eltern unfähig, dem Kind dabei zu helfen, Erregung und Engagement zu regulieren, so kommt es zum Zusammenbruch der Koregulation. Das resultiert typischerweise in biologischen Verhaltensreaktionen von **Wachsamkeit**, **Mobilisierung** und **Immobilisierung**, die früh im ersten Lebensjahr beobachtet werden können (Beebe u Lachman 2002). Ist die Aufmerksamkeit ganz und gar auf die Gefahrenquelle fokussiert, stört das auf lange Sicht die Fähigkeit des Kindes, die Aufmerksamkeit auf positives Engagement und normale Absorption zu richten (NICHD Early Childhood Research Network 2004). Dieses ist im Fallbericht 5-2 zu sehen.

Fallbericht 5-2: Peter (6–10 Monate) und seine Mutter: Flucht, Einfrieren, Engagement

Vor ungefähr 22 Jahren machten meine Studenten und ich Videoaufnahmen von 13 Müttern, wie sie mit ihrem Kleinkind in freiem Spiel interagierten. Das jüngste der Kinder war einen Monat alt. Die Mutter-Kind-Paare kamen in ein Spielzimmer eines Universitätslabors, in dem drei Videokameras an den Wänden angebracht waren. Zwei der Kameras boten einen sehr guten Blick auf die Mutter und das Kleinkind. Der Mutter wurde einfach gesagt: „Spielen Sie mit Ihrem Kind so, wie Sie es normalerweise zuhause tun." Es wurden keine weiteren Anweisungen gegeben. Nach diesem ersten Besuch kam jede Zweiergruppe bis zum 1. Lebensjahr des Kindes einmal in der Woche zum Labor, ausgenommen von gelegentlichen Fehltagen wegen Krankheit oder Ferien. Schließlich erhielten wir Videoaufzeichnungen darüber, wie sich ihre Beziehung, wenigstens in dieser Situation, im 1. Lebensjahr änderte. Wir konnten die Interaktionen von 11 dieser Familien auch alle 14 Tage im 2. Lebensjahr und drei Paare während aufeinanderfolgender Wochen bis zum 3. Lebensjahr des Kindes aufzeichnen.

Meine Studenten, Kollegen und ich haben viele Forschungsartikel und Bücher auf der Grundlage dieser Aufzeichnungen veröffentlicht. Diese Forschung fokussiert darauf, wie sich die Kommunikation zwischen den Müttern und den Kindern verändert, und sie fokussiert auf das Studium entwicklungsorientierter Transformationen in Bewegung, Emotion und Aufmerksamkeit im Verlauf der Beziehung (z. B. Fogel 1993; Fogel, Garvey et al. 2006; s. auch www.psych.utah.edu/lab/somatics/index.php zum freien Herunterladen von Forschungsartikeln).

Hier berichte ich zum ersten Mal von einem Mutter-Kleinkind-Paar aus dieser Studie, das in der zweiten Hälfte des ersten Jahres einige Probleme in ihrer Koregulationsfähigkeit entwickelte. Diese Problemsituation führte das Kleinkind über einen Abschnitt von vier Monaten durch eine Reihe von biologischen Verhaltensweisen: vom Engagement zur Wachsamkeit, zur Flucht, zum Einfrieren und zurück zum Engagement.

Eines der bemerkenswerten Merkmale dieser Entwicklungsveränderung des Kleinkindes ist, dass die Mutter in keiner Weise missbräuchlich oder nachlässig war. Allerdings stand die Familie in dieser Zeit unter starkem Druck, weil der Familienvater seine Stelle verlor. Peter, der hier beschriebene kleine Sohn, war das fünfte Kind der Familie. Dieser Fall zeigt, wie sich alltägliche Formen von Stress traumatisch auswirken können und Auswirkungen auf die Fähigkeit von Menschen haben, sich aufeinander einzulassen mit besonders ernsten Folgen für die kleinen Kinder. Angesichts der relativen Plastizität des kindlichen Gehirns hatten diese anstrengenden Umstände bei Peter die Folge, dass er sich von der Interaktion zurückzog und ein verhältnismäßig langanhaltendes Muster von emotionaler Unterdrückung und erhöhter Wachsamkeit zeigte.

Phase 1: Peter war bis zum Alter von 6 Monaten sehr empfindlich für die Interventionen seiner Mutter. Einerseits war er leicht zum Lächeln zu bringen, andererseits drehte er sich von ihr weg, wenn sie zu fordernd wurde. Peters Mutter war in der Lage, ihr Verlangen zurückzuhalten, wenn sie Peters Rückzug beobachtete, und konnte sich daran anpassen. Als Peter 6 Monate alt war – das ist die Zeit, in der der Vater arbeitslos wurde –, schien die Mutter weniger fähig, mit Peter im subjektiven emotionalen Augenblick zu verbleiben. Sie schien ungeduldig und war fordernder.

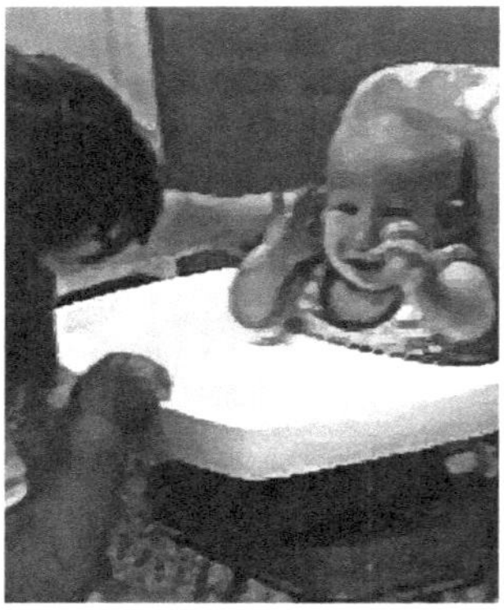

(Im Alter von 26 Wochen) Während der ersten 6 Minuten dieser Beobachtungsphase hörten die Versuche von Peters Mutter, ihn beschäftigen zu wollen, nicht auf. Sie kommt nahe an ihn heran, „kommt ihm in die Quere", ruft seinen Namen und stupst und knufft ihn manchmal. Peter schützt sich vor diesen Aktionen (Flucht). Sie entwickeln eine Routine, die „jagen und ausweichen" genannt wird. Die Mutter verfolgt ihn immer mehr, um seine Aufmerksamkeit zu bekommen, woraufhin er sich zunehmend zurückzieht (Beebe u. Lachman 2002).

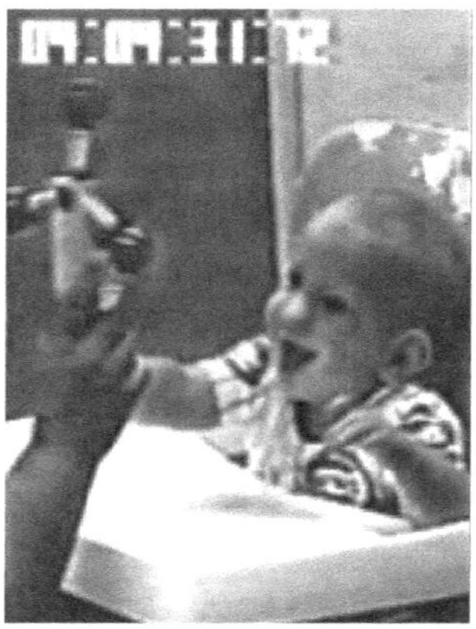

(Im Alter von 28 Wochen) Die Mutter ist heute weniger fordernd. Sie lehnt sich in ihrem Stuhl zurück und wartet auf Peter, dass er sie anschaut, sie lächelt dann oder zeigt ein Spielzeug. Peter reagiert auf das Zeigen eines Spielzeuges. Er scheint sehr viel bereiter zu sein, sich zu beteiligen, wenn ihm mehr Raum gegeben wird, und hält trotzdem seinen Abstand ein. Sein Lächeln ist von einiger Gesichtsmuskelanspannung in den Wangen und um die Augen herum begleitet, so als ob er seine Gefühle nicht loslassen wolle, und erscheint allgemein wachsam.

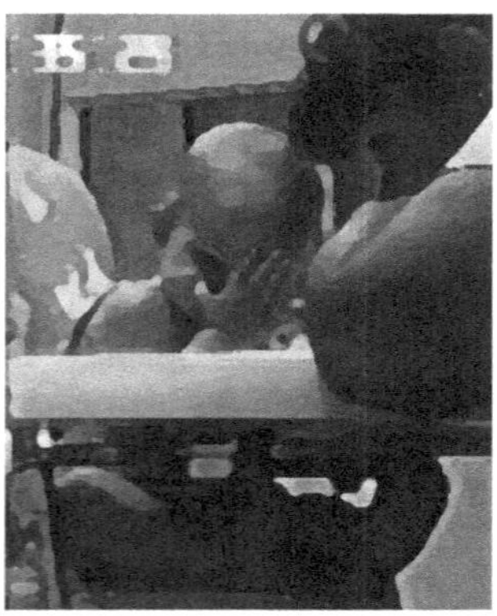

(Im Alter von 33 Wochen) Als die Mutter darauf besteht, mit ihm in Kontakt kommen zu wollen, beginnt Peters Abneigung, Blickkontakt aufzunehmen, eine hypnotische Qualität anzunehmen. Das ist das erste Anzeichen eines Wechsels von Flucht zur Immobilisierung. In der ersten Minute dieser Sitzung stupste, kitzelte oder knuffte Peters Mutter ihn 16-mal, forderte ihn neunmal auf „da-da" zu sagen, bat ihn zweimal, einen prustenden „brrrr"-Ton zu machen und fragte ihn viermal „Kitzelt das?".

Phase 2: Als sie sogar noch verzweifelter mit ihm Kontakt aufnehmen will, fängt Peter an, in einen nicht fokussierten, flachen, nicht emotionalen Blick, weg von seiner Mutter zu gleiten. Immer beständiger befindet er sich nun in diesem immobilen, eingefrorenen Zustand.

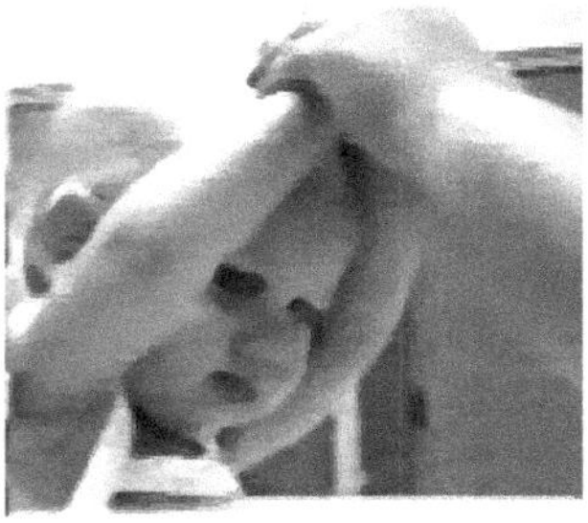

(Im Alter von 38 Wochen) Während eines „Stretch"-Spieles, das 26 Sekunden dauerte, schaute Peter ausdruckslos weg, als seine Mutter seine Arme hochzog. Er bot keinen Widerstand gegen die Manipulation seiner Mutter mit seinen Armen. Diese passive Antwort lässt auf eine Immobilisierung des ganzen Körpers schließen.

(Im Alter von 40 Wochen) Für mehr als 4 Minuten schaukelte Peter selbständig und absichtlich in seinem Hochstuhl vor und zurück. Diese Verhaltensweise wird oft bei autistischen Kindern beobachtet und ist eine Art Selbsttrost. Es ist Peters Versuch, dem Stress seiner Mutter aus dem Weg zu gehen, ihn abzublocken und einen Zustand der Selbsterholung zu etablieren.

Phase 3: Peter beginnt wieder, mit seiner Mutter sporadisch Kontakt aufzunehmen, indem er sich an den Spielen beteiligt, die seine Mutter initiiert. Peter möchte sich engagieren, jedoch scheint er nicht ganz im subjektiven emotionalen Augenblick zu sein. Sein Gesichtsausdruck ist angespannt, sein Blick wachsam, aber er unternimmt wenig, um zu widerstehen (Kampf) oder sich wegzudrehen (Flucht).

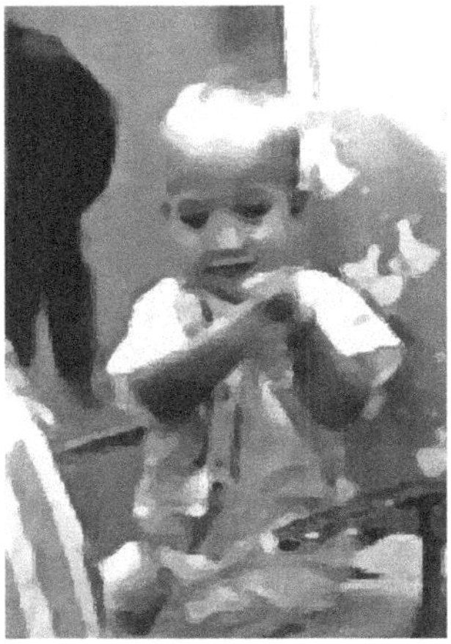

(Im Alter von 41 Wochen) Nach wiederholten Demonstrationen und Bitten seiner Mutter, es ihr nachzumachen, klatscht Peter in die Hände. Mit strahlendem Gesicht sagt seine Mutter: „Na bitte! Guter Junge!" Peter genießt ganz klar die Begeisterung seiner Mutter, die die letzten paar Monate gefehlt hatte; er sieht sie an und lächelt gespannt mit zusammengekniffenen Augen. In dieser und folgenden Sitzungen findet dieses Paar Wege, miteinander Kontakt aufzunehmen. Peter ist jedoch weiterhin angespannt in seinem Gesicht, den Schultern und im Nacken, so als sei er jeden Moment bereit, sich zurückzuziehen und abzuwenden.

Bis zu dem Moment, in dem Peters Mutter begann, auf weniger fordernde Art Kontakt aufzunehmen, war Peters Fähigkeit, positive Emotionen auszudrücken, eingeschränkt gewesen. Auch wenn deutlich sichtbar war, dass er sich engagieren und freuen möchte, war er noch wachsam und angespannt. Ihre Kommunikation beinhaltete weiterhin offene und fordernde Momente. Sogar im Alter von drei Jahren, beim letzten Mal, als wir das Paar beobachteten, hielt Peter seine Emotionen durch Muskelanspannung in verschiedenen Teilen seines Gesichts und Oberkörpers zurück.

An diesem Fall kann man das progressive Abschalten der verkörperten Selbstwahrnehmung im Kind beobachten. Peters Gesichtsausdrücke von Muskelanspannung um den Mund und die Augen sind bemerkenswert. Sie zeigen im Lichte neuerer Forschungen, dass der Gesichtsausdruck die sensorische Wahrnehmung beeinträchtigt. Der Gesichtsausdruck von Angst öffnet z. B. die nasalen Ausgänge und weitet die Augen, um mehr Information aufzunehmen. Der Gesichtsausdruck von Ekel macht das Gegenteil, er schließt die Aufnahmefähigkeit von ekelerregenden Gerüchen und Anblicken (Whalen u. Kleck 2008). Unser Eindruck ist, dass Peter nicht bloß seine Emotionen vor seiner Mutter zurückhält, sondern er schützt auch seine Sicht, ja, tatsächlich seinen ganzen Körper vor ihr.

Wir haben die Beschreibung eines anderen Falles über den gleichen Altersabschnitt veröffentlicht. Bei Susan und ihrer Mutter führt eine geteilte positive Emotion und koregulierte Kommunikation zu einer Ausdehnung der kindlichen interozeptiven und Körperschema-Selbstwahrnehmung. Im gleichen Alter von 41 Wochen (ca. 10 Monate) wie Peter, hatte Susan ein breites Spektrum von emotionalen Gesichts- und Körperausdrücken entwickelt, die spontan und mühelos waren. Susan bemerkte auch ihre Wirkung auf ihre Mutter, weil ihre Mutter sich leicht auf Susans Handlungen einstellte. Anders als Peter, der mobilisiert oder immobilisiert werden musste, um Interaktionen zu vermeiden, konnte Susan schon in diesem Alter ihren Kopf zum „Nein“ schütteln. Dabei konnte sie ihre Mutter schlau anlächeln und offen ihren Widerwillen anzeigen, sich etwas anzuschließen. Die Antwort ihrer Mutter war typischerweise ein Lachen und das Feiern von Susans Leistung in ihrer Selbstwahrnehmung mit deren Verbindungen und Grenzen (Fogel u. DeKoeyer-Laros 2007; www.psych.utah.edu/lab/somatics/index.php). Der Gebrauch von Humor im Fall von Susan wird im Fallbericht 8-1 vorgestellt (s. S. 254).

Louis Sander ist einer der Pioniere der Forschung zur Eltern-Kind-Kommunikation. Er bemerkte, dass die kindliche Fähigkeit, die eigenen Gefühle, Absichten und Emotionen wahrzunehmen, von der Fähigkeit des Erwachsenen abhängt, diese Gefühle im Kind zu „erkennen“ und darauf angemessen zu antworten. Die „Anerkennung“ des Kindes durch die Eltern kann „eine genauere innere Wahrnehmung ermöglichen und wiederum die Selbsterkennung fördern“ (Sander, 1965, S. 11). Durch diesen vielfältig koregulierten, animierten, erfreulichen und akzeptierenden Austausch kann das Kind lernen, „seine innere Erfahrung als seine eigene“ zu erkennen (Lyons-Ruth 2000, S. 87).

Trotz umfangreicher Forschung über die schädlichen Wirkungen früher Traumata erscheinen einige Kinder widerstandsfähiger als andere. Es hat den Anschein, dass es den Widerstandsfähigen langfristig gut geht. Eine Studie untersuchte die Inzidenz von Symptomen von PTBS in 65 palästinensischen Familien zwischen 1993 (als die Kinder 10 bis 11 Jahre waren) und 2000. Alle Familien hatten irgendeine Form von Trauma erlitten, einschließlich Tod oder Gefangennahme von Familienmitgliedern, militärische Gewalt, nächtliche Razzien oder Schlägereien. Die Familien, die die meisten Ressourcen in Form von persönlichem Verständnis, starken Familienbeziehungen, Kreativität, Humor, Lebenszufriedenheit und den Glauben in ihre Fähigkeit, die Situation zu verbessern, hatten die wenigsten Symptome von PTBS (s. Tab. 5-1, S. 133) (Helminen u. Punamäki 2008; Punamäki et al. 2006).

Eine andere Studie untersuchte Kinder, die im unteren Manhattan lebten und den Attacken des 11. September 2001 ausgesetzt waren. Diese erlebten den Einsturz der Türme mit, sahen verletzte oder tote Menschen oder Menschen, die aus den Gebäuden heraussprangen. Die längsten anhaltenden Auswirkungen des Unglücks zeigten sich bei Kindern, die zusätzlich dazu andere Traumata in ihrem Leben erlebt hatten. Hierzu gehörten Unfälle, schwere Krankheiten, Naturkatastrophen oder das Miterleben von anderer Gewalt (Chemtob et al. 2008).

Es scheint, dass einige Kinder mit einer Neigung zu eher ängstlichem Temperament geboren werden. Bei solchen Kindern zeigen sich trotz normaler Kindererziehung und einem nicht stressvollen Umfeld dauerhafte physiologische Muster und Verhaltensweisen von hoher Ängstlichkeit und Rückzug, ähnlich wie bei traumatisierten Kindern (Fox 2004).

Diese Befunde lassen vermuten, dass einige der ängstlichen Kinder vielleicht nicht missbraucht oder absichtlich bedroht wurden, und umgekehrt, dass diejenigen, die Opfer von Gewalt oder Misshandlungen waren, nicht notwendigerweise pathologische Symptome entwickeln werden. Ängstlichkeit kann das Ergebnis vielfältiger Erfahrungen sein. Hierzu gehören tatsächliche körperliche Gefahr, genetische Prädisposition für Angst und Überempfindlichkeit für Phobien (Angst vor bestimmten Tieren oder Situationen). Bestimmte Lebensereignisse oder unkontrollierbare Stressfaktoren können Angst auslösen. Durch die Verfügbarkeit von Ressourcen kann Ängstlichkeit sogar unter solchen Bedingungen gemindert werden. Nichtmissbrauchende Familienmitglieder und z. B. der Zugang zu frühen Interventionsprogrammen (Cicchetti 2002; Dybdahl 2001; Heim u. Nemeroff 2001; Muris 2006; Osofsky 1999) sind dann wertvolle Ressourcen. Insgesamt scheint es individuelle Unterschiede zu geben. Kinder, die inmitten von heimischer Gewalt auf der Straße in der Innenstadt von Chicago oder einem Elendsquartier in Rio de Janeiro, unter ständigen Terroristenangriffen im Mittleren Osten, im Krieg in Afrika, im Mittleren Osten oder umgeben von ethnischem Hass irgendwo in der Welt leben, werden auf irgendeine Art und Weise leiden (Belsky 2008; Quota et al. 2008).

Man könnte erwarten, dass eine sichere Bindung und die Kultivierung eines Sicherheitsgefühls in der frühen Kindheit Gelegenheiten für die Förderung der biologischen Verhaltensreaktionen von **Engagement** und **normaler Absorption** in sozialen und nichtsozialen Situationen schafft. Sicher gebundene Individuen zeigen sowohl in der Kindheit als auch im Erwachsenenalter eher positive Emotionen. Sie unterhalten zwischenmenschliche Beziehungen von **Engagement** mit emotionaler Offenheit, sie sind sich ihrer Emotionen bewusst und können effektiver mit anderen kommunizieren. Solche Menschen sind eher in der Lage, Freundschaften zu schließen und aufrechtzuerhalten. Sie bilden eher gesunde, erwachsene Liebesbeziehungen (Bates et al. 1985; Berlin et al. 1995; Erickson et al. 1985; Fagot 1997; Main u. Cassidy 1988; Steele et al. 1999).

Es ist zu vermuten, dass diese Personen eine ausgewogene Aktivierung des sympathischen und parasympathischen Nervensystems, höhere Spiegel zirkulierenden Oxytozins und endogener Opiate aufweisen, ebenso eine größere Aktivierung im orbitofrontalen Kortex und anterioren cingulären Kortex. Diese ist verantwortlich für die Evaluierung und Aufrechterhaltung positiver Emotionen und von Engagements (Aron et al. 2005; Esch u. Stefano 2005; Feldman et al. 2007; A. B. Fries et al. 2005; Kramer et al. 2006; Noriuchi et al. 2008; Uvnäs-Moberg 2003). Diese beschriebene ausgeglichene Funktion des neuronalen Netzwerkes, assoziiert mit Bindung, Gesundheit und Selbstwahrnehmung, wird **neuronale Integration** genannt (Siegel 2001).

Glücklicherweise können Menschen, die unter dem fehlenden Zugang zu ihrer verkörperten Selbstwahrnehmung leiden, heutzutage vielfältige wirkungsvolle Behandlungen finden. Bis vor 15 oder 20 Jahren waren diese weitgehend nicht nutzbar oder nicht bekannt. Unsere neurochemischen Reaktionssysteme können sich erfreulicherweise das ganze Leben lang umformen. Es gibt die Hoffnung, dass sich alte Muster der Selbstvermeidung ändern können, dass neue neurochemische Bahnen wachsen werden, dass aufdringliche Erinnerungen schwächer werden und dass chronische Krankheitszustände gemildert oder rückgängig gemacht werden können. Was in diesem Kapitel dargestellt wurde, zeigt, dass psychische Wunden, die durch Bedrohung entstanden sind, Gewebeschäden durch die gesamte Neuralachse hindurch zur Folge haben. Deswegen kann die Regeneration langsam, frustrierend und manchmal schmerzhaft sein.

Ein breiteres Verständnis des komplexen Netzwerkes der Verbindungen in unserem Körper kann zu einer Ressource werden. Diese Verbindungen erschaffen Zustände von Gesundheit und Krankheit, Wahrnehmung und Vermeidung. Jenes Verständnis und das daraus folgende Wissen geben vielleicht ein bisschen Hoffnung, den langen und manchmal holprigen Weg zurück zur Gesundheit zu finden. Die Ressource ist das Wissen von der Ursache unserer Körperschmerzen und dass nicht „alles in unseren Köpfen“ begründet ist, gefolgt von der Hoffnung, dass das Finden der richtigen Methode für die verkörperte Selbstwahrnehmung helfen wird, uns zu verändern. Zum Wissen von der Traumaheilung gehört, dass dieser Prozess im Wesentlichen nicht anders verläuft als die Heilung nach größeren Operationen. In beiden Fällen ist Sicherheit, Ruhe und Erholung nötig, außerdem die Gewissheit, dass da draußen Menschen sind, die selbst auf dieser Reise waren und sich der Aufgabe verschrieben haben, anderen zu helfen, ihren Weg zu finden.

6 Wie im wirklichen Leben: Bewegen und Berühren

„Lust ist Bewegung, es ist der Körper in Bewegung. Wie kann es Bewegung ohne Lust geben, wenn jede Lust ein Bewegen auf etwas oder jemanden zu bedeutet und jede Bewegung Lust einschließt?" (Manning 2007, S. 36)

Bewegen und berühren sind Worte mit vielfältigen Bedeutungen. Sie beschreiben offene Handlungen der eigenen Körperbewegungen im Raum. Durch sie entsteht körperlicher Kontakt zwischen einem Teil des Körpers und einem anderen belebten oder nicht belebten Objekt. Sie sind verschieden und beziehen verschiedene Organe ein: Bewegung ist Muskel, Berührung ist Haut. Ist die Rede davon, Emotionen zu bewegen, so fließen bewegen und berühren in dieser Bedeutung zusammen. Ist eine Person emotional von etwas bewegt, so ist sie von etwas berührt. Das Zusammenwirken von bewegen und berühren impliziert sich gegenseitig. Berühren ist niemals ein passiver Akt: Jemand kommt in Bewegung beim Streichen, leichten Klopfen, Betasten, Bürsten, Liebkosen, Streicheln, Vibrieren oder Halten. Bewegen bedeutet immer, etwas zu berühren, zumindest die Erde und die Luft. Bewegen und berühren schließt Emotionen ein: die *Lust,* sich nach etwas auszustrecken oder von etwas zurückzuziehen.

Bewegen und berühren sind keine bezuglosen Handlungen. Man bewegt sich im Verhältnis zu etwas, weg oder hin, hinein oder hinaus, nach oben oder nach unten, und einer berührt den anderen. Diese Beziehungshandlungen für oder innerhalb von sich selbst können sich unbemerkt in der verkörperten Selbstwahrnehmung entwickeln. Strecken oder schreiten sind primäre Handlungen der Arme und Beine. Sie können nicht ohne einen gewissen Stand und ohne die Haltung vom Rumpf, Kopf und anderen Gliedmaßen ausgeführt und angepasst werden. Wir berühren unseren eigenen Körper unmerklich oft und zu vielen Gelegenheiten.

Die sprachliche Verbindung zwischen bewegen und berühren, handeln und fühlen ist eine Reflexion der Realität unserer Psychophysiologie. Wir haben gesehen, wie das Gefühl von Bedrohung unsere Fähigkeit, zu handeln und zu fühlen, einschränkt, denn Gefahr erzeugt Muskelanspannung. Dadurch wird spontane Bewegung begrenzt, und wir werden weniger beweglich und versteifen, sowohl physisch als auch mental. Fühlen wir uns sicher, können unsere Bewegungen und Emotionen spontaner sein. Als Erdenmenschen können wir dann unser ganzes Potenzial freier entfalten und mit höchst „redegewandten" Händen, höchst beweglichem Geist und mit den feinsten emotionalen Gefühlen realisieren (Feldenkrais 1985; Johnson 1992; Rosen 2003).

In diesem Kapitel untersuchen wir die Psychophysiologie der Bewegungs- und Berührungsorgane, die Muskeln und die Haut. Behandelt wird hier der zweite Gesichtspunkt von Bewegung und Berührung. Es geht darum, wie Bewegung und Berührung uns in Beziehung zu anderen hilft, ein einzigartiges Muster von verkörperter und begrifflicher Selbstwahrnehmung auszubilden. Wir werden sehen, wie die Fähigkeit der Bewegungs- und Berührungskoordination ein Gefühl für Verbindungen und Grenzen schafft, ein Gefühl, anders als andere und auch verbunden mit anderen zu sein.

6.1 Das Fleisch: Muskeln und Haut

Unter Bedingungen von Bedrohung werden biologische Verhaltensmuster automatisch aktiviert. Eine Kaskade von Stresshormonen, Immunsuppressiva und sympathischen Neurotransmittern wird in den Körper geschickt, um die Skelettmuskeln zu aktivieren. Gleichzeitig wird die Aktivierung der Darmmuskeln in den Zuständen von **Wachsamkeit**, **Mobilisierung** und **Immobilisierung** gehemmt. Fortdauernde Bedrohung und Stress ist mit Muskelanspannung und Muskelschmerz verbunden. Dieses Muskelverhalten resultiert aus der chronischen Aktivierung der Bedrohungsreaktion in neuronalen Netzwerken.

Die Skelettmuskeln: Physiologie, Anspannung, Schmerz und Stress

Es gibt drei Muskeltypen im Körper: die Skelettmuskulatur, die glatte Muskulatur und die quergestreifte Muskulatur des Herzens. Die Herzmuskulatur wird in diesem Kapitel nicht besprochen. Die **Skelettmuskeln** kontrollieren die physischen Bewegungen des Körpers. Sie sind an Knochen befestigt und kontrahieren, um Körperteile über Gelenke hinwegzubewegen. Die **glatte Muskulatur** findet sich in den meisten inneren Organen einschließlich des Darmes, des Atmungstraktes, der Arterien und Venen, der Blase, den Fortpflanzungsorganen und dem Uterus.

Skelettmuskeln sind strukturell komplexer als glatte Muskeln. Im Unterschied zu den glatten Muskeln bestehen die Skelettmuskeln aus Bündeln von Muskelzellen oder Muskelfasern, die eine einzelne motorische Einheit bilden. Jede motorische Einheit wird von einem einzelnen Neuron reguliert, das alle Zellen in der motorischen Einheit zur gleichen Zeit kontrahiert. Neurone vom ventralen Horn des Rückenmarks, die motorische Einheiten aktivieren, werden **Alpha-Motoneurone (Alpha-MN)** genannt. Es sind große, myelinisierte Neurone mit schneller Leitungsgeschwindigkeit. Diese Alpha-MN sind somatotop mit dem Motorkortex des Gehirns über das Kleinhirn und den Hirnstamm verbunden. Sie sind für alle willkürlichen Körperbewegungen verantwortlich (Abb. 6-1) (Ramnani 2006).

Motorische Einheiten sind einerseits entsprechend der Kraft organisiert, die nötig ist, um einen Muskel zu kontrahieren, und andererseits gemäß ihrer Reaktionsfähigkeit, zu „feuern". Für diese Bereitschaft braucht es zunächst eine Information vom Hirnstamm und Gehirn, die an den Nervenenden eine elektrochemische Entladung aufbaut. Diese führt zur Aktivierung der Kontraktion der

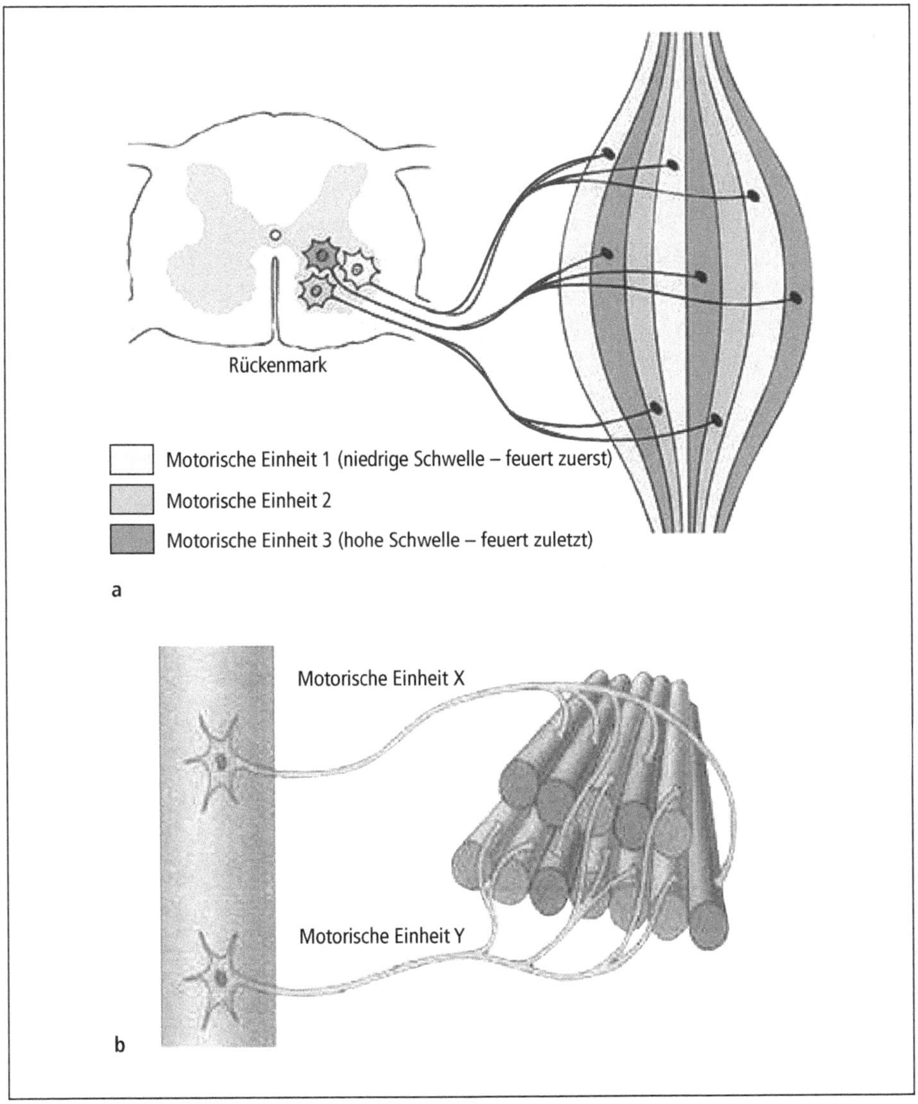

Abb. 6-1 a) Die Organisation von Skelettmuskelzellen in motorischen Einheiten. Jede motorische Einheit ist durch ein einzelnes Alpha-Motoneuron reguliert, das im ventralen Horn des Rückenmarks liegt. **b)** Jede motorische Einheit besteht aus multiplen Muskelzellen (Fasern), die durch den Muskel hindurch verteilt sind. Die Aktivierung des Alpha-Motoneurons kontrahiert alle Fasern dieser Einheit zur gleichen Zeit.

Zellen in der motorischen Einheit. Motorische Einheiten mit niedriger Schwelle feuern am schnellsten und setzen relativ wenig Kraft ein. Diese Einheiten sind meist an der isometrischen Kontraktion beteiligt. Mit ihr wird die motorische Einheit steif und gespannt. Die Muskellänge verändert sich dabei jedoch nicht und deshalb findet keine wirkliche Bewegung statt. Motorische Einheiten mit höherem Schwellenwert feuern langsamer und setzen mehr Kraft ein. Das führt zu einer tatsächlichen Längenkontraktion des Muskels und zur Bewegung quer über ein Gelenk. Typischerweise entladen oder entspannen sich die motorischen Einheiten in umgekehrter Reihenfolge (s. Abb. 6-1) (Binder et al. 1983; Hägg 1991; Hennig u. Lømo 1985; Henneman 1965).

Innerhalb des Bauches eines Skelettmuskels befindet sich eine Struktur, die sich Muskelspindel nennt. **Muskelspindeln** sind in der Mitte dicker und an den Enden schmaler. Sie enthalten die Propriozeptoren, die die Ausdehnung und Dehnung (Mechanorezeptoren) und Anspannung des Muskels als Ganzen wahrnehmen. Sie werden durch **Gamma-Motoneurone (Gamma-MN)** reguliert. Die Muskelspindeln werden auch intrafusale Muskelfasern genannt. Die Muskelfasern in den motorischen Einheiten, die den Muskel tatsächlich als Ganzes kontrahieren, werden extrafusale Fasern genannt (Abb. 6-2).

Diese Gamma-MN sind myelinisiert, jedoch haben sie eine langsamere Leitungsgeschwindigkeit als die Fasern der Alpha-MN. Sie kontrahieren die extrafusalen Muskelfasern in den motorischen Einheiten nicht. Stattdessen dehnen

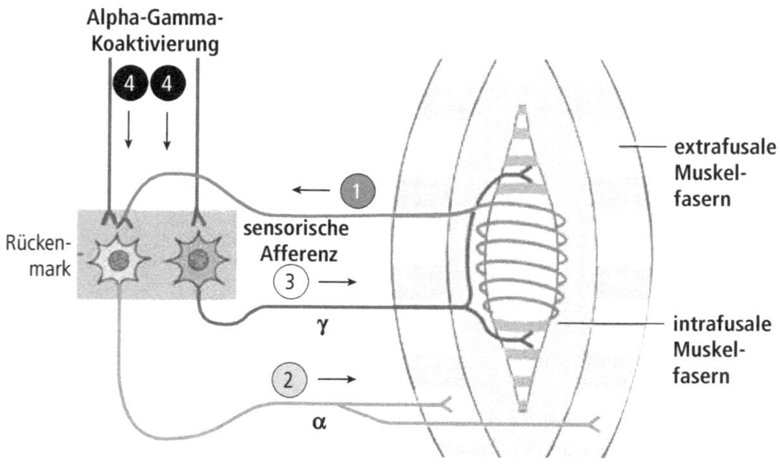

1 afferenter Input von sensorischen Endungen aus Muskelspindelfasern
2 Alpha-Motoneuron-Ausstoß (Output) zu regulären Skelettmuskelfasern
1 → 2 Bahn des Dehnungsreflexes
3 Gamma-Motoneuron-Ausstoß (Output) zu kontraktilen Endstücken von Muskelspindelfasern
4 absteigende Nervenbahnen, die Alpha- und Gamma-Motoneurone koaktivieren

Abb. 6-2 Muskelspindeln (intrafusale Muskelfasern) nehmen Dehnung im extrafusalen Skelettmuskel wahr. Weitere Dehnung sendet Signale mithilfe von sensorisch-afferenten Bahnen zum Rückenmark und Gehirn. Das führt dazu, dass die Spindel über rezeptive Gamma-Motoneurone empfänglicher wird und/oder die extrafusalen Fasern über Alpha-Motoneurone kontrahiert.

sie die Muskelspindel leicht von den Enden her, um sie aufnahmefähiger zu machen. Das dient dazu, den Dehnungszustand im Muskel besser wahrzunehmen (s. Abb. 6-2). Sehnen sind die Gewebe, die den Muskelkörper mit dem Knochen verbinden. Sie haben ebenfalls Propriozeptoren, die Golgi-Sehnenorgane genannt werden und Dehnung wahrnehmen.

Die afferenten Empfindungen der Muskeldehnung aus den Muskelspindeln können Zentren im Hirnstamm, Kleinhirn und dem Motorkortex für die willkürliche Regulation der Muskelaktivität aktivieren. Hieraus entsteht eine gemeinsame Aktivierung der Alpha-MN und der Gamma-MN. Die ersteren dienen der Kontrolle der Muskelkontraktion, die letzteren machen den Muskel empfänglicher für die willkürliche Kontrolle. Findet die Dehnung sehr schnell statt, dann triggert das afferente Signal allerdings die Aktivierung der Alpha-MN im Rückenmark. Das führt zum sogenannten Dehnungsreflex mit Kontraktion des Muskels. Dieser schützt den Muskel vor Überdehnung und möglicherweise folgender Zerrung oder Zerreißung.

Langsamer und tiefer Berührungsdruck direkt auf den Bauch eines angespannten, kontrahierten Muskels gerichtet, verlangsamt das Feuern der afferenten Dehnungsbahnen. Das wiederum verlangsamt die Feuerungsrate der Alpha- und Gamma-MN und bewirkt Entspannung im Muskel. Hierin liegt der Grund für die entspannende Wirkung von Massagetherapie (Johansson 1962). Jeder plötzliche Druck, wie beim Kneifen, wird einen Muskel über den Dehnungsreflex veranlassen, sich zu kontrahieren.

Chronische Muskelanspannung entsteht, wenn die Muskeln kontrahieren, ohne dabei Körperteile quer über ein Gelenk zu bewegen. Wie an anderer Stelle dieses Buches ausgeführt, ist Muskelanspannung ein Symptom bei einer Vielzahl von das Skelett betreffenden muskulären und stressbedingten Störungen. Wo sitzt der Ursprung dieser stressinduzierten Muskelanspannung? Hierfür ist es hilfreich, sich die Entwicklung eines Handlungsablaufes anzusehen. Der zugrunde liegende Handlungsantrieb beginnt schon mit der Antizipation des möglichen Bedürfnisses, sich zu bewegen oder handeln zu müssen, und wird über die entsprechende Nervenbahn geleitet. Die andere Bahn verläuft über die Aktivierung des **sympathischen Nervensystems (SNS)** und des Netzwerkes der neurochemischen Bedrohungsreaktion, einschließlich der **HPA-Achse**.

Handlungsimpulse entspringen den **cingulären motorischen Arealen (CMA)** und den **supplementären motorischen Arealen (SMA)**. Wie in Kapitel 4.1 (S. 94 ff.) erläutert, entsteht die Unterdrückung des Handlungsantriebes in den CMA und SMA unter Beteiligung des regulatorischen präfrontalen Kortex. Häufig geht dieser Antrieb jedoch nicht verloren. In diesem Falle werden Signale zum Motorkortex gesendet, um die Muskeln in einer Weise zu aktivieren, die *den Körper am Bewegen hindern.* Dieses geschieht durch die Kontraktion der *motorischen Einheiten mit niedriger Erregungsschwelle,* die den Muskel angespannt und zugleich unbeweglich halten.

Angenommen, man verspürt das Bedürfnis, zu urinieren, und gleichzeitig hat man das Bedürfnis, dieses aufgrund der sozialen Erwartung zu unterdrücken.

Letzteres erlaubt einem nicht, aufzustehen und zur Toilette zu gehen. Vielleicht schaffen soziale Erwartungen beides, den Handlungsantrieb selbst und das Bedürfnis, diese Handlung zu unterdrücken. Daraus entsteht ein Spannungsfeld. Auf der einen Seite steht die normale Antizipation einer Bewegung, auf der anderen Seite der zusätzliche Einfluss der drohenden Erfüllung oder des Nichterfüllens solcher sozialen Erwartungen. Vielleicht steht diese Bedrohung in Verbindung mit einer körperlichen Gefahr, wie während eines Übergriffes oder Kindesmissbrauchs. Bestehen zusätzliche Gefahren, durch die eine Person *sich nicht bewegen* kann, so hat sie keine Möglichkeit, die Mobilisierung der biologischen Verhaltensreaktion von Kampf oder Flucht zu aktivieren. Das führt zum Trauma und möglicherweise zu einer posttraumatischen Belastungsstörung (PTBS). Gewisse Muster der Muskelkontraktion in Vorbereitung zum Kampf oder zur Flucht wurden mit der Aktivierung in den Kampf- und Fluchtarealen des **periaquäduktalen Grau** (PAG) in Verbindung gebracht (s. Kap. 5.3, S. 139) (Li u. Mitchell 2000).

Dieses wurde in Laboruntersuchungen auf verschiedenen Wegen gezeigt. Versuchspersonen wurden bedrohliche Bilder von Verstümmelungen gezeigt. Danach zeigten sie Haltungen, die dem Eingefrorensein in Muskelanspannung und körperlicher Starre vergleichbar sind (Azevedo et al. 2005). Muskeln kontrahieren schneller und mit mehr Intensität, wenn Menschen im Experiment unangenehmen Bildern im Vergleich zu angenehmen Bildern ausgesetzt sind (Coombes et al. 2007).

Diese Studien lassen erkennen, wie wichtig es ist, die verkörperte Selbstwahrnehmung von Muskelanspannung zu fördern. Sie ist eine wichtige Komponente zusätzlich zur Wahrnehmung der Gedanken und Emotionen in der Behandlung von Stress und PTBS.

Muskelanspannung kann auch von Arbeitsbedingungen kommen, in denen bestimmte Haltungen über lange Zeit eingenommen werden, aber nur relativ geringe Muskelkraft eingesetzt wird. Das ist z. B. bei der Computerarbeit der Fall, bei der die Unterarme und Handgelenke in einer erhoben kontrahierten Haltung gehalten werden und die Finger leicht auf der Tastatur arbeiten. Ergonomische Anpassungen der Stuhlhöhe und der Lage der Tastatur können hier hilfreich sein, genauso wie Polster, auf denen die Handgelenke ruhen, sodass diese und die Unterarme entspannen können. Entspannung im Nacken und den Schultern kann durch die Anpassung der Bildschirmgröße, -höhe und der Entfernung zwischen Kopf und Bildschirm erreicht werden.

Interventionen zur Aufklärung über die verkörperte Selbstwahrnehmung können helfen, unnötige Anspannung in den Armen und Handgelenken, im Nacken und den Schultern zu reduzieren. Dafür sollen regelmäßige Pausen eingelegt werden, in denen die Person sich bewegt und dehnt (Hägg 1991; Sjøgaard u. Sjøgaard 1998).

Muskuläre Anspannung ist schließlich verbunden mit psychischen Anforderungen, die mentalen Stress verursachen. Stellen Sie sich eine einfach auszuführende Arbeit am Computer vor, die eine gewisse Aufmerksamkeit erfordert. Schon dabei werden motorische Einheiten mit niedriger Erregungsschwelle im Nacken, der Stirn und in den Muskeln des Trapezius am oberen Rücken aktiviert (Lundberg et al. 2002; Waersted et al. 1996; Waersted u. Westgaard 1996). Die chronische Kontraktion dieser Muskeln ist typischerweise assoziiert mit dem Gefühl, etwas leisten zu müssen (s. Fallbericht 2-1, S. 30).

Unter experimentellen Bedingungen wurde Muskelanspannung nach Stress bei Leistungsanforderungen untersucht. Sie war von Reaktionen des SNS und HPA mit höherem Kortisolspiegel, erhöhtem Blutdruck und beschleunigter Herzfrequenz begleitet (Hanson et al. 1993; Krantz et al. 2004; van Boxtel et al. 1996). Ähnliche muskuläre, autonome und hormonelle Reaktionen wurden als Antwort auf Arbeitsanforderungen unter Zeitdruck und wenig wahrgenommener eigener Kontrolle beobachtet (Bongers et al. 1993). Im Wechselspiel dieser Reaktionen kontrahiert das SNS Blutgefäße in den Muskeln und erhöht die Ausschüttung von Stresshormonen ins Blut. Dadurch kann es zur Aktivierung des Dehnungsreflexes in der Muskelspindel kommen, der die Alpha-MN veranlasst, sich zu kontrahieren (Grassi et al. 1996; Hjortskov et al. 2005).

Individuen, die von vermehrtem Stress, Anfeindung sowie Reizbarkeit betroffen sind und über Wut berichten, zeigen mehr Muskelanspannung unter Arbeitsbedingungen. Sie haben auch mehr chronische Rücken-, Schulter- und Nackenschmerzen (s. Fallbericht 2-1, S. 30) (Bru et al. 1993; Burns 2006a; Flodmark u. Aase 1992; Flor et al. 1985; Freeman u. Katzoff 1930; Gonge et al. 2002; Jabusch et al. 2004; Lundberg et al. 1999). Menschen, die als ängstlich bewertet werden oder die eine Angststörung haben, leiden häufiger unter chronischer Muskelanspannung. Ein Gefühl von Angst geht einher mit erhöhter Wachsamkeit. Die chronische Aktivierung der entsprechenden biologischen Verhaltensreaktionen mobilisiert das SNS (s. Tab. 5-2, S. 135) (Fridlund et al. 1986; Hoehn-Saric u. McLeod 2000; Osborne u. Swenson 1978; Sainsbury u. Gibson 1954).

In einer frühen Forschungsstudie wurde während wöchentlicher klinischer Interviews von psychiatrischen Patienten mit einer diagnostizierten Angststörung die Elektromyografie (EMG) eingesetzt. Hierdurch konnte Muskelanspannung in der Stirn, dem Nacken, Vorderarm und am Bein beobachtet werden. Jede Woche notierten die Forscher den durchschnittlichen Grad der Muskelanspannung und wie dieser zusammenhing mit dem emotionalen Inhalt der Patienten-Äußerungen. Letzteres wurde vom Psychiater bewertet (Shagass u. Malmo 1954). Diese Studie wurde vor mehr als einem halben Jahrhundert durchgeführt. Trotzdem ist sie immer noch eine der wenigen Arbeiten, die die Korrelation zwischen Änderungen der Muskelanspannung und Veränderungen der emotionalen Befindlichkeit im Zeitverlauf zeigen (Abb. 6-3).

Der Schmerz aus angespannten Muskeln kommt unter anderem aus der chronischen Aktivierung von motorischen Einheiten mit niedriger Erregungsschwelle. Das erzeugt eine Ansammlung von Stoffwechselabfällen, Sauerstoffab-

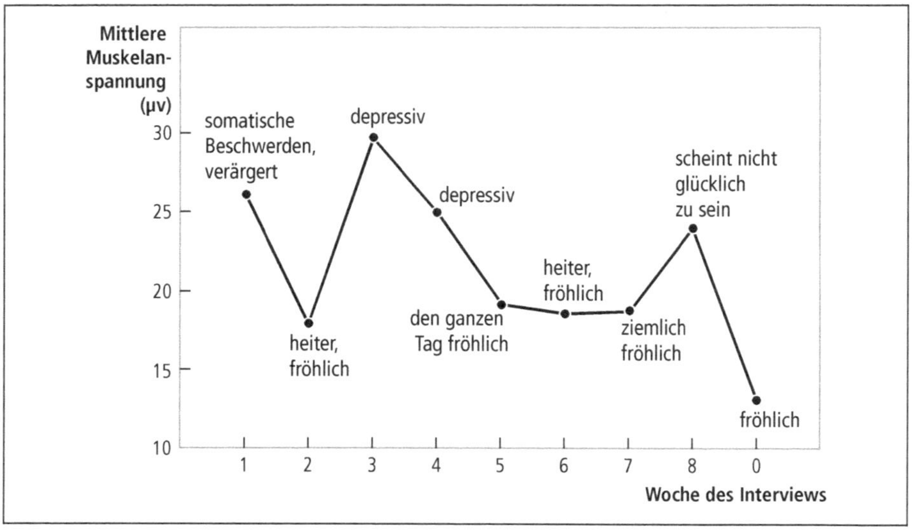

Abb. 6-3 Muskelanspannung (in Mikrovolt von der EMG-Aufzeichnung) mit der psychiatrischen Bewertung des vorherrschenden emotionalen Zustandes während wöchentlicher Interviews mit einem angstgestörten Patienten.

bau mit Anstieg von CO_2 und einen Abbau von Nährstoffen wie Glukose. Diese Stoffe werden von Chemorezeptoren und Schmerzrezeptoren im Muskelkörper wahrgenommen und senden Signale von Unbehagen zu den interozeptiven neuronalen Netzwerken und denen des Körperschemas (Longhurst u. Mitchell 1979). Zusätzlich erweitert das SNS die glatten Muskeln der Blutgefäße im Skelettmuskel und erhöht den kardialen Ausstoß und Blutdruck. Hierdurch werden mehr vom Blut übertragene Nährstoffe für Mobilisierungsreaktionen zu den Skelettmuskeln transportiert. Wenn die Skelettmuskeln keine Bewegungen mit hoher Energie ausführen (z. B. wenn man sich bei Bedrohung oder aufgrund sozialer Zwänge nicht bewegen kann oder bei sitzenden Tätigkeiten), dann aktiviert diese Volumenzunahme der Blutgefäße Schmerzrezeptoren in den relativ angespannten Skelettmuskeln (Dodt et al. 1998; Knardahl 2002).

Muskelschmerz kann interozeptiv verschiedene Qualitäten haben, je nachdem, welche Rezeptoren beteiligt sind. Chemorezeptoren produzieren Empfindungen wie brennen, schmerzen oder ermüden. Mechanorezeptoren in den Muskelspindeln erzeugen die Sensation von Einengung. Schmerzrezeptoren erkennen drücken, schneiden und reißen (Schwellnus et al. 1997; Simone et al. 1994).

Muskelschmerz, der aus der Anspannung kommt, kann sogar die Anspannung im Schmerz-Stress-Schmerz-Kreislauf erhöhen (s. Abb. 5-1, S. 131). Er wird dann als Bedrohung wahrgenommen und verursacht Anspannung mit niedrigem Schwellenwert, begleitet von der Angst, die schmerzhaften Muskeln zu bewegen. Muskelanspannung aktiviert darüber hinaus Regionen des Motorkortex. Dieser antwortet mittels fortgesetzter Signale für mehr Kontraktion (Kaelin-Lang et al.

2002). So werden diese Teufelskreise zu **Attraktoren**, die, sogar wenn der Körper ruht oder schläft, laufende und chronische Anspannungsmuster erzeugen. Frauen mit chronischen Schmerzen im Becken zeigen z. B. höhere Muskelanspannung und eine vorsichtige Haltung im Beckenbereich, größere Ängstlichkeit und eine Vorgeschichte von sexuellem Missbrauch oder Dysfunktion (Haugstad et al. 2006).

Das hat wichtige Folgen für Menschen mit chronischem Schmerz aufgrund von Verletzungen, Stress, Fibromyalgie oder chronischer Fatigue (Biedermann u. Forrest 1991; Flor et al. 1992; Kanbara et al. 2004). Ihre Behandlungen müssen darauf abgestellt werden, diesen Zyklus zu unterbrechen. Dem im Körper verborgenen Bedrohungsgefühl kann mit dem Auffinden von Ressourcen begegnet werden. Dann kann sich dieses Schmerzgefühl im subjektiven emotionalen Augenblick der verkörperten Selbstwahrnehmung entfalten und über die Verbindungen zur Vergangenheit kann es bearbeitet werden.

In anderen Untersuchungen wurde gezeigt, dass mentale Störungen mit häufiger Muskelanspannung und Bewegungsstörungen einhergehen. In einer Studie hatten 86 % der hospitalisierten Patienten mit einer psychiatrischen Störung motorische, Haltungs- und Gangstörungen. Beim Gehen hielten die Patienten ihre Arme unbeweglich und zeigten eine überbetonte Krümmung des Rückens. Die große Muskelanspannung schränkte ihre Beweglichkeit ein. Hierzu gehörten geballte Fäuste, zusammengebissene Kiefer, im Sitzen und Liegen „zusammengefaltete" Stellungen, Tremor und Spasmen. Andere Patienten hatten Schwierigkeiten, Bewegungen auszulösen, und erlebten einen Verlust willkürlicher Bewegungskontrolle (Malmo u. Shagass 1949; Mittal et al. 2007; Özekmekçi et al. 2003; Rogers 1992; Thomas u. Jankovic 2004).

Dystonie ist der Fachausdruck für eine Bewegungsstörung, die durch fortgesetzte Muskelkontraktionen charakterisiert ist und sich bisweilen in bestimmten Körperregionen findet. Dystonie wird oft mit abnormal hoher Aktivität in prämotorischen Gehirnarealen assoziiert, einschließlich der SMA und CMA. Das deutet auf eine traumainduzierte Hemmung hin, die aus einem nicht verwirklichten Handlungsantrieb unter Bedrohungsbedingungen stammt (Gilio et al. 2003).

Die glatten Muskeln: das vaskuläre und gastrointestinale System

Glatte Muskeln haben nicht die gleiche Struktur wie Skelettmuskeln. Die Zellen (Fasern) der glatten Muskulatur sind schmaler und bilden keine motorischen Einheiten. Stattdessen kontrahiert die gesamte Schicht oder der Schlauch des Muskels als Ganzes. Viele glatte Muskeln bewegen in rhythmischen Kontraktionswellen Blut durch ein Gefäß oder Nahrung durch den Darm. Glatte Muskeln werden durch das autonome sympathische und parasympathische Nervensystem aktiviert, hin zur Kontraktion oder Entspannung. Außerdem können Kontraktionen der glatten Muskulatur durch Hormone hervorgerufen werden, die im Blut zirkulieren. Hierbei handelt es sich um Hormone, die zum Netzwerk von Sicherheit und Bedrohung gehören, wie Kortisol und seine Vorstufen (ACTH und CRF) und wie Oxytozin und Hormone aus dem Hypothalamus, die speziell zur Gefäßerweiterung (Vasodilatation) und Gefäßverengung (Vasokonstriktion) bestimmt sind (Anton et al. 2004; Taché u. Bonaz 2007).

Das gastrointestinale System hat zusätzlich zu seinen Verbindungen mit dem autonomen Nervensystem (ANS) sein eigenes lokales Nervensystem. Das **enterale Nervensystem (ENS)** ist in den Gewebeaufbau des gastrointestinalen Systems eingebettet. Das ENS, manchmal auch „das Gehirn im Bauch" genannt, hat mehr Neurone als das Rückenmark und ungefähr ein Hundertstel der Anzahl von Neuronen im Gehirn. Neben der Informationsausschöpfung des ANS kann das ENS unabhängig agieren. Es kann die Kontraktion und Entspannung der Darmmuskeln kontrollieren und Verdauungsenzyme als Antwort auf enterale Mechanorezeptoren und Chemorezeptoren im Inneren des Darmes ausschütten (Wilson 2004). Wie das ANS spielt auch das ENS eine Rolle in der Regulierung von Immunfunktionen (Gross u. Pothoulakis 2007).

Bei Kindern und Erwachsenen sind Angst, Stress und einige Formen der Psychopathologie mit Bauchschmerzen und gastrointestinalen Störungen assoziiert, die mit Anspannung der Skelettmuskulatur einhergehen (Egger et al. 1999). Darüber hinaus wird gastrointestinale Dysfunktion schnell vom interozeptiven neuronalen Netzwerk einschließlich des ACC und der Insula erkannt. Über den Kreislauf von Schmerz-Stress-Schmerz führt das wiederum leicht zu gesteigerter Angst und anschließender Unterdrückung der Empfindung (Mayer et al. 2006).

Panzerung

Die Forschung, die wir in den vorigen zwei Abschnitten besprochen haben, zeigt deutlich, dass das psychische Befinden Muskelanspannung in Skelett- und glatten Muskeln induzieren kann. Diese Anspannung führt zu Schmerz, funktionalen Einschränkungen und Haltungsstörungen. Hat eine Person erst einmal ein gewisses Muskelbild angenommen, so kann dieses Bild oder Schema schon von selbst eine Veränderung im psychischen Befinden hervorrufen (Ginsburg 1999). Versuchspersonen, die eine gekrümmte Körperhaltung und eine Haltung wie bei Bedrohung einnehmen sollten, berichteten, starken Stress zu spüren. Probanden, die eine zusammengesackte Haltung einnehmen sollten, berichteten, dass sie sich depressiver fühlten (Riskind u. Gotay 1982).

Gedankenmuster, Emotionen, Formen verkörperter Selbstwahrnehmung, Muskelanspannung und Entspannung agieren zusammen als ein dynamisches System. In diesem beeinflusst jedes Element das andere und hält es aufrecht, um charakteristische Haltungen in Bezug auf die Welt einzunehmen. Es bedeutet auch, dass Behandlungen der verkörperten Selbstwahrnehmung vielfältige Zugänge in dieses System haben können. Hierzu gehören körperorientierte Gesprächstherapie, Bewegungs- und Berührungstherapien.

Körperhaltungen können demütig, trotzig, deprimiert, lebhaft oder entspannt sein. Die Körperhaltung ist unsere Art, grundlegende biologische Antworten von Verhaltensweisen auszudrücken (s. Tab. 5-2, S. 135). Sie kann genutzt werden, um eine Haltung zu (Engagement) oder gegen etwas (Mobilisierung zum Kampf) oder von der Welt abgewandt einzunehmen (Mobilisierung zur Flucht). Erholung zeigt sich in Körperhaltungen von Offenheit, Liegen und Schlafen; Wachsamkeit in Haltungen von Zögern und Immobilisierung in starren und unbeweglichen Haltungen.

Mit anderen Worten: Die Körperhaltung ist der Ausdruck des neuromotorischen Systems von Emotion und Einstellung über etwas und Orientierung zu oder weg von der Welt (Cacioppo et al. 1993; Maxwell u. Davidson 2007; Wallbott 1998). Die Muskeln bieten die Möglichkeiten, die unser Gehirn und Nervensystem nutzt, um sich in der Welt auszudrücken. Daneben stehen zum Ausdruck von Symptomen die Funktionen des autonomen Nervensystems mit Schweiß, Tränen, Zittern, der Körpertemperatur, Herzfrequenz und dem Wechsel der Hautfarbe zur Verfügung. Alle Gesichtsausdrücke werden durch Muskelbewegungen unter der Gesichtshaut gemacht.

Die Art und Weise, wie sich Emotion und Stress auf die Muskelspannung auswirkt und wie sich umgekehrt Muskelanspannung auf die Gefühle von Stress und das emotionale Empfinden auswirkt, schafft einen Attraktor, der sich in jedes Menschen charakteristischer Erscheinung und Haltung verfestigt. Kliniker, die diese Verbindung zwischen Muskelanspannung und Haltung beobachtet haben, bezeichnen die Skelettmuskulatur als eine Art Panzer. Die **Panzerung** ist die erfahrungsabhängige Entwicklung einer schützenden Hülle von Muskelanspannung, die über die Zeit als Reaktion auf Bedrohung, Angst und Trauma gewachsen ist (Reich 1972).

Panzerung ist eine Form der Unterdrückung. Sie resultiert aus dem Herunterfahren sensorischer Rezeptoren und einem korrespondierenden Nachlassen der Aktivierung in den Hirnarealen für die Interozeption und das Körperschema, die sich auf den betreffenden Teil der Person beziehen (Mangan et al. 1980). Genauso wie der Skelettmuskelpanzer die Person vor äußerer Bedrohung schützt, ist die Anspannung der glatten Muskulatur im Darm ein Schutz vor Bedrohungen, die physisch oder metaphorisch von innen auf den Körper einwirken (Wilson 2004). Die Muskeln stehen potenziell unter willkürlicher Kontrolle. Es macht daher sehr viel Sinn, dass sie eine lebenswichtige Rolle für den Selbstschutz spielen. Besonders nützlich ist die Panzerung der Muskelanspannung für Kleinkinder und Kinder. Sie haben noch nicht die mentalen Ressourcen, um zu verstehen und zu verkraften, was mit ihnen in Situationen von Misshandlung und Trauma passiert. Also können sie ihre Muskeln zum Selbstschutz und zur Selbsthilfe nutzen. Gab es in der Kindheit eine fortdauernde Bedrohung, entwickelt sich mithilfe der Muskelanspannung hieraus eine gewohnheitsmäßige Form der Unterdrückung unliebsamer Gefühle. Wenn diese sich als Attraktor verfestigt, bleibt die Panzerung bestehen. Die Gründe dafür, wie die Erinnerungen an eine bedrohliche Situation, wurden in der Zwischenzeit vielleicht im autobiografischen Gedächtnis vergessen (Boadella 1987; MacNaughton 2004; Rosen 2003).

Dieser Zusammenhang zwischen Panzerung und verkörperter Selbstwahrnehmung oder Unterdrückung der verkörperten Selbstwahrnehmung entspricht dem Kernstück der Freud'schen Theorie, dass Beziehungen mit wichtigen Bezugspersonen in der frühen Kindheit zur Verdrängung der Wahrnehmung von Körpergefühlen führen können. Die Hysterie war für ihn ein sich daraus ergebendes somatisches Symptom. Freuds Ideen inspirierten Wilhelm Reich (1972) und Alexander Lowen (1958), die Zusammenhänge zwischen Skelettmuskelsystemen und der Persönlichkeit als Grundlage für psychoanalytische Behandlungsverfahren zu entschlüsseln. Lowens „Zielsetzung bei den Therapiesitzungen war, den Patienten dabei zu helfen, verstehen zu lernen, wie Anspannungen in verschiedenen Regionen ihres Körpers mit unterdrückten Ängsten und Anfeindungen assoziiert waren" (Bakal 1999, S. 11). Diese beiden Gründer schufen das, was heute Bioenergetische Therapie genannt wird. Als einer der Vorläufer der somatischen Psychotherapie oder Körperpsychotherapie werden dabei Gespräch, Bewegung, Atemarbeit und Berührung eingesetzt, um sich mit den Symptomen der Klienten zu befassen.

Marion Rosen, die Begründerin der Körperarbeit nach der **Rosen-Methode**, beschreibt den Fall eines großen Mannes mit gewohnheitsmäßig gerundeten Schultern, eingezogenem Brustkorb und Bauch, der seinen Kopf nach vorne und unten gebeugt hatte. Durch die lauschende Berührung der Rosen-Methode lernte er, interozeptiv die Anspannung in seinen Schultern und seiner Brust zu fühlen. Dabei erinnerte er sich, dass er als Teenager begonnen hatte, sich zu verstecken, weil er homosexuell war und Angst hatte, von anderen Jungen angegriffen zu werden. Man könnte denken, dass er seine Größe hätte gebrauchen können, sich selbst ein Gefühl von Stärke zu geben. Aber er war nicht fähig, diese Möglichkeit zu nutzen, vielmehr setzte sich die Neurozeption von Bedrohung durch – er lernte, sich selbst unsichtbar zu machen. Rosen kannte diese Beziehung, denn auch sie lernte, sich im Inneren ihres Körpers zu verstecken, um ihr wahrgenommenes Bedrohungsgefühl zu minimieren, als sie als jüdischer Teenager in Nazi-Deutschland aufwuchs (Rosen 2003).

Einer Person die Stelle der Muskelanspannung bewusst zu machen, indem man die Stelle berührt oder benennt, reicht normalerweise nicht aus, um die festgefahrenen Attraktoren zu ändern.

„Wenn erst einmal die selbst auferlegte Beherrschung, die uns vor unmittelbar bedrohlichen Situationen schützt, umgewandelt wird in die Sicherheit der Panzerung, dann braucht es das Wagnis des Ausbrechens und Wachsens aus unseren Beschränkungen. Wenn wir diesen Mut nicht aufbringen, sind wir gefangen, und das Gefangensein perpetuiert sich selbst." (Herskowitz 1997, S. 35)

Hier wird nochmals klar, dass für die Entspannung des Muskelpanzers die Grundprinzipien zur Behandlung des Verlustes der verkörperten Selbstwahrnehmung benötigt werden (s. Tab. 1-1, S. 21). Die Fähigkeit, den subjektiven emotionalen Augenblick zu erfassen und sich diesem zu widmen, verlangt zunächst, unterstützende Ressourcen zur Verfügung zu haben: langsamer werden, um zu fühlen und mit einem Therapeuten zu koregulieren. Schließlich ist es notwendig, die Stelle der Anspannung aufzuspüren, ihre Verbindungen zu assoziierten Emotionen und durch die Verbalisierung die Verbindung zwischen vergangenen Ereignissen und der Panzerung herzustellen.

„G. H. entwickelte einen Schreibkrampf im Alter zwischen 10 und 13 Jahren nach zwei Frakturen ihres dominanten Unterarmes. Das geschah zu der Zeit, in der sie von ihrem Vater sexuell missbraucht wurde. Der Schreibkrampf verschwand, tauchte jedoch im Alter von 35 Jahren wieder auf. Der bevorstehende Tod ihres Vaters aufgrund eines unheilbaren Lymphoms brachte in ihr ambivalente Gefühle von Trauer und Hass gegen ihn hervor, weil er sie früher missbraucht hatte. Der Schreibkrampf hielt nach dem Tod ihres Vaters für drei Jahre an, bis er sich durch psychologische Beratung zur Klärung der Gefühle gegenüber ihrem Vater in einem Zeitraum von 12 Monaten löste.“
(Rogers 1992, S. 19)

Dieser Fall zeigt, wie Bewegungsstörungen mit ungelösten Emotionen verbunden sind. Er zeigt auch, wie wirksam Psychotherapieverfahren, die die verkörperte Selbstwahrnehmung fördern, diese Verbindung auflösen können.

Durch Forschungsstudien wurde belegt, dass somatische Psychotherapie, Tanz-Bewegungs-Therapie, wahrnehmungsbasierte Übungstherapie, Feldenkrais, Massage, Entspannungstechniken und Atemwahrnehmung im Yoga alle Bewegungsstörungen bei psychiatrischen Zuständen verringern, das gilt auch für einige der mentalen und emotionalen Probleme, die in solchen Zuständen besonders ausgeprägt sind (Deutsch 1950; Junker et al. 2004; Reich 1972; Rick 2001; Schofield u. Abbuhl 1975; Tinazzi et al. 2002; Tkachuk u. Martin 1999).

Da Panzerung und chronische Muskelanspannung typischerweise mit unterdrückten Emotionen und Gefühlen von Bedrohung verbunden sind, wird die Entspannung solcher Muskeln manchmal von einer Freisetzung spontaner Emotion oder einer persönlichen lebhaften **partizipatorischen Erinnerung** in der verkörperten Selbstwahrnehmung begleitet.

„Löst sich ein muskulärer Block definitiv, äußert die Testperson häufig, dass sie eine lebhafte spontane Erinnerung an typische Situationen erlebt, die wahrscheinlich bis in die Kindheit zurückdatiert, als sie gelernt hatte, auf diese typische Art und Weise anzuspannen.“ (Hefferline 1958, S. 748)

Dieses wird in der Fortsetzung des Falles von Joans Behandlung und ihres gastrointestinalen Schmerzes illustriert.

Fallbericht 6-1: Der Abschluss von Joans Behandlung mit der Rosen-Methode

Als Joans Sicherheitsgefühl während der Behandlungen mit der Rosen-Methode wuchs, konnte sie aufhören, sich in die „Sicherheit" ihres dissoziativen Zustandes des verspielten kleinen Mädchens zurückzuziehen (s. Fallbericht 5-1, S. 153). Sie dissoziierte jedoch noch, wenn sie Stress in ihrem jetzigen Leben spürte, seit sie sich an den Missbrauch durch ihren Bruder partizipatorisch erinnerte (s. „partizipatorische Erinnerung" im Glossar, S. 294). Das passierte voller Angst und Schmerz während einer Sitzung. Statt sich in ihr kleines Mädchen zurückzuziehen, wurde sie schläfrig. Das war eine Mini-Dissoziation, die nicht länger als ein oder zwei Minuten andauerte. Joan gelang es besser, sich aufzufangen, wenn sie abdriftete. Jeden Monat oder jeden zweiten „beendete" sie ihre Behandlung im alten Verhaltensmuster, um dann mit erneuertem Engagement zurückzukehren.

Nach lange zurückliegendem, ungelöstem frühen Trauma braucht es eine lange Zeit, bis sich das neuronale Netzwerk der verkörperten Selbstwahrnehmung neu aufbaut und die Person sich auf den subjektiven emotionalen Augenblick einstellen kann. Der Neuaufbau des neuronalen Netzwerks verlangt das ganze Spektrum der therapeutischen Prinzipien zur Selbstwahrnehmung (s. Tab. 1-1, S. 21). Joans Fall zeigt, dass der Behandlungsweg kein direkter ist. Mein Empfinden war, dass Joans Rückzüge in ihren schläfrigen Zustand und der Abbruch ihrer regelmäßigen wöchentlichen Sitzungen tatsächlich positive Handlungen von **Selbstregulation** und **Erholung** waren. Sie halfen ihr, die Stoffwechselreserven für ihren Sport, ihre Arbeit, ihr soziales Leben und ihre fortlaufenden Rosen-Methode-Behandlungen aufrechtzuerhalten.

Während der verbliebenen fünf Monate von Joans Arbeit mit mir stellte sich der Fokus mehr auf ihre gastrointestinale Dysfunktion ein, die Symptome, die sie ursprünglich zu mir gebracht hatten. Sie war zunehmend in der Lage, ihre Aufmerksamkeit auf ihren Darm zu lenken, und ich brachte meine Hände dort öfter hin. Sie fing an, wahrzunehmen, dass sich dieser Teil anspannte, wenn sie über ihre Kindheit nachdachte oder über Konfliktsituationen sprach: Entweder erinnerte sie sich an Konflikte aus ihrer Kindheit oder an Konflikte in ihrem Alltag.

Die inneren glatten Muskeln des Darmes werden nicht von einer knöchernen Struktur geschützt. Das Herz und die Lungen sind umhüllt vom Brustkorb, die Fortpflanzungsorgane und die Blase vom Becken. Darmprobleme werden oft von Anspannung in der Bauchwand und den Muskeln des unteren Rückens begleitet neben der Anspannung der glatten Muskulatur im Darm selbst. Es ist, als ob diese Muskeln zu einem Außenskelett (Panzer) werden, um den Darm davor zu schützen, Kontrolle zu verlieren und Schmerz zu fühlen.

Als Joan der Zusammenhang zwischen Konflikt und Muskelanspannung bewusster wurde, begann ihre abdominale Muskelwand zu entspannen. Meine Hände konnten dann tiefer in ihren Bauch fühlen. Dafür braucht es keinen zusätzlichen Druck, vielmehr konzentriert sich der Therapeut auf das Ziel, die Darmmuskeln zu „berühren". Ihre Bauchorgane fühlten sich fest an, fast wie Steine im Inneren ihres Bauches.

Wenn sie mit dem Gesicht nach oben lag, nahm sie ein neues Gefühl von Verletzlichkeit bei meinem eindringlicheren Kontakt wahr. Als Ergebnis konnte sie spüren, wie sich ihre abdominale Muskelwand anspannte, und sie sprach davon, Ängstlichkeit, Furcht und manchmal Traurigkeit zu fühlen. Ich spürte, wie sie mich von den genannten Körperstellen fortstieß. So sehr ich gern dort geblieben wäre, um nachzuforschen, nahm ich meine Hände nach kurzer Zeit weg. Ich wollte ihre Angst nicht so weit verstärken, dass sie es nicht ausgehalten hätte. Stattdessen wollte ich ihr erlauben, die Homöostase durch ihre **Koregulation** mit mir aufrechtzuerhalten.

Während der Sitzung, um die es in diesem Fallbericht hauptsächlich geht, fand zunehmend Entspannung, ein Weicherwerden und eine Öffnung unter meiner Berührung statt. Dabei arbeitete ich an ihrem Rücken und Nacken, solange sie mit dem Gesicht nach unten lag. Als ich ihre Entspannung wahrnahm, dachte ich, dass sie sich nun sicher genug fühlte und ich ein anderes Vorgehen anwenden konnte, um ihren Schutz im abdominalen Bereich zu erkunden. Mir kam der Gedanke, eine Allianz um dieses Problem herum zu koregulieren. Ich sagte: „Ich möchte gern Ihren Bauch berühren und möchte, dass Sie wirklich aufmerksam sind und mich wissen lassen, ob es sich angenehm anfühlt oder nicht." Konnte Joans gewachsene Fähigkeit, sich selbst zu regulieren, als ihre eigene **Ressource** dienen?

Joan willigte ein, jedoch halbherzig. Meine sehr sanfte Berührung führte dazu, dass Ihre abdominale Bauchwand sofort anspannte, und sie begann, keuchend zu atmen. Sie sagte nichts, so als ob sie still zu bleiben und auszuhalten habe, koste es, was es wolle. Ich sagte: „Es fühlt sich an, als ob Sie sich verspannen."

Sie stimmte zu, konnte sich jedoch nicht entschließen, mich darum zu bitten, meine Hände wegzunehmen. Ich sagte, dass ich meine Hand zu ihrer Hüfte bewegen werde, und dass sie beobachten solle, was passiere. Daraufhin atmete sie leichter, und ich konnte spüren, wie Entspannung zurückkehrte. Ich fragte, ob sie irgendetwas bemerke, und sie konnte klar beschreiben, wie unterschiedlich angenehm oder unangenehm es sich am Bauch und an der Hüfte anfühlte.

Ich sagte, dass ich meine Hand zurück an ihren Bauch oder woanders hinlegen könnte.

Sie sagte: „Nun, es ist unangenehm, aber vielleicht auch gut, wenn Sie dort wieder berühren würden." Ich sagte: „Prüfen Sie das eben Gesagte in Ihrem Körper, ob es sich stimmig anfühlt." Es folgte ein tiefer Atemzug und zaghaftes Nicken. Mit sanfter Stimme erklärte ich, dass ich meine Hand langsam dorthin an ihren Bauch zurücklegen würde, wo sie gewesen war, und bat sie, darauf zu achten, was geschieht, wenn ich es tue. Dieses Mal konnte ich ein wenig Aufnahmebereitschaft fühlen. Ich fragte weiterhin danach, wie es sich für sie anfühlt, ob ich meine Hand bewegen sollte oder nicht. Ich fragte nach dem Druck, und sie antwortete, er sei „schwer", obwohl meine Berührung sehr leicht, langsam, sanft und nicht eindringlich war.

Dieser Prozess setzte sich fort. Meine Berührung wechselte von ihrem Bauch zu ihrer Hüfte, während ich sie aufforderte, aufmerksam zu sein und mich wissen zu lassen, was sie wünscht und fühlt.

Schließlich lud sie mich verbal wieder ein. „Können Sie mich hier berühren?" Sie zeigte auf eine bestimmte Stelle zwischen ihrem Sternum und dem Nabel und ihr Körper antwortete rezeptiv auf meine Berührung. Das war das erste Mal, dass sie für diesen Teil ihres Körpers ganz bewusst eine Wahl traf, „ja" oder sogar „nein" zu sagen.

„Ich kann fühlen, wie Sie diese Berührung akzeptieren und mich nicht wegschieben." Sie antwortete: „Fühlte es sich so für Sie an, dass ich sie wegschob?"

„Ja", sagte ich, „und das macht Sinn für mich, denn das ist ein Teil ihres Körpers, der so manches Trauma erlitten hat." Dabei dachte ich an ihren Bruder, der sie dort manchmal geschlagen hatte. Sie holte sehr tief Luft und entspannte sich mehr.

Einige Minuten später sagte sie, dass sie sich an die Erregung erinnere, wie sie das erste Tor beim Fußballspielen gemacht hatte, eine **partizipatorische Erinnerung**. Sie sagte weiter, wie sie gefühlt hatte, dass der einzige Weg für sie gewesen war, ihren missbrauchenden Bruder zu bekämpfen, selbst sportlich zu werden. Sie begann in der Grundschule, Mädchen-Fußball zu spielen und später mit Gymnastik. Schon im Alter von 9 Jahren war ihr Körper stark und schnell. Die Schmeicheleien der Teamkollegen und Gleichaltrigen taten ihr gut, und sie lernte, Konflikte mit Humor zu vermeiden oder zu entschärfen. So begann sie, mehr Vertrauen zu sich selbst zu fassen.

Während der Sitzung realisierte sie, dass das Nachdenken über Vermeiden und Entschärfen von Konflikten mit ihrer Anspannung der Darmmuskulatur zusammenhingen. Ihr Horror vor der Vergeltung ihres Bruders hatte sie schließlich davon abgehalten, sich in direkte Konfrontation mit ihm zu begeben oder ihren Eltern etwas von den Misshandlungen zu sagen. Sie lernte, sich eine Körperhaltung anzueignen, die die Brust herausstreckte und den Darm nach innen drückte, um sich selbst stärker, größer und unbesiegbar zu fühlen. Diese Sitzung brachte ihr dank ihrer neuen Wahrnehmung sowohl eine deutlich weicher werdende abdominale Muskelwand als auch weichere Darmmuskeln.

Es brauchte noch Monate, bis ihre Bauchschmerzen vollständig verschwanden. Sie nahmen in Häufigkeit und Intensität ab, je mehr sie den Zusammenhang zwischen dem Darm und ihren Lebenskonflikten wahrnehmen konnte. Ihre wachsende Wahrnehmung für ihren Darm wurde zu ihrem Barometer für zwiespältige Gefühle und für eine heraufziehende Bedrohung in potenziellen interpersonalen Konflikten. Dieses „frühe Warnsignal" erlaubte ihr schließlich sogar, zwiespältige Gefühle sofort ohne Unterdrückung zu fühlen und dadurch selbstbestimmter im Umgang und weniger ausweichend mit ihren Freunden und Mitarbeitern zu sein.

Erst viel später, als ich dieses Buch schrieb, entdeckte ich, dass Joans Fall der von Freuds früher Patientin, Frau Emmy, ähnelte. Emmys besonders anhaltendes Symptom war gastrointestinaler Schmerz. Im Verlauf der Behandlung von Emmy setzte Freud eine Kombination von Massage, Hypnose und emotionaler Entlastung ein. Bis zum Schreiben dieses Buches wusste ich nicht, dass Freud in seiner Arbeit Berührung anwandte. Diese ermöglichte Emmy, sich an einige ihrer Kindheitstraumen zu erinnern.

„(...) wie ihre Geschwister ihr tote Tiere hinterherschmissen; wie sie unerwartet ihre Schwester im Sarg sah; wie sie ihr Bruder erschreckte, als er sich in einem Laken als Geist verkleidete; wie sie ihre Tante in einem Sarg sah und der Unterkiefer der Tante plötzlich herunterfiel.“ (Wilson 2004, S. 31)

Um diesen Abschnitt nun mit einer positiveren Notiz zu beenden: Ebenfalls in Vorbereitung für dieses Buch faszinierte mich eine Studie zu den Vorstellungen von College-Sportlerinnen über ihre Körpererfahrungen. Im Unterschied zu vielen Frauen ihres Alters, denen die weichen glatten Körper der „idealen“ Frauen als Beispiel dienen, waren diese Frauen stark muskulös. Sie hatten z. B. starke Beinmuskeln durch Fußballspielen, stark ausgebildete Muskeln des Oberkörpers und der Arme durch Basketballspielen, kompakte Brüste und wenig Krümmung oberhalb der Hüften wegen starker transversaler abdominaler Muskeln. Während es für einige der Frauen unangenehm war, ihre Muskeln zu zeigen, waren viele von ihnen stolz auf ihren Körper. Eine Frau sagte zu ihrer Beziehung mit Männern:

„Er sagte zu mir: ‚Oh, ich fand, du hattest den besten Körper, als du an die Schule kamst, und dann hast du angefangen, Gewicht zu heben, und hast an Masse zugelegt. Ich wünschte, du würdest nicht so viel heben. Alle meine Kumpels erzählen mir so einen Mist und meinen, dass du stärker als ich bist. Ich muss dich ständig verteidigen.‘ Es stört mich, dass er meine Muskeln nicht mochte, aber ich mag sie – also, vergiss ihn! Andere Kerle sagen mir, dass mein Körper großartig sei.“ (George 2005, S. 335)

Daraufhin war ich in der Lage, Dara Torres, Kerri Walsh, Misti May-Trainor, Nastia Luikin und viele andere Athletinnen während der Olympischen Sommerspiele in Peking 2008 auf ganz andere Weise wahrzunehmen. Diese Frauen beweisen Mut, indem sie Grenzen überschreiten und neue Verbindungen finden sowohl innerhalb als auch außerhalb der Wettkampfarena; ihr körperliches Können überträgt sich in ein Gefühl von Kraft und Integrität.

6.2 Interpersonale Bewegung und Berührung in der Entwicklung der Selbst-Nichtselbst-Unterscheidung

Woher wissen wir, dass unser Körper und unsere Gefühle zu uns gehören? Für kleine Kinder ist es z. B. sehr normal, ihre Gefühle mit denen solcher Personen zu verwechseln, die um sie herum sind. Ein Zweijähriger mag seiner Mutter seine Flasche oder Decke oder seinen Teddybären anbieten, wenn er sieht, dass sie sich den Zeh gestoßen hat und vor Schmerz aufschreit. Das Kind fühlt, dass der Schmerz der Mutter wie sein Schmerz ist, und dass das, was ihm gut tut, auch der Mama gut tun wird.

Ehelicher Konflikt kann langfristige traumatische Auswirkungen auf Kinder haben, teilweise deshalb, weil sie ihr eigenes Wohlergehen und ihre Sicherheit bedroht sehen, wenn sich die Eltern trennen oder wenn sich die Wut auf das Kind richtet. Darüber hinaus verschärft sich das Gefühl von Bedrohung bei Kindern und Adoleszenten, weil sie zuweilen das Gefühl haben, sie seien der Grund des elterlichen Konfliktes. Sie wissen oder verstehen nichts von den Problemen zwischen den Eltern. Jedoch interpretieren sie den elterlichen Konflikt so, dass die Eltern enttäuscht oder verärgert über sie seien, weil sie etwas falsch gemacht hätten.

Entwicklungspsychologen haben die altersgemäßen Veränderungen unserer Fähigkeit ausgewertet, die notwendig ist, um zwischen dem Selbst und anderen zu unterscheiden und damit das Gefühl für das Selbst im Laufe des Lebens vollkommen erfahren zu können. Die beste Beschreibung dieses Entwicklungsprozesses ist meiner Meinung nach die von Erik Erickson in seinem klassischen Buch „Childhood and Society" (1950). Statt die Entwicklung als kumulativ und progressiv anzusehen, sah Erickson, dass wir die Selbstwahrnehmung und die Wahrnehmung anderer zu verschiedenen Lebenszeiten entweder fördern oder hemmen können und dass sich dieses mit dem Alter verändert (Tab. 6-1). Auch erkannte Erickson klar an, dass sich unser Selbstgefühl in der Beziehung zu anderen, aus deren Ermunterung oder fehlender Ermunterung, entwickelt. Wir bekommen also von anderen Menschen die Erfahrung vermittelt, *wir selbst zu sein und uns selbst zu fühlen.*

Selbst und Andere

Seltsamerweise leitet sich die Fähigkeit, das Selbst von anderen zu unterscheiden, in der frühen Kindheit zum Teil von der Fähigkeit ab, zu erkennen, wie wir anderen ähnlich sind oder vielmehr, dass andere wie wir sind (Meltzoff 2007). Von klein auf sind Kinder in der Lage, andere Menschen zu imitieren. Tatsächlich ist die Imitation der schnellste Weg, um mit einem kleinen, noch nicht sprechenden Kind in Kontakt zu kommen. Kinder mögen es, zu imitieren, und sie lieben es, imitiert zu werden.

Beobachter dieser frühen Imitationen stellten sich die Frage, wie es möglich ist, dass ein nur einige Monate altes Kind den Gesichtsausdruck eines anderen sieht und nachahmt – ein kleines Kind, das sich wahrscheinlich nicht über die Verbindungen zwischen vielen Teilen seines eigenen Körpers bewusst ist. Dennoch beobachtet dieses Wesen beispielsweise das wiederholte Öffnen des Mundes in einem anderen Gesicht und kann dann denselben Ausdruck im korrekten Teil des eigenen Gesichtes reproduzieren. Noch rätselhafter ist das Ergebnis, dass Neugeborene, die zuvor niemals das Gesicht eines anderen sahen, unter bestimmten Bedingungen reproduzieren können, was dieses Gesicht macht. Das Mundöffnen oder das Hervorstrecken der Zunge sind Verhaltensweisen, die in solchen Forschungsstudien üblicherweise zum Einsatz kommen (Meltzoff u. Moore 1997). Überraschenderweise können Säuglinge offenbar von den ersten Lebensmonaten an den Unterschied zwischen Menschen und Objekten erkennen. Säuglinge schauen länger auf belebte menschliche Gesichter im Vergleich

Tab. 6-1 Die acht Alter des Menschen nach Erik Erickson. Die Entwicklungsstufen stammen von Erickson (1950); übrige Inhalte vom Autor.

Alter (Jahre)	Entwicklungsstufe	Selbst versus andere
0–1,5	Vertrauen versus Misstrauen	Die Entwicklung sicherer oder unsicherer Bindung, von Sicherheit oder Bedrohung. Sicherheit ermöglicht, sich mit den Empfindungen und Emotionen des Selbst und anderer zu verbinden; Bedrohung führt zu Unterdrückung und Dissoziation.
1,5–3	Autonomie versus Scham/Zweifel	Selbstbestimmtheit und Selbstkontrolle über Körperfunktionen einschließlich des Gehens und Rennens; Kontrolle der Feinmotorik; Toilettentraining, Sprache und autobiografische Erinnerung. Bei Unsicherheit und Fehlen emotionaler Unterstützung kann es zu Gefühlen wie Selbstzweifel, Scham und Unterdrückung dieser Gefühle kommen.
3–6	Initiative versus Schuld	Unabhängige Aktivität wird entweder mit einem Sinn für Zweck (Initiative) oder Selbstvorwurf (Schuld) erreicht. Initiative schließt das Ausprobieren von Erwachsenenrollen im Spiel ein, sich bei Gleichaltrigen durchzusetzen und Fragen über sich selbst und andere zu stellen. Schuld bezieht sich auf das Gefühl, die Initiativen einer Person würden nicht geschätzt, „gehörten" deshalb nicht zum Selbst und führen daher zur Hemmung.
6–11	Fleiß/Eifer versus Minderwertigkeit	Fleiß beim Lernen und in der Entwicklung von Kompetenz oder ein Gefühl von Unzulänglichkeit und Motivationsverlust. Das Erstere ist gebunden an das Bestehen unter Gleichaltrigen, in der Schule und die Entwicklung von neuem Wissen und neuen Fähigkeiten. Beides vermittelt ein Gefühl des Einzigartigseins im Vergleich zu anderen. Das Letztere entsteht durch Kritik von Kameraden, Lehrern und Eltern, die den Selbstwert herabsetzen und die Entwicklung der einzigartigen Ressourcen einer Person verhindern.
11–20	Identität versus Rollenkonfusion	Die Wahrnehmung des Selbst als einzigartiges Individuum; Entwicklung persönlicher Werte oder Irritation über die Identität und Rolle im Leben. Das Erstere ergibt sich aus einer Prüfung moralischer und ethischer Probleme und der beginnenden Einsicht, wie die Person in die größere Gesellschaft im Sinne von Karriere, der Hingabe an eine Sache und Religion hineinpasst. Das Letztere ergibt sich aus mangelnder Unterstützung beim Entdecken. Dazu kommt es entweder durch den Druck einer rigiden Familie und/oder schulische Erwartungen bezüglich des moralischen Verhaltens oder durch Bedrohungen, die dazu führen, dass man in kriminelle oder sexuell freizügige/promiske Allianzen gezwungen wird. Das Erstere ist das Gefühl, fundierte Wahlmöglichkeiten zu haben, und das Letztere das Gefühl, keine Wahl zu haben.

Tab. 6-1 (Fortsetzung)

Alter (Jahre)	Entwicklungsstufe	Selbst versus andere
20–40	Intimität versus Isolation	Das ist die Stufe, in der Liebesbeziehungen entstehen, Ratsuchende-Mentor-Beziehungen in fortgeschrittenen Lehrsituationen oder am Arbeitsplatz. Gewissheit oder Ungewissheit in Beziehungsangelegenheiten; erneutes Erscheinen von Sicherheit und Bedrohung mit der Ausnahme, dass diese Faktoren nun Einfluss auf Erfolg oder Scheitern in der Fortsetzung längerfristiger Partnerschaften haben können und sich auf emotionale Erfüllung oder Unterdrückung auswirken.
20–65	Unterstützende Weitergabe versus Selbstabsorption	Gemeint ist die Fähigkeit, aus dem Selbst herauszutreten, um anderen etwas zu geben: Wie Kindern oder Studenten oder Angestellten dabei zu helfen, ihre eigene Selbstentwicklung zu realisieren. Es ist auch das Entstehen von finanzieller Sicherheit und der Familie. Selbstabsorption ist die Unterdrückung der Bedürfnisse von anderen und die pathologische Absorption ins Grübeln und die Dissoziation. Noch einmal: Das Selbst scheitert daran, von anderen abgegrenzt zu werden, wenn die Absorption vielleicht dazu führt, andere für das eigene Scheitern anzuklagen, oder andere manipuliert, um die eigenen Ziele zu erreichen.
55–Tod	Integrität versus Verzweiflung	Integrität ist die Entwicklung von Weisheit, das Gefühl dass es einen Lebenssinn und eine Bestimmung trotz Schwierigkeiten gibt. Sie spiegelt das erhöhte Bewusstsein für ein größeres Universum, von dem das Selbst nur ein Teil ist, nicht wichtiger als andere. Verzweiflung kann entweder der Verlust des Glaubens oder Lebenssinnes sein, ein Lebensgefühl von Wertlosigkeit oder fortgesetzte Selbstabsorption mit dogmatischen und rigiden Glaubensgrundsätzen bei der Unfähigkeit, sich selbst als menschlich, verletzlich und sterblich zu sehen.

zu unbelebten Gesichtern und zu belebten Puppen (Legerstee 1997), vermutlich weil die menschlichen Gesichter mehr „wie sie“ sind.

Eine Erklärung dieses Phänomens ist vielleicht, dass Kinder ein rudimentäres Körperschema haben, das sie mit den Bewegungen einer anderen Person abgleichen können. Das erscheint allerdings eher unwahrscheinlich, denn das Körperschema sehr junger Kinder befindet sich noch im Prozess der Entwicklung. Zum Beispiel braucht das Kind eine Weile, zu lernen, seine Hand zu seinem Mund zu führen. Angesichts der vielen Stunden, die Säuglinge oder kleine Kinder zusammen mit anderen verbringen, ist es wahrscheinlicher, dass ihr eigenes Körperschema sich aus erfahrungsabhängigen Interaktionen und Beobachtungen mit und von Menschen entwickelt. Kleinkinder erkennen bis zum Alter von 18 Monaten nicht, dass ihr Bild in einem Spiegel sie selbst sind. Die Fähigkeit, sich im Spiegelbild zu erkennen – ein Meilenstein in der Entwicklung –, wird von höheren Aktivitätsniveaus im parietalen Kortex begleitet, dem Teil des Gehirns, das mit dem Bewusstsein für das Körperschema verbunden ist (Lewis u. Carmody 2008).

Angenommen, das Körperschema entwickelt sich tatsächlich teilweise aus der Beobachtung anderer.

Wie kommt es, dass Babys scheinbar „wissen", wie sie ihre Beobachtung anderer nutzen können? Wie stellen sie die Verbindungen zwischen der Beobachtung anderer Körper und der Identifizierung der relevanten ähnlichen Teile ihrer eigenen Körper her? Moderne neurowissenschaftliche Entdeckungen des Körperschemas haben wenigstens eine Teilantwort auf diese Frage geliefert.

Nehmen Menschen Aktionen von anderen Menschen wahr, aktiviert das automatisch dieselben Gehirnregionen, die die eigenen ähnlichen Handlungen regulieren (Decety u. Chaminade 2003; Montagna et al. 2005). Führt ein Affe eine bestimmte Handlung aus, werden bei ihm bestimmte Neurone im Körperschema-Netzwerk (sensorischer, motorischer und parietaler Kortex) aktiviert. Sieht nun dieser Affe einen anderen Affen bei der gleichen Handlung zu, werden bei ihm diese Neurone ebenfalls aktiviert. Wissenschaftler haben die spezifischen Neurone in diesen motorischen Arealen, die während der Beobachtung eines anderen Individuums aktiviert werden, **Spiegelneurone** getauft (Ferrari et al. 2003; Gallese et al. 1996; Rizzolatti et al. 1996).

Diese Spiegelneurone feuern, wenn wir anderen Menschen bei Handlungen zusehen, die denen ähnlich sind, die wir selbst ausführen können. Die Existenz der Spiegelneurone hilft uns, die Ergebnisse der Imitationen von Kindern zu verstehen und wie Kinder und Erwachsene durch das Beobachten anderer über ihr eigenes Körperschema lernen. Die Spiegelneurone, die zu unseren eigenen ähnlichen Bewegungen in Beziehung stehen, werden automatisch während der Beobachtung feuern. Diese neuronale Aktivität wird im Gegenzug efferente Muskelsignale erzeugen, die dazu führen, dass wir ähnliche Bewegungen ausführen. Durch Übung und weitere Beobachtung kann sich so die Selbstwahrnehmung des Körperschemas erweitern.

Interpersonale Bewegung

Das Konzept der Spiegelneurone im neuronalen Netzwerk der verkörperten Selbstwahrnehmung ist therapeutisch sehr wichtig. Es ermöglicht einen verkörperten Zugang, um mit Menschen zu arbeiten, die Defizite im Körperschema und der Interozeption zeigen. Die Folgen sind ziemlich einfach:

> Lassen Sie eine Person jemanden beobachten oder sich mit jemand anders bewegen. Verstärken Sie deren interozeptive Selbstwahrnehmung und die des Körperschemas durch Mitbewegung und Berührung. Erlauben Sie dann dem Nervensystem dieser Person, den Arbeitsprozess „zu übernehmen". Die dadurch entstehenden erfahrungsabhängigen neuronalen Bahnen helfen der Person, „sich selbst zu finden".

Was braucht es, dem Neugeborenen zu helfen, die Brustwarze zu finden? Es genügt, die Brustwarze an die Wange des Säuglings zu führen oder das gleiche mit dem Finger eines Erwachsenen nahe seinem Mund zu machen oder sanft seine Lippen zu berühren. Den Rest übernimmt das Baby selbst. Wollen Sie einem kleinen Kind helfen, zu laufen? Halten Sie einfach seinen Körper an den Händen oder unter den Armen, sodass seine Füße den Boden berühren. Achten Sie jedoch darauf, nicht so viel Gewicht auf seine Beine zu geben, dass sie kollabieren. Babys haben tatsächlich die Fähigkeit, ihre Beine ähnlich wie beim Fahrradfahren rhythmisch zu bewegen. Sie verfügen jedoch bis zum Ende des ersten Lebensjahres nicht über das Gleichgewicht, das zum Laufen notwendig ist (Thelen et al. 1981). Der Schlüssel zum verkörperten Lernen ist, die entsprechenden Körperteile hervorzuheben und zu erleben, wie sich diese in der Wahrnehmung anfühlen. Dann lassen Sie den neuronalen Entwicklungsprozess der Selbstwahrnehmung und Selbstentdeckung sich verwurzeln.

Beispiele wie diese sind in der menschlichen Entwicklung endlos. Wird Kindern geholfen, ihre eigenen Bewegungen und Äußerungen zu erkennen und zu überwachen, dann können sie sehr schnell lernen (Moore et al. 2007). Junge Kinder verbringen ohnehin eine Menge Zeit mit der Erforschung ihres Körpers, dessen Bewegungen und Empfindungen und vergleichen ihn mit anderen Körpern. Schon Kleinkinder im Alter von 5 Monaten werden länger auf das Foto eines Gesichtes eines anderen Menschen schauen als auf ein Foto des eigenen Gesichts. Sie werden länger und aufmerksamer auf die Stimmen anderer Menschen lauschen als auf die eigene Stimme, die aufgezeichnet wurde. Auch werden Spiegel- oder Videobilder ihrer verzerrten Körperteile eher ihre Neugierde hervorrufen (Legerstee et al. 1998; Rochat u. Morgan 1995). Normal entwickelte Kinder machen das spontan. Viele Formen verkörperter Selbstwahrnehmung erfüllen Kinder sogar besser als Erwachsene. Kinder im Alter von 9 bis 11 Jahren z. B. kamen bei einer komplexen Gleichgewichtsaufgabe weniger ins Schwanken als Erwachsene (Schaefer et al. 2008).

Es stellt sich heraus, dass die **somatotopen** Repräsentationen von Körperteilen im zentralen Nervensystem nicht völlig voneinander getrennt sind. Die Positionen der Gehirnrepräsentationen jedes Fingers der Hand überdecken sich beispielsweise teilweise in der Art eines innenliegenden Spiegelneuronensystems. In dieser Art von System reflektieren neuronale Repräsentationen verschiedener Körperteile einander.

Wenn eine Person beim Bewegungstraining oder bei der Berührungstherapie von Selbstwahrnehmungsstörungen vorsichtig berührt wird, kann sie Verbindungen zwischen dem Teil, der berührt wird, und Verbindungen zu anderen Körperteilen, die nicht berührt werden, entdecken (Schieber 2001).

Es bedeutet unglücklicherweise auch, dass bei nicht geführtem Lernen oder Bedrohungssituationen benachbarte Körperareale zusammen aktiviert werden können. Dieses kann zu Panzerung und energieraubenden Haltungen führen (Feldenkrais 1985).

Wohl ausgerichtete Berührung kann das sanfte Bewegen angespannter oder eingeschränkter Teile des Körpers zum Ziel haben. Mit dieser Bewegung können dem Klienten Gefühle zur Förderung der verkörperten Selbstwahrnehmung zurückgespiegelt werden. Das geschieht bei zahlreichen Techniken und Therapien: der Alexander-Technik, der Arbeit von Ida Rolf, der Körper-Geist-zentrierenden Technik von Bonnie Bainbridge Cohen (Anm. d. Übers.: für eine ausführliche Beschreibung s. Don H. Johnson (Hrsg.) „Klassiker der Körperwahrnehmung", 2012, Huber Verlag); in der Biodynamischen Massage, in diversen Formen von Körperpsychotherapien basierend auf der Arbeit von Gerda Boysen, Wilhelm Reich, Fritz Perls (Gestalttherapie), Alexander Lowen und Trygve Braatoy (Braatoy 1952; Johnson 1995; Lowen 1958; Westland 1996). Ähnliche Methoden werden bei Johnson (1995; in der dt. Ausgabe 2012) besprochen.

Sehr ähnlich wie in der **Tanz-Bewegungs-Psychotherapie** (s. Fallbericht 3-1, S. 70), bei der Boden unter den Füßen zu spüren ist, kann ein Praktizierender des **Watsu** das Bewegungsmuster und Festhalten des Klienten im Wasser kinästhetisch spiegeln. In beiden Fällen fördern koregulierte Bewegungen die verkörperte Selbstwahrnehmung (Brodie u. Lobel 2004; Dull 1997). Moshe Feldenkrais (s. Kasten 1-1, S. 8) entwickelte eine Methode der Bewegung zur Selbstwahrnehmung, bei der die Bewegung des Studenten durch Berührung und Bewegung des Praktizierenden geführt wird.

*„**Funktionale Integration** wendet sich an die ältesten Elemente unseres sensorischen Systems. Durch Berührung werden Gefühle von Zug und Druck, die Wärme der Hand und ihre streichelnde Bewegung erfahren. Die Person ist beschäftigt mit dem nachlassenden Muskeltonus, der Vertiefung und Regelmäßigkeit der Atmung, der **abdominalen** Ruhe und verbesserten Zirkulation in der sich ausdehnenden Haut. Sie spürt ihre primitivsten bewusst vergessenen Muster und erinnert sich an das Wohlbefinden eines kleinen heranwachsenden Kindes." (Feldenkrais 1981, S. 121; Hervorhebung durch den Autor)*

In Forschungsstudien konnte gezeigt werden, dass Funktionale Integration® sowohl die Leichtigkeit von Bewegungen verbessert, als auch Schmerz und Behinderung bei einer Vielzahl von verschiedenen Bevölkerungsgruppen reduziert (Lundblad et al. 1999). Ein Beispiel zur Funktionalen Integration® findet sich im Fallbericht 6-2.

Fallbericht 6-2: Behandlung von Symptomen der Multiplen Sklerose[1]

Worin liegt die Kunst, eine Stunde der Funktionalen Integration® zu geben? Darin, die Beobachtung und das Warten abzustimmen; dann in der begleitenden Bewegung mit einer Person, wenn sich eine neue Selbstwahrnehmung eröffnet je nach eigenem Tempo und Erfahrung. Der Therapeut wird nicht lenken, sondern wird ein teilnehmender Beobachter sowohl der Bewegung als auch am sensorischen Erleben der anderen Person.

Vor einigen Jahren arbeitete ich drei Wochen lang als Praktikant in einer neurologischen Rehabilitationsklinik. In dieser Klinik begegnete ich Thomas. Als ich zum ersten Mal in das Zimmer von Thomas ging, sah ich eine Situation, die alles andere als erfolgversprechend war. Thomas saß vornüber gekrümmt in einem Rollstuhl, kollabiert wäre ein passenderes Wort. Sein Gleichgewicht war schlecht und er konnte sich selbst kaum ohne Unterstützung aufrechthalten. Seine Sprache war undeutlich. Als er seine Hand ausstreckte, um meine zu schütteln, zog er seine rechte Seite so zusammen, dass sich seine Schulter in den Brustkorb drückte. Es war ein Versuch, seinen ataktischen Arm zu unterdrücken, der jedes Mal zitterte, wenn er seine dominante rechte Hand benutzen wollte. Diese Schwierigkeiten hatten ihn verkrüppelt und damit sein Geschäft und seine Ehe kaputtgemacht. Dennoch, seine Augen erzählten eine andere Geschichte. Thomas war neugierig und aufmerksam, als er zu mir hochschaute. Ich spürte die überraschende Empfindung der Verbindung mit einem lebendigen Geist: einem wachen menschlichen Wesen.

Thomas erzählte mir von seinem Leben, bevor die Multiple Sklerose ihn erwischt hatte: Er war ein erfolgreicher Geschäftsmann auf Reisen, bei Versammlungen und im Verkauf gewesen. In seiner Freizeit war er ein begeisterter Marathonläufer, bis er vor 9 Jahren begann, zu stolpern. Zuerst machte er sich heftige Vorwürfe wegen seiner Technik. „Ich muss an dem Schwung des linken Beines arbeiten", würde er zu sich sagen. Dann kamen jedoch Taubheit, Steifheit und seine Weigerung, einen Arzt aufzusuchen, weil er Angst vor der Antwort hatte. Schließlich konnten die Schwierigkeiten nicht länger ignoriert werden. Das Leben, wie Thomas es zuvor kannte, stürzte über ihm zusammen, als er die Diagnose Multiple Sklerose hörte.

Im Laufe dieser drei Wochen arbeiteten Thomas und ich jeden Tag eine Stunde zusammen und bauten eine Partnerschaft auf, die durchaus auch mit Frustrationen und Unsicherheit in der Arbeit für uns beide einherging. Wir erforschten, spornten an, bewegten und warteten. Wir spürten, sprachen, und warteten weiter. Wir arbeiteten mit dem Gleichgewicht und dem Atem, denn wir setzen zum Großteil dieselben Muskeln für die Atmung ein, die wir auch für das Gleichgewicht gebrauchen. Wir erkundeten, wie es möglich ist, ausstreckende Bewegungen mit den Augen zu führen.

---

1 Dieser Fallbericht stammt von Roger Russell und wird mit seiner Genehmigung abgedruckt. Roger Russell ist Senior-Feldenkrais-Praktizierender und international akkreditierter Senior-Feldenkrais-Trainer. Er arbeitet in Heidelberg.

Dieses ist eine der ersten Aktivitäten, die Babys lernen zu koordinieren. Meine Vermutung war, dass es uns helfen würde, über die alte Erfahrung in Thomas' Gehirn neue Wege aufzeigen zu können, um nun seine wackelige Hand zu kontrollieren. Um das Gleichgewicht zu verbessern, suchten wir auch nach Wegen, um das Rollen auf dem Boden leichter zu machen. Rollen ist eine der ersten Methoden, durch die das Baby das Gleichgewicht und die Integrität des Körperschemas entdeckt.

Ich berührte Thomas weiter, spürte seine Bewegung und teilte meine Kräfte vorsichtig ein, um den Takt, die Richtung und Kräfte seiner Bewegungen genau abzustimmen. Ich wollte meinen Weg in Thomas' Welt finden: seine Erfahrung in seinem Körper, in seiner Atmung, seiner rauen Stimme und die schwindende Empfindung in seinen spastischen Beinen, die hart wie Eisen waren. Das ist es, was Moshe Feldenkrais „zusammen tanzen" nannte. Ich beobachtete seine Bewegungsrhythmen. Obwohl scheinbar chaotisch, hatten sie ein stabiles Muster: die Ataxie, die Atem- und Sprechmuster, das stärkere Zusammenziehen der rechten Seite im Vergleich zur linken Seite.

Trotz der Beeinträchtigung der normalen Bewegungsfunktion sah ich eine Ordnung in den Symptomen. Ich rechnete damit, noch mehr Ordnung zu finden, die im Moment durch Ausgleichsgewohnheiten überdeckt war. Diese hatte er während des Kampfes gegen seinen langsam schleichenden Abstieg in die neurologische Hölle gelernt. Zusätzlich fragte ich mich: Was bedeutet Selbstwahrnehmung für Thomas? Was sagen ihm die medizinischen Erklärungen und die Terminologie zur Schädigung des Nervensystems, die Pathologie, die sensorischen Defizite und so weiter über ihn selbst? Wer ist er jetzt, 9 Jahre später? Was bedeutet das *Selbstgefühl* für ihn? Wie erlebt er die Aussage „Ich bin fähig ..."? Was ist seine Erfahrung zur Selbstwirksamkeit und Selbstkohärenz?

Selbstwirksamkeit *„ist das Gefühl von Autorenschaft der eigenen Handlungen. Es umfasst das Gefühl des Wollens, das einer Aktion vorausgeht" ebenso wie „die propriozeptive Rückmeldung, die während der Handlung stattfindet oder nicht."*

Selbstkohärenz *„ist das Gefühl, ein nicht fragmentiertes, körperliches Ganzes zu sein mit Grenzen und einem Ort von integrierter Handlung." (Stern 1985, S. 71ff.)*

Ich arbeitete mit dem Verständnis, Thomas würde von meiner Fähigkeit profitieren, mich still zu verhalten. Mit dieser Fähigkeit wollte ich ihn begleiten und ihm zuhören, ihn spüren und ihn respektvoll durch eine ordnende Erfahrung führen, die er brauchte und selbst nicht finden konnte. Das Finden der Verbindung passierte über eine Vorahnung. Es war nicht einmal ein Gedanke, bloß ein komisches Gefühl, dass wir nach einer Möglichkeit suchen sollten, seine zittrige rechte Hand hinter seinen Rücken zu führen. Ich würde sagen, dass ich meine Gedanken, meine Zweifel, meine Anliegen und meine Eile beruhigen konnte, bis Thomas soweit war, mich durch die allersubtilsten Hinweise zu führen, um seine Hand dahin zu legen, wo er sie brauchte. Plötzlich war seine Hand ruhig und hörte auf zu zittern. Wir hatten beide die Geistesgegenwart, innezuhalten, um die Bedeutung dieser erstaunlichen Erfahrung zu spüren.

Mit seiner Hand auf seinem Rücken fingen mich Thomas Augen ein. „Ich kann ihn beruhigen ... meinen Arm ...", waren seine einzigen Worte. Seine Augen hielten jedoch die Erkenntnis fest, als sie sich mit diesem verlangsamten Zeitgefühl für solche Momente der Entdeckung entfaltete. So konnte er innerhalb seines scheinbar durcheinandergebrachten Nervensystems etwas Neues lernen. Es gab also eine Möglichkeit für die Selbstwahrnehmung, die gefühlt und beachtet werden konnte. Für diese Möglichkeit konnte er Neugierde entwickeln, diese erforschen und darauf vertrauen, dass das Leben weitergehen konnte.

Sobald Thomas spürte, dass er seine Hand beruhigen konnte, holten wir sie hinter seinem Rücken hervor. Nun konnte er sie mit weniger Zittern bewegen als vorher. Zusätzlich war er in der Lage, seine Hand über den Kopf zu heben, was er seit vielen Monaten nicht gekonnt hatte. Als ich ihn am nächsten Tag fragte, wie es ihm gehe, hob er stolz seine rechte Hand. Wenngleich noch etwas wacklig, so war es bemerkenswert anders. Thomas reichte die Entdeckung, dass er sein Leistungsvermögen in der *verkörperten Selbstwahrnehmung* spüren konnte, um seine Bewegung zu reorganisieren. Diese verkörperte Selbstwahrnehmung stand im Gegensatz zu seiner begrifflichen Selbstwahrnehmung seines pathologischen Befindens und dazu, dass er in diesem Befinden festsaß.

Ich habe Thomas aus den Augen verloren, nachdem ich die Klinik verließ. Ich weiß nicht, wie es mit ihm weiterging. Ich weiß, dass ich gern mit diesem lebendigen Mann weitergearbeitet hätte. Mein Eindruck ist, dass viele MS-Betroffene ihr symptomatisches Verhalten in gewissem Maße als Kompensationsversuch erwerben. Es ist der Versuch, Antworten auf ihre Krankheit zu finden. Im Stress der Orientierungssuche durch den zunehmend komplizierteren Dschungel verwirrender Krankheitserfahrungen werden eigene schlummernde Fähigkeiten begraben. Es sind die Fähigkeiten des geduldigen Aufpassens, des Spürens, des Erforschens und Entdeckens. Die sorgsame Berührung durch eine andere Person kann helfen, ihren Weg durch das Labyrinth von Unsicherheiten zu finden. Hierfür braucht es Begleiten, Schritt halten und Führung, wenn beide Teilnehmer sich zusammen bewegen, und das Warten auf den kreativen Moment, der sich im Wahrnehmungsprozess unter der schützenden Hand menschlicher Beziehung entfaltet.

Dieser Fall kann aus der Perspektive der therapeutischen Grundprinzipien, wie sie in Tabelle 1-1 (s. S. 21) aufgelistet sind, folgendermaßen verstanden werden:

- **Ressourcen** kamen in dieser Situation aus der therapeutischen Begegnung, und was noch wichtiger ist, von Thomas selbst. Bei vielen Personen, die ein Trauma erlitten haben, wird deren Fähigkeit, eigene Ressourcen zu finden, beeinträchtigt, anders bei Thomas. Er war seit langem ein neugieriger Mensch, der sich gern engagierte und die Fähigkeit hatte, sich zu freuen.
- Die Fähigkeit der **Verlangsamung** mit dem Verbleiben im subjektiven emotionalen Augenblick entstand während aller Sitzungen, sogar inmitten von Unsicherheit und Frustration.

- **Koregulation** stellte sich ebenfalls bei allen Sitzungen ein und war ihr zentrales Merkmal. Nur durch aufmerksame Koregulation konnten der Therapeut und Thomas einen neuen Weg entdecken, um seinen Arm hinter seinem Rücken zu halten.
- **Verbalisierung** schien in diesem Fallbericht weniger wichtig als in anderen dieses Buches zu sein. Nichtsdestotrotz schien der Satz „Ich kann ihn beruhigen ... meinen Arm“ emotional bedeutsam für Thomas zu sein.
- **Verbindungen und Grenzen** kamen während der gesamten hier beschriebenen Arbeit vor, indem sich jede Person dafür öffnete, die Möglichkeiten von Verbindung zu erforschen und zur gleichen Zeit diese Beziehung gegen ihre eigene Selbstwahrnehmung des Körperschemas abglich.
- **Selbstregulation** war die wunderbare Entdeckung zum Schluss, die zu seiner neuen Fähigkeit, die Armbewegungen zu kontrollieren, führte.
- **Reengagement** fand ebenfalls durchgängig statt, denn Thomas war wirklich von Anfang an total engagiert.
- **Loslassen** fand in diesem Fall nicht statt. In Anbetracht des Schweregrades der Erkrankung ist Thomas vielleicht für den Rest seines Lebens mit dem mehr oder weniger konstanten Kampf gegen einen unversöhnlichen Gegner beschäftigt. Der Kampf besteht darin, seine Selbstkohärenz und Selbstwirksamkeit dem fortbestehenden Chaos seines durcheinandergebrachten neuromotorischen Netzwerkes zu entreißen.

Der Therapeut hatte sich in diesem Fall dafür entschieden, Thomas mit relativ einfachen kindlichen Bewegungen wie ausstrecken, herumrollen und ausbalancieren zu helfen. Elterliche Berührung und die Bewegung eines kindlichen Körpers kann die Selbstwahrnehmung des Körperschemas fördern und bei der Entwicklung von spezifischen motorischen Mustern assistieren. In einigen afrikanischen Kulturen bewegen und massieren die Mütter die Körper ihrer Babys in einer Art, die für westliche Kulturen überraschend ist (Abb. 6-4). In Studien wurden die Babys, die diese drastische Kindergymnastik erhielten, mit Babys aus dem gleichen Kulturkreis verglichen, die diese nicht erhielten. Es stellte sich heraus, dass die so bewegten Babys früher Fertigkeiten der Körperhaltung entwickeln als die Babys, die diese Behandlung nicht erfuhren. Hierzu gehörten die Kopfkontrolle, das Aufrechtsitzen und Alleinestehen (Bril u. Sabatier 1986; Hopkins u. Westra 1988).

Moshe Feldenkrais und Marion Rosen waren sich über die untrennbaren Zusammenhänge zwischen Bewegung und Berührung bewusst. Rosen entwickelte eine Bewegungsmethode, die auf der Physiotherapie und den Ansätzen modernen Tanzes basiert, um verkörperte Selbstwahrnehmung durch Bewegung zu fördern. Ein Rosen-Movement-Kurs dauert eine Stunde und umfasst eine Serie sanfter Bewegungen zur Musik (s. Fallbericht 8-2, S. 265). Einige der Bewegungen und Körperhaltungen werden mit Menschen durchgeführt, die im Kreis stehen und sich dabei entweder an ihren Nachbarn festhalten oder nicht. Andere Bewegungen werden im Sitzen oder Liegen ausgeführt oder beim Bewegen quer durch den Raum, entweder mit oder ohne Partner. Andere Übungen gestatten einer

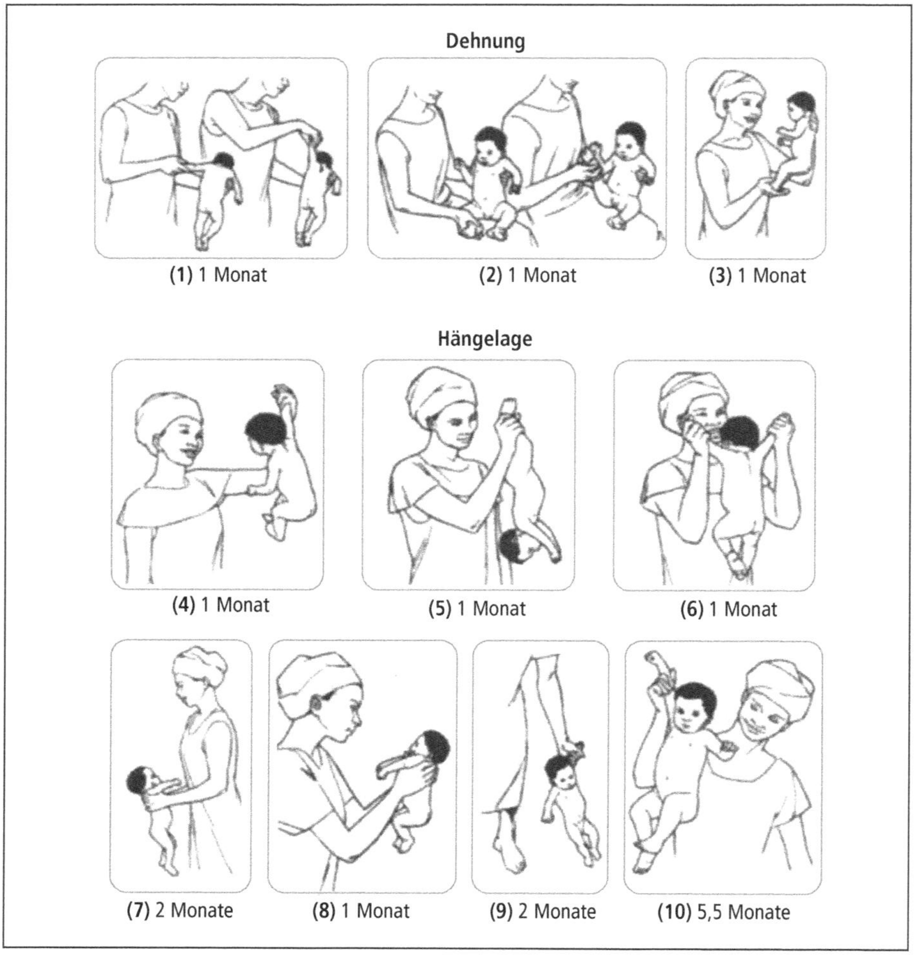

Abb. 6-4 Haltungsmanipulation durch Erwachsene (aus: Fogel 2009).

Person z. B., ihre Arme auf- und abzubewegen, während ein Partner sanft ihr Schulterblatt berührt. Damit wird die Wahrnehmung der Bewegung des Schulterblattes im Verhältnis zum Arm gefördert. **Rosen-Movement** erhöht die Beweglichkeit, öffnet die Haltung zum koregulierten Engagement mit anderen, betont die Wahrnehmung und die Freude an der Bewegung. Durch Rosen-Movement kann man lernen, Berührung und gemeinsame Bewegung mit anderen Menschen als angenehm zu empfinden und sie zu genießen (Rosen u. Brenner 1992).

„Beim Rosen-Movement manifestiert sich Heilung in der Regeneration von Bewegungen. Der Körper beginnt, sich wieder mit der Freiheit der frühen Kindheit als Ganzes zu bewegen. Lange unbewusste, unbewegliche, wie eingefroren gehaltene Körperstellen lösen sich. Diese festsitzenden Stellen werden schon deswegen in Bewegung erlebt, weil sie nicht länger gehalten werden." (Rosen u. Brenner 1992, S. 5)

Eine andere Methode, die Selbstwahrnehmung mit Bewegung unterrichtet, ist die **Neuromuskuläre Integrative Aktion (NIA)**. Es ist eine Form von kardiovaskulärer Bewegungswahrnehmung, die in der Gruppe und barfuß zur Musik ausgeführt wird. Neben anderen Methoden nutzt NIA Elemente von Tai Chi, Aikido, modernem Tanz, Feldenkrais und Yoga. Über das Nutzen der Klänge und die Stille der Musik erfahren die Teilnehmer verkörperte Empfindung von Freude in der Bewegung. Auf diese Weise wird die verkörperte Selbstwahrnehmung von Gelenkigkeit, Beweglichkeit, Stabilität, Flexibilität und Stärke gefördert. NIA-Lehrer ermuntern die Teilnehmer, aktiv zuzuhören, zu fühlen und ihre Körper in Bewegung zu beobachten (Rosas u. Rosas 2005).

Yoga selbst ist eine sehr alte Methode der Bewegungsübung, die sich in den letzten Jahren bemerkenswert weitverbreiteter Beliebtheit erfreut. Auch wenn es viele verschiedene Formen des Yoga gibt, so fokussieren alle auf die verkörperte Selbstwahrnehmung der Bewegung, Atmung und Körperhaltung. Es gibt immer mehr Forschung, die seine Wirksamkeit anhand der Verbesserung der neuromotorischen und psychophysiologischen Funktion bei kardiovaskulären, respiratorischen, Bewegungs- und psychiatrischen Störungen zeigt (Khalsa 2004a, 2004b).

Bei der Rehabilitation von Patienten nach Extremitätenverlust, nach Verletzungen oder von Schlaganfallpatienten wird eine Vielfalt von Techniken angewandt, die des Klienten verkörperte Selbstwahrnehmung fördert. Ziel ist es, die normale Funktion mit zusammengeführten Bewegungen, angeleiteten Übungen, Schulung und Psychotherapie wiederherzustellen (Lucas u. Fleming 2005). Klienten, die Methoden mit zusammengeführten Bewegungen nutzen, um die Selbstwahrnehmung zu fördern, erleben eine Reorganisation der motorischen Funktion über neuronale Netzwerke, die mit der Selbstwahrnehmung der Interozeption und des Körperschemas verbunden sind (Liepert et al. 2000; Nelles 2004). Die Technologie hat hier in der Gestalt von Roboterklammern Einzug gehalten: Werden diese an einer gelähmten Extremität befestigt, kann sich die Extremität als Antwort auf Kommandos von efferenten Motoneuronen bewegen. Die Neuronensignale selbst können die Muskeln nicht zur Bewegung aktivieren. Nach dem Üben mit solchen Geräten verbindet sich die afferente Rückmeldung aus den passiv bewegten Muskeln mit den efferenten Bahnen zur Verbesserung der willkürlichen Bewegung ohne die Klammern (Stein, Narendran et al. 2007). Es scheint, als ob die neuromuskuläre Erinnerung in der gelähmten Extremität auf diese Weise wieder wachgerüttelt wird.

Diese Erkenntnisse über das Beachten, Berühren und Bewegen können die verkörperte Selbstwahrnehmung aktivieren und zu positiver Veränderung führen, vorausgesetzt, die Grundprinzipien der Behandlung (s. Tab. 1-1, S. 21) werden beachtet. Die wesentliche **Ressource** ist die Hilfe eines sachkundigen Trainers, Lehrers oder Therapeuten. Durch die **Koregulation** mit dieser Person kann das Individuum **sich verlangsamen**, um bei den Körperempfindungen im Erleben des subjektiven emotionalen Augenblicks zu bleiben. Die **Verbalisierung** hilft, um Anspannung im Körper einzugrenzen, zu lokalisieren und deren

Beziehung zu jetzigen und vergangenen Stressoren aufzuspüren. Dieses führt zur Förderung des Bewusstseins von den Grenzen des Selbst und von anderen; zur **Selbstregulation**, um die Initiative zu ergreifen, das Umfeld zu verändern und neue Ressourcen und **Reengagement** zu finden, und schließlich zu mehr Bemühungen für das Selbst und für andere.

6.3 Zwischenmenschliche Berührung

In einigen Fällen kann das bloße Berühren einer anderen Person dazu beitragen, deren verkörperte Selbstwahrnehmung zu verbessern. Das führt zu einer Reduktion der Muskelanspannung und Panzerung und zur Zunahme der parasympathischen Entspannung. Wie geschieht das? Berührung stimuliert Rezeptoren in der Haut für Druck, Schmerz, Temperatur und Bewegung und Rezeptoren in den Muskeln und Sehnen für Dehnung, Erschöpfung und Schmerz. Diese Rezeptoren sind direkt mit den neuronalen Netzwerken der Selbstwahrnehmung für die Integration und das Körperschema verbunden.

Die Berührung von verschiedenen Körperteilen steigert deren Selbstwahrnehmung. Das geschieht durch Stimulation des erfahrungsabhängigen Wachstums der neuronalen Verbindungen in den **somatotop** verknüpften Arealen der sensorischen und motorischen Kortexgebiete, des Kleinhirns und Hirnstamms. Diese Ergebnisse finden sich in zeitlich begrenzten experimentellen Studien genauso wie in Langzeituntersuchungen von langfristigen Effekten bei Rehabilitationsübungen für Schmerzpatienten und Patienten mit sensomotorischem Funktionsverlust (Behrman et al. 2006; Hamdy et al.1998; Jenkins et al. 1990; Kerr et al. 2007; Luft et al. 2005; Rosenkranz u. Rothwell 2006; Steihaug et al. 2001; Wang et al. 1995; Wolpaw u. Tennissen 2001). Mit anderen Worten: Berührung kann das Wachstum von miteinander entlang der Neuralachse verbundenen zellulären Bahnen hervorbringen, um verkörperte Selbstwahrnehmung zu entschlüsseln und zu fördern.

Das interozeptive neuronale Netzwerk ist in der Lage, die emotionalen Qualitäten verschiedener Berührungsformen entlang der nichtmyelinisierten, langsamen A-Delta- und C-Nervenfasern im dorsalen Horn des Rückenmarks zu erkennen, vorausgesetzt, es ist mit dem emotionalen Netzwerk einschließlich der präfrontalen Areale verbunden (s. Abb. 3-1, S. 80) (Hua et al. 2008; McGlone et al. 2007; Olausson et al. 2008; Wessberg et al. 2003). In einem Experiment bekamen Probanden emotionale Begriffe über Kopfhörer zugespielt. Sie wurden gebeten, deren Bedeutungen einzig durch Berühren des Unterarmes einer anderen Person, die hinter einem Vorhang verborgen war, zu übermitteln. Die Person auf der anderen Seite des Vorhanges wurde aufgefordert, herauszufinden, um welche Emotion es sich handelte. Den Teilnehmern gelang es durch die entsprechende Qualität des Kontaktes, Wut (schlagen, quetschen), Angst (zittern), Liebe (streicheln, reiben), Sympathie (tätscheln) und Ekel (drängeln, abklopfen) zu entschlüsseln (Hertenstein et al. 2006).

Liebevolle Berührung und Umarmungen von Liebespaaren aktivieren das parasympathische Nervensystem, senken den Blutdruck und die Herzfrequenz und induzieren die Ausschüttung von Oxytozin (Light et al. 2005). Es konnte gezeigt werden, dass sich Angst und Depression unter Massagetherapie mit ähnlich hohem Gewinn wie bei traditioneller Psychotherapie reduzierten. Durch Massage wird sowohl die parasympathische Aktivität als auch die Sekretion von Oxytozin erhöht (Cottingham et al. 1988; Weerapong et al. 2005).

Obwohl diese Studien die Selbstwahrnehmung nicht erfassten, kann man sich vorstellen, wie einerseits beinahe jede Form mitfühlender Berührung, die Sensibilität und Wahrnehmung an den berührten Körperstellen fördert, und was das andererseits für die Beziehungen zu anderen bringt. Wahrscheinlich werden sich auch die berührenden Menschen durch die Berührung über den körperlichen und mentalen Zustand ihres Partners bewusst. In der **Rosen-Methode** wird besonders die Bedeutung des Hautkontaktes hervorgehoben, der in der **lauschenden Berührung** mit sanften Händen liegt. Diese sind fühlbar aufmerksam für das körperliche und emotionale Befinden des Empfängers.

Ist die Hand in dieser Weise ausgerichtet, so kann sie unglaublich einfühlsam sein. Ausgebildete Therapeuten können sowohl die Haut und Muskeln fühlen als auch die inneren Organe, ohne notwendigerweise den Druck auf die Haut zu verstärken. Rosen-Methode-Therapeuten lernen, ihre eigene interozeptive Selbstwahrnehmung als ein Werkzeug einzusetzen. Sie erweitern dadurch ihre Fähigkeit, dem Klienten über Berührung, Sehen und Klang zu lauschen (s. Fallbericht 6-1, S. 184) (Rosen 2003).

„Wenn wir als Therapeuten Menschen berühren, berühren sie auch uns. Sie berühren uns an einer Stelle, die offen und ungeschützt ist, an unseren sanften Händen. (...) Es ist eine wachsende Erfahrung für die Therapeuten und die Patienten. Die Therapeuten fühlen sich durch das Geben einer Behandlung gleichzeitig regeneriert."
(Rosen 2003, S. 20)

In Zusammenarbeit mit Sandra Wooten, einer erfahrenen Lehrerin der Rosen-Methode, entwarf ich eine Berührungsintervention für Ehepaare auf der Basis der lauschenden Berührung der Rosen-Methode. Die Richtlinien dieser Intervention sind in Kasten 6-1 aufgeführt. Die Paare wurden stichprobenweise einer experimentellen Gruppe zugeordnet. Eine Gruppe empfing die lauschende Berührungsintervention. In einer Kontrollgruppe führten die Paare Tagebuch über ihre Stimmung und körperliche Zuneigung. Die Paare wurden entsprechend in das vierwöchige Experiment eingewiesen. Nach dieser Zeit hatten jeweils beide Partner aus der Gruppe mit der Berührungsintervention, verglichen mit den Paaren der Kontrollgruppe, höhere Oxytozinspiegel und niedrigere Stresshormonspiegel. Zusätzlich hatten die Männer in der Gruppe der lauschenden Berührungsintervention signifikant niedrigeren Blutdruck (Holt-Lunstad et al. 2008).

Kasten 6-1: Lauschende Berührungsintervention nach der Rosen-Methode für Paare[2]

In dieser Übung bekommt jede Person Gelegenheit, lauschende Berührung zu praktizieren, während die andere Person diese Berührung empfängt. Die Diskussion nach der Übung sollte stets damit beginnen, was jede Person für sich gefühlt hat. Dann können sie erwähnen, was die Intervention vielleicht besser für sie gemacht hätte.

Hände auf den Schultern

Eine Person sitzt auf einem Stuhl, während die andere dahinter steht und die Schultern und den Nacken der Person berührt. Beide lernen dabei, den verschiedenen Qualitäten der lauschenden Berührung zuzuhören und auf den Atem und die Entspannung zu achten. Dann werden schweigend die Rollen gewechselt. Die Berührung ist nicht fordernd, ohne Worte. Die Person, die berührt wird, hat Gelegenheit, in sich selbst hineinzufühlen, in das, was auch immer da ist, solange die berührende Person als Zeuge und „Gefäß" dient (Dauer 10 bis 15 Minuten, gefolgt von einer 5-minütigen Diskussion zu zweit).

Zusammen

Diese Übung hilft dem Paar, sich mehr in die Richtung der romantischen Form des intimen Kontaktes zu bewegen. Das Paar fokussiert auf gegenseitiges Zuhören ohne Urteil oder Dominanz. Die Diskussion wird in gleicher Weise wie oben beschrieben fortgesetzt.

Hände halten

Das Paar sitzt Hände haltend nebeneinander. Es beobachtet, wie es ist, Kontakt herzustellen in einer nicht fordernden und einer zuhörenden Art; es fühlt in die Qualität der Elemente von Verbindung und Temperatur hinein. Es lernt, während des Händehaltens und des lauschenden Berührens zu entspannen und zu atmen (Dauer 5 Minuten).

Mütterliche Berührung ermöglicht Neugeborenen und Babys Aufmerksamkeit für ihre Umwelt, ihre Körper und ihre Emotionen und kann damit eine sehr frühe Verbindung zwischen Berührung und verkörperter Selbstwahrnehmung etablieren (Arditi et al. 2002; Stack u. Muir 1990). Zudringliche und unangenehme Berührung kann die Selbstwahrnehmung von Kindern beeinträchtigen (s. Fallbericht 5-2, S. 165) (Feldman et al. 2004).

Berührung kann positive Langzeitwirkungen für die Gesundheit von Kindern mit einer Entwicklungsstörung haben. Für Säuglinge unter 1500 Gramm ist viel Berührung wegen der Zerbrechlichkeit von Haut und Muskeln schädlich. Sehr leichte Berührung kann ihnen hingegen helfen, ihre Aufmerksamkeit zu fokussieren (Eckerman et al. 1994). Bei Babys zwischen 1500 und 2000 Gramm hat eine tägliche 15-minütige Nacken-, Rücken-, Arm- oder Beinmassage eine

2 Dieser Text stammt von Alan Fogel und Sandra Wooten. Sandra Wooten ist Praktizierende und leitende Ausbilderin der Rosen-Methode.

Gewichtszunahme im Unterschied zu nicht massierten Kindern zur Folge. Während Massage die Sekretion von Oxytozin (Entspannung) und der Wachstumshormone der Hypophyse erhöht, senkt es die Sekretion von Kortisol (Dieter et al. 2003; Field 2001; Schanberg et al. 1987).

„Känguru-Pflege" ist eine Intervention für Frühgeborene, bei der der Säugling nur mit einer Windel bekleidet und mit zur Seite gedrehtem Kopf auf der nackten Brust eines Erwachsenen liegt. Das ermöglicht einerseits fühlbaren Kontakt und andererseits, den Herzschlag des Erwachsenen zu hören, so wie ihn der Fötus noch im Mutterleib gehört hätte. Babys mit Känguru-Pflege nahmen besser an Gewicht zu. Sie atmeten leichter, schliefen länger und schrien weniger als Babys, die nicht in dieser Weise behandelt wurden. Die Anwendung von Känguru-Pflege und Massage bei Frühgeborenen und älteren Babys zeigte bei den Eltern der Säuglinge sinkende Stresshormonspiegel und die Aktivierung des parasympathischen Nervensystems. Das gab ihnen mehr Vertrauen, für das Baby da zu sein. Wenn Eltern schließlich mit ihren Babys, egal welchen Alters, zur Entspannung baden und dabei Massage anwenden, berichten sie von höherer ehelicher Zufriedenheit und weniger Depression (Feldman et al. 2002; Field 1998; Gitau et al. 2002; Stack 2000; Tallandini u. Scalembra 2006).

Watsu ist eine Form der Bewegungstherapie, die in einem körpertemperierten Wasserbecken durchgeführt wird. Wie bei der Känguru-Pflege und dem gemeinsamen Baden von Eltern und Kind kann die Praktizierende den Körper des Klienten relativ schwerelos treibend im Wasser wiegen, formen und bewegen. So werden pränatale und frühkindliche Erfahrungen wiederholt, die dem Klienten nun im eigenen Leben vielleicht fehlen (Dull 1997). Beim Watsu erlebt der Klient neben der lauschenden Berührung der Praktizierenden noch die „Berührung" und die Unterstützung des Wassers. Durch die Wirkung des warmen Wassers und der wiegenden Berührung ist Watsu sehr auf **Ressourcen** konzentriert, die die **Erholung** fördern (s. Tab. 1-1, S. 21). Obgleich mir keine Forschung über Watsu per se bekannt ist, so zeigten Studien über die Auftriebskraft im Wasser sowohl eine Verbesserung der Schlafqualität, mehr Optimismus und erhöhte Oxytozinspiegel als auch weniger Schmerz, Stress, Angst und Depression (Bood et al. 2006).

„Wasser ermöglicht nicht nur Traumamuster zu entspannen, sondern es ist auch ein exzellentes Medium zur Umformung eines gesunden Selbstgefühls. In dieser schwerelosen Umgebung kann der feinste neuromuskuläre Impuls unterstützt und weiterverfolgt werden und nacheinander durch den Körper ablaufen." (Sawyer 1999, S. 1)

Der Schlüssel zu all diesen Berührungsinterventionen ist die Art der Berührung. So manche Berührung ist ungewünscht und zudringlich und aktiviert dadurch das Reaktionssystem der Bedrohung. In der sanften, lauschenden, sicheren und liebenden Berührung liegt hingegen das Potenzial, die verkörperte Selbstwahrnehmung durch Aktivierung der biologischen Antworten des **Engagements** zu fördern, sowohl mit anderen als auch mit sich selbst. Über das parasympathische Nervensystem, das zusammen mit der verkörperten Selbstwahrnehmung durch diese Berührung aktiviert wird, bietet sich Gelegenheit zur Schmerzreduktion und **Erholung**.

Tiefe Berührung oder massierende Bewegungen an einer schmerzenden oder angespannten Körperstelle können irritierend wirken. „Leichte" Berührung mit „sanfter Hand", gekoppelt mit verbaler Orientierung, hilft Klienten, die interozeptive und Körperschema-Wahrnehmung an dieser Stelle zu beobachten. Sie scheint die wirkungsvollste Art zu sein, Schmerz zu lindern und Muskelentspannung in einer Vielzahl von Bedingungen wachzurufen (Kerr et al. 2007; Rosen 2003; Shatan 1963; Ventegodt u. Merrick 2005; Westland 1996).

Berührung mit sanfter Hand und Sprechen mit sanfter Stimme über den beobachteten Körperzustand des Klienten aktiviert das System der Spiegelneurone. Auf diese Weise dienen Berührung und Stimme des Therapeuten als eine Art zwischenmenschlicher Spiegel für die verkörperte Selbstwahrnehmung des Klienten. Dieser Prozess wird weiter gefördert, sobald Klienten über Emotionen und Erinnerungen sprechen, die hochkommen, wenn Muskeln zu entspannen beginnen.

„Mit der Berührung entsteht ein Bewusstsein in den Körperzellen, das das intellektuelle Wissen umgeht. (...) Berührung scheint wie ein Schwert durch ein rotes Band zu schneiden. Sie findet den Kern der Barriere, des Leidens und des Festhaltens."
(Rosen 2003, S. 20)

6.4 Intersubjektivität durch Bewegung, Emotion und Kommunikation

In diesem Kapitel sahen wir, wie jede Bewegung und Berührung im Verhältnis zu anderen Menschen und zur Umwelt geschieht. Wir sahen auch, wie sich Emotionen über Körperbewegungen, Gesichtsausdrücke und Körperhaltungen ausdrücken: über die Muskeln als Ausdrucksorgane des Körpers. Wir erwähnten, dass Menschen die Bewegungen anderer Menschen durch die Aktivierung der Spiegelneurone in korrespondierenden Teilen ihres Gehirns wahrnehmen und verstehen können als würden sie die Bewegungen selbst ausführen. Folglich sollten wir in der Lage sein, durch ähnliche spiegelbildliche Aktivierung unserer eigenen neuromotorischen Systeme die Emotionen anderer spontan wahrzunehmen.

Tatsächlich zeigten Studien, dass beim Betrachten emotionaler Körperbewegungen anderer Lebewesen ähnliche Areale im Gehirn des Wahrnehmenden aktiviert werden wie bei der Ausführung solcher Bewegungen von ihm selbst. Zu diesen Arealen gehören die Amygdala, der orbitofrontale Kortex (OFC; lustvolle/hedonische Bewertung), der anteriore cinguläre Kortex (ACC; Motivation der Bewegungsaktivierung), die anteriore Insula (Empfindung von emotionalen

Körpergefühlen), homöostatische Zentren des Hirnstammes (regulatorische Aspekte von Emotionen) und die somatosensorischen Kortexanteile (SSC; Bewegungsausdruck).

Dabei werden interessanterweise nicht nur die interozeptiven Areale, die für die Wahrnehmung des gefühlten emotionalen Zustandes zuständig sind, sondern auch die handlunganregenden Areale aktiviert. Die Forschung zeigt, dass die Wahrnehmung eines ganzen Körpers in Bewegung, und nicht nur des Gesichts, sehr wahrscheinlich das gesamte neuronale Netzwerk von Interozeption, Körperschema und Emotion des Wahrnehmenden aktiviert (s. Abb. 3-1, S. 80) (de Gelder 2006; de Gelder et al. 2004). Das Wahrnehmen einer gesamten Körperemotion ist vielleicht wichtiger für die biologischen Verhaltensantworten als die bloße Beobachtung von Gesichtsausdrücken. So lässt sich schon aus der Entfernung einschätzen, ob ein Fremder freundlich oder gefährlich ist (van den Stock et al. 2007). Körperbewegungen (vor Freude hüpfen, mit den Fäusten trommeln, aufgedreht sein) eignen sich besser für die Kommunikation emotionaler Gefühlstiefe und des Grades der Erregung als der Gesichtsausdruck allein (Ekman 1965; Wallbott 1998).

Ein großer Teil emotionalen Empfindens gelangt nicht in die verkörperte Selbstwahrnehmung. Das liegt einfach daran, dass das Gehirn ständig Informationen über das System der Spiegelneurone aufnimmt und diese in die emotionalen und Bewegungszentren weiterleitet. Ein Individuum kann dann die Emotion, die es fühlt, vielleicht nicht bewusst der Situation oder der gegenwärtigen Umgebung, in der es sich befindet, zuordnen. Um in die Selbstwahrnehmung einzutreten, muss sich die emotionale Erfahrung im Netzwerk der Insula, des ACC, OFC, SSC und den motorischen Arealen repräsentieren. Ist das geschehen, können Verbindungen und Grenzen bewusst werden, die anzeigen, dass eine bestimmte Emotion zu jemand anderem „gehört". In diesem Fall kann das Individuum die Natur und Ressource der Emotion einschätzen und angemessene Entscheidungen treffen, wie darauf zu antworten ist.

Der Sinn und Zweck des Selbst besteht darin, andere zu beachten oder mit ihnen zu fühlen. Die Wahrnehmung des anderen als unabhängiges Selbst ist an den inferioren Parietallappen gebunden. Gefühle von Selbstwirksamkeit kommen indessen in der anterioren Insula auf. Da der anteriore Parietallappen mit Gefühlen der Zugehörigkeit des Körpers in Beziehung steht, kann ein anderer Körper als nicht zum eigenen gehörend identifiziert werden. Diese Verbindung wirkt in dem Netzwerk mit, das für die Differenzierung des Selbst und anderer Emotionen verantwortlich ist.

Dem stehen Situationen gegenüber, in denen die abgrenzenden interozeptiven und Körperschema-Netzwerke beim Betrachten eines emotionalen Ausdrucks eines anderen nicht aktiviert werden. Für Autisten ist es schwierig, die Emotionen und Gesten anderer nachzuahmen oder zu verstehen. Sie haben Schwierigkeiten, ihr eigenes Selbstgefühl oder seine Bestimmung oder das von anderen einzuschätzen. Das lässt vermuten, dass die Insula nicht beteiligt ist, um eine Selbstrepräsentation im Bewusstsein zu erschaffen. Diese Individuen scheitern sehr wahrscheinlich daran, die Verbindung zwischen Bewegungen und Empfindungen des Körpers und den Emotionen zu verstehen (Hobson u. Meyer 2005; Muratori u. Maestro 2007).

Bei normaler Entwicklung beginnen 12 Monate alte Kinder, die Intentionen anderer wahrzunehmen, indem sie einfach deren Handlungen beobachten. Kinder diesen Alters werden die Erwachsenen länger ansehen, von denen sie angeschaut werden, verglichen zu Erwachsenen, die sich von den Kindern abwenden. Hierin zeigt sich, dass sich Kinder über die Intentionen der Erwachsenen, zu kommunizieren oder nicht zu kommunizieren, bewusst werden (Stenberg et al. 1983; Striano u. Rochat 1999). Sie werden mehr auf die Erwachsenen schauen, deren Aktivitäten sich angemessen auf ein Objekt richten, verglichen zu Erwachsenen, deren Handlungen keinen Bezug auf ein Objekt nehmen (Carpenter et al. 2005; S. C. Johnson et al. 2007). Mit 18 Monaten imitieren Kinder eher beabsichtigte anstatt zufällige Bewegungen (Meltzoff 1995).

Jede Form gemeinsamer Aktivität (Koregulation) mit einer anderen Person ist eine Möglichkeit, eine gefühlte Verbindung zwischen dem Selbst und dem anderen durch Bewegung, Berührung und Gespräch aufzubauen (Bråten 2003; Fogel 1993; Meltzoff u. Moore 1994). Die nonverbale Bedeutung vom „Mit einer anderen Person sein" wird **Intersubjektivität** genannt. Sie ist ein direktes Ergebnis der zwischenmenschlichen Resonanz, die während der Koregulation von Bewegungen, Empfindungen und Emotionen stattfindet (Trevarthen u. Aitken 2001). Säuglinge haben gleich nach der Geburt aktive Spiegelneurone. Darüber können sie mit anderen koregulieren und erfahren auf diesem Wege Intersubjektivität.

Abhängig von den Umständen können intersubjektive Zustände entweder eine positive oder negative Spannung haben. Intersubjektivität ist ein zweigeteilter (dyadischer) erweiterter Bewusstseinszustand. In jedem Fall ist die Wahrnehmung in der Intersubjektivität über die Körpergrenzen hinaus erweitert, um die gemeinsam genutzten emotionalen Zustände anderer aufzunehmen (Tronick 2007). Vergleichbar mit dem Konzept von **neuronaler Integration** bei sicherem Bindungsverhalten können Menschen kohärent abgestimmte physiologische Zustände entwickeln, in denen beide Individuen sich entweder eine sympathische oder parasympathische Dominanz teilen oder das Gleichgewicht zwischen beiden (Ham u. Tronick 2009).

Intersubjektivität erlaubt Therapeuten, die Methoden der verkörperten Selbstwahrnehmung anwenden, sich in ihre Klienten und Kursteilnehmer „hineinzuhören". Durch **lauschende Berührung** entsteht eine Resonanz zwischen der Hand des Therapeuten und dem Körper des Klienten. Diese Resonanz schafft eine intersubjektive Wahrnehmung, die in beide Richtungen geht. Der Klient kann tiefer in sich hineinfühlen und der Therapeut kann sich beiden Möglichkeiten öffnen, die eigene und die Erfahrung seines Klienten zu fühlen.

Der Ausbilder oder der Therapeut muss selbst offen und neugierig sein für seine eigene verkörperte Selbstwahrnehmung und für die Erkenntnisse der Auszubildenden.

Die Ausbildungsprogramme vieler Disziplinen der Selbstwahrnehmung verlangen drei bis sechs Jahre Selbsterfahrung des Auszubildenden mit der eigenen verkörperten Selbstwahrnehmung. Dabei werden seine eigenen Traumata und Anspannungen aufgedeckt, und es wird gelernt, in der Arbeit mit anderen selbstwahrnehmend zu bleiben. Abgesehen davon kennen wir alle Situationen, in denen Intersubjektivität nicht möglich ist.

„Als Mitglied einer Gruppe, die versucht, sich zu einem Ziel hin zu organisieren, haben Sie vielleicht wenigstens ein paar Frustrationen erlebt. (...) Ihnen fällt vielleicht auf oder Sie erwarten das sogar, dass einige Leute sofort in gewohnte Haltungen verfallen, beanspruchen, im Recht zu sein, andere bedrängen, um sie zu überzeugen, oder gestikulieren, um eine Diskussion zu gewinnen. Sie sind nicht in der Lage, aufeinander und auf die allgemeinen Bedürfnisse der Gruppe einzugehen, stattdessen reagieren diese Leute auf mechanische Art und Weise, prallen voneinander ab und schaffen Distanz und Feindseligkeit. Das Heilen dieser sozialen Brüche ist nicht bloß eine mentale, sondern eine somatische Leistung. Dafür bedarf es des sensorischen Aufwachens." (Johnson 1992, S. 178f.)

Therapeuten, die Methoden der verkörperten Selbstwahrnehmung anwenden, müssen die Muster erkennen, die in ihren eigenen Haltungen vielleicht die Offenheit gegenüber ihren Auszubildenden und Klienten erschweren.

Therapeuten müssen – durch Hineingehen in das Vergnügen und den Schmerz der eigenen verkörperte Selbstwahrnehmung – erlernen, im subjektiven emotionalen Augenblick zu verbleiben und Zugang zu ihren eigenen Ressourcen während der Arbeit mit jemand anderen zu finden.

Während der ersten Zeit meiner Ausbildung zum Rosen-Methode-Therapeuten forderten mich praktische Körperarbeit-Sitzungen in der Gegenwart einer Supervisorin heraus. Sehr leicht verlor ich den Überblick über meine eigene Körperwahrnehmung. Die Anspannung in der Schulter und im Nacken eines Klienten reagierte vielleicht nicht auf meine Berührung. Eine Klientin hatte sich in der begrifflichen Selbstwahrnehmung verloren und unterdrückte ihre verkörperte Selbstwahrnehmung oder die Klienten waren vielleicht in einem dissoziativen oder grübelnden Zustand absorbiert.

Wenn das mit einem meiner Klienten passierte, so „wollte" ich, dass der Klient entspannt. Dieses Wollen war verbunden mit der Unsicherheit, ihnen nicht helfen zu können, und verwandelte sich in eine Versagensangst. Durch Behandlungen der Rosen-Methode von erfahrenen Therapeuten an mir selbst entdeckte ich, dass diese Angst zu tun hatte mit einem frühkindlichen Bedürfnis, meinen Eltern gefallen zu wollen. Die Angst, nicht gut genug zu sein, Angst vor den körperlichen Schlägen, die ich wohl auch tatsächlich bekam. In einem jungen Alter übernahm ich die „Aufgabe", anderen zu gefallen. Das wurde zur unwissentlichen Gewohnheit, die zu Körperhaltungen des Versuchens und Wollens führten: Ich hielt meinen Nacken angespannt nach vorn geschoben, um die Bedürfnisse anderer vorauszusehen, ich hielt meinen Atem an, bis ich sicher war, dass ich niemanden beleidigt hatte. Wenn ich jetzt daran zurückdenke, kann ich in meinem Körper fühlen, wie anstrengend diese Haltung für mich war. Die unterdrückenden subversiven Kräfte meines Nervensystems, die mich über ein halbes Jahrhundert lang diese Erschöpfung nicht haben wahrnehmen lassen, verblüffen mich!

Diese Körperhaltung des übermäßigen Versuchens hatte mein Bewusstsein bis zum praktischen Teil meiner Ausbildung (Internship) nicht völlig erreicht, trotz vier bis fünf Jahren als Klient der Rosen-Methode und der Teilnahme am Unterricht der Ausbildung zur Behandlungsmethode. Überaus dankbar bin ich den Supervisoren meines Internships. Sie haben mir geholfen, zu erkennen, wie diese Anstrengung meine Fähigkeit beeinträchtigte, mich völlig der Erfahrung des subjektiven emotionalen Augenblickes mit meinen Klienten zu widmen. Wenn auch die Gründe der angespannten Körperhaltung eines Klienten andere sind als meine eigenen – ich konnte einem Klienten in seiner verkörperten Selbstwahrnehmung nicht helfen, zu entdecken, was hinter seiner Bewegung und emotionalen Einschränkung lag, bis ich schließlich in meinem eigenen Körper begann, zu entspannen, und das Bedürfnis, zu gefallen, *loslassen* konnte.

Ich sagte „beginnen, loszulassen“, denn für mich ist das kein abgeschlossener, sondern ein permanenter Prozess. Wenn ich mich in alten Mustern verfange, gelingt es mir nun besser, mich aufzufangen. Ich kann mich besser selbst regulieren und dennoch brauche ich von Zeit zu Zeit Hilfe. Indem mein Bewusstsein über die Beziehung zwischen Klient und Therapeut wuchs, konnte ich leichter entspannen und darauf warten, bis eine Öffnung stattfand. Ich fühlte mich nicht länger bedroht, wenn der Klient in einem Moment nicht entspannen konnte. Mit Geduld und Präsenz lernte ich irgendwann, zu vertrauen, dass der Moment des Durchbruches für den Klienten auf seine eigene Weise kommen würde, ohne mein Wollen und Versuchen, es geschehen zu lassen.

Alle Menschen haben einen sozialen Körper, dessen Bewegungen und Haltungen durch die Lebenserfahrungen in einer bestimmten Familie, einem bestimmten Erziehungssystem, einem bestimmten Arbeitsumfeld und einer bestimmten Kultur erworben wurden.

Diese Körperhaltungen beim In-Beziehung-Treten oder Distanzieren können gelernt oder verlernt werden, sobald wir uns bewusst werden, wie unsere Körper den sozialpsychologischen Diskurs aufnehmen. Die resonante intersubjektive Mitbewegung in emotional engen Beziehungen mündet in den Aufbau erfahrungsabhängiger Bahnen. In diesen Nervenbahnen werden einerseits Muster der Selbstwahrnehmung in Form von Emotionen, von Interozeption und des Körperschemas erschaffen und aufrechterhalten. Es können jedoch auch Verfälschungen der Selbstwahrnehmung entstehen. Diese Muster wurden durchgehend im Buch beschrieben (Young 2002).

Alle zuvor beschriebenen Formen der Selbstwahrnehmung und Selbstverdrängung können von Erfahrungen aus sozialen Begegnungen abgeleitet werden. Erfahrungen, die nicht nur bleibende Eindrücke in mentalen Bildern und autobiografischen Erinnerungen und Erzählungen erzeugen, sondern die sich noch grundsätzlicher im wirklichen Leben abbilden. Im Zuhören bewegt und berührt zu werden, bewegen und berühren im Moment des Zuhörens, wie in diesem Kapitel beschrieben, sind die sehr menschlichen Verbindungen, die das Wachstum verkörperter Selbstwahrnehmung ermöglichen.

7 Atem holen, unsere Stimme finden

„Du kannst dich an nichts endgültig festhalten, genauso wie du nicht unendlich einatmen und deinen Atem anhalten kannst. Der Atem lehrt dich über den Prozess des Lebens, vom Einsammeln und Herausgeben, vom Abgeben des Alten, um Raum für das Neue zu schaffen. Genauso wie die abgestandene Luft ausgestoßen wird und einem Strom frischer Luft und Energie erlaubt wird, einzufließen." (Vessantara 2005, S. 120)

„Wenn wir auf der Straße die Körperhaltung der Menschen beobachten, sehen wir eine Person, die so läuft, als habe sie kein Recht, Luft zu atmen, ohne zuvor jemandes Erlaubnis einzuholen. Sie hält ihren Atem tatsächlich die meiste Zeit an und muss ihre Existenz dadurch rechtfertigen, dass sie etwas taugt; sie muss sich ihr Recht, zu atmen, verdienen." (Feldenkrais 1985, S. 55f.)

Diese beiden Zitate scheinen im Widerspruch zueinander zu stehen. Das erste spricht von der Unmöglichkeit, an etwas festzuhalten, so wie man nicht seinen eigenen Atem festhalten kann, zumindest nicht sehr lange. Das zweite Zitat jedoch stellt sich eine Person vor, die genau das tut. Diese hält nämlich gewohnheitsmäßig ihren Atem an. Dennoch sind beide Beobachtungen richtig.

Sicherlich stimmt es, dass wir sterben würden, wenn wir buchstäblich unseren Atem anhielten, also aufhörten, zu atmen. Es stimmt allerdings auch, dass wir Anspannung in den Atemmuskeln, den Muskeln in der Brust und der Bauchwand, in den Schultern, im Nacken und dem Diaphragma halten können. Sind diese Muskeln angespannt, wird dadurch der gesamte Umfang der Ein- und Ausatmung eingeschränkt.

Jede chronische Muskelanspannung hängt mit einem vergangenen oder aktuellen Gefühl von Bedrohung zusammen. Das trifft ebenso auf Einschränkungen des Atems zu. Warum fühlt die Person im zweiten Zitat, dass sie nicht das Recht zu atmen habe, und warum meint sie, erst etwas „taugen" zu müssen, um etwas Atem für sich zu beanspruchen? Man kann sich jede Menge persönlicher Geschichten vorstellen: ein grausames und forderndes Elternteil, rassistische, religiöse, politische Verfolgung oder einen dominierenden Ehepartner. Das alles kann bis in die erfahrungsabhängige Entwicklung neuromotorischer Bahnen nachgespürt werden, die sich im neuromotorischen System als biologische Verhaltensantworten auf Bedrohung eingraben.

7.1 Anatomie und Physiologie der Atmung

Es gibt keine vergleichbare Körperfunktion wie die Atmung (Respiration), sie läuft teilweise automatisch (autonom-unwillkürlich), teilweise willkürlich ab. Die zu ihr gehörenden Muskeln sind die aktivsten im Körper. Sie arbeiten immer, sogar wenn andere Muskeln im Körper ruhen. Trotzdem ähneln die Atemmuskeln allen anderen Körpermuskeln. Auch und gerade die Atmung verändert sich schnell, je nachdem, wie wir uns fühlen und ob wir in einem Zustand der Bedrohung oder Sicherheit sind.

Die an der Atmung beteiligten Muskeln sind in Abbildung 7-1 dargestellt; sie umfassen das Diaphragma und einige der **abdominalen**, Brust-, Nacken- und Schultermuskeln. Die primären Muskeln der Inspiration (Einatmung) sind die am Rücken gelegenen dorsalen interkostalen Muskeln. Sie vergrößern oder verkleinern den Zwischenrippenraum und die aktive Abwärtsbewegung des Diaphragmas. Das Diaphragma kontrahiert immer als erster Muskel, gefolgt von den Interkostal- und später den Atemhilfsmuskeln. Bei normaler Atmung und entspannten Muskeln in der Einatmung erfolgt die Ausatmung (Exspiration) im Wesentlichen passiv (J. E. Butler 2007; Saboisky et al. 2007).

Das **thorakale Diaphragma** verhält sich sehr ähnlich wie ein Skelettmuskel, obgleich es einige Merkmale eines glatten Muskels aufweist. Auch wenn es keinerlei Gelenke bewegt, so ist es an Knochen befestigt: an den untersten Rippen entlang des Rumpfes, am unteren Teil des Sternums (Brustbein) an der Körpervorderseite und an den oberen Lendenwirbelkörpern am Rücken (s. Abb. 7-1). Es kann sich willkürlich wie ein Skelettmuskel bewegen, aber auch unwillkürlich. Damit ist die Atmung jederzeit gewährleistet. Das Diaphragma funktioniert dann wie der Skelettmuskel, der willkürlich und unwillkürlich den Wimpernschlag kontrolliert. Es ist wie ein Skelettmuskel in **motorische Einheiten** gegliedert (s. Abb. 6-1, S. 173), die jeweils nur Teile des Diaphragmas kontrahieren können. In niederschwelligen motorischen Einheiten des Diaphragmas können sogar während der Exspirationsphase bei normaler Atmung chronische Muskelanspannung festgehalten werden (J. E. Butler 2007; Hammond et al. 1989; Sieck u. Fournier 1989).

Diese Zusammenhänge sind klinisch sehr bedeutsam, halten doch manche Menschen unnötige Anspannung im Diaphragma und in anderen Atemmuskeln. Das führt zu beeinträchtigter Atmung und wirkt sich letztlich auf die Gesundheit und das Wohlbefinden aus. Das Zitat von Feldenkrais am Anfang des Kapitels ist ein gutes Beispiel dafür, wie vergangene oder gegenwärtige Bedrohung die Atmung einschränken kann.

Das Diaphragma ist einer der größten Muskeln im Körper. Es bewegt sich abwärts bei der Einatmung und erweitert so die Lungenkapazität. In der Aufwärtsbewegung entspannt es sich, verkleinert dabei die Lungenkapazität und stößt die Luft aus. Abhängig von der Art der Atmung und des individuellen Befindens kann sich das Zentrum des Diaphragmas zwischen 7 und 19 Millimetern von seinem höchsten zu seinem niedrigsten Punkt bewegen (Scott et al. 2006).

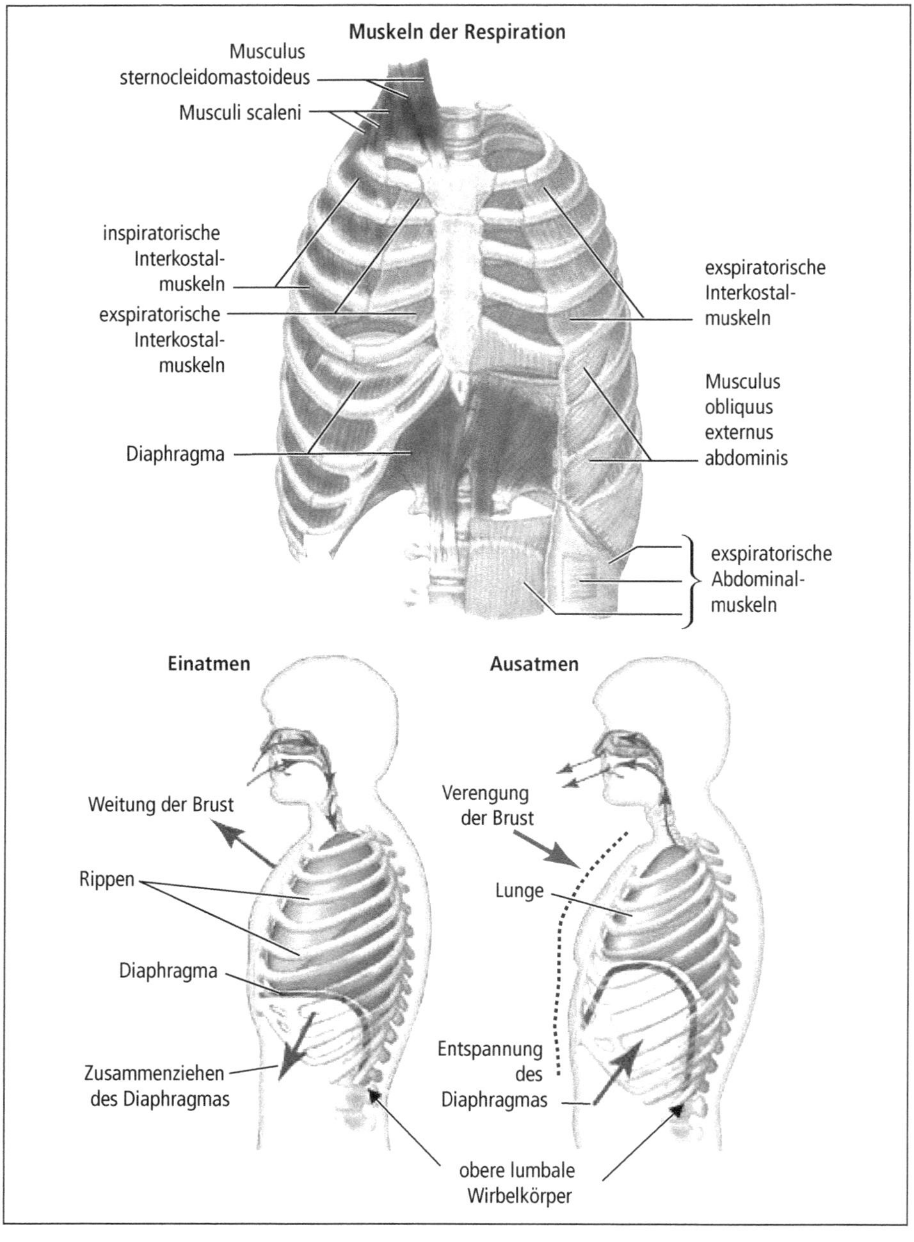

Abb. 7-1 Atemmuskeln (Muskeln der Respiration). Die Inspiration wird prinzipiell durch die dorsalen (Rücken) Interkostalmuskeln (zwischen den Rippen) kontrolliert und durch die aktive abwärts gerichtete Expansion des Diaphragmas. Bei großer Anstrengung oder Stress mit forcierter Atmung wird die Inspiration unterstützt von den Hilfsmuskeln inklusive der Musculi scaleni und Musculi sternocleidomastoidei, die am Hals ansetzen und den Musculi pectorales minores, die auf der Innenseite des Schulterblattes ansetzen und die Rippen anheben. Die Exspiration findet im Wesentlichen passiv über die Entspannung der Hauptmuskeln der Inspiration statt. Bei Anstrengung oder Stress kann die Exspiration von den lateralen Interkostalmuskeln und den Muskeln der abdominalen Wand (Bauchwand) unterstützt werden.

Während der normalen Respiration atmen wir ungefähr 12- bis 15-mal in der Minute. Bei forcierter Inspiration aufgrund großer Anstrengung oder Stress erhöht sich die Atemfrequenz bis zu 40-mal in der Minute. Die forcierte Atmung wird von den Atemhilfsmuskeln unterstützt. Das schließt folgende Muskeln ein:

- die Musculi scaleni (obere Befestigung an den Seiten der oberen zervikalen Halswirbel; untere Befestigung an den oberen zwei Rippen),
- die Musculi sternocleidomastoidei (obere Befestigung am Processus mastoideus des unteren Schädels; untere Befestigung am Sternum und den Clavikeln) und
- die Musculi pectorales minores (obere Befestigung an der Innenseite des Schulterblattes und untere Befestigung an der vorderen Oberfläche der 3., 4. und 5. Rippen).

Bei Anstrengung oder Stress kann die Exspiration, die normalerweise ein passiver Prozess ist, von den seitlichen (lateralen) Interkostalmuskeln und der Bauchwand unterstützt werden (s. Abb. 7-1).

Der Nervus phrenicus besteht aus zwei Zweigen. Sie haben die efferente motorische Kontrolle über die linken und rechten Seiten des Diaphragmas. Der Nervus phrenicus hat auch afferente sensorische Zweige, die Informationen aus der inneren Auskleidung der Brustwand und der äußeren Haut der Lungen (Pleura) zum Gehirn senden. Der Nervus phrenicus entspringt dem Rückenmark der Halsregion (zervikal), zusammen mit Nerven für die Interkostalmuskeln. Diese motorischen Nerven sind mit homöostatischen und autonomen Arealen des Nervensystems im mittleren (Pons) und unteren (Medulla) Teil des Hirnstamms verbunden. Sie sorgen für die Regulation der automatischen Atemfunktion.

Die Atmung kann auch willkürlich kontrolliert werden. Diese Kontrolle führt über direkte Verbindungen vom Motorkortex über den Thalamus und das limbische System zu den respiratorischen spinalen Motoneuronen. Auf diesem Wege werden die automatischen Atemkontrollzentren im Hirnstamm umgangen. Die willkürliche Kontrolle der Atmung wird bei vielen verschiedenen Aktivitäten gebraucht. Hierzu gehören das Sprechen, Singen, Atemanhalten, Pfeifen, Schlucken, Schlürfen, Trinken, Husten oder mühevolle Aktivitäten anderer Skelettmuskeln wie beim Heben schwerer Gewichte, Erbrechen oder der Stuhlentleerung (Butler 2007). Das Diaphragma kann auch zur Kontrolle der Stabilität der Körperhaltung genutzt werden (s. Fallbericht 6-2, S. 194). Experimente, in denen Menschen aus dem Gleichgewicht gebracht werden, zeigen, dass sich das thorakale Diaphragma genauso verhält wie das Diaphragma, das den Beckenboden ausspannt: Es kontrahiert, um die Haltungsstabilität zu unterstützen. Höchstwahrscheinlich kommt es zum Druckanstieg in der Abdominalwand, um die untere Wirbelsäule zu stabilisieren (Butler 2007; Gandevia et al. 2002).

Die Arbeitsgrundlage vieler Meditationsmethoden besteht in der Schulung des Unterschiedes zwischen willkürlicher angestrengter Atmung und normal entspannter automatischer Atmung und der Fähigkeit, sich dessen bewusst zu werden. Kasten 7-1 zeigt eine einfache Meditationsübung zur Förderung der verkörperten Selbstwahrnehmung.

Kasten 7-1: Einfache Atemmeditation

- Sitze in einer bequemen Stellung entweder auf einem Kissen auf dem Boden oder auf einem Stuhl. Sorge dafür, dass dein Rücken relativ aufrecht und der Raum frei von Ablenkungen ist. Du kannst das Gleiche auch an einem ruhigen Platz draußen machen.
- Nehme wahr, wie sich dein Atem über die Haut unterhalb der Nasenlöcher und oberhalb der Lippen bewegt. Verändere nicht die Art, wie du atmest. Beobachte einfach deinen natürlichen Atem: Wann fließt er frei und entspannt und wann fühlt er sich angestrengt und gehalten an?
- Wenn deine Aufmerksamkeit abschweift, bedanke dich bei dir dafür, dass du es bemerkst, und bringe dich wieder zurück zum Atem. Wie fühlt er sich auf deiner Haut an? Achte darauf, welche Körperteile sich beim Atmen bewegen. Kannst du spüren, wie der Atem deinen Bauch bewegt? Deine Brust? Deine Schultern?
- Du kannst dir auch vorstellen und es fühlen, wie die Luft aus deinem Körper hinaus- und in ihn hineinströmt, und darauf achten, wie dich das mit anderen atmenden Lebewesen verbindet.

Die Atemmeditation führt uns manchmal in mühelose Atmung hinein. Der Körper kommt in einen parasympathischen Entspannungszustand und hierin liegt ein zusätzlicher Gewinn. Dadurch kann nicht nur die Atmung loslassen, sondern auch die Skelettmuskeln können entspannen und damit die erholsamen Wirkungen solcher Meditationsübungen ermöglichen (s. Kap. 8).

Stress und Respiration

Soziale Anforderungen und andere Bedrohungen führen zu chronischer Muskelanspannung, die immer mit Anspannung im Diaphragma verbunden ist (Feldenkrais 1985; Rosen 2003). Diese unglückliche Verbindung hat adaptive Ursprünge. Das Diaphragma kontrahiert bei der Einatmung, wenn sympathische Aktivierung im autonomen Nervensystem (ANS) stattfindet. Dadurch wird der Körper für eine Antwort auf Stress vorbereitet.

Noch einmal zur Erinnerung: Das ANS innerviert die glatten Muskeln, aber nicht direkt die Skelettmuskeln oder das Diaphragma. Wie also lässt das ANS unter Stress die Anspannung im Diaphragma und anderen Atemmuskeln anwachsen? Im Kapitel 6.1 sahen wir, dass es zwei Fälle von sympathisch induzierter Anspannung im Skelettmuskel gibt. Im ersten Fall führen im Blut zirkulierende Stresshormone über die Alpha-Motoneurone (Alpha-MN) des Diaphragmas, über die Atemmuskeln des Skeletts und durch die Aktivierung des Dehnungsreflexes in den Muskelspindeln eine Kontraktion in diesen Muskeln herbei. Im zweiten Fall kommt es zur Erweiterung (Dilatation) der vaskulären glatten Muskeln in den Skelettmuskeln. Dieses verursacht Schmerz gefolgt von Anspannung zu seiner Unterdrückung, was auch auf umgekehrtem Wege geschieht: Eine erhöhte Atmungsrate erhöht die Durchblutung und Vasodilatation (Erweiterung von Blutgefäßen) (Dempsey et al. 2002).

Bei der Atmung gibt es *vier zusätzliche Quellen* ANS-verwandter respiratorischer Muskelanspannung. Sie werden hier zu den oben genannten ersten beiden fortlaufend ergänzt erläutert. Drittens gibt es also bei erhöhtem Blutdruck mehr Sauerstoffbedarf im Blut aufgrund sympathischer Aktivierung des Herzens. Chemorezeptoren in den Arterien des Hirnstammes signalisieren sodann den respiratorischen Motoneuronen (Diaphragma und interkostal), sich zu entladen, wenn sie einen CO_2-Anstieg im Blut registrieren (Butler 2007).

Viertens sind die Areale des **periaquäduktalen Grau** (PAG) im oberen Hirnstamm eine Quelle der Atemregulation. Sie organisieren die Körperaktionen in den biologischen Verhaltensantworten wie Kampf, Flucht oder Erstarrung. Diese Areale werden von Zentren des sympathischen ANS im mittleren Hirnstamm und von den neuronalen Bedrohungs- und Sicherheitsnetzwerken aktiviert und umfassen den Hypothalamus, die Amygdala, Insula, den anterioren cingulären Kortex (ACC) und die präfrontalen Areale. Das PAG hat direkte Verbindungen zu den respiratorischen Motoneuronen (Diaphragma und interkostal) im unteren Hirnstamm (Gaytán et al. 2002; Li 2004; Macefield 2006; Zhang et al. 2005). Ein Schmerz, der sowohl im Bedrohungs- und Sicherheitsnetzwerk als auch den oberen und unteren Hirnstammzentren bearbeitet wird, beeinflusst die Atmung durch erhöhte Respirationsfrequenz (Jiang et al. 2004).

Die fünfte Quelle der Atemregulation sind die Druckrezeptoren (Barorezeptoren). Sie schicken Informationen über die Luftmenge und deren Druck in das ANS und die respiratorischen Zentren im Hirnstamm. Ist das aufgenommene Luftvolumen zu niedrig, wird das sympathische ANS erregt, das dann die respiratorischen Motoneurone im Hirnstamm aktiviert (Fokkema 1999).

Sechstens beeinflusst das ANS die Atmung über die Herzfrequenz selbst (RSA, s. Abb. 7-2), unabhängig vom Blutdruckanstieg, den CO_2-Spiegeln oder der Vasodilatation. Der parasympathische Vagusnerv kann die Herzfrequenz beschleunigen (Vagus-Hemmung) oder verlangsamen (Vagus-Aktivierung). Im Hirnstamm wirkt er zusammen mit den respiratorischen Motoneuronen des Nervus phrenicus und den Nerven der Skelettmuskeln.

Die neurochemischen Stoffe (Hormone) des neuronalen Netzwerkes von Bedrohung und Sicherheit wie Corticotropin-releasing Factor (CRF) und Adrenokortikotropin-Hormon (ACTH) (Bedrohung) und Oxytozin (Sicherheit) aktivieren die vagalen Motoneurone, die die Herzfrequenz regulieren (Kc et al. 2006). Tatsächlich gibt es eine ständige Koregulation zwischen vagalen und phrenischen Nerven, um eine **respiratorische Sinusarrhythmie (RSA)** zu erzeugen. Während der Einatmung ist der Nervus phrenicus aktiviert. Darauf folgt einerseits sympathische Nervenaktivierung mit Anstieg des Blutdrucks, andererseits eine vagale Inhibition mit Erhöhung der Herzfrequenz. Ausatmung bedeutet die Hemmung des Nervus phrenicus und die Entspannung des Diaphragmas und der Interkostalmuskeln. Diese werden von der Aktivierung der parasympathischen (Vagus) Nerven begleitet, die die Herzfrequenz verlangsamt und der sympathischen Inhibition, die den Blutdruck senkt (Abb. 7-2) (Berntson et al. 1993; Leiter u. St.-John 2004). Das Wort *Sinus* ist ein anatomischer Begriff aus der Herzphysiologie. Mit ihm wird das autonome Erregungszentrum des Herzens beschrieben (Anm. der Übers.).

Die **RSA** verkörpert die Variabilität der Herzfrequenz zwischen Einatmung und Ausatmung. Taucht ein Gefühl von Bedrohung oder hohe metabolische Anforderung bei Anstrengung auf, setzt sich die sympathische Aktivierung und parasympathische Hemmung während der Ausatmungsphase fort. Dieses führt

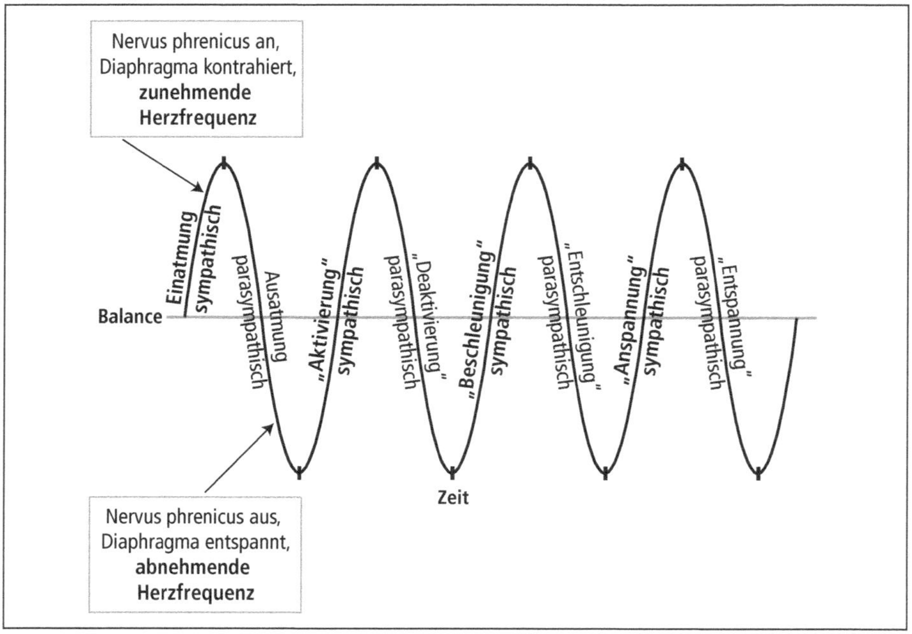

Abb. 7-2 Respiratorische Sinusarrhythmie (RSA). Bei normaler Atmung wird die Inhalation durch den motorischen Nervus phrenicus kontrolliert, der zum Diaphragma und den Interkostalmuskeln zieht. Sie wird begleitet von sympathischer Nervenaktivierung, die die Herzfrequenz (HF) und den Blutdruck (RR) ansteigen lässt. Die Ausatmung ist die Hemmung des Nervus phrenicus und die Entspannung des Diaphragmas und der Interkostalmuskeln, begleitet von parasympathischer Aktivierung des Nervus vagus, die die HF und den RR verlangsamt. RSA verkörpert die normale Variabilität der HF zwischen Ein- und Ausatmung. Taucht ein Gefühl von Bedrohung oder hohe metabolische Anforderungen bei Anstrengung auf, setzen sich die sympathische Aktivierung und parasympathische Hemmung während der Ausatmungsphase fort. Dieses führt zu erhöhter Anspannung in den Atemmuskeln, zu erhöhter Herzfrequenz und Blutdruck und einem Abfall der RSA (die HF verlangsamt sich nicht während der Ausatmung). Eine niedrige RSA ist ein leicht zu messender Indikator für physiologischen und psychischen Stress.

zu erhöhter Anspannung in den Atemmuskeln, zu erhöhter Herzfrequenz, zum Blutdruckanstieg und Abfall der RSA (die Herzfrequenz verlangsamt sich nicht während der Ausatmung). Eine niedrige RSA ist ein leicht zu messender Indikator für physiologischen und psychischen Stress. Die sechs Quellen der ANS-Atemregulation sind in Abbildung 7-3 zusammengefasst.

Es sei an dieser Stelle darauf hingewiesen, wie außerordentlich sensibel die Atmung auf Zustände von Sicherheit und Bedrohung reagiert und wie sie neurophysiologisch mit deren biologischen Verhaltensantworten verbunden ist.

Ein unaufhörliches Gefühl von Bedrohung bedeutet chronische sympathische Aktivierung. Situationen von Trauma oder ständiger umweltbedingter Stress werden chronische Anspannung im Diaphragma und vielleicht in anderen Atemmuskeln verursachen, sowohl in der Inspiration als auch in der Exspiration. Es ist daher kein Zufall, dass viele körperorientierte Therapeuten Unregelmäßigkeiten in der Atmung bei körperlich oder emotional traumatisierten Patienten beobachtet haben.

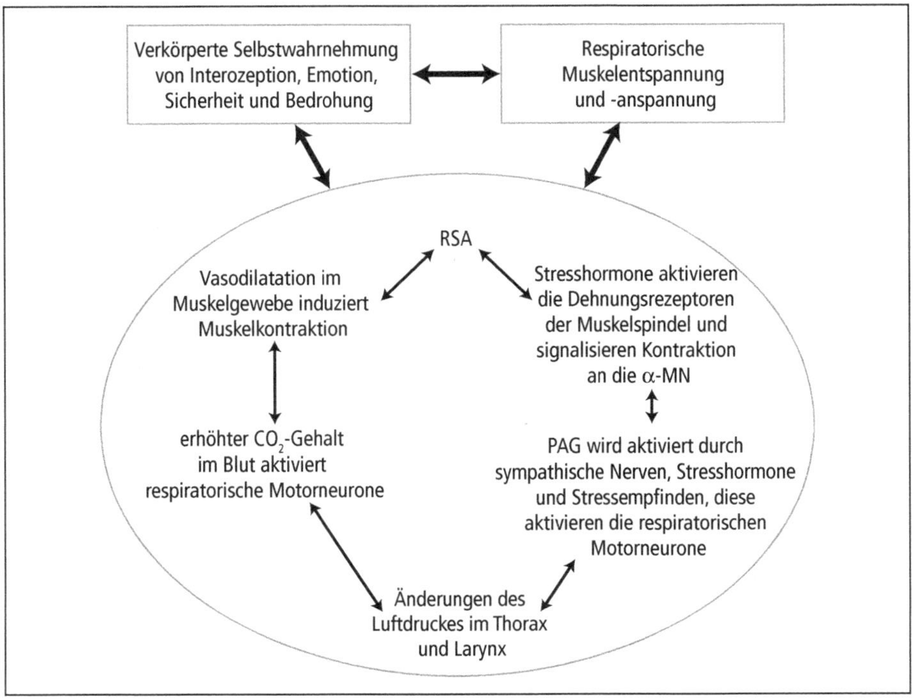

Abb. 7-3 Sympathische Aktivierung der respiratorischen Muskelkontraktion und Anspannung. ANS = autonomes Nervensystem; RSA = respiratorische Sinusarrhythmie; MN = Motoneuron; PAG = periaquäduktales Grau.

Ein angestrengter Atem ist ein diagnostischer Indikator für Emotionen und Empfindungen, die in gegenwärtigen oder vergangenen Bedrohungssituationen unterdrückt wurden, das gilt genauso für Emotionen, die im Moment verdrängt werden und noch nicht Teil der verkörperten Selbstwahrnehmung sind (Braatoy 1952; Rosen 2003; Shatan 1963).

Entspannte Atmung entsteht bei relativ wenig körperlicher Muskelanspannung mit relativ rhythmischer Ein- und Ausatmung und feststellbarer exspiratorischer Pause. **Exspiratorische Pause** bedeutet Stillstand der Atemmuskeln am Ende einer Exspiration. Eine längere exspiratorische Pause zeigt tiefere Entspannung an, während eine kurze oder keine exspiratorische Pause ein Gefühl von Bedrohung anzeigt (Cook 1996). **Angestrengte Atmung** entsteht in Bedrohungszuständen bei Kontraktion der Atemmuskeln, sowohl während der Einatmung als auch in der Ausatmung (sympathische Erregung) und generell bei höheren Graden von Muskelanspannung im Körper (s. Tab. 7-1) (Bloch et al. 1991).

Verschiedene Emotionen sind mit angestrengter versus entspannter Atmung assoziiert, ebenso mit unterschiedlichen Variationen ihrer Tiefe, Dauer und der

Tab. 7-1 Mit Emotionen assoziierte Atemmuster (nach: Bloch et al. 1991; Phillippot et al. 2002; Takase u. Haruki 2001).

Emotion	Respiration	Muskelspannung
Zärtlichkeit/Freude	regelmäßig verteilt, langsame Atemzüge mit längerer Exspiration als Inspiration und langer **exspiratorischer Pause**	*entspannt*
Erotische Liebe	tiefe, schnelle Atemzüge mit langsameren und kürzeren Atemzügen (hohe Variabilität abhängig vom Grad des Engagements) vielleicht mit oder ohne **exspiratorische Pause**	*entspannt* und *angestrengt* im Wechsel
Lachen	tiefe und abrupte Inspiration mit kurzen exspiratorischen Ausbrüchen und kurzer **exspiratorischer Pause**	*entspannt*
Traurigkeit/Weinen	längere Inspiration mit kurzen Ausbrüchen und Zittern und Seufzen während der Exspiration, mit oder ohne **exspiratorische Pause**	meist *entspannt* vielleicht mit gewisser Anspannung in der Brust bei Inspiration
Wut	extrem tiefe und schnelle Atmung mit kleinen Schwankungen und **keiner exspiratorischen Pause**	*angestrengt*
Angst/Ängstlichkeit	sehr schnelle, höchst schwankende flache Atemzüge mit unvollständigen Exhalationen; **keine exspiratorische Pause**	*angestrengt*

Atemfrequenz (Bloch et al. 1991; Philippot et al. 2002). Wie in Tabelle 7-1 gezeigt wird, sind Wut und Angst im Allgemeinen mit angestrengten Atemmustern verbunden, begleitet von Anspannung im Bauch und in der Brust. Chronische und ungelöste Wut, Aggression und erfahrene Feindseligkeit in der Kindheit und Jugend sind mit Atemstörungen wie Asthma und Kurzatmigkeit sowie mit kardiovaskulären Erkrankungen assoziiert (Jackson et al. 2007; Lehrer et al. 1993).

Andere Emotionen wie Freude, Zärtlichkeit und Traurigkeit induzieren einen Zustand von Entspannung und sind von einem eher entspannten Atem begleitet. Das trifft besonders dann zu, wenn sich die Traurigkeit in Form eines „lebendigen Weinens" anstatt eines verdrängten Weinens ausdrückt (s. Kasten 4-1, S. 100) (Takase u. Haruki 2001; Umezawa 2001). Die Verbindung zwischen Atmung und Emotion und ihre klinische Bedeutung ist in Fallbericht 7-1 illustriert.

Fallbericht 7-1: Wie Körperpsychotherapie zu entspannter Atmung führt[1]

Dolores ist eine 58-jährige erfolgreiche Ingenieurin mit Aufbaustudium. Sie ist die einzige Überlebende ihrer Ursprungsfamilie seit dem Tod ihrer Eltern und Schwestern, als sie 19 Jahre alt war. Ihr frühes Leben war voll von Gleichgültigkeit mit physischem, emotionalem und sexuellem Missbrauch durch Männer innerhalb und außerhalb ihrer Familie. Wie meine Klientin Joan überlebte Dolores durch Dissoziation. Sie war seit einigen Jahren in traditioneller Psychotherapie, bevor sie wegen ihrer körperlichen Symptome an die Körperpsychotherapie verwiesen wurde. Das Folgende ist die Beschreibung eine dieser Sitzungen. Die Therapeutin nutzte die Resonanz ihres eigenen Körpers mit dem ihrer Klientin.

„Meine Schwester Rebecca und ich teilten uns ein Schlafzimmer. Ich lag in meinem Bett, kratzte und schälte mit meinen Fingern die Farbe von der Wand ab. Der Fleck der abgelösten Farbe an der Wand war groß; meine Schwester war so aufgebracht. Ich wollte mich nicht so bestürzt fühlen."

Ich sah Dolores mir gegenüber, sah ihre weit aufgerissenen Augen im Schreck eingefroren. Ich fühlte ein beunruhigendes Zittern in meinem Bauch, das ich vorher nicht hatte. „Ich frage mich, ob Sie schreckliche Angst hatten", sagte ich sanft und mit Besorgnis.

„Ja. Meine Schwester schlug ihren Kopf an die Wand, um einzuschlafen", fügte sie hinzu. „Ich weiß nicht, warum sie das tat. Ich hätte so etwas nicht tun können, also löste ich die Farbe ab."

Das Zittern in meinem Bauch und die Unruhe ließen ein wenig nach. „Wie war das mit dem ständigen Abschälen für Sie?", fragte ich.

1 Dieser Fallbericht stammt von Don Hanlon Johnson und Ian Grand (Holifield 1998, S. 66f.) und wird mit deren Genehmigung abgedruckt.

„Ich weiß nicht. Ich nehme an, dass ich nicht dachte oder fühlte, als ich mit meinen Händen so abschälte; dass es mir aber helfen würde, einzuschlafen."

„Was empfinden Sie im Moment, während Sie mit mir sprechen?"

„Ja, ich schätze, ich halte meinen Atem an. Ich fühle mich nicht sehr gut."

„Ihren Atem anhalten und ein wenig Angst haben. Kein Wunder, bei dem, was Sie alles in der Vergangenheit erlebt haben. Ich frage mich, ob Sie unsicher sind, wie ich wohl auf Sie reagieren könnte."

„Nein, Sie sind immer sehr behutsam."

„Hm ... Wie ist das, Ihren Atem festzuhalten?"

„Ich fühle mich in meiner Brust angespannt, gefangen."

„Hm ... das muss so beängstigend für Sie gewesen sein, sich so allein mit Ihrer Angst und Ihrem Schmerz zu fühlen, verwirrt und unsicher mit alldem, was passiert war."

„Meine Schwester und ich waren füreinander da und doch war sie manchmal verärgert. Ich wollte sie nicht noch mehr verärgern."

„Natürlich wollten Sie sie nicht noch mehr verärgern und zusehen, wie sie leidet. Es klingt so, als ob auch Sie sehr aufgebracht und verängstigt waren."

„Oh ja, ich war verängstigt. Es war beängstigend."

„Ich würde gern wissen, wer für Sie da war", fragte ich.

„Niemand", sagte sie leise.

„Ich kann wirklich verstehen, wie wichtig es für Sie war, zu versuchen, nicht verängstigt zu sein, wenn Ihre Schwester es war, und es scheint mir traurig zu sein, dass Sie manchmal so allein und von beängstigenden Gefühlen überwältigt waren."

„Ja", sagte sie mit aufsteigenden Tränen in ihren Augen und ein wenig tieferer Atmung. Ich atmete tiefer, sowohl in der gespiegelten Antwort als auch als Antwort auf meine innere Erleichterung, weil sie in der Lage war, einige der mächtigen Affekte, die auf ihrem Zustand lasten, zu integrieren.

Wir saßen still mit ihrer Traurigkeit. Dann sagte sie: „Ich fühle mich besser, meine Brust ist nicht mehr so eng."

„Sie fühlen sich ein wenig leichter, Ihre Brust ist nicht so eng. ... Und Ihr Atem?"

„Ja, ein bisschen mehr Atem, einfach das Gefühl zu erleben, etwas leichter zu atmen."

Auf eine gewisse geringfügige, aber bedeutende Weise fühlte ich, dass ich in ihren Raum gelassen wurde. Der von ihr beschriebene Raum, in dem sie so isoliert und gefangen gewesen war. Sie erzählte mir, dass sie und Rebecca zusammen die schwere Kommode gegen die Tür schoben, um den unberechenbaren Schrecken auszuschließen. Dann lag Dolores lauschend in ihrem Bett; die knarrenden Holzstufen, Schritte, oftmals die des Vaters, nicht hören wollend. Bedeutete das doch, angeschrien oder mit einem schweren Gegenstand beworfen oder sexuell missbraucht zu werden.

Auf diese Weise arbeiteten wir langsam weiter. Indem ich auf meine eigenen Empfindungen achtete und diese befragte, spürte ich auf der viszeralen (Bauch-)Ebene ungefähr eine Wahrnehmung dessen, was Dolores vielleicht erfahren hatte. Durch diese verkörperte Abstimmung konnte ich für ihren Schrecken ein besserer einfühlsamer Container (Auffangbehälter für Gefühle) sein. Ursprünglich dachte ich, dass es sich bei meinen somatischen Erfahrungen mit Dolores um projektive Identifikation handelt. Als ich dann aber mehr über unser intersubjektives Feld lernte, erkannte ich meine Gefühle als Form von somatischer Abstimmung oder Resonanz. Ich erlebte mit ihr, was sie nicht benennen konnte, Erfahrungen, die sie hatten verstummen lassen.

- **Ressourcen** finden sich im entstandenen Vertrauen zwischen Klientin und Therapeutin. Hierzu brauchte es viele vorherige Sitzungen.
- **Verlangsamung** stellte sich in dieser Sitzung in der Bereitschaft der Klientin ein, sich Zeit zu nehmen, auf ihre eigenen Körperempfindungen zu achten.
- **Koregulation** basierte auf der Fähigkeit der Therapeutin, mit der verkörperten Selbstwahrnehmung der Klientin in Resonanz zu gehen.
- **Verbalisierung** war in dieser Sitzung essenziell. Es gelang der Klientin, ihre Angst und Einsamkeit zu benennen und zu fühlen, als sich diese mit den interozeptiven Empfindungen der angestrengten Atmung verbanden.
- **Verbindungen und Grenzen** kamen insbesondere für die Therapeutin auf. Sie spürte, dass sie letztendlich in den Raum der Klientin „hineingelassen" wurde, um zu entdecken, was dort geschehen war. Sehr wichtig war es für die Therapeutin, sich zu erlauben, ihre eigenen verkörperten Empfindungen in den Prozess einzubringen, statt diese durch begriffliche Beurteilung zu unterdrücken.
- **Selbstregulation** entstand auf eine kleine und bezeichnende Art mit dem Gefühl, dass Dolores tatsächlich ein wenig leichter atmen konnte.
- **Reengagement** begann erst in dieser Sitzung mit der Fähigkeit, die Gefühle zu dem Ereignis zu tolerieren, das in ihrem Zimmer während ihrer Kindheit geschehen war.
- **Loslassen** geschah in dieser Sitzung nicht. Es entwickelte sich jedoch allmählich im späteren Behandlungsverlauf.

Wie Abbildung 7-3 und der Fallbericht 7-1 zeigen, gibt es ein komplexes System von Rückmeldungen zwischen allen Komponenten der autonomen Kontrolle über die Atmung und die verkörperte Selbstwahrnehmung, des Gefühls von Sicherheit und Bedrohung. Personen mit einer Panikstörung z. B. reagieren empfindlicher auf CO_2-Anstieg (sie inhalierten im Experiment verstärkt Luft) und zeigen eher eine beschleunigte Atmung, Hyperventilation und Anspannung in der Skelettmuskulatur als nicht ängstliche Probanden. Ferner kann es beim Einsetzen der Hyperventilation und dem Schnappen nach Luft zur erhöhten Aktivierung des neuronalen Netzwerkes der Bedrohungsreaktion kommen. Aufgrund des Lufthungers verstärkt sich dann das Gefühl von Panik (Beck u. Scott 1988; Han et al. 1998; Lum 1987; Macefield u. Burke 1991; Papp et al. 1997).

Hyperventilation bedeutet Atmen über die metabolischen Notwendigkeiten hinaus. Sie führt zu einer abnormalen Reduktion des CO_2-Blutspiegels und einem abnormalen Anstieg des Blut-pH in den basischen Bereich. Diese beiden Zustände bringen Risikofaktoren für alle Körpermuskeln mit sich, einschließlich des Herzens und für das Gehirn. Im Allgemeinen erleben ängstliche Individuen häufiger Zustände von Hyperventilation, Muskelanspannung und Erschöpfung. Extreme Hyperventilation kann Muskelspasmen in den respiratorischen Muskeln der Brust, Brustschmerz, Herzrasen, reduzierte Durchblutung der Herzmuskeln und gastrointestinales Leiden verursachen und ist daher eine ernste Bedrohung für die Gesundheit (Gardner 1996; B. L. Lewis 1957; Magarian u. Hickam 1986; Robertson et al. 1977; Schleifer et al. 2002).

7.2 Die Kunst zu atmen: Klang, Resonanz, Verbindung

In China entwickelte Xie He im 5. Jahrhundert sechs Prinzipien des Malens. Das erste Prinzip *qiyun shengdong* (wörtlich „Atemresonanz, Lebensbewegung“) wurde seitdem weitgehend in allen Künsten in China einschließlich der Darstellenden Künste angewandt. Dieses Prinzip verlangt vom Künstler das Subjekt, die Partitur oder Schrift mithilfe eines tiefen Gefühls von Verbundenheit zum Leben zu bringen. Diese Verbundenheit ist mit entspannter Atmung verknüpft.

„Die allerwichtigste Betrachtung der Technik eines Auftrittes ist also nicht die Frage der Fingerfertigkeit oder irgendein anderer technischer Aspekt, sondern die Frage, wie das Qi gehandhabt wird. Bei musikalischen Auftritten zieht Qi atmen nach sich. Atmen ist für die Ausformung der Richtung wichtig. (…) Qi ist die kreative Kraft, mit der ein Kunstwerk beginnt, fortgesetzt und abgeschlossen wird; ohne Qi gibt es kein Leben.“ (Ho 1997, S. 38)

Die chinesischen und andere asiatischen Kulturen haben die „Kunst“ des Atmens als einen Weg zum Fokussieren des Geistes und zur Beruhigung des Körpers kultiviert. Typischerweise geschieht das durch das Lenken der Aufmerksamkeit auf den Atem (s. Kasten 7-1, S. 214): durch die Verlängerung der Ausatmung im Vergleich zur Einatmung, die Verlangsamung der Atmung und vor allem durch den Gebrauch der Bauchatmung. Diese Art der Atemübung findet sich im Yoga, Tai Chi, in der Meditation und anderen asiatischen Praktiken.

Die asiatischen Vorstellungen über die Verbindung zwischen Atmung und Wohlbefinden wurden in Europa im 19. Jahrhundert in die sich entwickelnden

Verfahren der körperorientierten Behandlungen aufgenommen. Dieses führte zu der Arbeit von Elsa Gindler (1885–1961). Gindler beeinflusste ein breites Spektrum von Therapeuten des 20. Jahrhunderts, die daraus ihre eigenen Behandlungspraktiken entwickelten. Hierzu gehören die Berührungs- und Bewegungstherapien von Marion Rosen, Moshe Feldenkrais, M. F. Alexander, Gerda Alexander, Ilse Middendorf, Bonnie Bainbridge Cohen und das facettenreiche Feld der Körperpsychotherapie (Aposhyan 2004; Boadella 1994). Gindlers ursprüngliche Arbeit wurde von Charlotte Selver, Emmi Pickler, Magda Proskauer und anderen über Europa hinaus verbreitet und ist als *sensory awareness* (sensorische Wahrnehmung) bekannt (Buchholz 1994).

Die psychophysiologische Forschung hat gezeigt, dass es über die Atemwahrnehmung und durch Atemkontrollübungen zur Aktivierung des parasympathischen Systems kommt. Dadurch wird angestrengte von entspannter Atmung abgelöst. Schmerz, Angst und Depression werden reduziert und die **normale Absorption** und das **Engagement** werden im täglichen Leben und bei der Arbeit gefördert (Han et al. 1996; Haruki u. Takase 1991; Lum 1987; MacDougall u. Münsterberg 1896; Mehling et al. 2005; Sawada 2001; Tweeddale et al. 1994).

Atemmeditation hat nachgewiesenermaßen positive Auswirkung auf eine Vielzahl von körperlichen Verfassungen wie Angst, Depression, PTBS, Gemütsschwankungen, Suchtkrankheiten und Stresstoleranz (Brown u. Gerbarg 2005). Ebenfalls konnte gezeigt werden, dass kontrollierte Atmung zur Schmerzsenkung führt und weniger medizinische Interventionen in der Geburtshilfe erfordert (Copstick et al. 1986; Hodnett u. Osborn 1989).

Paradoxerweise wird die Hyperventilation in einigen Arten von religiösen Ritualen eingesetzt. Die dabei erhöhten CO_2-Spiegel und die Herabsetzung der Sauerstoffzufuhr zum Gehirn erzeugen wahrscheinlich ekstatische Trancezustände und das Gefühl einer tieferen Kommunikation mit einem anderen Wesen. In vielen alten Sprachen ist das Wort für *Atem* und das Wort für *Geist/Seele* identisch. Auf Griechisch heißt es *pneuma,* im Lateinischen *spiritus,* auf Hebräisch *neshama* und in Englisch (aus dem Lateinischen) *inspiration* (Lyon 1999). Eine ähnliche Funktion der Hyperventilation wird in der Technik der Holotropen Atemarbeit genutzt. Sie mag einigen Individuen in Ergänzung zur Psychotherapie dabei helfen, ihre Wahrnehmung hin zum Verkörperten und weg vom Begrifflichen zu führen (Proskauer 2007; Rhinewine u. Williams 2007).

Kurze Ausbrüche von Hyperventilation sind eine Begleiterscheinung in **normaler Absorption** wie beim lustvollen Zustand während des Sexualverkehrs und Orgasmus (Passie et al. 2004). Vorausgesetzt das Liebemachen geschieht mit dem Gefühl von Sicherheit, dann dient die erhöhte Muskelanspannung, die Kurzatmigkeit und das Herzrasen, typischerweise von Keuchen und Stöhnen begleitet, zur Intensivierung des Vergnügens und zu Gefühlen von intersubjektiver resonanter Kommunikation. Schnelle Respiration wie in der Hyperventilation, mit hörbarem Einatmen und Ächzen, kann auch bei kraftvoller Muskelbetätigung auftreten (Eldridge 1975).

Der Atem kann daher als Mittel zum Eintreten in machtvolle Zustände von **Engagement** und **normaler Absorption** dienen. Er kann einerseits als Durchgang in tiefe und **erholsame** Gebiete der Entspannung dienen und andererseits **Mobilisierung, Immobilisierung und Wachsamkeit (Vigilanz)** anzeigen. In jedem Fall stellt die Wahrnehmung unserer Atmung eine direkte Verbindung zur verkörperten Selbstwahrnehmung her und bietet die Möglichkeit, sich auf etwas einzustellen, etwas zu orten und unseren aktuellen biologischen Verhaltenszustand zu identifizieren.

Atem und Stimme

Der Zusammenhang zwischen Respiration und Stimmbildung wird durch einen weiteren Fall aus der Körperpsychotherapie illustriert:

„Als sich Marilyn ihrem Bauch zuwenden und schauen sollte, wie sich dieser Teil ihres Körpers bewegen, wie er atmen und klingen will, spannte sie ihren Bauch sogar noch weiter an. Dabei verzogen sich ihr Gesicht und besonders ihr Mund in eine undurchdringliche Grimasse. Ich bestärkte diesen Ausdruck. ‚Gut. Geben Sie solchen Gefühlen ganz viel Erlaubnis. Wie wollen Sie von dort aus atmen?‘ Sie machte eine erzwungene gehauchte Exspiration. Ich bestätigte: ‚Das klingt fast wie ein Knurren. Weiter so. Gibt es Laute? Gibt es Worte?‘ Ihre Faust begann, sich zu ballen. ‚Ja, lassen Sie ihre Hände mittun und alles an Ihnen, das mitmachen möchte.‘ An dieser Stelle verließ sie schnell ihren konzentrierten Zustand und sagte: ‚Toll! Ich hatte keine Ahnung, dass ich so wütend auf meine Mutter war. Das ist so komisch.‘“ (Aposhyan 2004, S. 125)

Dieses Beispiel von unterdrückter Wut ist ähnlich dem Fallbericht 2-1 (s. S. 30) über meinen Klienten Doug. Der Fall von Marilyn zeigt zusätzlich, wie die Atmung nicht nur zu unterdrückten Emotionen und angespannten Muskeln in Beziehung steht, sondern auch zur Sprache und anderen vokalen Lauten.

In der Stimmbildung wird der Atem hörbar gemacht. Vokale Laute werden erzeugt, wenn der ausgestoßene Atem durch den Larynx, den Mund und die Nase strömt. Der Larynx enthält die Stimmbänder. Das sind zwei Muskelfalten, die eine größere Öffnung für hohe Tonlagen und eine kleinere Öffnung für tiefe Tonlagen formen können.

Die Qualität des Tones hängt von der Mundöffnung und der Größe der inneren Mundhöhle ab, die durch die Anhebung oder Absenkung des weichen Gaumens am Ende des Mundgewölbes verändert wird. Die Tonqualität hängt auch davon ab, ob die Luft durch die Nasenlöcher strömt, von der Form und der Anspannung der Zunge und ob der Ton in den Nebenhöhlen und den Gesichtsknochen nachhallen kann. Die Zunge und die Zähne sind für die Artikulation verantwortlich, sie erzeugen besondere silbenbildende Töne mit konsonanten und vokalen Kombinationen (Abb. 7-4) (Ohala 1980).

Die Tonqualität hängt vom Atem ab. Bei normaler Atmung dauern die Inspiration und Exspiration ungefähr gleich lange und es gibt ein sinusförmiges

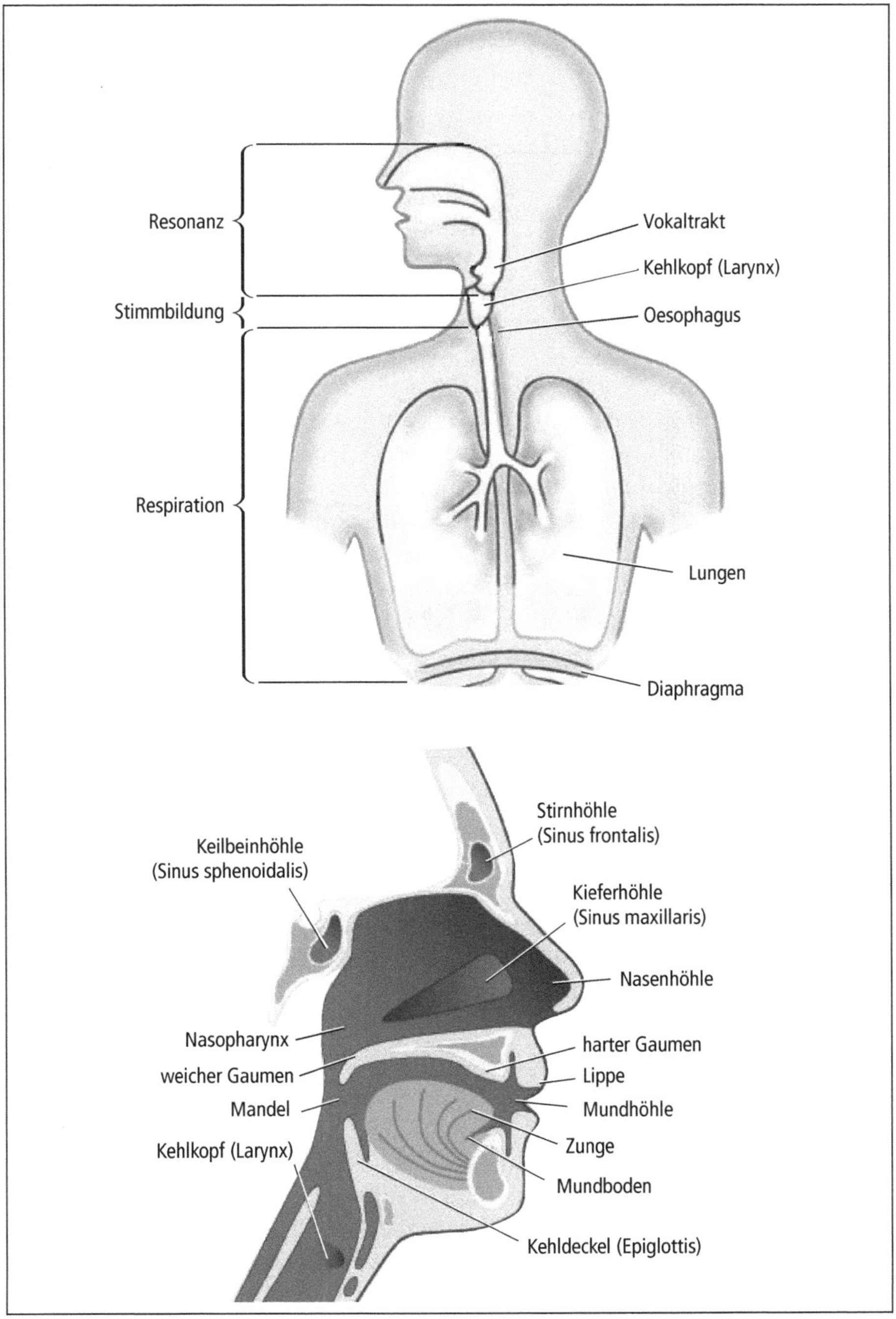

Abb. 7-4 Anatomie der Stimmbildung. Klang wird erzeugt, wenn sich der Atem durch den Larynx (Kehlkopf) bewegt, wodurch verschiedene Tonlagen entstehen. Die Tonqualität hängt von der Größe und von der Form der Mundöffnung, der Nase und den Nebenhöhlen (Sinus) ab. Die Lautstärke hängt ab von der Höhe des Luftdruckes, die durch die Intensität der Kontraktion in den Atemmuskeln erzeugt wird.

Muster von kontinuierlicher Ebbe und Flut in der Bewegung der Atemmuskeln. Der in den Mund strömende resultierende Luftdruck hat das gleiche sinusförmige Muster (s. Abb. 7-2, S. 216). Während des Sprechens sind die Atemzüge der Exspiration jedoch viel länger bei relativ konstantem Luftdruck, die Inspirationen sind sehr kurz. Das erlaubt Menschen, mehr oder weniger kontinuierlich zu sprechen oder zu singen, ohne lange Unterbrechungen für die Inspiration (Langlois et al. 1980). Das ist bisweilen sowohl metaphorisch als auch physiologisch zu verstehen!

Während des Sprechens sind wir uns typischerweise unserer Gedanken bewusst, denn wir versuchen, sie in Worte zu fassen. Wir sind uns vielleicht auch der Emotionen bewusst, die wir versuchen, auszudrücken oder zu unterdrücken, und wie unsere Sprache unsere Beziehungen mit anderen beeinflusst. Wir sind uns nicht unbedingt bewusst, dass die Sprachklänge oder alle anderen Stimmklänge durch Atem, Muskel, Haut und Knochen erzeugt werden. Es gibt verschiedene Gelegenheiten, sich vielleicht der verkörperten Aspekte der Stimme bewusst zu werden: als Säugling oder kleines Kind, im Gesangs- oder Sprechunterricht oder beim Erlernen eines Blasinstrumentes.

Bei der Geburt nutzt der Schrei des Kindes den Atem, um Klangmuster und seine emotionale Bedeutung zu modifizieren. Forscher haben vier Phasen des Neugeborenenschreis unterschieden:

- Exspiration mit der eigentlichen Erzeugung des Schreiklanges,
- eine exspiratorische Pause,
- Inspiration und
- die inspiratorische Pause.

Wie in Tabelle 7-2 gezeigt wird, können die verschiedenen Formen des Säuglingsschreis je nach der Länge dieser Phasen unterschieden werden.

Der neonatale Schmerzschrei eines Neugeborenen hat eine außergewöhnlich lange exspiratorische Pause. Sie gibt dem Zuhörer das Gefühl, das Baby habe aufgehört, zu atmen. Dieser Schmerzschrei hat eine lange Exspirationsphase (Wolff 1966) und das Schreien umfasst ein begleitendes Verhaltensmuster von Körperbewegungen. Dazu gehören angestrengte Gesichtsausdrücke, Bewegungen der Arme und Beine, Veränderungen im Muskeltonus, der Hautfarbe und ein Wechsel der Atemmuster (Clarici et al. 2002; Green et al. 1995; Lock 2000).

Neugeborene machen auch unwillkürliche „vegetative" Töne wie Grunzen, Hicksen, Rülpsen, Seufzen und Husten. Mit 3 Monaten jedoch wird die Stimmbildung willkürlicher. In diesem Alter fangen die Säuglinge ganz bewusst zu erforschen an, wie die selbstgemachten Töne mit der verkörperten Selbstwahrnehmung vom Atem, von den Empfindungen und Bewegungen zusammenhängen. Wenn Säuglinge „interessante" Töne entdecken, so wiederholen sie diese immer und immer wieder (Ley 1999). Jean Piaget, einer der Begründer der modernen Wissenschaft der Entwicklungspsychologie, machte genaue Untersuchungen an seinen eigenen drei Kindern, als sie im Säuglingsalter waren. Hier sind seine Beschreibungen von zwei seiner Kinder. Die Alter sind in Jahren; Monaten (Tagen) angegeben.

„(...) mit 0,2 (12) beginnt Lucienne nach dem Husten wieder, Spaß zu haben und zu lachen. Laurent bläst seinen Atem heraus und erzeugt einen unbestimmten Klang. Mit 0,2 (26) gibt er das Geläut seiner Stimme wieder, das für gewöhnlich sein Lachen begleitet, jedoch ohne Lachen und bloß aus purem phonetischem Interesse. Mit 0,2 (15) benutzt Lucienne ihre Stimme in ähnlichen Situationen." (Piaget 1952, S. 79)

Diese Säuglinge spielten mit der Stimme und damit, wie es sich anfühlte, Töne in ihrem Körper zu erzeugen. Ungefähr in diesem Alter sehen wir das Einsetzen vergnüglicher Klänge wie Gurren und Lachen (Langlois et al. 1980). Das Gurren (ooooh, ahhhh) entsteht in erster Linie aus vokal-ähnlichen Tönen. Das Plappern, das einige Monate später auftaucht, besteht sowohl aus Silben als auch aus Konsonanten (bababa, gagaga). Mit 6 Monaten sind Plapperlaute schon mit Bedeutung angefüllt, auch wenn die meisten Menschen wohl nicht in der Lage sind, das zu bemerken. Computeranalysen verschiedener Töne von Säuglingen zeigen, dass sich die Tonqualität differenziert, je nachdem, ob das Baby ein Objekt erkundet, ob es isst oder sich zu Wort meldet (Blake u. Fink 1987).

Das könnte nicht passieren, wenn sich die Säuglinge ihres Atems und ihrer stimmbildenden Muskeln nicht bewusst wären. Zunächst jedoch müssen sich Säuglinge einer sich schnell verändernden Anatomie anpassen. Zwischen der Geburt und dem 4. Monat füllt die Zunge des Säuglings den Großteil des oralen Hohlraumes aus, sodass nicht viel Platz für auditive Resonanz ist. Bis zum 4. Monat ist die Epiglottis (s. Abb. 7-4) mit dem weichen Gaumen im hinteren Bereich des Mundgewölbes in Kontakt und verhindert so das Verschlucken und Einatmen von Nahrung. Beginnend mit dem 4. Monat vergrößern sich die Mundhöhle und der Larynx (Kehlkopf). Die Epiglottis (Kehldeckel) bewegt sich weg vom weichen Gaumen. Das bedeutet, dass der Säugling mehr Luftdruck erzeugen kann und die Epiglottis nutzt, um den Luftstrom zur Ausformung von Konsonanten zu unterbrechen (Bosma 1975; R. D. Kent 1981).

Nochmal: Säuglinge müssen ohne jegliche begriffliche Selbstwahrnehmung die Verbindungen zwischen Klang und Bedeutung mithilfe ihrer verkörperten Gefühle entdecken. Das wird besonders wichtig am Anfang des 2. Lebensjahres, wenn Kleinkinder erstmals erkennbare Worte hervorbringen. Das Baby lernt,

Tab. 7-2 Die Beschaffenheit des neonatalen Weinens (alle Werte sind Sekundenangaben) (nach: Wolff 1966, S. 202ff.).

Phase des Weinens	Einfaches Weinen	Wütendes Weinen	Schmerzhaftes Weinen	Verärgertes Weinen
Exspiratorisch	0,62	0,69	3,83	2,67
Ruhe	0,08	0,20	3,99	0,07
Inspiratorisch	0,04	0,05	0,18	0,13
Ruhe	0,20	0,11	0,16	0,13

die gefühlte Verbindung zwischen den exterozeptiven Empfindungen einer Farbe, eines Klanges und eines taktilen Eindruckes zu verknüpfen. Mit dem interozeptiven Sinn dafür, wie es sich anfühlt, den Klang dieses Namens zu machen, lernt es, ein Objekt zu benennen, und gleichzeitig hört es sich selbst dabei zu. Über die Wahrnehmung mittels des Körperschemas weiß es, welche Körperteile bewegt werden müssen, um den Ton und die Aktion bezogen auf ein Objekt hervorzubringen, wie beim Ergreifen von etwas oder beim auf etwas Hindeuten (Gogate, et al. 2001; Zukow et al. 1982).

Auch frühes Sprechen verlangt die Fähigkeit, sich aller verkörperten Gefühle in Bezug auf die Koregulation mit Erwachsenen bewusst zu sein. Diese sprechen, deuten auf etwas, äußern Wünsche und engagieren das Kind in stimmlichen Spielen und Liedern. Mit Kindern kommunizieren bietet auch Erwachsenen eine gute Möglichkeit, sich auf die verkörperten Gefühle ihres eigenen Sprechens einzustellen. **Kindgerechtes Sprechen** (infant-directed speech – IDS) hat eine höhere Tonlage und überhöhte Kontraste zwischen hohen und tief gelegenen Tönen. Es ist melodischer als die Sprache, die an Erwachsene gerichtet ist. IDS kommt sogar in tonalen Sprachen wie im chinesischen Mandarin vor, bei der die Tonlage einer Silbe linguistische Bedeutung übermittelt (Grieser u. Kuhl 1988). Denn diese Sprachmerkmale entsprechen den Vorlieben des kindlichen Hörens (Colombo et al. 1995; Papousek et al. 1990). Die Erwachsenen können spüren, dass ihr eigener Körper die Töne macht, und können sehen, wie das Kind mit seinen eigenen Tönen auf diese Töne reagiert. Das ist der Anfang zwischenmenschlicher stimmlicher **Resonanz**.

IDS und die kindliche Stimmgebung wurden mit Poesie und Musik verglichen. Denn in ihnen ist ein poetisches Muster von Rhythmus, Takt, Melodie, Wiederholung, phonetischen Kontrasten und Ähnlichkeiten sowie eine musikähnliche Struktur zu finden (Miall u. Dissanayake 2003). Kleine Kinder sind sehr gut im Erkennen verschiedener Melodien und scheinen sich ihre eigenen musikalischen Vorlieben anzueignen. In einer Studie konnten 6 Monate alte Kinder den Unterschied zwischen zwei verschiedenen Passagen des gleichen Stückes von Schubert erkennen (Mélen u. Wachsmann 2001). Sie können die Unterschiede zwischen einfachen Melodien wiedererkennen und ihr Verhalten entsprechend verändern (Trehub 2003). Konsonante Musik bewirkt, dass sie zum Ton hinschauen, ruhiger werden und aufmerksam zuhören (Zentner u. Kagan 1998). Dissonante Klänge bewirken das nicht. Kleinkinder ziehen Lieder vor, die direkt zu ihnen mit einem liebevollen Ton in der Stimme gesungen werden. Verglichen dazu sind vom Band gespielte Lieder weniger interessant für sie (Trainor 1996; Trainor et al. 1997). Sie richten mehr Aufmerksamkeit auf ihren eigenen Körper, wenn ihnen Schlaflieder vorgesungen werden (Rock-A-Bye Baby), und mehr Aufmerksamkeit auf den Sänger, wenn ihnen Spiellieder vorgesungen werden (Eensy-Weesy Spider) (Rock et al. 1999).

Kleinkinder können auch Körperbewegungen und Vokalisationen zum Takt der Musik machen (Phillips-Silver u. Trainor 2007). Das Körpergefühl für Musik bleibt bis ins Erwachsenenalter erhalten.

„Worum es auch immer bei der Musik geht, sie handelt natürlich vom Körper. Musik ist immer eine körperliche Praxis. Wenn wir eine musikalische Vorstellung hören, ‚denken' wir nicht einfach, wir ‚hören' nicht einfach, wir nehmen mit unseren ganzen Körpern teil. Wir spielen sie, stellen sie dar. Wir fühlen Melodien in unseren Muskeln, genauso wie wir sie in unseren Gehirnen verarbeiten. Vielleicht genauer gesagt: Unsere Gehirne verarbeiten sie als Melodien nur bis zu dem Maße, wie unsere körperlichen Schemata das möglich machen." (Bowman 2000, S. 50)

Dieses Zitat weist auf die Propriozeptoren und Ergozeptoren in den Muskeln, der Haut und den sensorischen Organen hin, die am verkörperten Engagement mit der Musik teilhaben. Musik erzeugt ausgeprägte physiologische und Bewegungsreaktionen wie Kälteschauer, Gänsehaut, Klopfen, Tanzen und Fingerschnalzen. Diese sind mit „guten" neuronalen Stoffen wie Oxytozin und parasympathischer Aktivierung assoziiert, die mit dem Einsetzen von Entspannung einhergehen (Burns et al. 1999; Grewe et al. 2007; Panksepp u. Bernatzky 2002). Emotionen können wie durch Filmmusik visuell übertragen und gefördert werden (Baumgartner et al. 2006).

Emotionen, die in der Musik übertragen werden, fallen in drei umfassende Kategorien, die von Zuhörern aus verschiedenen Kulturen beurteilt wurden. Die erste ist *Erhabenheit* im Sinne von Wunder, Transzendenz, Zärtlichkeit, Sehnsucht und Friedlichkeit. Die zweite ist *Vitalität* mit dem Gefühl von Kraft und Freude, die einen veranlasst, aufzustehen und zu tanzen. Die dritte Kategorie ist *Unruhe,* die von einem Gefühl der Anspannung und Traurigkeit kommt. Manche Musik ruft vielleicht eher eine Art von Gefühl hervor als eine andere (Zentner et al. 2008). Das Erleben all dieser Emotionen setzt voraus, dass der Zuhörer in einem Zustand des **Engagements** oder der **normalen Absorption** mit der Musik ist.

Diese drei Typen musikalischer Emotionen korrespondieren direkt mit verkörperten Muskelzuständen und dem Atem. Erhabenheit ist verwandt mit entspannter Atmung und entspannten Muskeln, Unruhe mit Muskelanspannung und mühevoller Atmung. Vitalität scheint mit dem Einsatz körperlicher Anstrengung, jedoch ohne Bedrohung, zu korrespondieren. Von dort kann der Körper zur charakteristischen Balance der sympathischen und parasympathischen Aktivierung im entspannten Zustand des Engagements zurückkehren.

Das Kernstück dieser Forschung zeigt, dass Klangerzeugung und Musikmachen an ähnliche neurophysiologische Bahnen geknüpft sind. Sie entstehen in der Kindheit und bleiben das ganze Leben lang bestehen. Es sind die gleichen Bahnen wie für die Interozeption und Emotionalität. Die Muskeln der Stimmbänder werden durch die gleichen motorischen Bahnen reguliert wie die des interozeptiven, emotionalen und des neuronalen Netzwerkes des Körperschemas: über den Motorkortex, das supplementäre motorische Areal, den ACC, Thalamus, die Insula, Amygdala, präfrontale emotionale Areale sowie die mittleren und unteren Hirnstammzentren (Brown et al. 2006; Kent 1984; Kleber et al. 2007).

Hieraus lässt sich ableiten, dass die ursprüngliche und eigentliche Funktion der Klangerzeugung darin besteht, Emotion auszudrücken und Emotionen mit anderen zu teilen (Panksepp u. Bernatzky 2002).

Wachrufende Sprache im subjektiven emotionalen Augenblick

Zum Zwecke der Kommunikation des ganzen Spektrums menschlicher Emotionen nutzen stimmliche Musik, Poesie, Theater, Film und Geschichtenerzählen das vom Atem getragene gesprochene Wort.

Anders als bei der begrifflichen Selbstwahrnehmung, die sich auf die bewertende Sprache konzentriert, kann die wachrufende (evozierende) Sprache genutzt werden, um die interozeptive und emotionale Selbstwahrnehmung zu fördern.

Die besten Therapeuten, die in ihrer Arbeit die verkörperte Selbstwahrnehmung fördern und die in diesem Buch besprochen wurden, setzen wachrufende Sprache ein. Bei der **wachrufenden Sprache** werden Worte gewählt, die mit der gefühlten Erfahrung im Einklang sind.

Wenn Worte „uns erreichen", werden sie als „wahr", „tief" und „kraftvoll" gefühlt. Worte, die von der eigenen verkörperten Selbstwahrnehmung des Therapeuten wachrufend gesprochen werden, können Gefühle fördern und verstärken.

Die Fälle, die in diesem Buch vorgestellt wurden, machen die Besonderheit dieses Sprachgebrauchs deutlich. Denn wachrufende Worte, die im Verlauf einer Behandlung geäußert werden, sind für den Praktizierenden, der sie spricht, oftmals selbst überraschend und werden als etwas Unerwartetes erlebt. Sie entstehen nicht aus logischen Überlegungen, sondern stammen aus dem ungezähmten, nicht unterdrückten Fluss der verkörperten Selbstwahrnehmung.

Vorsicht ist geboten: Worte können eine Person leicht aus ihrer verkörperten Erfahrung herausnehmen und in ihre begrifflichen Gedanken und Beurteilungen über sich selbst hineinbringen. Schauspieler, Sänger, Geschichtenerzähler und Therapeuten, die auf die verkörperte Wahrnehmung fokussieren, können Menschen nur erreichen, wenn ihre Stimme ihre eigenen Emotionen exponiert, die sie nahe an die verletzlichsten Zustände ihres Seins bringen.

Sexualität und Sinnlichkeit auf der Bühne oder im Film darzustellen, verlangt vom Darsteller, sich buchstäblich oder symbolisch auszuziehen oder sich vor einem Publikum mit seinen oder ihren persönlichen oder privaten Empfindlichkeiten zu exponieren, die ansonsten für eine intime Bindungsbeziehung reserviert sind. Das ist nicht weniger wahr für einen friedliebenden Darsteller oder Schriftsteller, der einen Mörder oder Sadisten darstellt oder beschreibt. Irgendwo im Inneren seines Selbst kann er in der verkörperten Selbstwahrnehmung unterdrückte Wut oder Hass antreffen, Gefühle, die ansonsten vielleicht beschämend oder dissonant für das eigene Selbstkonzept sind.

Auch Therapeuten, die die Selbstwahrnehmung fördern, müssen fähig sein, die Emotionen ihrer Klienten und Auszubildenden in sich selbst zu identifizieren. Vom Auszubildenden kann nur in dem Maße erwartet werden, unterdrückte Gefühle aufzudecken, in dem es der Ausbilder selbst kann. Sicherlich ist diese Fähigkeit, Verborgenes ohne Selbstbewusstheit aufzudecken, der Grund, warum wir besondere Künstler lieben und warum Menschen begabte Therapeuten der Selbstwahrnehmung suchen.

Lauschende Berührung von den sanften Händen eines Therapeuten zu erfahren, erlaubt dem Klienten, tiefer in sich selbst hineinzufühlen.

Sanfte Hände drücken die ungeschützte Verletzlichkeit der Therapeuten aus, mit denen sie für die Gefühlszustände und Emotionen des Klienten offen sein können, um diese zu empfangen (Rosen 2003). Bei den Methoden verkörperter Selbstwahrnehmung können Worte in einer Tonlage gesprochen werden, die die Emotionen des Sprechers in dem Moment ausdrückt, in dem die Worte sich anschicken, den Zuhörer zu berühren.

„Therapeuten benutzen Worte, um Menschen zu berühren, wir benutzen unsere Hände, um Menschen zu berühren, zusammen benutzen wir unsere Worte und Hände, um Menschen zu berühren" (Rosen 2003, S. 20ff.).

Jedes Mal wenn ein Therapeut oder ein Darsteller diese tiefe emotionale und wachrufende Art des Stimmgebrauchs einsetzt, ist es, als spreche er zum allerersten Mal. Hierin liegt die Essenz vom Konzept des *Geistes des Anfängers* im *Zen* oder des *Shoshin* im Japanischen. Der Geist des Anfängers repräsentiert eine Haltung von Offenheit und Verletzlichkeit, bei der im Moment des Kontaktes mit einer Person oder einem Objekt nicht bewertet wird. „Für den Therapeuten ist es das Beste, jede Sitzung im Geist des Anfängers zu beginnen, denn wenn Patienten wiederkommen, ist das ein neuer Anfang, und eine neue Erfahrung wird aufkommen" (Rosen 2003, S. 37).

Das Konzept des Anfängergeistes basiert auf der Erlaubnis des Erwachsenen, mehr Kind sein zu dürfen, aufnahmebereiter, weniger bewertend, unschuldiger und bewusster sein zu dürfen. Kinder zwischen 1,5 und 4 Jahren gebrauchen als Sprachanfänger Worte genau auf diese Weise. Jedes Mal, wenn vom lernenden Kind ein Wort geäußert wird, ist es mit Emotion beladen und wird in Körperbewegung und stimmlichem Klang ausgedrückt. Es wird jedes Mal gesprochen, als sei es neu (Tabelle 7-3).

Während dieser Altersphase lernen Kleinkinder die Worte für Empfindungen und Emotionen der verkörperten Selbstwahrnehmung, Worte wie sich schläfrig

Tab. 7-3 Sprachgebrauch von Kleinkindern zwischen 1,5 und 4 Jahren zu ihrem inneren Zustand (nach: Bretherton et al. 1986).

Innerer Zustand	Kleinkindsprache
Glücklich	• „Ich gebe eine Umarmung. Baby glücklich sein." • „Ich jetzt nicht weinen. Ich glücklich." • „Mami geht es gut."
Traurig	• „Ich gefallen. Ich weinen." • „Katie kein glückliches Gesicht. Katie traurig."
Verletzt	• „Ich verletze deine Gefühle, weil ich gemein zu dir war." • „Ich fühle mich schlecht. Mami, Bauch tut weh."
Angst	• „Es ist dunkel. Ich habe Angst." • „Ich Angst vor Hai. Schließe meine Augen."
Wut	• „Oma böse. Ich auf die Wand geschrieben." • „Mami böse auf dich." • „Ich böse mit dir Papa. Ich gehe weg. Auf Wiedersehen."
Schlecht	• „Ich böses Mädchen. Ich meine Hosen nass gemacht." • „Lisa nicht nett zu mir. Lisa böse."
Liebe	• „Ich liebe Mami. Ich will Mami halten."

fühlen („gute Nacht gehen"), Geschmack („mhh"), Schmerz („aua"), Erholung („Kuss besser") und viele andere Körperzustände (Dunn et al. 1987; Taumoepeau u. Ruffman 2008). Sie lernen auch Worte für das Selbst, wie *mein*, *mich* und *ich* (Levine 1983; Lewis u. Ramsay 2004). Diese Worte sind nicht einfach nur symbolische Abstraktionen, es sind Gefühle in Klang übersetzt. Das kann nicht in einem Buch abgebildet werden, also nehmen Sie sich die Zeit, und hören Sie einem Kleinkind zu, wie es spricht. Achten Sie auf die interpunktierte Betonung der Worte und Silben, den Gesichtsausdruck und die Körperbewegungen.

In der Stimmgebung (Vokalisierung) ist die Stimme an den Atem gekoppelt und ebenso verbunden mit Körperbewegungen und Gesten. Mit ungefähr 6 Monaten, zur Zeit des Brabbelns, können wir sehen, wie kleine Kinder beginnen, sich zu bewegen, während sie Töne machen. Das Wiederholen von Silben beim Brabbeln und bei anderem Stimmenspiel wird mit rhythmischen Bewegungen der Hände, Arme und Beine koordiniert (Iverson u. Fagan 2004). Besonders überraschend ist, dass taube Kinder mit ihren Händen brabbeln. Sie wiederholen Bewegungen wie das Öffnen und Schließen der Hand oder machen winkende Bewegungen, um aktiv zu erforschen, und nicht, um etwas zu vermitteln. Untersuchungen an nicht tauben Kinder ergaben das gleiche Muster manuellen Brabbelns (Petitto et al. 2004). Blinde Erwachsene benutzen sogar Gesten, wenn sie zu anderen blinden Erwachsenen sprechen, um ihre Rede zu unterstreichen (Iverson u. Goldin-Meadow 2001).

Bis zum Alter von 3 bis 4 Jahren sind in der kindlichen Rede keine autobiografischen Erzählungen zu beobachten. Auch wenn Kinder in diesem Alter noch eine Menge Hilfe von Erwachsenen brauchen, können sie dann schon über sich in der Erzählform sprechen und Ereignisse aus ihrer Vergangenheit berichten. Jedoch sind in diesem Alter und wahrscheinlich bis in die Adoleszenz die kindlichen autobiografischen Erzählungen nicht in erster Linie Ausdrücke begrifflicher Selbstwahrnehmung. Sie werden stattdessen von einer wachsenden begrifflichen Selbstwahrnehmung hervorgebracht. So bildet sich die Fähigkeit heraus, sich selbst einer Kategorie als Junge oder Mädchen oder einer religiösen Zugehörigkeit zuzuordnen. Die sich entwickelnde begriffliche Selbstwahrnehmung ist zu dem Zeitpunkt normalerweise mit der verkörperten Selbstwahrnehmung in der subjektiven emotionalen Gegenwart und der subjektiven emotionalen Vergangenheit verbunden.

Die Fähigkeit, seine verkörperte Selbstwahrnehmung im Kontext begrifflicher Selbstwahrnehmung und in Beziehungen zu anderen auszudrücken, wird **Stimme** genannt. Sie geht einher mit dem Gefühl, der Verfasser des Ausdruckes vom eigenen **Echten Selbst** zu sein: das Gefühl vom Selbst mit Aufrichtigkeit und Vertrauen in einer Weise zu sprechen, die mit verkörperten Gefühlen im Einklang ist (Bakhtin 1981; Day u. Tappan 1996). Zu oft verlieren wir unsere wahre Stimme, weil unsere Gefühle als unzulässig bewertet werden und daher unterdrückt werden müssen.

Eine Stimme zu haben, seine Stimme zu finden, ist die Fähigkeit, verkörperte Selbstwahrnehmung in Worte zu fassen, die mit dem Selbst und anderen mitschwingt. Die in Methoden verkörperter Selbstwahrnehmung (s. Tab. 1-1, S. 21) angewandte wachrufende Sprache ist darauf ausgerichtet, dem Klienten zu helfen, seine wachrufende Sprache selbst zu entwickeln, um die Wahrheit des subjektiven emotionalen Augenblickes auszudrücken.

Das Sich-Erinnern und die Autobiografie

Autobiografische Erzählungen beinhalten immer verbale Berichte vergangener Ereignisse. Das wirft die Frage auf, wie wir die Vergangenheit erinnern und wie vergangene verkörperte Erfahrung in Sprache übersetzt wird. Das Alter zwischen 1,5 und 4 Jahren markiert das Erscheinen verbalen autobiografischen Erinnerns. Angenommen Kinder in diesem Alter lebten hauptsächlich in einer Welt verkörperter interozeptiver und emotionaler Erfahrung und ihre ersten Worte würden vor allem emotionale Zustände wachrufen. Können sie die Erzählung nutzen, um diese Erfahrung einzufangen?

Die meisten Menschen haben keine autobiografischen Erinnerungen vor dem 3. oder 4. Lebensjahr, was als infantile Amnesie bekannt ist. Als Erwachsene schlüsseln wir Erfahrung sprachlich auf. Vor diesem Alter hatten wir eine nur begrenzte Fähigkeit, eine sprachliche Erzählung für eine emotionale Erfahrung zu konstruieren. Was passiert mit allen diesen präverbalen kindlichen Erfahrungen im Gedächtnis? Kann ein 4- oder 5-jähriges Kind noch etwas in Erzählform erinnern oder nacherzählen, das ihm geschah, als es 1 Jahr alt war?

Diese Fragen haben entscheidende Konsequenzen für die Arbeit mit der unterdrückten Selbstwahrnehmung von Menschen mit frühem Trauma. Es gibt oft eine Amnesie für die eigentlichen Ereignisse, die während des Traumas passiert sind und die teilweise auf der Unterdrückung von Schmerz und Bedrohung basiert. Wie kann die Sprache des Therapeuten genutzt werden, um diese Menschen zurück in die verkörperte Selbstwahrnehmung der Gegenwart und der Vergangenheit zu bringen?

Das Gedächtnis wird in der Forschung typischerweise in das autobiografische und das prozedurale Gedächtnis eingeteilt. Im **autobiografischen Gedächtnis** sind wir in der Lage, über ein Ereignis, das uns in der Vergangenheit geschah, nachzudenken und zu berichten. Es gibt eine Geschichte zu erzählen: Erst passierte das, dann jenes, dann noch diese andere Sache. Die Geschichte hat einen Platz in Zeit und Raum und ist typischerweise emotional auf Distanz gehalten. Autobiografische Erinnerungen (auch deklaratives, explizites, semantisches oder episodisches Gedächtnis genannt) werden vom **Hippocampus** organisiert (s. Abb. 5-2, S. 140, u. 5-3, S. 141). Der Hippocampus ist eine hufeisenförmige oder der Form eines Seepferdchens ähnliche Struktur (Hippocampus bedeutet auf Latein „Seepferdchen"), die das limbische System umgibt. Vermutlich hilft er bei der mentalen Organisation der sensorischen Eindrücke in kohärente „Ereignisse" mit Anfang, Mitte und Ende und mit erinnerter räumlicher Zuordnung und Gliederung (Eichenbaum u. Cohen 2001; Morris 2007; Moscovitch et al. 2005).

Viele Menschen bezeichnen das limbische System als den „emotionalen" Teil des Gehirns. Der Ort des Hippocampus im limbischen System und seine Rolle im Erkennen von Raum und Abläufen zeigt, dass das limbische System nicht einfach nur mit Emotionen in Beziehung steht.

Der Thalamus im Zentrum des limbischen Systems spielt eine wichtige Rolle in der sensorischen und motorischen Kontrolle, während der Hypothalamus viele der autonomen Körperfunktionen wie die Verdauung und Atmung reguliert. Das limbische System ist demzufolge praktisch bei allen Gehirn- und Körperfunktionen beteiligt und nicht nur beim Affekt. Damit wir eine verkörperte Selbstwahrnehmung von Emotionen haben können, brauchen wir zusätzlich den präfrontalen Kortex und die Insula, sie sind beide Teil des Neokortex. Für den Ausdruck von Emotionen brauchen wir die prämotorischen und motorischen neokortikalen Areale. Zur Wahrnehmung der Emotionen von anderen Menschen brauchen wir die Netzwerke des Körperschemas in den Spiegelneuronen des parietalen Kortex. Um verkörperte Selbstwahrnehmung vollständig zu verstehen, müssen wir vom Denken in Modulen abrücken. Wir müssen lernen zu akzeptieren, dass das (ganze) Gehirn und der (ganze) Körper von dynamischen Systemen und komplexen neurophysiologischen Netzwerken umspannt wird.

Das **prozedurale Gedächtnis** ist im Gegensatz zum hippocampal regulierten autobiografischen Gedächtnis hauptsächlich nonverbal. Prozedurale Erinnerungen werden auch motorisches, visuelles oder implizites Gedächtnis genannt. Anstatt als Geschichten über das Selbst können prozedurale Erinnerungen als das Gedächtnis „der Wege, etwas zu tun und Dinge zu spüren" beschrieben werden (Kolers u. Roediger 1984). Das Wiedererkennen eines Gesichtes, die Erinnerung, Fahrrad oder Auto zu fahren und zu tanzen oder zu singen, sind alles Beispiele aus dem prozeduralen Gedächtnis. Diese Erinnerungen unterstreichen unsere Fähigkeit vom Handeln in der Welt auf der Basis dessen, was wir in der Vergangenheit gelernt haben. Sie brauchen jedoch nicht sprachlich verschlüsselt zu sein und sind es typischerweise auch nicht.

Aus der Perspektive der dynamischen Systeme sind sowohl das autobiografische als auch das prozedurale Gedächtnis über die vier Teile der neuronalen Netzwerke für die Selbstwahrnehmung organisiert (s. Abb. 5-6, S. 147). Die Erinnerungsspuren als permanente erfahrungsabhängige Veränderungen interneuronaler Verbindungen sind über diese Netzwerke verteilt und nicht an irgendeinem Ort abgelegt. Der Hippocampus hilft, Erfahrungen in „Ereignisse" mit einer kohärenten Geschichtenstruktur in Zeit und Raum zu verknüpfen und arbeitet mit den neuronalen Netzwerken der Selbstwahrnehmung zusammen (Conway et al. 1999; Fink et al. 1996; Wheeler et al. 1997). Die emotionale Distanz zur erlebten Vergangenheit beim Erzählen autobiografischer Geschichten ist mit einer relativen Deaktivierung der emotionalen Areale des Gehirns verbunden (Levine et al. 2004). Das autobiografische Gedächtnis ist daher eine Form der **begrifflichen Selbstwahrnehmung**.

Die dynamische Perspektive des Gehirns als System wird durch Forschungsbeobachtungen unterstützt. Diese zeigen die sensorischen, prämotorischen, motorischen und parietalen Kortexareale, wie sie sowohl bei der Interozeption als auch im Körperschema bei der Durchführung einer bestimmten Handlung beteiligt sind. Sie werden erneut aktiviert, wenn die Person aufgefordert wird, diese Aktion zu einem späteren Zeitpunkt zu wiederholen. Prozedurale Erinnerungen von Empfindungen wie von Musik, Bildern und Berührungen aktivieren die relevanten Bereiche der sensorischen Kortexareale. Prozedurale Erinnerungen koordinierter Aktionen aktivieren die prämotorischen, motorischen und parietalen Regionen, die an der Wahrnehmung von Bewegung und Körperlage beteiligt sind (Goldberg et al. 2006; Nyberg et al. 2001; Wheeler et al. 2000). Mit anderen Worten: Prozedurale Erinnerungen werden in den Körperteilen gefühlt, die durch efferentes Feedback aus diesen sensorischen und motorischen Gehirnregionen aktiviert werden. Das braucht nicht unbedingt so zu sein, oftmals sind solche Erinnerungen nicht Teil von jemandes verkörperter Selbstwahrnehmung. Weil prozedurale Erinnerungen aber an diesen neuronalen Netzwerken teilhaben, kann man sich dieser durch Schulung und Übung bewusst werden und dieses Bewusstsein nutzen, um alte prozedurale Verhaltensweisen zu ändern.

Das autobiografische Gedächtnis hat im Übrigen meist eine prozedurale Komponente. Beim Erzählen einer Geschichte zu einem vergangenen Ereignis gestikulieren Menschen oft und bewegen ihren Körper, um eine Richtung, Handlung und Empfindung anzuzeigen, die ein Teil der ursprünglichen Erfahrung gewesen ist. Damit zeigen sie, dass die interozeptiven und Körperschema-Netzwerke sogar dann beteiligt sind, wenn die Erinnerung verbalisiert wird (Kolers u. Roediger 1984).

Das Gleiche gilt für eine Emotion. Das Erleben jeder Emotion wird diese Emotion an Erinnerung binden, zusätzlich zur Verknüpfung mit Empfindungen, Handlungen und Plätzen (LeDoux 2002). Der Grund dafür ist, dass eine Emotion über folgende Areale schon an die interozeptiven und Körperschema-Netzwerke gebunden ist: über den präfrontalen Kortex (besonders den orbitofrontalen Kortex [OFC], der an lustvoller [hedonischer] Bewertung beteiligt ist), den anterioren cingulären Kortex (ACC), das cinguläre motorische Areal (CMA) und über den prämotorischen Kortex, der an emotional begründeten Plänen und Handlungsbedürfnissen beteiligt ist; außerdem über die Insula, die an der Organisation und Repräsentation von Erfahrung in eine wiedererkennbar gefühlte Emotion beteiligt ist (s. Kap. 2.2 u. 3.2).

So wie die verkörperte Erfahrung an emotionale Einheiten in der Insula gebunden ist, ist die Zeit- und Rauminformation an die Ereignisse im Hippocampus gebunden. Die Folge für die verschiedenen Gehirnkreisläufe auf die emotionale Bindung im Vergleich zur Ereignisbindung ist die, dass emotionale Erinnerungen eher prozeduralen Erinnerungen ähneln als autobiografischen Erinnerungen: Emotionale Erinnerungen sind eher verkörperter und Erinnerungen zu Ereignissen sind eher begrifflicher Natur (Craig 2008; Eichenbaum u. Cohen 2001). Das erklärt, warum sich Menschen nicht autobiografisch an ihre Erfahrungen der frühen Kindheit erinnern können.

Hat der Hippocampus ungefähr im Alter von 4 Jahren erst einmal die Eigenschaft entwickelt, Erfahrungen zu organisieren und zusammenzuhalten, und werden erst einmal zusammenhängende Erzählungen erschaffen, wird das Kind in die Lage versetzt, mit Erwachsenen sprachlich in einen Dialog über die Vergangenheit zu treten. Das führt zur weiteren Entwicklung von Erzählfertigkeiten und der erfahrungsabhängigen Ausbildung des Hippocampus, was wiederum zu mehr Gesprächen führt, mit dem Ergebnis, dass sich Geschichtenerzählen sowohl für Erwachsene als auch für die Kinder sehr lohnt. Im Laufe der Zeit nimmt Sprache dann den Raum ein, der für die Welt der Empfindung und Emotion steht. Es kommt zu einem Rückgang der verkörperten Selbstwahrnehmung zugunsten der sozial eher belohnten begrifflich-linguistischen Selbstwahrnehmung (Fivush et al. 1995; Harley u. Reese 1999; Peterson et al. 2005; Simcock u. Hayne 2003). Anders ausgedrückt: Wir werden weniger kindlich, weniger emotional, weniger spontan, mehr begrifflich, wenn wir alt werden.

Erinnerung an Bedrohung und Sicherheit

Autobiografische Erzählungen können jedoch in wachrufender Sprache ausgedrückt werden. Das autobiografische Gedächtnis und die Sprache des inneren Zustandes hängen mit der Geschichte von Bedrohung und Sicherheit zusammen. Kinder, die eine sicherere Bindung zu ihrer Mutter und ihrem Vater haben, führen detailliertere Gespräche über Gefühlszustände mit ihnen. Sicher gebundene Kinder sind emotional expressiver in ihren ersten Worten, Sätzen und Körperbewegungen. Sie haben ein ganz besonders differenziertes Vokabular für ein breites Spektrum von Emotionen und interozeptiven Zuständen (Asendorph et al. 1996; Fivush 1991; Pasupathi 2001; Pipp et al. 1993; Zahn-Waxler et al. 1992).

Kleine Kinder mit unsicherer Bindung sind weniger in der Lage, über Emotionen zu sprechen. Wenn sie Emotionen erwähnen, sprechen sie am ehesten über ihre negativen anstatt über die positiven Gefühle und haben höhere Kortisolspiegel in Ruhe als Kinder in sicheren Bindungen (Lemche et al. 2004, 2007). Im Vergleich zu Gleichaltrigen ohne Missbrauchserfahrungen benutzten Adoleszenten mit einer Kindheitsgeschichte von Gewalt zwischen den Eltern oder körperlichem oder sexuellem Missbrauch weniger Worte im Gespräch über Konflikte oder negative Situationen. Diese Kinder beschreiben frühere schwierige Erfahrungen mit sehr allgemeinen Begriffen und wenig detailliert (Dagleish et al. 2003; Greenhoot et al. 2005). Erwachsene, die in ihrer Rede über sich selbst wenige emotionale Worte verwenden, haben höhere Spiegel von Ängstlichkeit und Depression und eine schlechtere körperliche Gesundheit (Pennebaker u. Beall 1986).

Diese Ergebnisse lassen Folgendes vermuten: Die Unterdrückung von Emotionen und die Worte zur Beschreibung solcher Emotionen stammen aus früheren emotionalen Ereignissen, die von einem Bedrohungsgefühl begleitet waren, gleichzeitig fehlte eine andere Person, mit der die Emotionen hätten geteilt werden können (Ebeling et al. 2001).

Diese Wirkung geht über das autobiografische Gedächtnis hinaus. Kinder, die von schwierigen und nicht sorgenden Beziehungen mit Eltern berichteten, hatten höhere Spiegel von Angst und Stress und schwächere Leistungen in mündlichen Präsentationen im Grundschulunterricht (Sideridis u. Kefetsios 2008). Für solche Kinder kann voraussichtlich jede Situation empfundener Bedrohung ihren Atem und ihre Stimme einschränken.

Es sieht so aus, dass eine wachrufende Sprache einen entscheidenden Anteil an der Gesundheit und dem Wohlergehen von Kindern und Erwachsenen hat. Wenn wir nicht über unsere Gefühle sprechen können, bleiben diese Gefühle unterdrückt, was mit der Zeit erhebliche Konsequenzen für unseren Körper hat.

Im Fall von Peter (s. Fallbericht 5-2, S. 165) entwickelte sich mit seiner Mutter im ersten Lebensjahr eine mangelnde koregulierte emotionale Kommunikation, worauf er mit Vermeidung und Muskelanspannung reagierte. Der Arbeitsverlust des Vaters, der die Familie unter Druck setzte, wurde überwunden, als Peter 18 Monate alt war. Als er 2 Jahre alt war, war seine Mutter entspannter und gab Peter mehr Raum für Eigeninitiative, um seine eigenen Emotionen zu fühlen. Als Peter 2 und 3 Jahre alt war, erschien er nach unseren Beobachtungen emotional ausdrucksfähig mit den typisch melodischen Konturen des Tonfalles bewegter kindlicher Sprechweise. Er machte auch emotional lebhafte Töne wie Seufzer und Gezwitscher.

Es schien, dass sich Peter und seine Mutter erholt hatten und dabei waren, ihren emotionalen Kontakt wiederherzustellen, den sie im ersten halben Jahr von Peters Leben erfahren hatten. Das einzige Anzeichen ihrer früheren Schwierigkeiten war, dass Peter sogar im Alter von 3 Jahren immer noch die Augen beim Lächeln zusammenkniff. Ein freudiges Lachen über das ganze Gesicht verteilt wird vom Anheben der Wangen und dem Kräuseln der Augenwinkel begleitet. Dieser Ausdruck wird von den äußeren Anteilen der zirkulären Muskeln des Orbicularis oculi um die Augen herum ausgeführt und lässt sie wegen der Aufwärtskontraktion der Wangenmuskeln im Ergebnis geschlossener erscheinen. Beim Augenkneifen ist jedoch der *innere* Anteil des Musculus orbicularis oculi beteiligt. Durch dessen Muskelbewegungen wird der optische Zugang zur Welt verschlossen. Peter unterdrückte scheinbar immer noch etwas von seiner Freude.

Die spontane Erholung von Peter und seiner Mutter stimmt hoffnungsvoll und reflektiert die Tendenz von Bindungsbeziehungen, sich selbst erneuern zu können, wenn Liebe und Sicherheit Vorrang vor Bedrohung haben (Shorey u. Snyder 2006). Das einzige Wort, das diese Möglichkeit vollständig beschreibt, ist *Erlösung*.

Es ist wichtig, zu erkennen, dass durch die Erlösung frühere Verletzungen überwunden werden können. Trotzdem dauert es vielleicht lange Zeit, bis ein komplettes Gefühl von Sicherheit und Vertrauen in intime Beziehungen zurückkehrt, solange, bis jede Person ihre Fähigkeit zurückgewinnt, ehrlich alle ihre Gefühle mit dem anderen zum Ausdruck zu bringen.

Sowohl angstvolle und schmerzhafte Erinnerungen, besonders wenn sie traumatisch erlitten wurden, als auch Erinnerungen an Sicherheit haben eine besondere Qualität. Sie heben sich vom prozeduralen und autobiografischen Erinnerungsvermögen ab. Angsterinnerungen können im subjektiven emotionalen Augenblick sehr lebendig werden, auch wenn die erinnerten Ereignisse vielleicht dutzende Jahre zuvor geschehen sind. Das war der Fall bei Joans Erinnerungen an den Missbrauch durch den Bruder (s. Fallbericht 5-1, S. 153). Diese kamen auf, als sie begann, aus ihrem dissoziativen Zustand „herauszukommen". Solche

Erinnerungen können im gegenwärtigen Augenblick so real erscheinen, dass sie aus sich selbst heraus zu Quellen der Angst, Bedrohung und Unterdrückung werden und zu weiterer Dissoziation führen. Darum müssen sie klinisch erkannt werden, und es ist wichtig, sich ihnen mit der Unterstützung von beruhigenden Ressourcen langsam anzunähern.

Warum sind Erinnerungen an Sicherheit und Bedrohung anders? Erinnerungen an Sicherheit und Bedrohung sind über das neuronale Netzwerk aneinander gebunden und werden so im Gedächtnis behalten (s. Abb. 5-3, S. 141). Das bedeutet, dass diese Erinnerungen auch am größeren neurochemischen Netzwerk, wie in Abbildung 5-4 (S. 142) gezeigt wird, beteiligt sind. Außerdem haben sie teil an den interozeptiven und Körperschema-Bahnen, die wiederum andere Arten von Erinnerungen formen (Amorapanth et al. 2000; Frankland et al. 2004; Grove et al. 1997; Kim u. Gorman 2005; Liberzon et al. 2003; Packard u. Cahill 2001).

Bedrohung aktiviert nicht nur neuronale Netzwerke, sondern auch Stresshormone, endogene Opiate und Zytokine. Nun können wir beginnen, zu erkennen, dass Erinnerung an Bedrohung vielleicht auf eine sehr andere Art als vom autobiografischen und prozeduralen Gedächtnis erfahren wird. Sicherheit aktiviert sowohl parasympathische und stärkende Bahnen als auch Hormone wie Oxytozin. Wir haben bereits angedeutet, dass die neurochemischen Stoffe, die ins Blut, in die Lymphe und neuronalen Bahnen ausgeschüttet werden, schließlich zum Gehirn zurückkehren und seine Struktur und Funktion verändern können. Diese Veränderungen erklären auch die Unterschiede zwischen Sicherheits- und Bedrohungserinnerungen und zu anderen Erinnerungsformen (Débiec u. LeDoux 2006; van der Kolk 1996).

Die Forschung hat gezeigt, dass neurochemische Stoffe wie Neurotransmitter, Hormone und Opioide aus fortdauernder Bedrohung die normalen Funktionen für Sicherheit, Bedrohung und die Areale der Selbstwahrnehmung des Gehirns zerstören oder beeinträchtigen. Hierbei spielt es keine Rolle, ob diese von psychosozialen oder körperlichen Stressoren ausgehen (McGaugh et al. 1996; Pecoraro et al. 2006; Post et al. 1998). Die Amygdala reagiert dann übersensibel auf die Umwelt und sieht Bedrohung, auch wenn zum gegenwärtigen Moment keine da ist. Die gesamte HPA-Achse wird überreaktiv. Das führt zur Überempfindlichkeit für Bedrohung, weil die Amygdala, der Hippocampus und der präfrontale Kortex durch das Kortisol besonders empfänglich für Veränderungen sind. Die Übersekretion von Kortisol erschöpft auf Dauer die Nebennierenfunktion, sodass zu wenig Kortisol ausgeschüttet wird und es zur **Nebenniereninsuffizienz** kommt. In diesem Zustand verfügt das Individuum nicht mehr über genügend Ressourcen, um mit einfachen alltäglichen Aufgaben fertig zu werden. Stress, Schmerz, Überempfindlichkeit und Erschöpfung sind die Folge (Fries, Hesse et al. 2005; Ostrander et al. 2006).

Der ventromediale präfrontale Kortex (VMPFC) wird bei fortdauernden Bedrohungszuständen von den gleichen neurochemischen Stoffen beeinträchtigt. Wir haben gesehen, dass damit die Fähigkeit abnimmt, in die verkörperte Selbstwahrnehmung im subjektiven emotionalen Augenblick zu kommen. Wie oben erörtert, folgt daraus wiederum eine Neigung, Gefühle zu unterdrücken und zu dämpfen, und auch die Disposition, von ängstigenden Ereignissen sehr schnell eingenommen zu werden (Maroun 2006; Tucker 2001).

Letztendlich kann die zelluläre Struktur des Hippocampus auf verschiedene Weise erheblich beeinträchtigt werden. Eine Möglichkeit ist die Zerstörung der Gehirnstruktur. Das Individuum ist dann nicht mehr in der Lage, Erinnerung in Ereigniseinheiten zusammenzufassen, die leicht in autobiografischen Geschichten verarbeitet werden könnten. Die Biografie und die begriffliche Selbstwahrnehmung machen einen wesentlichen Teil eines Menschen aus. Beständige Bedrohung führt zu selektiver Amnesie für bedrohliche Ereignisse und zu einer geminderten Konzentrations-, Lern-, und Erinnerungsfähigkeit (Bremner, Narayan et al. 1998; Gould 2007; Izquierdo u. Medina 1997; Nadel u. Jacobs 1998; Sandi et al. 2001).

Der Hippocampus ist einzigartig. Er ist – neben dem olfaktorischen Kolben und einigen Teilen des Kortex – eines der wenigen Gebiete im Gehirn, in dem neue Nervenzellen im Erwachsenenalter wachsen. Dieser Prozess wird **Neurogenese** genannt. Die meisten unserer neuen Nervenzellen wachsen während der pränatalen Monate und beginnen dann im Laufe des Lebens, abzusterben. Derweil entsteht eine wachsende Anzahl von Querverbindungen zwischen den übriggebliebenen Zellen. Es wird angenommen, dass die erwachsene Neurogenese zur Reparatur des Gehirns bei körperlichen Gewebeschäden aufgrund von Verletzung, Schlaganfall oder Infektion beiträgt (Kozorovitskiy u. Gould 2003). Stress und Bedrohung blockiert, neben der Schädigung von existierenden Hippocampuszellen, auch die Fähigkeit des Hippocampus, neue Neuronen zu bilden, und macht damit den Erholungsprozess des Gehirns in Fällen schweren Traumas schwieriger (Bremner 2006; Gould 2007).

Findet während des eigentlichen Traumas eine Dissoziation statt, so kann sich das Individuum nicht völlig mit den Umständen des Übergriffes befassen. Das führt dazu, dass ein zurückliegendes Ereignis schlechter erinnert wird und gleichzeitig das Trauma immerzu neu angefacht wird. Wegen der beschädigten Funktion des Hippocampus findet diese Reinszenierung nicht organisiert in Ereignisstrukturen statt. Sie drückt sich über zudringliche Erinnerungen im Flashback aus und ist typisch für PTBS (Diseth 2005; Holmes et al. 2005; Nijenhuis et al. 2004; Payne et al. 2006; Scaer 2001). Dissoziation während des Traumas hindert die Insula und den Hippocampus daran, die Erinnerung in zusammenhängende Einheiten zu verbinden. Wird dem Trauma hingegen Aufmerksamkeit geschenkt, so stärkt das indessen die Erinnerung (Critchley et al. 2002). Die ungebundenen Erinnerungen an das Trauma bekommen eine „frei-schwebende" Qualität. Sie reinszenieren sich vielleicht in Verbindung mit einer sensorischen oder motorischen Situation in der Gegenwart und erlauben der Erinnerung, ohne Vorwarnung in die Wahrnehmung zu taumeln, ohne sie kontrollieren zu können.

Verhindert ein Trauma eine angemessene Handlung, erzeugen die emotionalen Aspekte eine Erinnerungsbildung. Das gilt einerseits für eine Emotion (Angst assoziiert mit dem Reiz), andererseits für die realisierten und nicht realisierten motorischen Muster (Scheitern der Flucht; Unfähigkeit, eine Verletzung zu verhindern). Das gilt außerdem für die emotionalen Äußerungen wie Schreck, Wut und Schreien.

Breuer und Freud (1893) postulierten, dass Symptome der **Somatisierung** (sie nannten sie Hysterie), die sie bei Erwachsenen feststellten, ihren Ursprung in Misshandlungen in der Kindheit hatten. In diesen Situationen hatte das damalige Kind nicht angemessen auf den Übergriff reagieren können mit der Folge, dass die somatische und emotionale Auswirkung im Gedächtnis blieb. Die Autoren sprachen auch über Ressourcen als Mittel der Behandlung.

„Die Person, die beleidigt wird, wird vielleicht weder zurückschlagen noch mit Beschimpfung reagieren. Dennoch kann sie den Affekt, der mit der Beschimpfung verbunden ist, abbauen, indem sie solche entgegengesetzten Vorstellungen über ihre eigene Wertlosigkeit, die Wertlosigkeit ihres Gegners usw. abruft." (Breuer u. Freud 1893, S. 13)

Kinder können dieses allerdings nur begrenzt tun. Stattdessen ziehen sie sich wie meine Klientin Joan in dissoziative Zustände zurück, in denen sie vorgeben, dass alles so ist, wie es sein sollte. Hier ist eine andere von Piagets Beschreibungen, dieses Mal über seine Tochter Jaqueline mit 2 Jahren und 1 Monat. Was Piaget „vorgetäuschtes Spiel auflösen" nannte, ereignete sich, als sie ängstlich wurde, wenn sie morgens am Tisch auf einem neuen Stuhl saß.

„Am Nachmittag legte sie ihre Puppen in unbequeme Positionen und sagte zu ihnen: ‚Das macht nichts. Alles wird gut.' Sie wiederholte, was ihr gesagt worden war. Als sie 2 Jahre und 3 Monate alt war, gab es eine ähnliche Szene mit etwas Medizin, die sie hinterher einem Schaf gab." (Piaget 1962, S. 133)

Das ist vergleichbar mit dem, was im Fallbericht 5-1 (s. S. 153) beschrieben wurde, als Joan eine „Kleines Mädchen"-Persona entwickelte, die sich die Welt um sie herum „ganz recht" machte.

Erinnerung an Trauma wird von starken Emotionen, erinnerten Impulsen und Handlungen organisiert und ist über die gesamte **Neuralachse** (Neuraxis) des Körpers als ein systemisches Netzwerk verteilt: von den peripheren Erfolgsorganen und Rezeptoren durch das Rückenmark und den Hirnstamm, das limbische System, die emotionalen und interozeptiven Areale des Kortex und die sensorischen und motorischen Areale des Kortex (Tucker 2001).

Das Trauma-Gedächtnis ist genauso in den sensorischen Rezeptoren, in der Haut und in den Muskeln abgelegt wie im Gehirn.

Die Erinnerung ist nicht in zusammenhängenden Einheiten miteinander verbunden, wie das bei normaler Funktion des Hippocampus und der Insula der Fall wäre. Bei nicht sicher gebundenen und missbrauchten Kindern muss sie deshalb mit den dürftigen autobiografischen Erzählungen des Kindes auskommen. Die Erinnerung bahnt sich vielleicht den Weg durch lebhafte Ausbrüche in beunruhigenden sensorischen Details, Flashbacks, in Gefühlen von Panik, Wut und Schrecken. Sie scheinen von nirgendwoher zu kommen, sind aufdringlich und beängstigend und können nicht in der begrifflich-autobiografischen Selbstwahrnehmung reguliert werden (s. Kasten 7-2) (Jacobs u. Nadel 1985, 1999; Porter u. Birt 2001; Schacter 1999; Schönfeld u. Ehlers 2006; van der Kolk 1996).

Dieses hilft uns, die Beständigkeit von PTBS-Symptomen mit ihren aufdringlichen und lebhaften Erinnerungen zu verstehen. Die Person fühlt sich zurückversetzt in die ursprüngliche Situation mit allen ihren Schrecken von Mobilisierung oder Immobilisierung. Der Kriegsveteran versucht unschuldige Menschen oder Familienmitglieder zu attackieren oder ist völlig funktionsunfähig.

Es ist, als sei das traumatische Ereignis „im Inneren eingesperrt". Nicht ausgelebte Impulse, die vom Hippocampus nicht in eine autobiografische Erinnerung integriert werden konnten, halten gewissermaßen das neuronale Netzwerk als Geisel.

Die Repräsentationen für vorübergehende Handlungsimpulse im supplementären motorischen Areal, dem cingulären motorischen Areal und den prämotorischen Arealen, die über den Motorkortex und das Kleinhirn normalerweise nur flüchtig in Handlung übergehen würden, bleiben aktiv. Auf diese Weise bleiben sie mit den starken Emotionen des Traumas verbunden. Es sind Impulse, die Schmerz ausdrücken oder nach Hilfe schreien wollen, wenn einem sexuell missbrauchtem Kind gesagt wird, leise zu sein und niemandem davon zu erzählen. Diese Impulse werden vielleicht unterdrückt. Dazu gehört auch das Gefühl des Scheiterns, nicht so gehandelt zu haben, wie man es von sich erwartet hatte.

Zusammenfassend kann gesagt werden: Kommt eine starke Emotion auf, zu der der Körper keine angemessene motorische Reaktion ausführen kann, wird die Erinnerung an den Antrieb zusammen mit allen visuellen oder auditiven Bildern bewahrt. Am Beispiel von Trauma wurde gezeigt, wie sich die Angst oder Wut immer wieder reinszenieren kann.

Solche Impulse, die bei den meisten Trauma-Opfern in der autobiografisch-begrifflichen Selbstwahrnehmung „vergessen" wurden, sind teilweise für eine chronische Muskelanspannung auf niedrigem Niveau verantwortlich. Durch sie werden energetische Ressourcen erschöpft.

Diese Art Anspannung findet sich z. B.

- in den Armen oder Beinen, wenn der Impuls zu kämpfen oder zu fliehen nicht umgesetzt wurde;

- am Nacken, Hals und im Gesicht, wenn der Impuls zu sprechen, zu schreien oder zu weinen nicht umgesetzt wurde;
- in der Brust, wenn der Impuls zu atmen nicht umgesetzt wurde.

Ich nenne diese nicht regulierten und lebhaften Rückerinnerungen **partizipatorische Erinnerungen,** denn beim Erinnern fühlt sich die Person so, als ob sie wieder an der vergangenen Situation teilnimmt.

*„**Partizipatorische Erinnerungen** sind gelebte Wiederholungen bedeutsamer persönlicher Erfahrungen, die bisher noch nicht in einer verbalen oder begrifflichen Erzählung organisiert sind. Partizipatorische Erinnerungen werden (…) in der Gegenwart erlebt und handeln nicht von einer früheren Erfahrung. Damit ist gemeint, dass die vergangene Erfahrung nicht als Bild oder Konzept repräsentiert und damit von der emotionalen Bedeutung getrennt ist. Partizipatorische Erinnerungen werden vielmehr emotional erlebt als ein **Mitsein** oder ein **Wiedererleben früherer** Erfahrungen. (…) In der Erfahrung einer partizipatorischen Erinnerung denkt man nicht über die Vergangenheit nach. Man ist direkt an der vergangenen Erfahrung beteiligt, so als ob sie in der Gegenwart stattfände." (Fogel 2004, S. 209f.)* (vgl. Kasten 7-2)

Partizipatorische Erinnerung ist eine Form des Erinnerns an etwas aus der Vergangenheit, das im subjektiven emotionalen Augenblick der Selbstwahrnehmung gefühlt oder wieder erlebt wird (Bråten 1998; Fogel 1993; Heshusius 1994). Partizipatorische Erinnerungen sind auch als Körpererinnerungen, somatosensorische Erinnerungen, zustandsabhängige Erinnerungen und Traumaerinnerungen bekannt. Sie reinszenieren den gesamten physiologischen Zustand des Organismus zum Zeitpunkt des Ereignisses (Gaensbauer 2002; Holmes et al. 2005; Terr 1988, 1994; van der Kolk 1996). Beispiele partizipatorischer Erinnerungen von Trauma und Sicherheit werden in Kasten 7-2 gegeben.

Kasten 7-2: Das partizipatorische Gedächtnis

Partizipatorische Erinnerungen leben von sensorischen Eindrücken. In verbalen Schilderungen werden sie in sehr konkreten Begriffen von Empfindung und Bewegung, mit wenig Bewertung und Beurteilung, beschrieben. Hierbei entsteht oft das Akzeptieren von Irrationalität. Beim Erzählen oder Wiedererinnern sind typischerweise starke Emotionen, wie die gleiche Angst oder Wut oder Freude der ursprünglichen Situation, beteiligt. Wenn die Person z. B. rannte oder kämpfte, so schwitzt sie vielleicht, atmet schwer und zittert beim Erzählen.

Das partizipatorische Gedächtnis für Trauma ist in der Forschung und klinischen Literatur sehr gut dokumentiert. Es ist unmöglich, die Lebendigkeit und Aktivierung des ganzen Körpers, die aus dem partizipatorischen Gedächtnis kommt, mit Worten in einem Buch zu vermitteln. Deshalb berücksichtigen Sie bitte beim Lesen der folgenden

Beispiele, dass in den hier präsentierten verbalen Abschriften nur die Worte sprechen und nicht die dazugehörige Körperaktivierung. Die erste stammt von einer italienischen Überlebenden des Holocaust.

„Ich erinnere mich an alles über die Piazza ... die Piazza, wie mich mein Vater noch so festhält (sie zeigt es) ... meine Beine hält ... und was machte mein Vater? Er ging auf seine Knie. Mich ganz festhaltend ... und er sagte zu dem Deutschen ... es gab nur einen Deutschen ... ziemlich weit weg von uns: ‚Haben Sie Erbarmen! Haben Sie Erbarmen!' Und es erschien mir demütigend, dass mein Vater so niederkniete und um Erbarmen für dieses kleine Mädchen bat ... Ich erinnere mich, wie der Deutsche zielte ... ziemlich weit weg von uns, aber nicht zu weit ... er hatte aber nicht den Mut und ich ... ich erinnere mich, die Toten zu sehen ... alle aufgestapelt, die Kleider verbrannt, die Jacken verbrannt, und ich sagte: ‚Wofür?'" (Cappelletto 2003, S. 251)

Das ist keine autobiografische Erzählung, keine Geschichte, die eine Erwachsene über ihr Kindheits-Selbst erzählt. Vielmehr *wird* die erwachsene Frau das Kind und ihre Stimme ist die Stimme des Kindes in der Situation. Beachten Sie, dass die Beschreibung unterbrochen ist; nicht gefiltert mit erzählerischen Ausschmückungen, wie es für eine gute Geschichte typisch ist. Sie ist angefüllt mit sensorischen Details wie „weit weg" und „Kleider verbrannt" und Bewegungen wie „auf seine Knie" und „meine Beine hält" und Emotionen wie „demütigend" wie auch mit offensichtlicher Angst und Verwirrung, die klarer werden würde, wenn man der Erzählerin zuhören könnte.

Beachten Sie auch, wie das rationale, begriffliche und autobiografische Denken bemerkt wird, jedoch vorübergehend außer Kraft gesetzt ist: „Wofür?" In ähnlicher Weise beschreibt die Erzählerin weiter die detaillierten sensorischen und emotionalen Eindrücke, wie sie ihren Onkel tot auf der Piazza sieht, wie sie dies nicht verstehen kann und viele andere Details dieses Tages.

Wie schon zuvor erwähnt, haben die meisten Menschen keine autobiografische Erinnerung an Ereignisse, die früher als das 3. oder 4. Lebensjahr zurückliegen (Rubin 2000). Partizipatorische Erinnerungen können aber so lebhaft und so eingegraben in den neurochemischen Bahnen von Bedrohung und Sicherheit sein, dass sie tatsächlich Erinnerungen frühkindlicher Erfahrungen sind (Gaensbauer 2002; Morris u. Baker-Ward 2007; Peterson u. Rideout 1998; Terr 1988). Unter welchen Bedingungen können frühkindliche partizipatorische Erinnerungen wachgerufen werden? Allgemeiner ausgedrückt, unter welchen Bedingungen wird jegliche Art von partizipatorischer Erinnerung, unabhängig vom Alter, wachgerufen?

Angenommen eine Person fühlt sich einigermaßen sicher in ihren oder seinen Bindungen und hat außerhalb der Familie ein Trauma erlebt. Wird ihr dann unter solchen Bedingungen erlaubt, getröstet und beruhigt zu werden, wie im Fall der italienischen Überlebenden oben, so können in der Gesellschaft von fürsorglichen Individuen partizipatorische Erinnerungen auftreten, denn eine fürsorgliche Gemeinschaft gibt Gefühlen die Erlaubnis, sich zu zeigen. Die Forschung über normal entwickelte Kinder, die einem Tornado ausgesetzt waren, macht deutlich, dass diese ihre direkte Wahrnehmung mehr in Worte fassen als nicht exponierte Kinder beim Erinnern vergangener Ereignisse. In Interviews mit einem ausgebildeten Psychologen sprachen die exponierten Kinder über das „Sehen" und „Hören" und „Riechen" von Dingen, die während des Sturmes passiert waren (Bauer et al. 2005; Peterson u. Whalen 2001).

In einem anderen Fall musste ein zweijähriges Kind einer größeren Operation unterzogen werden.

„Mit fünf Jahren entwickelte sie eine Pneumonie, wurde mit dem Rettungswagen zum Krankenhaus gebracht und sofort hastig auf einer fahrbaren Krankentrage weiter auf die Intensivstation. Nach ihrer Entlassung fand ihre Mutter sie eines Nachts weinend im Bett. Als ihre Mutter sie fragte, warum sie weine, sagte sie: ‚Die gleiche Sache, die dieses Mal passierte, passierte auch letztes Mal (d.h. als sie zwei Jahre alt war). Die Krankenschwester nahm mich mit auf dieser fahrbaren Krankentrage und niemand war bei mir.'" (Gaensbauer 2002, S. 267)

Partizipatorische Erinnerungen können im alltäglichen Leben wachgerufen werden, wenn sensorische und motorische Bedingungen ähnlich wie im Trauma wieder auftreten (Fogel 2004). Das ist der Fall bei Kriegsveteranen, die den Stress im Verkehrsstau oder einen Familienstreit auf ein „vergessenes" traumatisches Ereignis überlagern, was zu grundloser Wut oder einer grundlosen Attacke führt.

In einem Fall von partizipatorischen Erinnerungen aus der frühen Kindheit fiel ein 16 Monate altes Kind und ritzte sich schwer die Stirn auf. In der Notaufnahme musste es fest in eine Decke eingewickelt werden, damit es sich beim Nähen nicht bewegte. Die Eltern und das Kind wurden interviewt, als das Kind 3 Jahre alt war. Es hatte immer noch keine autobiografische Erinnerung an die traumatischen Ereignisse im Krankenhaus, aber die Eltern berichteten, dass es sich beim Haareschneiden weigerte, in einen Kittel gehüllt zu werden (Peterson u. Rideout 1998).

In Fällen von ernsterem und andauerndem Trauma kann es anders aussehen. Tauchen die sensorischen, motorischen und emotionalen Bedingungen des vergangenen Geschehens in der Therapie auf (s. „Emergenz" im Glossar, S. 288) und werden gleichzeitig die Ressourcen im gesamten therapeutischen Prozess (s. Tabelle 1-1, Kap. 1.4, S. 21) bereitgestellt, kann eine Person partizipatorische Erinnerungen sicher wiedererleben. Sie können dann in wachrufende Sprache und vielleicht in zusammenhängende autobiografische Erzählungen übersetzt werden. Die Behandlung von Trauma, wirkungsvoll ausgeführt, kann das emotionale Wohlbefinden wiederherstellen und auch erfahrungsabhängige neuronale Bahnen im Hippocampus und der Insula erschaffen, um den Prozess der autobiografischen Rekonstruktion zu beginnen. Es gibt auch gemeldete Fälle von *partizipatorischen Erinnerungen von Sicherheit*. In romantischen und sexuellen Begegnungen finden höchstintensive psychische und neurochemische Überflutungen statt. Solche Erinnerungen sind jedem bekannt, der jemals geliebt hat. Diese Erinnerungen an Begegnungen mit dem Liebesobjekt können überwältigend, irrational, lebhaft, beunruhigend, ablenkend, zudringlich, vielleicht nicht gewollt und möglicherweise erregend sein.

In meinem Lehrbuch „Infancy" über die Säuglings- und Kindesentwicklung (Fogel 2009) gibt es eine Serie von Übungen, die dem Leser erlauben, sich in die Empfindungen, Emotionen und Bewegungen eines Babys oder jungen Kindes hineinzuversetzen. Viele dieser Übungen handeln von der verkörperten Selbstwahrnehmung. In einer wird ein Spiegel genutzt, um in jemandes Gesicht und Augen zu schauen. Es wird in ziemlich gleicher Weise nachgestellt, wie ein junges Kind das tun würde, um mehr über sich selbst zu entdecken. Nach der Durchführung dieser Übung schrieb einer meiner Studenten Folgendes:

„Nachdem ich mein Gesicht während der Spiegelübung auf verschiedene Art und Weise angeschaut hatte, kam mir plötzlich das Gesicht meiner Mutter in den Sinn. Ich verstand zunächst nicht warum, aber jetzt verstehe ich es. Als ich ein Baby war, verbrachte ich drei Jahre, in denen ich geradewegs in die Augen meiner Mutter blickte. In den Ferien zum Erntedankfest bemerkte ich, dass ihre Augen genauso wie meine aussehen! Jedes Mal, wenn ich meine Augen anschaue, werde ich an sie erinnert und fühle mich sicher. Ich fühle mich zuhause!" (Fogel 2009, S. 523)

Viele traumatisierte Kinder und Erwachsene haben bleibende und beunruhigende partizipatorische Erinnerungen an ihre frühen Erlebnisse. Diese Traumaerinnerungen wurden „Geister im Klassenzimmer" genannt (Fraiberg et al. 1975). Traumatisierten Kindern wurde therapeutisch geholfen, indem sie in die Lage versetzt wurden, sich an gute Dinge aus der Vergangenheit zu erinnern, an die „Engel im Kinderzimmer" (Lieberman et al.2005).

„Meine Tante ... sie war einfach eine sehr Sanfte, sehr Liebende ... sie bürstete meine Haare sehr sanft und zog nie an meinem Haar, so wie es meine Mutter tat. Meine Mutter war stets in Eile, wenn sie meine Haare bürstete ... um es hinter sich zu bringen, und meine Tante nahm sich einfach die Zeit und war so sanft ... Sie war wie eine warme Decke, sie war einfach wunderbar." (Lieberman et al. 2005, S. 509)

Auch wenn Sie keine dieser Erinnerungen als Erzählung hören können, können Sie vielleicht ihre Lebendigkeit fühlen, ihre sensorische und emotionale Direktheit. Die Menschen hier sprechen nicht über die Vergangenheit, als wäre sie eine vollständige Autobiografie, sondern es geht eher um das Wiedererleben der Vergangenheit im gegenwärtigen Augenblick. Die „Engel im Kinderzimmer" sind partizipatorische Erinnerungen an Sicherheit. Weil sie partizipatorisch sind, können sie als Ressourcen bei der Behandlung von Trauma jeden Alters genutzt werden.

Fallbericht 7-2: Partizipatorische Erinnerung an ein Operationstrauma

Die Klientin Rebecca, 45 Jahre alt, kam zu mir wegen jahrelang persistierender Bauchschmerzen, die nach einer Operation anhielten. Bei der Operation wurden ihr große Uterusfibrome entfernt. Die Sitzung, die hier beschrieben wird, war die 13. Sitzung. In den vorigen 12 Sitzungen traten bei Rebecca abdominale Schmerzen auf, wenn es um die Schwangerschaft mit ihrer Tochter (die inzwischen 18 Jahre alt war) ging. Während der Schwangerschaft war ihr nun Ex-Ehemann Alkoholiker und zeigte missbräuchliches Verhalten.

Ab der 6. oder 7. Behandlung, nachdem Rebecca mehr Vertrauen zu mir entwickelt hatte, verbrachte sie die ersten 10 oder 15 Minuten jeder Behandlung bei allmählicher Entspannung mit hörbaren Seufzern. Das geschah, wenn ich ihren oberen Rücken und den Nacken berührte (Ressourcen, Verlangsamung, Koregulation). Die Muskeln ihres Abdomens, Beckens und unteren Rückens waren jedoch extrem angespannt und reagierten nicht auf meine Berührung.

Hing diese schützende Muskelanspannung zusammen mit einem Trauma aus der Erfahrung ihrer Kindsgeburt? Oder hing sie zusammen mit Rebeccas eher aufdringlich-sexueller Beziehung mit dem Ex-Ehemann, die wiederum zu einer komplizierten Körperreaktion führte und schließlich zu der operativen Entfernung der Fibrome? Das Beziehungstrauma, die Fibrome und die Operation haben Rebeccas Bauch, Rücken und Becken gute Gründe geliefert, sich selbst zu bewehren. Ich hatte keine Vorstellung, wie oder ob irgendetwas davon eine Bedeutung hatte, und musste meine Gedanken dazu ziehen lassen. Ich fragte sie nicht direkt, stattdessen zog ich es vor, ihr zu erlauben, ihrem Tempo gemäß in das Areal hineinzufühlen, sodass sie ein Gefühl würde tolerieren können. Bei der Arbeit mit der Rosen-Methode sind wir mehr daran interessiert, was der Körper erkennen lässt, statt an der autobiografischen Erzählung, die in der begrifflichen Selbstwahrnehmung erstellt wurde.

In ihrer hier beschriebenen 13. Sitzung begann Rebecca, ihren Muskeln im Unterbauch zu erlauben, ein wenig zu entspannen, als sie mit dem Gesicht nach oben lag. Sie atmete weiterhin leicht und ich konnte die **Resonanz** zwischen meinen Händen und ihrem Körper fühlen.

Nach einigen Minuten sagte sie: „Ich fühle, als ob es eine Teilung zwischen der rechten und linken Seite meines Bauches da unten gibt."

Mit der Bitte, ihre Aufmerksamkeit in Richtung der interozeptiven Empfindungen zu vertiefen, fragte ich: „Fühlt sich eine Seite Ihres Bauches anders an als die andere Seite?"

„Ich weiß es nicht", war die Antwort.

Ich bemerkte, dass ich meinen Atem in dem Augenblick anhielt, als ich hoffte, dass diese Frage sie nicht auf die begriffliche Selbstwahrnehmung zurückwerfen würde. Tatsächlich veranlasste es sie, neugieriger auf ihre Köperreaktionen zu sein, ohne sich direkt auf meine Frage zu beziehen.

Ich atmete leichter, als sie ein paar Minuten später sagte: „Wissen Sie, diese vertikale Spaltung in meinem Bauch ... (eine lange Pause folgte) ist da, wo sie den Schnitt machten."

Ihre Stimme war dabei ein wenig zittrig, sodass ich davon ausging, dass irgendeine Emotion dahinter steckte. Ich wunderte mich über diese Äußerung, während ich darauf wartete, ob es in ihrem Körper eine Antwort gab. Sicherlich, dachte ich, kennt sie die Stelle der Narbe. Dann begann ich zu fühlen, wie ihr Uterus selbst weicher zu werden begann, und ihr Atem verlangsamte sich mit einer längeren exspiratorischen Pause.

Ich muss gefühlt haben, dass das eine partizipatorische Erinnerung war, ohne mir dessen völlig bewusst zu sein, wie sich das auf mich auswirken würde und was es für sie bedeuten würde. Bestimmt und zu meiner eigenen Überraschung sagte ich: „Sie wurden hier tätlich angegriffen, aufgeschnitten."

Es folgte mehr Entspannung, mehr Atem, und Tränen begannen leise zu fließen. Ich kann wahrheitsgemäß sagen, dass ich nicht weiß, wo solcherart Äußerungen herkommen. Ich habe gelernt, meinem Körper in diesen Momenten ohne Analyseversuche und ohne nachzudenken zu vertrauen. Resonanz findet ihren rätselhaften Weg in die Körpergewebe, zum Atem und in die Worte, die auftauchen, wenn es keine Unterdrückung gibt.

Auf der Welle ihrer Emotionen entlanggleitend fuhr ich in weicherem Tonfall fort: „Ihr Körper erinnert die Operation, obwohl Sie betäubt waren, auch wenn Sie dachten, dass Sie schliefen." Als ich sprach, dachte ich eigentlich an das Eindringen in ihre Fortpflanzungsanatomie und Emotionen durch ihren Ex-Ehemann und an die ganz gewiss komplizierte Natur der frühen Entstehung einer Bindung mit ihrer einzigen Tochter. Ich stellte mir vor, dass sich diese Aufdeckung des chirurgischen Eingriffes, der eine andere Form von Übergriff auf ihren Uterus und vulnerablen weichen Bauch darstellte, in ihr auf eine tiefe und unbekannte Weise arbeitete. Meine Hand blieb glücklicherweise weich und aufmerksam, während ich darüber nachdachte, sodass Rebecca in ihrem Erinnerungsprozess bleiben konnte.

Nach einer Weile sagte sie: „Ich wette, sie legten einen Keil in mich, um mich offen zu halten." Ich bemerkte die Entspannung, das Zutrauen in ihrer Stimme, als sie das sagte, und ich entgegnete: „Ja, das ist wahrscheinlich passiert."

Als die Sitzung zum Ende kam, berichtete Rebecca, dass sie fühlte, wie Wärme und Energie durch ihren ganzen Körper strömten. Der seit der Operation in ihrem Abdomen lokalisierte Schmerz war vollständig verschwunden. Diese Energie war ansteckend. Ich fühlte ein Kribbeln und Gänsehaut bei der geteilten Erfahrung von Dankbarkeit und Gnade zwischen uns und sah keine Notwendigkeit, sie auszudrücken.

Dieser Fall illustriert, wie eine Operation zu einer verdeckten Form von Trauma werden kann. Wenn eine körperliche Verletzung oder Wunde im gleichen Teil des Körpers auftritt, wo irgendein emotionales Trauma vorher hängengeblieben ist, kann sich die Operationswunde mit dem früheren Trauma gewissermaßen verbinden und so den Effekt verstärken. Es kann sein, dass das alte Trauma verletzlicher für posttraumatischen Stress in dem Körperteil macht. Bleibende Auswirkungen einer Operation können auch von dem zwischenmenschlichen Kontext der chirurgischen Prozedur stammen. Die Forschung hat gezeigt, dass Patienten in einigen Fällen Worte hören und erinnern können, die im Operationssaal gesprochen wurden. Sie sind sich normalerweise solcher Erinnerungen nicht bewusst. Wenn einer der Ärzte oder jemand vom Pflegepersonal Betroffenheit oder Schreck über die Lage ausdrückt, kann das negative Auswirkungen haben. Auf der anderen Seite zeigte eine Studie, dass Frauen, die „positiven therapeutischen Empfehlungen" zuhörten, während sie bei einer abdominalen Hysterektomie narkotisiert waren, 24% weniger Schmerzmedikation brauchten, auch wenn die Patientinnen behaupteten, sich an nichts zu erinnern, was auf dem ihnen vorgespielten Band zu hören war (Bennett u. Disbrow 1995). Werden Worte unter Narkose erinnert, so ist es sogar noch wahrscheinlicher, dass die Operationswunde und ihre Reparatur im neuronalen interozeptiven Netzwerk und im Netzwerk des Körperschemas erinnert werden können.

Rebeccas abdominaler Schmerz verschwand nicht vollständig nach dieser Behandlung. Er kam immer dann wieder, wenn es in ihren diversen intimen Begegnungen mit einem Mann zu Konflikten kam. Keine von diesen führte zu einer langfristigen Beziehung. Der Schmerz kehrte auch in Verbindung zum Weggang ihrer Tochter ins College wieder. Die Sitzung war dennoch ein Durchbruch, denn jetzt konnte die Verbindung zwischen dem Schmerz und ihren Bindungsbeziehungen benannt werden und damit in die Umlaufbahn von Selbstregulation und Reengagement mit dem Selbst und anderen gebracht werden. Endlich konnte sie ihre Sorgen über den Schmerz loslassen. Dabei erkannte sie, wie aufschlussreich er war und dass er nicht lange anhielt, sobald sie ihn und den Zusammenhang zu ihren zwischenmenschlichen Situationen fühlen konnte.

Ich habe mit Menschen gearbeitet, die sogenannte nicht diagnostizierbare Brustschmerzen haben, deren Ursache Operationen am offenen Herzen oder Schrittmacherimplantationen waren. In diesen wenigen Fällen gab es ein verwandtes Bindungstrauma, ganz so, als habe die Operationswunde eine posttraumatische Wirkung auf die emotionale Wunde eines gebrochenen Herzens.

Es ist nicht immer so, dass Anspannung um das Herz herum mit dem Schutz vor gescheiterter Liebe oder dass Anspannung im Becken mit sexuellem oder Fortpflanzungstrauma zusammenhängt. Es wäre dem Geist eines Anfängers zuwider, anzunehmen, dass die verbale Metapher vom gebrochenen Herzen die physischen Symptome jeder Person mit Anspannung oder Schmerz in der Brust erklären. Dennoch kann nicht ignoriert werden, dass der Körper gewisse muskuläre Formen hat, sich auszudrücken und zu schützen.

Im Endeffekt ist für jede Therapie, die auf die verkörperte Selbstwahrnehmung fokussiert, wichtig, dass die gesprochenen Worte im Einklang mit dem erlebten subjektiven emotionalen Augenblick sind: ob die Muskeln dadurch entspannen, Tränen kommen, der Atem sich vertieft und mühelos wird oder ob die Menschen durch die Worte von der verkörperten Selbstwahrnehmung zum begrifflichen Denken umschalten. Das gilt auch für die Worte in diesem Buch. Ich hoffe, dass diese Worte Sie zum Nachdenken bringen. Noch wichtiger ist aber: Diese Worte bleiben leer, wenn sie Ihnen nicht helfen, Atem zu holen oder Ihre eigene wahre Stimme zu finden.

8 Zurück zu uns selbst: zur erholsamen verkörperten Selbstwahrnehmung

„Wenn sich die Empfindung des Patienten vollständig erholt hat und er wieder erweckt wurde, macht er für gewöhnlich Gefühlsäußerungen des Erstaunens und der Freude. (...) Dann fühlt sich der Patient wohl, er kann wieder lachen, und sein Aussehen spiegelt Heiterkeit und Gesundheit wider.“
(Soller 1897, zit. nach Ogden et al. 2006, S. 297)

Dieses Buch dokumentiert die Bedeutung der verkörperten Selbstwahrnehmung für Gesundheit und Wohlbefinden. Es beschreibt alltägliche und pädagogische Methoden sowie Therapien, die die verkörperte Selbstwahrnehmung fördern. Das Ziel dieser Methoden ist es, freien Zugang zum Zustand erholsamer Selbstwahrnehmung zu ermöglichen. Dieser Zustand eröffnet selbstregulierte persönliche Alternativen, hin zum Erleben eigener innerer Empfindungen, Emotionen, Bewegungen, Verbindungen und Grenzen. In Abwesenheit von begrifflicher Interpretation können sie direkt gefühlt werden. Das wiederum bringt Klarheit in die begriffliche Selbstwahrnehmung und erhöht die Fähigkeit, uns selbst im Licht unserer Gefühle im **subjektiven emotionalen Augenblick** zu verstehen und Lebensentscheidungen zu treffen, die von solchen Gefühlen unterstützt werden. Folglich sind diese Entscheidungen mehr im Einklang mit dem **Echten Selbst**.

Wie fühlt sich dieser Wahrnehmungszustand an? Was sind die Möglichkeiten einer Person, die von diesem Zustand aus handelt? Diejenigen, die dieses miterlebt haben und Menschen begleitet haben, die sich im Prozess der Erholung nach einem Verlust der verkörperten Selbstwahrnehmung befinden, geben besonders aufschlussreiche und einfühlsame Antworten auf diese Fragen. Die Wiederherstellung der verkörperten Selbstwahrnehmung bietet einen klaren Kontrast zum Leiden der Unterdrückung und pathologischen Absorption. Es ist ein Weg, der die Merkmale erholsamer Selbstwahrnehmung aufzeigt. Diese Merkmale, ausgewählt aus der Arbeit verschiedener Therapeuten und Pädagogen, sind in Tabelle 8-1 zusammengefasst.

Der erste Aspekt ist die *Offenheit für verkörperte Selbstwahrnehmung* im subjektiven emotionalen Augenblick. In diesem Moment wird das Gegenteil von Unterdrückung und pathologischer Absorption erlebt. Es eröffnet sich eine Zuwendung zum Selbst, damit dieses mit wachsender Kompetenz gefühlt und körperlicher und emotionaler Schmerz toleriert werden kann. Der zweite Aspekt geht mit dieser Offenheit etwas weiter. Er bezieht das aufrichtige Gefühl von *Vertrauen in die verkörperte Selbstwahrnehmung* mit ein. Dieses ist einerseits die Wahrnehmung im direkten Fühlen in der Gegenwart, andererseits das sichere und lohnende Vertiefen in solchen Gefühlen. Beides kann Wahlmöglichkeiten zukünftigen Handelns prägen.

Tab. 8-1 Merkmale erholsamer verkörperter Selbstwahrnehmung (nach: Ogden et al. 2006; Rogers 1961; Siegel 2003; van der Hart et al. 2006; Winnicott 1971).

Offensein für verkörperte Selbstwahrnehmung	• die Entdeckung „allen Reichtums, der innen lebt" (Rogers 1961, S. 112) • die Fähigkeit, aufzunehmen, zu fühlen und zu erfahren, was im Selbst ohne Unterdrückung vorhanden ist • die Fähigkeit, Schmerz zu tolerieren und im **subjektiven emotionalen Augenblick** zu bleiben
Vertrauen in verkörperte Selbstwahrnehmung	• spüren, dass die eigenen Erfahrungen vertrauenswürdig sind • die Fähigkeit, positive und negative Gefühle, Annehmlichkeiten und Schmerzen als Diagnostikum für die laufende Situation und als verlässliche Information zu nutzen, um an dieser zu lernen und Entscheidungen zu treffen • die Fähigkeit, Vergügen zu finden und positive Emotionen zu tolerieren
Ausgleich von Nähe und Distanz	• mit Zutrauen zum Selbst, um Entscheidungen unabhängig von sozialen Erwartungen zu treffen • Abgleich der **begrifflichen** mit der **verkörperten Selbstwahrnehmung** • die Klarheit von Verbindungen und Grenzen • Sicherheit von Bindungen • die Fähigkeit, andere adäquat als Ressourcen zu nutzen
Bereitschaft, im Prozess zu sein	• das Gefühl, dass man nicht statisch, sondern immer in einem *Prozess des Werdens* ist • die Fähigkeit, sich in Zuständen kreativen **Engagements** und **normaler Absorption** sicher zu fühlen • die Fähigkeit, Ansprüche und Erwartungen *loszulassen* und über sich selbst zu *lachen* • die Entwicklung von Spiritualität in Form von *Akzeptanz* der eigenen Grenzen und Stärken und denen von anderen • die Fähigkeit, sich selbst und anderen zu *verzeihen* • *Mitgefühl* für andere und Akzeptanz anderer ohne diese zu unterdrücken • *Mitgefühl für* den Zustand der Gesellschaft • *Dankbarkeit* für das, was auch immer passiert und was einem gegeben wird

Ein Beispiel vom Vertrauen in die verkörperte Selbstwahrnehmung ist das Sich-Anfreunden mit Schmerz (s. Kasten 5-1, S. 149). Hierzu gehören die Ereignisse, die entstehen, wenn wir Schmerz empfinden und fühlen, welche Information uns der Schmerz bietet, was zur Erholung und Heilung geschehen muss. Das Annehmen des Schmerzes als eine Quelle wertvoller Information war ein zentrales Element im Fallbericht 2-1 (s.S. 30). In diesem Moment lernte mein Klient Doug, seine Wut zu fühlen und er begann, dieses Gefühl zu nutzen. Es half ihm, zu verstehen, warum ihn Menschen in frustrierender Art und Weise beeinträchtigt hatten.

Die Toleranz und das Annehmen von positiven Gefühlen, wie Vergnügen, gehört auch zum Gefühl von Vertrauen in den Körper. Positive Emotionen, auch negative, steigern die Herzfrequenz, die Atmung und die Erregung im sympathischen Nervensystem (Giuliani et al. 2008). Wegen der Angst vor der Intensität dieser physiologischen Reaktionen haben Menschen, die unter Trauma leiden, Schwierigkeiten, sogar einfache Vergnügen wie beruhigende Berührung, ein warmes Bad und gutes Essen zu genießen. Es ist, als seien diese Genüsse „zu viel" für sie. Teil der Behandlung von solchen Personen kann die schrittweise Desensibilisierung des Genusserlebens sein und dies trifft auf den mittleren Behandlungsteil meiner Klientin Joan zu (s. Fallbericht 5-1, S. 153). Ich arbeitete mit ihr an der Wahrnehmung meiner Berührung als beruhigende Ressource, zu der sie zurückkehren konnte, wenn sie es brauchte.

Das dritte Merkmal der erholsamen verkörperten Selbstwahrnehmung, das in der Tabelle 8-1 genannt wird, ist das *Ausbalancieren von Nähe und Distanz*. Damit ist die Fähigkeit gemeint, unsere eigenen Emotionen zu fühlen und sie von denen anderer Menschen abzugrenzen. Diese Unterscheidung zwischen dem Selbst und den anderen kann hilfreich sein, um notwendige Distanz zu Menschen zu halten, mit denen man sich unbehaglich fühlt. Das kann eine emotionale Distanz bedeuten, wie jemandes Gefühle über andere zu akzeptieren, dabei mitfühlend und erreichbar zu bleiben, oder eine körperliche Distanzierung, wie bei der Trennung von einem Partner, mit dem man lange zusammen war.

Die Wahrnehmung von Verbindungen und Abgrenzungen kann auch dazu führen, sich näher mit Menschen zu verbinden, bei denen man sich sicher und unterstützt fühlt. Es kann bedeuten, nach sicheren Bindungen zu suchen oder an der Wiederherstellung von Sicherheit in mit Problemen belasteten langfristigen Beziehungen zu arbeiten. Man kann hierbei auch von der sich entwickelnden Fähigkeit sprechen, sowohl sich selbst als auch andere zu *lieben*.

„Wenn ich mich selbst akzeptiere, wird Liebe wiedergeboren. Wenn mich nichts dazu bringt, mich von mir selbst abzuwenden oder mich zu verletzen, ist Liebe anwesend. Ich liebe mich selbst auf die gleiche bedingungslose Art wie Eltern ihr Kind lieben können. Wenn ich diese bedingungslose Liebe nicht gleich zu Anfang bekam, muss ich sie in mir selbst entdecken und neu erschaffen." (Caldwell 1996, S. 139)

Die Fähigkeit, liebende, sichere Beziehungen mit sich selbst und anderen zu erschaffen, verlangt ein Gefühl von Sicherheit. Es erfordert Vertrauen in die Erfahrung eines anderen Menschen und sich auf diese einzulassen. „Nach meiner Ansicht sind Liebe und Hass keine Gegensätze. Die wirkliche Polarität liegt zwischen Liebe und Angst. Nur wenn keine Angst da ist, blüht die Liebe" (Ghent 1990).

Für vieles an dieser Arbeit des Liebens braucht es das letzte Merkmal, eine *Bereitschaft, im Prozess zu sein*. Bei der Reparaturarbeit in einer Beziehung mit

Eltern, Kindern, Ehepartnern und anderen Familienmitgliedern braucht man die Fähigkeit, zu akzeptieren, was sich verändern und nicht verändern kann. Es braucht die Fähigkeit, anderen für frühere Verletzungen zu verzeihen, mitzufühlen, wie andere sich zu dem entwickelten, was sie sind, und Erwartungen darüber loszulassen, was oder was nicht passieren sollte.

Dieses führt uns zu der Erkenntnis, dass wir niemals alle Antworten haben werden und dass es immer beunruhigende und schmerzvolle Gefühle in der verkörperten Selbstwahrnehmung geben wird.

Carl Rogers, einer der ersten transpersonalen Psychotherapeuten, beschreibt eine seiner Klientinnen auf diese Weise.

„Eine Klientin sagte zum Abschluss der Therapie in einer ziemlich verblüfften Art und Weise: ‚Ich habe die Aufgabe, mich selbst zu integrieren und reorganisieren, nicht beendet. Das ist jedoch nur verwirrend und nicht entmutigend, da ich nun verstanden habe, dass es ein kontinuierlicher Prozess ist (...) Es ist aufregend, manchmal schlimm, jedoch zutiefst ermutigend, sich selbst in Aktion zu sehen, scheinbar wissend, wo du hingehst, auch wenn du nicht immer bewusst weißt, wo das ist.' Das ist eine persönliche Beschreibung darüber, was es heißt, sich selbst als Strom des Werdens zu akzeptieren und nicht als fertiges Produkt." (Rogers 1961, S. 123)

Diese Äußerung umfasst alle Merkmale der Tabelle 8-1: Offenheit für und Vertrauen in die Erfahrung, das Gefühl von Unschärfe der Grenzen, die Akzeptanz, dass das, was im Augenblick ist, immer unvollständig bleibt. Woher weiß eine Person, dass es trotz der Unsicherheiten möglich ist, auf sich gestellt als relativ autonomes und bewusstes Wesen in die Welt hinauszugehen? Die verkörperte Selbstwahrnehmung dieser Klientin von „Aufregung" und „Ermutigung" gehört eher zum Diagnostischen des Therapieerfolgs, denn es ist in sich Teil der verkörperten Selbstwahrnehmung, anstatt begriffliche Begründung und Rechtfertigung zu sein.

Die Bereitschaft, in sich selbst ein Prozess zu sein, kann nicht ohne Loslassen entstehen.

Es ist wichtig, nochmals zu betonen, dass der letzte Abschnitt erholsamer verkörperter Selbstwahrnehmung das Loslassen ist. Loslassen erfordert ein Gefühl von Sicherheit, es erfordert Fertigkeiten und Ressourcen zu erwerben, die die verkörperte Selbstwahrnehmung fördern und aufrechterhalten. Auch ist es wichtig zu verstehen, dass unsere Erwartungen, die aus der begrifflichen Selbstwahrnehmung kommen, nach einem Loslassen verlangen. Ein Festhalten an Erwartungen an sich selbst, an Vorstellungen, wie andere zu sein haben und wie sie sich verhalten sollen, ist ein Festhalten, das sich in Muskelanspannung äußert und dem Körper Stress bereitet.

Noch einmal: Doug (s. Fallbericht 2-1, S. 30) sah sich den Erwartungen seiner Familie ausgesetzt, anderen zu gefallen. Es war ein Anspruch, an dem er sich selbst maß. Jede zwischenmenschliche Aktivität, die Doug unternahm, wurde nach diesem Anspruch in der begrifflichen Selbstwahrnehmung beurteilt und bewertet. Wir sprachen bereits über Erwartungen von Leistungen bei der Arbeit oder über angemessenes Verhalten in sozialen Situationen. Wegen des wahrgenommenen Bedürfnisses einer Erwartung, um jeden Preis gerecht zu werden, führen sie alle zu einer Unterdrückung der verkörperten Selbstwahrnehmung.

Ein Aspekt des Loslassens ist die Fähigkeit, über sich selbst und mit anderen über Fehlkommunikationen und Meinungsverschiedenheiten zu lachen. Die Forschung zeigt, dass Humor mit der Fähigkeit verbunden ist, enge interpersonale Beziehungen und sichere Bindungen zu gestalten mit verbessertem Mitgefühl für andere und mit emotionaler Selbstwahrnehmung (Hampes 2001). Der Sinn für Humor wächst, wenn Klienten die letzten Phasen in der Behandlung von posttraumatischer Belastungsstörung (PTBS) erreichen. Menschen, die Emotionen durch grübelndes Sich-Sorgen-Machen eher unterdrücken, zeigen wenig Sinn für Humor (Davidson et al. 2005; Kelly 2002). Der Fallbericht 8-1 zeigt, wie sich Humor in der frühen Kindheit in Beziehung zur verkörperten Selbstwahrnehmung entwickelt.

Fallbericht 8-1: Die Entwicklung von Humor bei Bindung und Abgrenzung

Dieser Bericht eines anderen Mutter-Kind-Paares stammt aus meiner Longitudinalstudie von 13 Paaren, von der ich bereits im Falle von Peter und seiner Mutter berichtet habe (s. Fallbericht 5-2, S. 165). Ich habe einige Artikel über Susan und ihre Mutter Sheryl veröffentlicht (s. auch Fogel u. DeKoeyer-Laros 2007). Hier betone ich jedoch ein anderes Element: die Entwicklung des Sinnes für Humor bei Susan. Diese Entwicklung war ungefähr im Alter von 10 Monaten zu beobachten. In diesem Alter war ihre Fähigkeit gewachsen, sich selbst in Beziehung zu anderen wahrzunehmen und auch mit einem Kopfschütteln „nein" zu sagen. Dieses Beispiel macht deutlich, wie im Kontext bestehender Verbindungen Humor eingesetzt wird, um die Herausbildung der Grenzen zwischen dem Selbst und dem Anderen abzuschwächen. Neben dem Videomaterial, das wir sammelten, führte Sheryl ein Tagebuch über die Ereignisse von Susans wachsender Kommunikation.

Als Susan 10 Monate alt war, notierte Sheryl in ihr Tagebuch: „Das war ein guter Besuch für Großmutter, sie erlebte viele ‚erste Male'. Susan gibt ihren ersten Kuss, klatscht mit den Händen und lernt, wie sie ihren Kopf zum ‚Nein' schüttelt." Dieses „Nein" ist nicht dasselbe wie das „Nein" zum Ende des 2. Lebensjahres. Das Kopfschütteln der 1-Jährigen ist nicht trotzig, sondern eher ein Mittel, um die Natur von Verbindungen und Grenzen zu erforschen. Es sind die ersten Schritte, um ihre eigene verkörperte Selbstwahrnehmung von der der Menschen in ihrem Leben abzugrenzen (Fogel 2009).

Im gleichen Tagebucheintrag fuhr Sheryl fort und beschrieb ein neues Spiel mit dem „Nein" und beschrieb, wie es in Zusammenhang mit dem Spiel auftauchte: „Susan liebt es, ein Spiel zu spielen, das ein Kopfschütteln zum ‚Nein' hervorbringt, wenn Mama ‚Ja' sagt. Sie reagiert mit einem breiten Lachen und fängt das Spiel immer wieder von vorne an. Die Anfänge vom Trotz? Es ist jedenfalls niedlich." Es ist nicht ungewöhnlich für sich normal entwickelnde Kinder dieses Alters, neckende Spiele zu mögen und sich in diesen als ein Mittel der sicheren Erkundung von Grenzen zu engagieren (Reddy 2001).

In den im Video aufgezeichneten Beobachtungen, von denen hier berichtet wird, möchte Susan ein Spiel spielen. Hierbei schlägt sie auf den Tisch ihres Hochstuhles, aber Sheryl sagt: „Ich möchte gerne vorführen, wie du ‚Backe, backe Kuchen' (ein Kinderspielreim mit Händeklatschen) machen kannst." Sheryl beginnt, „Backe, backe Kuchen" zu singen und zu klatschen. Susan beginnt wieder, auf den Tisch zu schlagen, während sie aufmerksam auf ihre Mutter starrt und diese das Backe-backe-Kuchen-Spiel anregt. Sheryl sagt: „Nein, zeige ihnen, wie du klatschst, okay?" Beide lächeln einander an, während Sheryl noch einmal anfängt, zu klatschen. Dieses Mal kickt Susan mit ihren Füßen als Antwort im gleichen Rhythmus wie Sheryl und klatscht gegen den Boden des Hochstuhles. Sheryl lacht: „Machst du es mit deinen Füßen?" Susan lässt ihren Kiefer in scheinbarer Überraschung nach unten fallen, schaut zu ihrer Mutter und macht weiter mit dem Kicken, während sie lacht (s. Abb. 8-1).

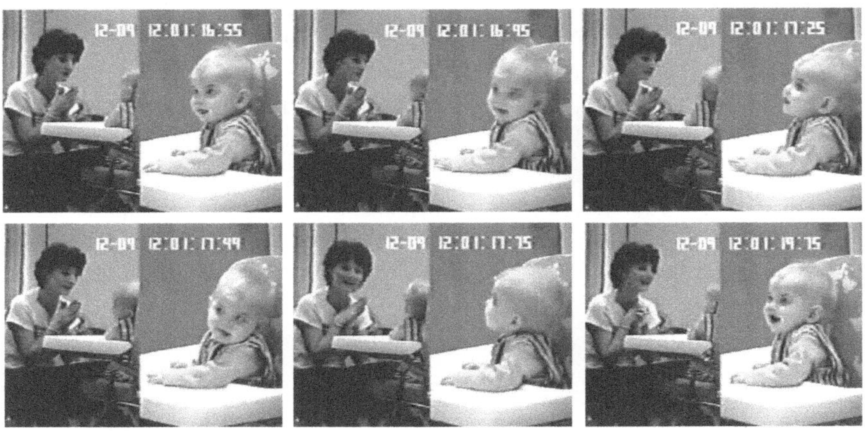

Abb. 8-1 Entwicklung von Sinn für Humor im Alter von 10 Monaten. Das Kleinkind Susan schaut zur Mutter Sheryl. Sheryl möchte, dass Susan „Backe, backe Kuchen" spielt, aber Susan möchte nicht. Susan neigt ihren Kopf zur Seite und hebt ihre Augenbrauen hoch. Sie lächelt und schüttelt dann ihren Kopf zum „Nein". Sie lächeln und lachen zusammen. Die Mutter sagt schließlich mit einem Lächeln und gespieltem Tonfall: „Du machst das nicht, stimmt's?"

Es wird Sheryl klar, dass sich Susan über das Ganze lustig macht, und sie fragt spielerisch: „Du wirst das nicht machen, nicht wahr?" Wie in Abbildung 8-1 zu sehen ist, schaut Susan Sheryl an, neigt ihren Kopf zu einer Seite und hebt ihre Augenbrauen. Sie lächelt und schüttelt dann ihren Kopf zum „Nein". Einander anlächelnd beginnen die beiden ein neues Spiel, in dem Sheryl spielerisch die Worte *ja* und *nein* wiederholt und dabei ihren Kopf nickt und schüttelt. Susan schüttelt ihren Kopf noch ein paar Mal; zusammen lächeln und lachen sie.

Das neckende Verhaltensmuster ist neu für dieses Paar und es offenbart Koregulation und Freude der verkörperten Selbstwahrnehmung im Voneinander-verschieden-Sein. Bei diesem sich normal entwickelnden Mutter-Kind-Paar kann die Mutter ihre eigenen Erwartungen loslassen. Sie kann die wirkliche Entwicklungsleistung ihres Kindes, die das „Nein" für ihre Tochter bedeutet, feiern.

Im Fall von Peter und seiner Mutter (s. Fallbericht 5-2, S. 165) sahen wir Peter niemals ein „Nein" in dem Alter und in der Weise ausdrücken, das ein geteiltes Verständnis zeigt. Peter drückte ein „Nein" durch Unterdrückung und Rückzug aus, spannte seinen ganzen Körper und das Gesicht an, drehte sich weg und erstarrte. Er war nicht in der Lage, eine verkörperte Selbstwahrnehmung von Verbindungen und Grenzen mit seiner Mutter aufzubauen, und war nicht fähig, die interozeptive Wahrnehmung in der Entwicklungsleistung des „Nein" und die Freude des Teilens zu erleben.

Zu Beginn dieser Sitzung bemerkten wir auch, dass Sheryl ihre Stimme eher sachlich nutzte. Sie sprach schneller und mehr mit ihrem ganzen Körper, eher wie in einer erwachsenen als in einer Babysprache wie in den vorherigen Sitzungen. Andere Forschung zeigt, dass Veränderungen in mütterlichen Kommunikationsmustern typischerweise einhergehen mit Veränderungen der kindlichen Fähigkeit, sich gestisch und sprachlich besser auszudrücken und sich besser zu engagieren (Bruner 1983; Stern 1985; Trevarthen 1998). Sheryl schrieb in ihr Tagebuch: „Sie liebt es, meine Aufmerksamkeit zu bekommen, indem sie ihre Nase zu einem lustigen Gesicht rümpft. Ihre Persönlichkeit beginnt, zu erblühen. Sie ist wirklich ein glückliches Baby."

Im Loslassen von Erwartungen steckt das Sich-Ergeben in das, was ist, anstatt auf das zu warten, was sein sollte.

Sich-Ergeben hat einige der folgenden Merkmale: Es ist nicht willentlich, sondern geschieht unter fakultativen Bedingungen; es stellt sich im Erleben des subjektiven emotionalen Augenblickes ohne begriffliche Selbstwahrnehmung ein; dadurch fördert es die Entdeckung der eigenen Identität und die Verbindung mit anderen Wesen bei Abwesenheit von Beherrschung und Kontrolle und wird begleitet von der Anerkennung dessen, was ist (Ghent 1990). Diese Form von Sich-Ergeben, das Loslassen, wird oft in den Bereich der spirituellen Arbeit eingestuft. Viele religiöse Traditionen betonen Akzeptanz, Vergebung, Barmherzigkeit oder liebende Güte und Dankbarkeit als Hauptbestandteil des spirituellen Wachstums.

Sowohl Dankbarkeit als auch Vergebung wurden mit Gesundheit und Wohlergehen in Verbindung gebracht. Bei diesen Eigenschaften zeigt sich eine niedrige Aktivierung des sympathischen Nervensystems, niedriger Blutdruck und reduzierte Herzfrequenz. Damit verringert sich der Medikamentengebrauch, es enstehen weniger körperliche Symptome, weniger Müdigkeit und weniger somatische Beschwerden. Dankbarkeit und Vergebung sind auch verbunden mit besserem zwischenmenschlichem Konfliktmanagement, niedrigerem Ausdruck von Ärger und niedrigeren Spiegeln von erlebtem Stress (Emmons u. McCullough 2003; Lawler et al. 2005; Lawler-Row et al. 2008; Oman et al. 2008; Rozanski u. Kubzansky 2005).

Die Bereitschaft, im Prozess zu sein, beinhaltet letztlich den Aspekt von Spiel und Kreativität. Damit ist die Fähigkeit gemeint, in den Gegenwartsmoment einzutauchen, engagiert zu sein und sich zu erlauben, in den Strömungszuständen normaler Absorption „verloren" zu gehen. Winnicott, der das Konzept des **Echten Selbst** einführte, schlug die folgenden drei Bedingungen für die erholsame verkörperte Selbstwahrnehmung vor (Winnicott 1971, S. 56):

- Entspannung im Zustand der auf Vertrauen beruhenden Erfahrung;
- kreative, körperliche und mentale Aktivität, die sich im Spiel manifestiert;
- die Summe dieser Erfahrungen formt die Grundlage für das Gefühl des Selbst.

Ein anderer Psychoanalytiker, Ernst Schachtel, hatte dieses zu sagen:

„Nur der Erwachsene, der häufig für viele Stunden und Tage, wieder und wieder in der Lage ist, völlig in ein Objekt absorbiert zu sein, das sein Interesse weckt, wird seinen Rahmen der Wahrnehmung und Erfahrung erweitern, manchmal den der ganzen Menschheit. Ein Maler verbringt möglicherweise viele Tage, Wochen oder Monate oder sogar Jahre mit dem Betrachten des selben Berges, wie es Cézanne tat; von Grashalmen oder Bambusblättern oder Zweigen eines Baumes, wie es viele der chinesischen und japanischen Meister taten, ohne daran zu ermüden und ohne nachzulassen, daran etwas Neues zu entdecken." (Schachtel 1959, S. 238)

Lassen Sie mich dieses Zitat in die Begriffe, die in diesem Buch entwickelt wurden, übersetzen: Hier geht es darum, dass die normale **Absorption** nicht nur die eigene verkörperte Selbstwahrnehmung einer Person vergrößert. Als Kapazität der größtmöglichen menschlichen Erfahrung kann sie auch die verkörperte Selbstwahrnehmung in denen, die in Kontakt mit dieser Person oder mit deren Arbeit kommen, vergrößern.

Das gilt insbesondere für Therapeuten der verkörperten Selbstwahrnehmung, die durch persönliche Entdeckungen des Lichts und Schattens der eigenen Erfahrungen gegangen sind und weiterhin gehen. Nur so können sie es ihren Klienten und Auszubildenden ermöglichen, ähnliche Bereiche in sich selbst zu erschließen. Das trifft auch für Künstler zu, die die menschliche Natur erhellen, indem sie ihre eigene exponieren. Es gilt für unsere Freunde und Familie, deren innere Reisen ihnen das Mitgefühl geben, Ressourcen bereitzustellen, um uns zu erlauben, unseren eigenen Weg in der Dunkelheit zu finden.

Die Fähigkeit, uns in unserer eigenen Erfahrung normal zu absorbieren, weit davon entfernt, selbstsüchtig und abgeschottet zu sein, ist ein Akt der Liebe.

Warum ein Akt der Liebe? „Wenn ich meine Erfahrung akzeptiere, lasse ich mich auf den liebevollsten Akt ein, der möglich ist; ich bin Ihrer Erfahrung nicht im Wege" (Caldwell 1996, S. 139).

Selbstsüchtige Absorption ist pathologisch und dissoziativ. Sie trennt uns von anderen und darin liegt ihre unterdrückende Kraft. Wirklich zu lieben bedeutet, uns wirklich außerhalb unserer selbst zu stellen, um einer anderen Person zu begegnen. Das setzt unbedingt voraus, dass wir unser Echtes Selbst, unser verkörpertes Selbst, kennen; dass wir gelernt haben, uns nicht davon abzuwenden, sondern es zu lieben und anzunehmen, was es auch immer sein mag. Liebe ist eine Begegnung im subjektiven emotionalen Augenblick verkörperter Wesen, die ihre Verletzlichkeit bloßlegen.

Tabelle 8-1 beschreibt, wie es aussehen könnte, erholsame verkörperte Selbstwahrnehmung entwickelt zu haben. Ungeachtet davon, wie diese Fähigkeit erworben wurde, bedarf es der Pflege: mithilfe einiger der therapeutischen Interventionen, die in diesem Buch besprochen wurden, oder durch normale Entwicklungsprozesse. Wie bei jeder qualifizierten Arbeit wird Übung verlangt, um sie im Fluss zu halten. Der Rest dieses Kapitels führt einige der geeigneten Möglichkeiten auf: mit der natürlichen Welt im Kontakt sein, verkörperte Übungen, Meditation und spirituelles Streben. Viele andere Wege existieren und wurden schon erwähnt, einschließlich der Kunst und Musik, die Teilhabe an unterstützenden sozialen Aktivitäten, das tatsächliche und metaphorische Berührtwerden, das Üben, langsam zu essen, um nur einige zu nennen.

Die vielleicht wichtigste heilende Arbeit ist das Praktizieren des Zu-uns-selbst-Zurückkehrens, das Überprüfen unserer Gefühle und Empfindungen im subjektiven emotionalen Augenblick viele Male jeden Tag. Werde ich müde? Tun meine Muskeln weh? Muss ich meine Haltungen oder Bewegungen ändern? Atme ich auf entspannte Weise? Bin ich traurig oder einsam oder glücklich oder frustriert? Ignoriere ich meinen Schmerz? Werden meine Grenzen verletzt durch unangemessene Forderungen? Wie kann ich die Erwartungen anderer erfüllen, während ich meiner eigenen verkörperten Erfahrungen treu bleibe? Und schließlich habe ich die Selbstwahrnehmung zu realisieren, wenn ich im jetzigen Moment diesen einfachen Akt der Selbstsorge nicht leisten kann. Kann ich mir selbst versprechen, früher oder später Hilfe zu suchen?

Die Erde als das Zuhause: wo alles begann

„Ich fühle noch das letzte Bett wilder Veilchen in den Bergen der Aleuten, in das ich mich eines Tages mit Begeisterung hineinwarf, wissend, wer ich war, was die wilden Veilchen bedeuteten. Trotz Verlust und Ernüchterung schätze ich mich reich, schöpferisch und magisch. Ich sage dir jetzt. Du kannst nach Hause gehen."
(Mary TallMountain, indianische Autorin der Kokuyon Athabascan, zit. nach Reichel-Dolmatoff 1978, S. 21ff.).

„Wenn wir denn in der Tat die Menschheit heilen würden (...) lasst uns zunächst so einfach und gut sein, wie die Natur zu uns selbst, die Wolken vertreiben, die über unseren Brauen hingen, und ein wenig Leben in unsere Poren aufnehmen."
(Thoreau 1910, S. 102)

Das erste Zitat ist ausgewählt als eine Art Auflösung zu dem Zitat am Anfang des ersten Kapitels, sie stammen beide von indianisch-amerikanischen Autoren. In dem Zitat im ersten Kapitel beklagt sich Lame Deer darüber, wie die Menschen ihre Körper vergessen haben. TallMountain erklärt uns, dass wir nach Hause gehen können. Thoreau, bekannter amerikanischer Naturforscher des 19. Jahrhunderts, war sehr vertraut mit indianischen Traditionen. Er erinnert uns daran, dass es trotz unserer Probleme Hoffnung für den menschlichen Erholungsprozess gibt, wenn wir genau auf die Natur achten. Diese verkörperte Weisheit über den Erholungsprozess findet sich in allen alten Traditionen.

Ich fühle es mit meinem Körper,
mit meinem Blut.
Fühle alle diese Bäume,
Das ganze Land ...
Wenn dieser Wind weht, kannst du es fühlen.
Das Gleiche für das Land ...
Du kannst es fühlen.
Du kannst schauen,
Und fühlen ...
Das macht dich.
(Big Bill Neidje, australischer Aborigine-Ältester, zit. nach McLuhan 1994, S. 55)

Es gibt eine Fülle ausdrucksstarker Schriften, die eine bewegende wachrufende Sprache über die stärkende Kraft unserer Verbindung zur Natur nutzen. Sie bringen uns zur Besinnung und erinnern uns daran, wer wir sind. Inzwischen gibt es Forschung, die die Wirkung der natürlichen Umwelt auf die verkörperte Selbstwahrnehmung unterstützt. In einer **erholsamen Umwelt** verbessern sich die Energien und die Wirksamkeit eines Menschen (Kaplan u. Kaplan 1989). Der Einfluss einer erholsamen Umgebung hängt vom Empfänger ab. Das kann das eigene Schlafzimmer, Badezimmer oder die Küche sein. Naturschönheiten sind indes für beinahe jedermann stärkend (Berto 2005).

Stärkende Umgebungen sind Plätze zum Erholen von mentaler und körperlicher Erschöpfung und dem Stress des täglichen Lebens. Es sind Plätze, an denen man sich „von allem zurückziehen“ kann, um Umkehr zu suchen und auszuruhen; Plätze, die uns faszinieren und uns auf ihre Art ins **Engagement** und die **normale Absorption** ziehen. Sie erlauben uns, unsere Sorgen zu vergessen, um Sicherheit und Trost zu finden. Erholsame Umgebungen nehmen durch die Gelegenheiten, die sie für Spiel, Entdeckung, Neugierde und Ruhe bieten, unsere Aufmerksamkeit in Anspruch. Sie sind groß genug, um alles das zu umfassen; groß wie ein Berg oder eine überwältigende Wildnis, jedoch sicher genug, um für uns mit relativer Leichtigkeit erreichbar zu sein (Wanderwege, Karten, Lagerplätze, Führer).

Aus der Perspektive der Selbstwahrnehmung bringen uns stärkende Umgebungen mehr mit uns selbst in Berührung. Sie erinnern uns an das, was wichtig in unserem Leben ist; sie verbessern unser Gefühl von Beziehung, geben uns ein Gefühl von „Einheit“ mit anderen Menschen, Tieren, Pflanzen und Bäumen und der Erde selbst (Berto 2005; Kaplan u. Kaplan 1989). Berge und Tannenbäume in einem klaren See gespiegelt, Wellen über eine felsige Küste hereinbrechend, Schluchten und Furchen von Flüssen in Steine geschnitten, die Stille eines Waldbodens: diese Plätze erfüllen unsere Sinne, erregen unsere Emotionen und erzeugen Klarheit in den Verbindungen und Abgrenzungen, die uns in Beziehung zu allem anderen definieren. Unsere evolutionäre Geschichte von Millionen Jahren des Lebens in vertrauter Nähe zur Natur hilft uns, der einfachen und kraftvollen Wirkung, die die Natur auf unsere verkörperte Selbstwahrnehmung hat, Sinn zu geben.

„Unsere sensorischen Organe sind dafür bestimmt, die Welt wahrzunehmen. Die sensorischen Kapazitäten des menschlichen Ohres wurden durch die Klänge der Welt geformt, unser Geruchssinn bildete sich durch lange Gemeinschaft mit der empfindlichen Chemie der Pflanzen, unser Berührungssinn durch die nichtlinearen, multidimensionalen Oberflächen der Erde, unser Augenlicht durch die Bilder, die ständig in unsere Augen strömen. Die menschlichen Sinne tauchten aus der Versenkung der Welt auf. Sie sind Teil der Erde (…).“ (Buhner 2004, S. 139)

Anders ausgedrückt: Engagement und normale Absorption sind in der nichtmenschlichen Welt der natürliche Zustand unserer Sinne. Unsere Schmerzen, Sehnsüchte, Anspannungen und Erkrankungen kommen teilweise vom fehlenden Kontakt mit der Natur, als ob wir uns durch den Verlust jener Welt selbst verlieren.

Der Rhythmus der Erde spiegelt denjenigen unserer Körper. Stürme, Vulkanausbrüche, Feuer, Überschwemmungen und Erdbeben sind Zeiten von hoher Aktivierung und hoher Energie verglichen mit Zeiten der Ruhe, in denen die

Erde sich von solchen Ereignissen erholen kann. Der Zyklus des entspannten Atmens – die Einatmung mit sympathischer Aktivierung gefolgt von der respiratorischen Pause mit parasympathischer Ausatmung – ist die elementarste verkörperte Manifestation solcher Erdzyklen. Im aktuellen Tagesgeschehen gibt es Zeiten des Eingehens auf Herausforderungen und hoffnungsvolle Zeiten, um zu sich selbst zurückzukehren und zu ruhen. Wochentage kontrastieren mit Wochenenden, jährliche Werktage mit Ferienzeiten. Die Erde als Lehrer erinnert uns daran, sich Zeit zu nehmen für die Erholung.

Natur als Nahrung

Für Kinder ist eine stärkende natürliche Umwelt sehr wichtig, das gilt ganz besonders für Kinder, die unter den Auswirkungen von Stress und Trauma leiden. Die Gelegenheiten für Kinder, unbefangen Kontakt mit der natürlichen Umwelt aufzunehmen, werden mit zunehmender Urbanisation, mit dem zunehmenden Gebrauch von Technologie wie dem Internet und Mobiltelefon, mit zunehmenden Anforderungen durch Leistungstests an den Schulen, die Kunst und Sport ersetzen, oder durch zunehmende kriminelle Bedrohungen gegen Kinder, wie Entführung und Belästigung, immer weiter eingeschränkt. Das wurde als „Naturdefizit-Störung" bezeichnet (Louv 2005) und hat dazu geführt, mehr freies Spiel im Freien einzufordern.

Der Zugang zu Grünflächen wie Parks und zur nahegelegenen Natur erweist sich förderlich für die kognitiven Funktionen, für Stressabbau, für die sensorischen und motorischen Fertigkeiten und verbessert die Symptome der Aufmerksamkeitsdefizit-Hyperaktivitätsstörung (ADHS) (Kuo u. Taylor 2008; Nabhan u. Trimble 1994; Wells 2000; Wells u. Evans 2003). Der Körper eines Kindes ist lebendig und gesund, wenn es seine Hände schmutzig machen, an Pflanzen riechen, durchs Gras laufen, auf Bäume klettern, in der Brandung laufen, Vögeln zuhören und den Wolkenbewegungen zuschauen kann oder beobachten kann, wie die Sterne funkeln.

Wenn Kinder nicht regelmäßig Zugang zur Natur haben, so gibt es dennoch einen Weg, in Kontakt mit ihr zu kommen, nämlich über Tiere. Tiere haben auf Kinder eine besondere Anziehungskraft. Sie lieben es, sich vorzustellen, ein Tier zu sein, imitieren Bewegungen und Klänge von Tieren, sie spielen mit Haustieren und liebkosen diese, besuchen Zoos und Bauernhöfe. Die Forschung zeigt, dass diese Begegnungen die Selbstwahrnehmung von Verbindungen und Grenzen fördern. Das Kind, das z B. vorgibt, ein Bär zu sein, weiß, dass es kein Bär ist (Melson 2001). Dabei schauspielert das Kind nicht bloß, sondern *wird* im Grunde eher auf eine verkörperte Weise zum Bären. Das ist durch Beobachtungen an Kindern im Klassenzimmer illustriert, die eine Schildkröte beobachten.

„Dawn kriecht vorwärts und schaut die Schildkröte an, sie kauert sich auf dem Teppich zusammen und zieht ihren Kopf ein. (...) Plötzlich kommt sie hoch und sagt: ‚Ich weiß, wie es ist, eine Schildkröte in meinem Panzer zu sein.'" (Myers 1998, S. 130)

Nach einiger Diskussion mit dem Lehrer darüber, was eine Schildkröte sehen kann, versucht ein anderes Kind, Chris, dieses herauszufinden. „Er ist in Schildkröten-Haltung, kauert sich über seinen Beinen zusammen, hält seine Hände an seinem Gesicht und stellt seinen Kopf ziemlich unbeholfen voran" (Myers 1998, S. 130). Die Kinder versuchen nicht, sich vorzustellen, was es bedeutet, eine Schildkröte zu sein, indem sie darüber nachdenken. Sie verkörpern vielmehr die Schildkröte, um es herauszufinden. Nur dann kann es zu einer Diskussion kommen.

„Mr. Lloyd: ‚Was denkst du, wie es sich anfühlt. Wie fühlt es sich an, eine Schildkröte zu sein?' Solly: ‚Sicher … sicher. *' Mr. Lloyd: ‚Du denkst, dass es sich sicher anfühlt. Warum?' Solly: ‚Weil du einen Panzer hast.'" (Myers 1998, S. 57)*

Einige Tier- und Pflanzenverhaltensforscher haben mehr über ihre ausgewählten Versuchsobjekte gelernt, indem sie diese kindlichen Strategien des Wie-diese-zu-Werden einsetzten. Barbara Smuts, eine Bio-Psychologin, hatte sich einer wilden Pavianschar angeschlossen. Sie berichtet von ihrer Erfahrung, wie sie mit ihnen zusammen war und sich dabei so viel wie möglich wie sie verhielt.

„Die Paviane hatten die Kunst, ihr Hunger- und Schutzbedürfnis auszubalancieren, perfektioniert. Gerade als es mir unausweichlich erschien, dass wir alle durchnässt werden würden, erhob sich die Gruppe als Ganzes und rannte zu den Klippen. Genau als dicke Tropfen zu fallen begannen, erreichten wir den schützenden Unterstand. Viele Monate lang wollte ich schon lange vor ihnen losrennen. Dann änderte sich etwas, und ich wusste ohne nachzudenken, wann es Zeit sein würde, mich zu bewegen (…) Ich war vom analytischen Nachdenken über die Welt zum direkten und intuitiven Erfahren der Welt gelangt. Das war der Moment, als etwas lange in mir Schlummerndes erwachte. Ein Verlangen, so in der Welt zu sein, wie es meine Vorfahren waren, so wie alle Kreaturen seit einer Ewigkeit von der Evolution geschaffen wurden. Ich Glückliche. Ich war umgeben von Experten, die mir den Weg zeigten."
(Smuts 2001, S. 299)

Haustiere helfen Kindern, ihre Emotionen zu erkennen und zu erfahren. Kinder nutzen Tierfiguren, um ihre eigenen Ängste und Wünsche, Freuden und Leiden auszudrücken und fördern damit ihre interozeptive Selbstwahrnehmung. Es zeigt sich, dass Haustiere als willige Vertraute von bösen, traurigen, glücklichen und heimlichen Erlebnissen „erfahren".

„Die Stille eines Tieres kann als Zustimmung, Körperbewegung und Klang als Ermutigung angenommen werden. Die großäugige, stille Aufmerksamkeit eines Hundes, einer Katze oder eines Kaninchens kann wie ein tiefer Fundus von Verständnis erscheinen. (…) Viele Kinder und ihre Eltern haben mir erzählt, dass ihr Hund, ihre Katze, ihr Vogel oder sogar ihr vietnamesisches dickbauchiges Schwein ihre emotionale Not gespürt hat, und sie einfach seelenvoll gehätschelt, geleckt oder bestaunt hat."
(Melson 2001, S. 48)

Diese Studien weisen darauf hin, dass der Erholungsprozess aus dem Engagement mit der natürlichen Welt teilweise deswegen gelingt, weil dieser Kontakt die verkörperte Selbstwahrnehmung fördert. Die Art der begrifflichen Selbstwahrnehmung, die von der verkörperten Selbstwahrnehmung geprägt ist, entwickelt sich weiter.

Verkörperte Übung

Eine grüne Wildnis oder ein grüner Park kann nicht vollständig wahrgenommen werden, wenn man sich nicht darin bewegt, meist zu Fuß oder auf einem mit menschlicher Kraft angetriebenen Transportmittel wie dem Fahrrad oder auf Skiern. Das Spiel mit einem Haustier verlangt nach Bewegung und häufiger körperlicher Übung wie laufen oder ringen mit einem Hund. Übung kann unser Engagement mit und die Absorption in der Natur erhöhen, wenn wir lernen, unserem Körper Aufmerksamkeit zu schenken, während wir einen felsigen Hang durchwandern, auf einem Feldweg fahren oder durch den Wald wandern.

Randomisierte Belastungsstudien zeigen, dass Bewegung kognitive Gehirnfunktionen fördert, die Gesundheit verbessert und eine schützende Wirkung hat. Sie reduziert die Krankheitsentstehung und verlangsamt die neurodegenerative Wirkung des Alterns. Schweiß, vom sympathischen Nervensystem produziert, hat eine ähnliche Zusammensetzung wie Tränen (s. Kasten 4-1, S. 100, u. Tab. 5-3, S. 136) mit hohen Spiegeln von Stresshormonen, die auf diesem Wege vom Körper abgegeben werden und somit ihre potenzielle Toxizität für das Nervengewebe reduzieren. Diese Studien zeigen auch, dass Übung allein jedoch nicht besonders hilfreich ist. Es bedarf einer Mischung von günstigen Faktoren. Die Gehirnfunktion verbessert sich voraussichtlich beim Menschen, wenn Bewegung kombiniert wird mit einer antioxidantienreichen Ernährung, Omega-3-Fettsäuren und B-Vitaminen. Zusätzliche regelmäßige unterstützende soziale Kontakte haben eine positive Wirkung und, wie das Thema dieses Buches zeigt, bewusst wahrgenommene Körperbewegung (Kramer u. Erickson 2007).

Physiotherapie (Physiatrie), auch physikalische Medizin und Rehabilitation genannt, ist ein Gebiet der Medizin, das sich den Menschen widmet, die nach Krankheit, Unfällen oder medizinischen Eingriffen Verletzungen der Muskeln, Knochen, des Gewebes und Nervensystems erlitten haben. Sie hilft ihnen dabei, die optimale Funktion wiederherzustellen. Physiotherapeuten empfehlen Bewegung, Ernährung und Verfahren, die die verkörperte Selbstwahrnehmung fördern, um Menschen zu helfen, sich von Verletzungen, Krebserkrankung, chronischem Schmerz und vielen anderen Belastungen zu erholen (Silver 2004).

Sie können nicht effektiv Fußball oder Basketball spielen oder nicht einmal Versteckspielen, ohne in der verkörperten Selbstwahrnehmung zu bemerken, wie Ihre eigene Aktivität und Muskelanspannung mit der Ihrer Mitspieler zusammenwirkt. Beim sportlichen Training geht es um die Schärfung der Selbstwahrnehmung des Sportlers im effektiven Bewegungsablauf. Der Sportler muss jedoch die Übung der Selbstwahrnehmung kultivieren, um die Wirkung der

Trainingsstunden bei zusätzlichem Stress unter Wettkampfbedingungen aufrechterhalten und sogar verstärken zu können. Läufer, die z. B. in Tests der verkörperten Selbstwahrnehmung höhere Punkte erzielten, brauchten weniger Sauerstoff, liefen schneller, trotz geringerem Aufbau von Muskelanspannung (Martin et al. 1995). Kinder, die mehr Zeit mit strukturiert entspannten Sportarten verbrachten, bei denen ihnen beigebracht wurde, auf ihre Körper zu achten, erbrachten höhere Schulleistungen und zeigten bessere soziale Fähigkeiten (Bar-Haim u. Bart 2006; Hofferth u. Sandberg 2001).

„Schwimmenlernen besteht nicht nur in der Reproduktion mechanischer Bewegungsmuster. (...) Schwimmenlernen bedeutet, die Prinzipien von Auftrieb und Antrieb zu begreifen, die verschiedene Schwimmzüge auf unterschiedliche Weise nutzen, und an denen sich kompetente Schwimmer wie im improvisierten Spiel orientieren können." (Crossley 2007)

Das Gleiche gilt notwendigerweise nicht für den Wettkampf im Schul- oder Universitätssport, wo Geld, Gewinnen und Stress im Vordergrund stehen. Unter solchen Bedingungen erhöht sich die Wahrscheinlichkeit von Verletzungen, sowohl für den Körper als auch für das Selbstvertrauen.

Als Teil ihrer Erfahrung der schulischen Früherziehung (Head Start enrolment) erwarben amerikanische Vorschulkinder, die in kreativen Tanz- und Bewegungsprogrammen eingeschrieben waren, größere soziale Kompetenz und hatten weniger Verhaltensauffälligkeiten. Kinder, die ein Lernprogramm zur Aufmerksamkeitskontrolle ohne die begleitende Wahrnehmung von Bewegung absolvierten, wie beim kreativen Tanz, hatten schlechtere Ergebnisse (Lobo u. Winsler 2006). Ähnliche Wirkungen wurden bei Tanz- und Bewegungsprogrammen für ältere Menschen beobachtet, die sich ansonsten mit sitzender Aktivität beschäftigen würden, so auch bei Programmen für depressive Adoleszenten und für Frauen mit Erfahrung von sexuellem Missbrauch (Hoban 2000; Jeong et al. 2005; Mills u. Daniluk 2002). Die Einführung von Bewegung und der dazugehörigen Wahrnehmung in den Klassenraum mit ansonsten sitzender Aktivität hat positive Auswirkungen auf die soziale und intellektuelle Entwicklung, sowohl für die normal entwickelten Kinder als auch für Kinder mit Entwicklungsstörung (DeGangi et al. 1993; Mullen u. Cancienne 2003).

Neuromotorische Degeneration ist eine verbreitete Erscheinung bei älteren Menschen. Gleichgewichtsprobleme, um ein Beispiel zu nennen, kommen bei Älteren häufiger vor und stellen wegen des Fallrisikos ein ernsthaftes Gesundheitsproblem dar (Hobeika 1999). Wie zu erwarten, ist die Angst hinzufallen verbunden mit größeren Schwingungen in der Körperhaltung und geringerer Stabilität (Binda et al. 2003; Burker et al. 1995). Das gestörte Gleichgewicht bei Älteren ist nicht nur, wie man denken könnte, ein Problem der Gleichgewichtsrezeptoren im Innenohr. Vielmehr ist es eine *graduelle Abnahme der Sensibilität in den Propriozeptoren der Muskeln und Sehnen,* die Teil des neuronalen Netzwerkes der Selbstwahrnehmung im Körperschema sind. Wenn die Signale aus den Propriozeptoren zum Gehirn schwächer werden, ist das Körperschema-Netzwerk weniger in der Lage, korrigierende efferente Signale zu liefern. Hierdurch wird die Homöostase des Gleichgewichtsinnes beeinträchtigt (Jan et al. 2005; Shaffer u. Harrison 2007).

Bewegungstraining für Ältere, das die Mobilität und Bewegungskoordination fördert und dabei auf die verkörperte Selbstwahrnehmung Wert legt, führt eher zur Verbesserung des Gleichgewichtes. Es reduziert eher das Fallrisiko als ein Training, das nur dem Aufbau von Muskelkraft dient (Liu-Ambrose, Khan, Eng, Janssen et al. 2004; Liu-Ambrose, Khan, Eng, Lord et al. 2004). Am hilfreichsten ist ein Training, das auf der Wahrnehmung beruht und dabei die Verbindung zwischen der Propriozeption und dem Sehen betont. Die Wahrnehmung wird zusätzlich durch Barfußgehen oder durch das Tragen leichter Sportschuhe mit rutschfesten Sohlen gefördert, sodass die Teilnehmer ihre Füße und Sprunggelenke besser spüren können (Arnadottor u. Mercer 2000; Jan et al. 2005; Lord u. Menz 2000; Robitaille et al. 2005).

Eine der besten Methoden zur Verbesserung des Gleichgewichtes für die Älteren ist Tai Chi. Es betont einerseits die verkörperte Selbstwahrnehmung durch langsame, koordinierte Bewegungen von Körperteilen, die in Beziehung zueinander stehen, andererseits die Haltungsstabilität in verschiedenen Körperhaltungen (McGibbon et al. 2004; Taylor-Piliae et al. 2006; Wolf et al. 2003). Ebenso wirkungsvoll zur Besserung der altersbedingten Abnahme der Selbstwahrnehmung ist das Rosen-Methode-Movement (s. Kap. 6.2, S. 197). Diese Bewegungsmethode konzentriert sich auf die verkörperte Selbstwahrnehmung sanfter Bewegungen, bei denen verschiedene Körperteile koordiniert werden. Sie wird allein ausgeführt, mit anderen Menschen und zur Musik.

Fallbericht 8-2: Vom Finden des richtigen Gleichgewichtes[1]

Eine Rosen-Movement-Stunde ist eher ein Arbeiten von innen heraus (work-in) als ein Training (work-out). Im Rosen-Methode-Movement lernen die Teilnehmer, in neuer Weise auf ihre Körper zu hören. Sie beginnen, ihre zuvor angenommenen Begrenzungen zu erforschen und zu erweitern, erreichen die Ausdehnung ihres Bewegungsspektrums, strecken sich von innen heraus in Richtung einer inneren Vorstellung, wer sie wirklich sind. Wenn sich Menschen aus dieser Dimension heraus bewegen, ist so viel mehr möglich. Beim Hineinfühlen in ihre Körper erinnern sich Menschen, wie erfreulich es ist, sich zur Musik zu bewegen.

Der Kursablauf gestaltet sich wie folgt: *Aufwärmen, Dehnen, Im Kreis, Quer durch den Raum, Auf dem Boden.*

---

1 Dieses Fallbeispiel stammt von Jacqueline Fogel, Lehrerin des Rosen-Methode-Movement, und wird mit ihrer Erlaubnis abgedruckt.

Beim *Aufwärmen* erwacht das Diaphragma, bewegt sich und bringt mehr Luft in die Lungen, mehr Atem in den Körper. Die Muskeln können sich mit mehr Leichtigkeit bewegen und werden belebt, wenn die Gelenke beginnen, sich zu öffnen, zu schließen, zu erheben oder zu drehen und den Fluss synovialer Flüssigkeit in den Gelenkkapseln stimulieren. Beim *Dehnen* streckt das Individuum die Glieder und den Rumpf in voller Dehnung, erforscht dabei sein Bewegungsspektrum in den Gelenken und Extremitäten und geht mit langsam geführten Bewegungen tiefer in seinen Körper hinein.

Kompliziertere Schritte und Bewegungssequenzen werden bei *Im Kreis* eingeführt. Dabei halten die Teilnehmer sich an den Händen, um sich gegenseitig bei größeren Bewegungen des Unterkörpers, die Balance erfordern, zu unterstützen. Das animiert zur Koordination über die Körpermitte hinaus, wobei beide Gehirnhälften angesprochen werden. Bei der Einheit *Quer durch den Raum* werden dynamischere tanzähnliche Bewegungen und Kombinationen aufgenommen. Die Teilnehmer bewegen sich von der einen Seite des Raumes zur anderen, entweder mit einem Partner oder allein, zu vielen verschiedenen Musikstücken. Nachdem sie nun völlig aufgewärmt, gedehnt und ausbalanciert sind, können sie tanzen und sich mit Leichtigkeit bewegen. Bei *Auf dem Boden* schließlich sind die Wirbelsäulen der Menschen durch den Bodenkontakt ganz abgestützt. Das erlaubt dem Kopf, der Wirbelsäule, den Extremitäten und dem Becken, sich zu bewegen, ohne Angst haben zu müssen, zu fallen oder sich zu verletzen. Bei der Arbeit *Auf dem Boden* wird der Körper neben der spinalen Abstützung angeregt, alle Bewegungen und Gefühle zu integrieren, die während der vorigen Einheiten erlebt wurden.

Sandy ist eine sehr kleine Frau Ende 70, gepflegt, mit hüpfendem, lockigem Haar und einem ansteckenden Sinn für Humor. Als Sandy das erste Mal zur Rosen-Movement-Stunde kam, die ich in einem Seniorenzentrum unterrichte, sagte sie mir, dass sie einen Autounfall erlitten und sich dabei ein Bein gebrochen habe. Vier Jahre nach dem Unfall war das linke Bein zwar ausgeheilt, es war jedoch etwas kürzer und weniger beweglich geblieben als ihr rechtes Bein. Während der ersten Stunden, an denen sie teilnahm, bemerkte ich, dass sich ihre Hüften nicht auf gleicher Höhe befanden, ihre linke Hüfte stand einige Zentimeter höher als ihre rechte. Wenn sie ging, schob das linke Bein hinterher; dabei lag das Gewicht auf dem Ballen des linken Fußes, nicht auf dem ganzen Fuß. Es schien, als ob Sandy sich auf die Unterstützung ihres rechten Beines verließ. Sie verlagerte nicht allzu viel Gewicht auf das linke Bein, so als ob sie ihm nicht vertraute, dass es sie tragen würde.

Auch wenn sich die Teilnehmer beim *Aufwärmen* und *Dehnen* in einem Kreis gegenüber stehen, so halten wir nicht eher Hände, bis wir zum Kursteil *Im Kreis* kommen. Damit können wir andere Teilnehmer bei Gleichgewichtsproblemen unterstützen. Das Händehalten *Im Kreis* ermöglicht allen Teilnehmern, größere Bewegungen auszuführen, während sich das Gleichgewicht von einem Bein zum anderen verlagert. Die Selbstwahrnehmung des Körperschemas wächst, wenn die Teilnehmer lernen, sich zu vertrauen. Sie fühlen, wo ihr Körper sich in Bezug zu sich selbst und zu den

Menschen neben ihnen befindet. Die Musik zu *Im Kreis* hat einen eher akzentuierten Rhythmus, die die Teilnehmer zum Tanzen und fröhlichem Engagement einlädt.

Hier beschreibe ich eine Unterrichtsstunde, an der Sandy teilnahm, ungefähr 18 Monate nach dem Beginn ihres Unterrichts bei mir. Für die Einheit *Im Kreis* suchte ich „The Beat Goes On" von Sonny und Cher aus. Sandy mag dieses Lied besonders. Bei der ersten Note begann sie, mit ihrem Steißbein zu wackeln, mit ihren Händen zu klatschen und sich tänzelnd-stolzierend den anderen zu nähern, als wir uns die Hände reichten. Ich forderte die Teilnehmerinnen auf, ihre linke Schulter ins Zentrum des Kreises zu drehen, und begann mit gehaltenen Händen in einer Vorwärtsbewegung zu gehen, vom Hacken zu den Zehen und zurück. Dabei lenkte ich die Aufmerksamkeit auf die Empfindungen in den Füßen und Fesseln. Als ich die Teilnehmer instruierte, die Richtung zu wechseln, drehte sich JoAnne, eine der größten Frauen im Kurs, nicht mit dem Rest der Gruppe herum. Sie stieß gegen den Strom laufend mit ihren Nachbarinnen zusammen.

Wir lachten alle, als Carol aufschrie: „Bin ich froh, dass du es heute bist, die die Kettenreaktion verursacht, und nicht ich!" Carol, eine mollige Frau Mitte 70, mit kurzen, stacheligen weißen Haaren, funkelnden Augen und koboldartigem Lächeln, fuhr fort: „Jedes Mal, wenn ich dieses Lied höre, will ich mich bewegen. Es gibt mir ein großartiges Gefühl von Energie und Fröhlichkeit. Ich fühle mich energiegeladen und jünger und kann den Rhythmus wirklich spüren." In den 2,5 Jahren, seit sie zum ersten Mal zur Stunde kam, hat Carol ziemlich viel Gewicht verloren, und was noch wichtiger ist, sie hat Zentimeter ihres „Umfanges", wie sie es liebevoll nennt, verloren. Sie ist besser in Form und selbstbewusster in ihren Bewegungen. Nun fuhr sie fort: „Meine Familie hat gesagt, dass ich mich besser bewege. Sie meinen, dass ich mich im Allgemeinen besser fühle, glücklicher, und eine bessere Einstellung zum Leben habe, seit ich zum Movement-Kurs komme. Ich fühle mich besser." Außerhalb der Stunde sagte mir Carol, was ihr Ehemann angemerkt habe: „Sie war schon immer eine mit Elan, jetzt ist sie jedoch anmutiger."

Im letzten Monat fiel mir auf, dass Sandy selbstbewusster wurde und ihrem linken Bein mehr zutraute, wenn sie sich im Kurs bewegte. Heute war noch etwas anders mit Sandy. Sie legte mehr Gewicht auf das linke Bein und verteilte ihr Gewicht gleichmäßiger über den ganzen Fuß, als sie das rechte Knie weiter anhob. Dabei öffnete sie die rechte Hüfte und schwenkte das Bein in einer Bewegung zur Seite, die ich „das Scheunentor" nenne. Katherine sagte: „Guck mal Sandy, ehe wir es uns versehen, versucht sie bei den ‚Rockettes' (eine bekannte Frauentanzgruppe in New York City, die für ihre lebhafte Beinarbeit bekannt ist, Anm. der Übers.) mitzumachen. Wieder brachen alle in schallendes Gelächter aus, als ich mir uns alle in gefederten und Strass besetzten Kostümen vorstellte, wie wir am Broadway auf den Putz hauen würden. Geteilte Freude, Emotion und der Gemeinschaftssinn im Moment des Erlebens von Hebe- und Schwungbewegungen, die sie nie für möglich gehalten hätten, förderte die Interozeption aller Teilnehmerinnen.

Sandy lachte und sagte: „Ja, seit einigen Wochen fühlt sich mein Bein viel kräftiger an. Ich kann mehr damit anfangen und denke, es hat mit den verschiedenen Bewegungen zu tun, die wir hier mit unseren Beinen machen. Neulich stieg ich auf die Leiter, um zu malen (ich schnappte nach Luft!). Ich musste mich ein wenig strecken, um an die Stelle zu kommen, die ich erreichen wollte. Ich dachte an einige der Bewegungen, die wir beim *Dehnen* und *Im Kreis* machen, als ich die zwei Stufen erklomm. Ich erinnerte mich an das ‚Scheunentor' und die Bewegung schien genau das Richtige zu sein. Ich verlagerte mein Gewicht, erdete mich an den Sprossen der Leiter und war in der Lage, die Stelle anzumalen. Heute dachte ich also, ich probiere aus, wie viel ich erreiche, wenn ich auf meinem linken Bein balanciere."

Ich war zugleich erstaunt und erfreut. Ich wollte, dass meine Teilnehmerinnen ein Gefühl von Vertrauen zu ihrem Körper gewinnen. Allerdings erwartete ich nicht, dass sie ihre zunehmende Geschicklichkeit und Fertigkeiten einsetzten, um auf einer Leiter zu balancieren, und bemerkte, dass Sandy immer kreativer mit ihrem Körper umging. Sie setzte Informationen, die sie im Kurs bekommen hatte, in Aktivitäten des täglichen Lebens um, und schien sich in ihren Bewegungen sicherer zu fühlen, weniger bedroht. Das, was sie zuvor als Hindernis ihrer Beweglichkeit wahrgenommen hatte, war jetzt weniger bedrohlich für sie. Ich sagte: „Es scheint, dass wir alle stärker werden, leistungsfähiger und selbstsicherer in unserer Bewegungsfähigkeit, aber bitte, seid besonders vorsichtig auf Leitern!" Wir alle applaudierten Sandys neu gewonnenem Leistungsgefühl. Danach fanden wir Partnerinnen für den Kursteil *Quer durch den Raum*. Es war ein Gefühl von Resonanz in der Gruppe. Alle konnten fühlen, wie sich ihr eigener Körper auf eine Art bewegte, die sie sich nicht zugetraut hatten.

Nach der Stunde kam JoAnne zu mir. Mit ihrem Alter von Ende 60 ist JoAnne etwas jünger als viele der anderen Teilnehmerinnen des Kurses. Sie hat scheinbar eine bestimmte Rechts-links-Dyslexie und wird verwirrt, wenn wir die Richtung ändern oder zwischen dem rechten und linken Bein wechseln. Sie begann: „Nachdem ich einige Stunden versäumt habe, fühlte ich mich ein bisschen wackelig und auch schwach in meinen Sprunggelenken. Nach dem Bewegen im Kurs heute fühle ich mich viel besser und weiß, dass ich weiterhin kommen muss, nicht nur für mein Gleichgewicht, sondern für mein Wohlbefinden." Sie sagte, dass sie Veränderungen in ihrem eigenen Körper wahrgenommen habe und dass es sie so begeistert habe, was Sandy heute tat. Sie setzte fort: „Der Kurs hat mein Leben besser gemacht. Ich fühle es die ganze Woche, nicht nur wenn ich hier bin. Ich weiß, dass sich mein Gleichgewicht, so wie Sandys, ungemein verbessert hat. Mir geht es besser. Uns allen!"

Wie dieser Fall zeigt, erhöht das Üben in einer Gruppe die Wahrscheinlichkeit des Weiterübens. Soziale Belohnung verschafft besonders Älteren das Gefühl von Zugehörigkeit. Der Gruppenkurs bringt eine neue Selbstwahrnehmung für den Körper und für Fähigkeiten, die sich in den Augen der anderen Teilnehmer spiegeln (Burdette u. Whataker 2003; Denault u. Poulin 2007; Pellegrini u. Smith 1998; Riediger 2007).

Die ganze Forschung zur Bewegung, die auf der Wahrnehmung beruht, zeigt: Die Übungsprogramme sollten so strukturiert sein, dass nicht nur die kardiovaskuläre Fitness aufgebaut wird, sondern sich auch das Selbstgefühl verbessert. Mitglied einer Gruppe zu sein oder einer Gemeinschaft von Mitübenden anzugehören, vergrößert den Wert der eigenen Aktivität. Ein anderer Vorteil der selbstkonzentrierten Aufmerksamkeit beim Bewegen und Üben ist, dass sich neue Nervenbahnen für die verkörperte Selbstwahrnehmung und Gesundheit bilden. Diese Nervenbahnen breiten sich über das gesamte zentrale Nervensystem aus. Die Kommentare der Teilnehmerinnen im Fallbericht 8-2 machen deutlich, dass sich diese in ihrem Körper integrierter fühlen und ein Gefühl von Sicherheit im Körper durch ihre Bewegungen und Empfindungen entwickeln. Außerdem kommt es zu Verbesserungen der sensorischen und motorischen Funktion, der kardiovaskulären und respiratorischen Funktion und der Funktion des Immunsystems. Selbstkonzentrierte Aufmerksamkeit kann zum Wiederaufbau geschädigten Rückenmarks- und Gehirngewebes nach Verletzung und Schlaganfall beitragen und teilweise die ansonsten degenerativen Prozesse der normalen Alterung rückgängig machen (Hoban 2000; Wolpaw u. Tennissen 2001).

Verkörperte Meditation

Achtsamkeit, abgeleitet aus der Praxis der Meditation, ist gegenwärtig einer der oft benutzten Begriffe für eine Form der verkörperten Selbstwahrnehmung. Sie beschreibt die Fähigkeit, im subjektiven emotionalen Augenblick oder im Moment der subjektiven Emotionalität konzentriert zu bleiben. Die Person nimmt positive oder negative Gefühle und Empfindungen wahr, sie reagiert nicht auf diese Gefühle und Empfindungen, bewertet sie nicht, fällt kein begriffliches Urteil.

Der Begriff Achtsamkeit (mindfulness) ist abgeleitet von der Übung in der Meditation, in der die Person still sitzt und lediglich

- die Empfindungen und Gedanken, die aufkommen, beobachtet, ohne an diesen festzuhalten, oder
- sich selbst darin übt, auf bestimmte Emotionen oder Körperempfindungen konzentriert zu bleiben, seien sie erfreulich oder unangenehm (Epstein 1998; Goleman 1977; Hayward 1987; Stern 2004; Wallace 2000).

Achtsamkeit kann auch entstehen bei Meditationen, bei denen man steht oder sich bewegt, wie das der Fall ist bei den alten östlichen Methoden wie Tai Chi, Yoga und der Kampfkunst.

Um den Grad von Achtsamkeit eines Individuums zu bewerten, wurden Fragebögen entwickelt. Typische Items sind in Tabelle 8-2 aufgeführt. Wie aus dem Zusammenhang zwischen verkörperter Selbstwahrnehmung, selbstregulierender Homöostase und der Gesundheit zu erwarten ist, sind Menschen, die höhere Punkte auf den Achtsamkeitsskalen erreichen, weniger ängstlich, grübeln

Tabelle 8-2 Items aus Bewertungsskalen zur Achtsamkeit (nach: Brown u. Ryan 2003; Walach et al. 2006).

Positive Items	Gegenteilige Items
Ich akzeptiere mich so, wie ich bin.	Ich könnte irgendeine Emotion erleben und mir dessen lange nicht bewusst sein.
Ich bin in der Lage, zu lächeln, wenn ich sehe, wie ich mir mein Leben manchmal kompliziert mache.	Ich finde es schwierig, mich auf das, was in der Gegenwart passiert, zu konzentrieren.
In schwierigen Situationen kann ich innehalten, ohne sofort zu reagieren.	Ich neige dazu, Gefühle körperlicher Anspannung oder Unbehagen nicht zu bemerken, bis sie wirklich meine Aufmerksamkeit fesseln.
Ich erlebe Momente von innerem Frieden und Leichtigkeit, auch wenn die Dinge hektisch und anstrengend werden.	Ich enge mich so auf das Ziel ein, das ich erreichen möchte, dass ich den Kontakt verliere zu dem, was ich gerade tue, um dort hinzukommen.
Ich bleibe präsent in den Empfindungen und Gefühlen, auch wenn sie unschön oder schmerzhaft sind.	Ich nasche, ohne dass mir bewusst wird, was ich esse.

weniger und leiden weniger an pathologischer Absorption. Sie reagieren wahrscheinlich weniger auf stressvolle Lebensumstände und sind weniger depressiv (Brown u. Ryan 2003). Diese Auswirkungen der Meditation werden durch die Aktivierung der parasympathischen Entspannungsreaktionen herbeigeführt, was sich in reduzierter Herzfrequenz-, Blutdruck- und Metabolismusrate zeigt, ebenso in verbesserter Immun- und Verdauungsfunktion (Benson et al. 1975).

Während die Merkmale der Achtsamkeit allen Disziplinen der verkörperten Selbstwahrnehmung, die in diesem Buch diskutiert werden, gemeinsam sind, hat sich die Forschung der Achtsamkeit hauptsächlich auf Meditationsmethoden konzentriert. In der Meditation erfahrene Probanden sind in der Lage, ihre Aufmerksamkeit auf Emotionen und Körperempfindungen zu fokussieren. Dieses zeigt sich in bildgebenden Studien mit der Aktivierung im dorsolateralen präfrontalen Kortex (DLPFC; Arbeitsgedächtnis), des anterioren cingulären Kortex (ACC) und der Insula (Emotion) und dem parietalen Kortex (Körperschema) (Brefczynski-Lewis et al. 2007; Lazar et al. 2000; Lutz et al. 2008). Meditationserfahrene waren weniger ablenkbar bei Aufgaben, die Aufmerksamkeit erfordern, und ihre Fokussierfähigkeit korrelierte mit ihrer täglichen Meditationsrate (Chan u. Woollacott 2007).

In Studien wurden Meditationserfahrene (Personen mit mehr als 10 000 Stunden Meditationspraxis) mit Meditationsanfängern verglichen. Sie wurden gebeten, über Mitleid und Liebenswürdigkeit zu meditieren. Die Erfahrenen hatten höhere Aktivierung in der Insula und dem ACC, was mit der selbstberichteten Intensität des meditativen Zustandes korrelierte. Die erfahrenen Probanden waren auch empfänglicher für Hilferufe während der Meditation. Damit zeigte sich, dass die Aktivierung der oben genannten Areale des Gehirns die Empfindlichkeit und das Mitgefühl für die Not anderer erhöhen (Lutz et al. 2008). Langzeit-Meditationserfahrene waren auch eher in der Lage, feine emotionale Gefühle und Ausdrücke zu unterscheiden (Nielsen u. Kaszniak 2006).

Geführte Meditationen, die sich insbesondere an der Förderung der verkörperten Selbstwahrnehmung orientieren, verfolgen nicht das Ziel, etwas verändern zu wollen. Auf diesem Wege wird schließlich die Fähigkeit erworben, sich dem Erleben im subjektiven emotionalen Augenblick mit seinen Gefühlen und Empfindungen zu öffnen. Die Folge sind wachsende Entspannung, Schmerzreduktion, wiedererlangtes Wohlbefinden und die Verbesserung zwischenmenschlicher Qualitäten wie Mitgefühl, Dankbarkeit und Vergebung. Die Wirkung der Achtsamkeitsmeditation spielt daher in der Behandlung von Schlafstörungen, Zwangsstörungen, Krebs, Kopfschmerzen, Dystonie und bei der Stressreduktion eine Rolle. Sie ist nützlich bei der Vorbereitung auf medizinische Eingriffe oder bei der Erholung von diesen. Die Entspannung in der Meditation ist besonders von parasympathischer Aktivierung und einer Abnahme von Muskelanspannung begleitet (Andrasik u. Holroyd 1980; Borkovec et al. 1975; Deepak u. Behari 1999; Esch et al. 2003; Gevirtz et al. 1996; Hutcherson et al. 2008; Kabat-Zinn 1994; Lutz et al. 2008; Mandle et al. 1996; Rausch et al. 2006; Shannahoff-Khalsa 2004; Sime u. DeGood 1977; Tacón et al. 2004; Wallace u. Shapiro 2006).

Verschiedene Formen von „Entspannungs"-Therapien wurden zur Behandlung von ähnlichen Problemen ausgearbeitet, z. B. jene, bei denen Achtsamkeitsbehandlungen eingesetzt wurden (Benson 1975). Entspannung kann durch angeleitete Meditation und Selbstbeobachtung unterschiedlicher Körperstellen ausgeführt werden. Als **progressive Entspannungsmethoden** bekannte Verfahren beginnen am Kopf und bewegen sich von der Kopfhaut über das Gesicht, die Augen und die Zunge durch den Körper nach unten. Es geht auch mit **Biofeedback**. Damit erlangen Menschen Zugang zu physiologischen Indikatoren des aktiven sympathischen Nervensystems und werden aufgefordert, ihren Körperzustand zu verändern, um Erregung abzubauen. Diese Methoden haben eine ähnliche Wirkung auf die Entspannung und das Wohlbefinden wie solche, die bei Achtsamkeitsmeditationen gefunden wurden (Deckro et al. 2002; Engel et al. 2004; Lundgren et al. 2006).

Viele der uralten Praktiken verkörperter Selbstwahrnehmung sind in den Kontext von Kunst und Schönheit eingebunden. Erfahrene Praktizierende des Tai Chi zeigen z. B. in ihren meditativen Bewegungen eine Anmut für sich allein. Das Gleiche könnte über die künstlerischen Aspekte des Sports, des Tanzes, der Musik und Literatur gesagt werden. In allen diesen Fällen mischen die Ausübenden erhöhte verkörperte Selbstwahrnehmung mit kreativem Ausdruck und ästhetischer Sensibilität. Alle Künste bieten die Möglichkeit, die verkörperte Selbstwahrnehmung zu vergrößern, unsere Beziehungen mit anderen zu erweitern und mit den spirituellen Dimensionen des Menschseins.

Verkörperte Spiritualität

„Der Körper ist die Harfe unserer Seele,
Und es ist an Dir, süße Musik oder verworrene Klänge aus ihm hervorzubringen."
(Gibran 1997, S. 44)

In allen Weltreligionen ist der menschliche Körper das Instrument, durch das spirituelle Transformation stattfinden kann. Katholische Heilige erdulden zahllose Wunden, Schmerz und Tod, manchmal sich selbst zugefügt. Buddhisten sitzen lange Zeit in einer unbeweglichen Haltung, erleiden Entbehrung und leichten Schmerz. Ekstatische Gottesdienste wie bei den Chassidim, Sufis und in der Pfingstbewegung können Singen, Sprechchor, Tanzen, Wirbeln, Schaukeln, Zungenreden (unverständliches Sprechen im Gebet) und das Auflegen von Händen einschließen. Das alles dient der Herbeiführung von Trance und eines meditativen Zustandes. Orthodoxe Juden binden ihre Stirn und Vorderarme mit Lederstreifen zusammen, sie bedecken ihren Kopf mit einem Umhang und schaukeln beim Beten. Yogis ritualisieren und regulieren ihre Atmung, Ausübende des Tantra ihre sexuellen und anderen Körperfunktionen. Katholische Priester, einige Yogis, Nonnen, Shakers und buddhistische Mönche enthalten sich dem Sex. In einfachen muslimischen, christlichen und jüdischen Gottesdiensten wird Sitzen und Stehen, Knien und Verbeugen, Niederwerfung, Sprechchor und Beten verlangt, alles in der Gemeinschaft mit anderen. Von der Taufe bis zur Bar Mitzvah, von der Geburt bis zum Jenseits, wird der Körper von Wahrnehmung in seinen Freuden und Schmerzen beseelt, toleriert, gefeiert und durch Rituale reguliert (Levin 1985).

Einigen spirituellen Suchern ist vorgeschrieben, was der Körper an Nahrungs- und Genussmitteln aufnimmt. Gefastet wird im Ramadan, zum Yom Kippur und in der Fastenzeit. Wein, heiliges Wasser, Peyotl, Tabak, Oblaten und andere Substanzen werden in heiligen Zeremonien zu sich genommen, jede repräsentiert oder weckt eine verkörperte Empfindung, Bewegung oder Haltung. Vieles darf nicht gegessen oder getrunken werden oder ist als nicht koscher verboten.

Die spirituelle Suche fordert Menschen auf, sich von ihren gewöhnlichen Schauplätzen weg hin zu weniger vertrauten zu bewegen. Manche machen eine Pilgerfahrt nach Mekka mitten unter einer Vielzahl anderer, manche kriechen einen felsigen Hang auf Händen und Knien hinauf an den Stationen des Kreuzes vorbei, andere wagen sich für Tage und Wochen in die Wüste ohne Nahrung und Wasser und suchen eine Vision. Wieder andere fühlen sich berufen, die Zweifel, Entbehrungen und Mühsal missionarischer Arbeit auf sich zu nehmen. Rituale führen Menschen in die Transformationen von Geist und Körper im Erwachsenwerden, in der Weihe sexueller Vereinigung und im Sterben. Viele dieser uralten, überlieferten Rituale wurden von früheren Generationen empfangen. Sie wecken sowohl den Schmerz und das Vergnügen des Fleisches, haben einen festen Platz der Verehrung für Anhänger und werden feierlich, religiös, täglich, wöchentlich oder jährlich wiederholt, über Jahrtausende hinweg.

Die Religion hat das Bedürfnis erkannt, Empfinden, Bewegen und Fühlen als einen Weg für das spirituelle Wachstum der Gläubigen innerhalb religiöser Rituale zu bewahren. Die Alten erkannten, dass gewisse verkörperte Rituale oder Methoden zu einem erneuerten Gefühl der Nähe zu Gott und zu allen lebenden Dingen führte. Diejenigen, die diesem Weg folgten, bestätigten eine reinigende Entschlackung des Körpers und der Seele oder ein Aufheben von der Last der Hoffnungslosigkeit und Verzweiflung. Stärkende, erholsame Umgebungen können dazu beitragen, zurück zu uns selbst zu finden. Darüber hinaus lehren uns diese Methoden, dass verkörperte Selbstwahrnehmung zutiefst zur mentalen und physischen Gesundheit, zum Wachstum des Geistes und zur Entfaltung dessen, was es bedeutet, ein Mensch zu sein, gehört.

Die epische Zähigkeit ritualisierter Methoden hilft, zu verstehen, wie wichtig es ist, den Körper zu beachten, um ein menschliches Leben von Engagement, normaler Absorption und Erholung führen zu können. Das Ritual institutionalisiert verkörperte Selbstwahrnehmung und bietet den Gläubigen wieder und wieder einen legitimen Grund, nach Hause zum Körper zurückzukehren.

Man könnte sagen, dass das regelmäßige Praktizieren verkörperter Selbstwahrnehmung eine spirituelle Suche ist; dass das Praktizieren verkörperter Selbstwahrnehmung zu größerer Wahrnehmung von Dingen führt, die als spirituell erachtet werden: Gefühle von Verbundensein, Mitgefühl, Liebe und Dankbarkeit, Vergebung, Hingabe und Akzeptanz.

Eine wachsende Zahl von Forschungsstudien über Gesundheit und Wohlbefinden berücksichtigt spirituelle und religiöse Methoden. Ihr besonderes Interesse gilt der Rolle, die diese Methoden bei der Erholung von Stress und Trauma spielen. Menschen, die z. B. Krieg, Völkermord, Feuer und Schiffsuntergänge überleben, erwähnen häufig die Religion oder Spiritualität als wichtigste Faktoren, die ihnen geholfen haben, solche Ereignisse zu überstehen. Die medizinischen Zentren für Kriegsveteranen in den Vereinigten Staaten haben herausgefunden, dass die therapeutischen Erfolge bei der posttraumatischen Belastungsstörung (PTBS) unterstützt werden, wenn religiöse Rituale in die Behandlung einbezogen werden. Im Allgemeinen sind religiöse Offenheit, die Bereitschaft, sich Fragen über den Sinn des Lebens zu stellen, und religiöse Partizipation mit besserer Erholung von PTBS assoziiert (Weaver et al. 2003).

Es kann sein, dass sowohl die religiösen Übungen als auch die sozialen Vorteile aus der Zugehörigkeit zu einer religiösen Gemeinschaft zu **Ressourcen** werden, die bei der Erholung helfen (Shaw et al. 2005; Taylor 2001). Andere Untersuchungen zeigen, dass die direkte Teilnahme des Körpers an religiösen Ritualen und Übungen einzelnen Personen hilft, sich an unterdrückte Emotionen von Verlust und Trauma zu erinnern und diese letztendlich zu fühlen. Das wiederum fördert die verkörperte Selbstwahrnehmung und hilft, körperliche und emotionale Wunden zu heilen (Kovach 2002; Norris 2005). Das Wachrufen partizipatorischer Erinnerungen von Emotionen, ermöglicht durch religiöse Rituale, wurde speziell mit den interozeptiven neuronalen Netzwerken in Verbindung gebracht. Es ist bekannt, dass diese in der Meditation aktiviert werden (Blakeslee 2008; Norris 2005).

Die Forschung über die Bedeutung von Religion und Spiritualität hat ein anderes wichtiges Ergebnis hervorgebracht: die Erholung von traumatischen Lebensereignissen führt zu einer größeren Beteiligung am Streben nach spirituellem oder religiösem Leben, *ungeachtet dessen, ob spirituelle Methoden in der Behandlung von Trauma genutzt wurden.* Die Forschung belegt z. B., dass Konvertiten von einer größeren Zahl traumatischer Ereignisse in ihrer Kindheit berichten als Nichtkonvertiten. Die Mehrheit von Menschen, die Traumata erlitten, teilen mit, dass Religion und Spiritualität wichtiger für sie wurden, als sie einen Zustand der Besserung erreichten (Shaw et al. 2005). Der Prozess der Erholung vom Trauma führt die Menschen dazu, ihre Annahmen, was wichtig im Leben ist, zu hinterfragen. Die therapeutischen, familiären und religiösen Ressourcen, die bei der Besserung des Traumas helfen, sind wie stärkende Milieus: Sie führen zu Fragen über den Sinn des Lebens, die den Kern der verkörperten und begrifflichen Selbstwahrnehmung ausmachen. Andererseits reagieren einige Menschen auf Traumata mit größerem Zynismus und einem Verlust des religiösen Glaubens. Sie fühlen sich von Gott verlassen. Das ist typischerweise mit ungelösten traumatischen Emotionen oder Trauer assoziiert (Shaw et al. 2005).

Für viele, aber nicht alle, kann die Erfahrung und Auflösung der Traumaauswirkungen ein Weg sein, ein umfassenderes Gefühl des Selbst zu entwickeln.

Abhängig von der Person kann das jedes der Merkmale aus der Tabelle 8-1 bedeuten: Akzeptanz, Vergebung, Humor, Mitgefühl, Dankbarkeit. Mit der Besserung des Traumas werden wir erkennen: Die Ereignisse, die das Trauma umgeben, und die den Körper schützende Reaktion auf die Bedrohung solcher Ereignisse liegen außerhalb unserer Kontrolle. Das „Ich" unserer begrifflichen Selbstwahrnehmung, wer wir denken zu sein, was wir denken, tun zu können, muss revidiert werden. Es kommt darauf an, genauer zu reflektieren, was wir eigentlich taten, fühlten und was wir in dem schicksalhaften Angriff eines Brockens des Universums, das viel größer ist als das „Ich", verloren. Erholung und Heilung geschieht an dem Punkt, an dem das „Ich" die menschlichen Schwächen, die in der verkörperten Selbstwahrnehmung auftauchen, fühlt, akzeptiert und vergibt, wenn also das „Ich" zum Echten Selbst wird.

Noch einmal: der Körper als dynamisches System

Die neuronalen Netzwerke für die verkörperte Selbstwahrnehmung, für Bedrohung und Sicherheit und für die Immunfunktion verknüpfen sich zu einem komplexen und höchst dynamischen System in der Funktion zur Selbstregulation und Homöostase. Die in diesem Buch präsentierten unterschiedlichen Fälle zeigen, wie über besondere Verbindungen quer durch dieses gesamte Körpernetzwerk individuell einzigartige Sensibilitäten in der verkörperten Selbstwahrnehmung erzeugt werden und wie eine individuell einzigartige Symptomatologie mit individuell einzigartigen Bahnen für den Erholungsprozess bereitgestellt wird.

Aufgrund meiner eigenen Erfahrung, wie sich das Sehen auf die verkörperte Selbstwahrnehmung und das Wohlbefinden auswirkt (s. Fallbericht 8-3, S. 279), werde ich mich in diesem Abschnitt in einem letzten Beispiel auf die Augen als Eintrittsstelle des Visuellen konzentrieren. Damit lässt sich die holistische Natur unserer verkörperten Selbstwahrnehmung und ihrer Verbindungen quer durch das Gesamtsystem von Körperfunktionen darstellen. Es stellt sich heraus, dass unsere Augen in vielfältiger Weise mit vielen verschiedenen Arten neuronaler Netzwerke zusammenhängen. Man orientiert sich im Raum mithilfe des Sehens und die Bewegungsbahn verändert die Richtung des Blickes. Unser visuelles System ist in der Lage, ein breites Wahrnehmungsfeld aus Form, Größe, Tiefe und Entfernung, Farbe, Struktur und Bewegung zu registrieren.

Die Augen und die anderen Sinnesorgane sind verbunden mit Emotionen, jedes auf seine eigene Art. Bekommen Menschen in Forschungsstudien Fotos vorgelegt, auf denen sowohl glückliche als auch ärgerliche Gesichter zu sehen sind, tendieren die Ängstlicheren von ihnen dazu, ihren Blick von den ärgerlichen Gesichtern abzuwenden. Das zeigt, dass die Blickrichtung mit dem neuronalen Netzwerk von Bedrohung und Sicherheit zusammenhängt und auch, dass eine Geschichte von Bedrohung die Fähigkeit mindert, die Welt so zu sehen, wie sie ist; sie wirklich zu sehen und zu akzeptieren; Mitgefühl für verschiedene Arten von Emotionen zu haben, wie sie von anderen Menschen offenbart werden (Rohner 2004). In einer anderen Studie zeigten Versuchspersonen, denen Oxytozin gegeben wurde, größere visuelle Aufmerksamkeit für Gesichter, die alle Arten von Gefühlen zeigten, besonders für die Augen. Das lässt vermuten, dass ein Gefühl von Sicherheit die zwischenmenschliche visuelle Beziehung und das Mitgefühl fördert (Guastella et al. 2008).

Abgesehen von den visuellen Eindrücken der Augen, sind ihre Bewegungen an das neuronale Netzwerk von Bedrohung und Sicherheit gekoppelt. Es zeigt sich, dass Augenbewegungen während des REM-Schlafes die HPA-Achse auf erholsame Weise aktivieren. Über die daraus folgende unterstützende Stimulation der Kortisolrezeptoren der Amygdala können sich emotionale Erinnerungen festigen (Wagner u. Born 2008). Wiederholte und zwanghafte Augen- und Kopfdrehungen sind auf der anderen Seite Merkmale für **Vigilanz** (Wachsamkeit) bei Bedrohung.

Während der **EMDR**-Therapie (Eye Movement Desensitization and Reprocessing) werden Patienten dazu aufgefordert, sich traumatische oder schwierige Situationen vorzustellen, während sie gleichzeitig die Augen auf einen Reiz richten, der von einer zur anderen Seite bewegt wird oder der rechts und links auftaucht. Typischerweise folgen die Patienten mit ihren Augen blitzenden Lichtern, eines links und eines rechts, oder den Fingerbewegungen des Therapeuten von einer zur anderen Seite. Die Behandlung kann auch mit Klängen gemacht werden, wobei diese alternierend auf der linken und rechten Seite des Kopfes gehört werden, oder durch Berührungen auf der linken und rechten Seite (z. B. das linke und rechte Knie des Patienten). Auch wenn sie kontrovers ist, so scheint diese Behandlung in einigen Fällen von PTBS erfolgreich zu sein. Der Erfolg beruht zum einen darauf, dass Erregung und partizipatorische Erinnerung mit Körperempfindungen belebt werden, zum anderen auf deren Abschwächung und der Fähigkeit, autobiografische Erinnerung in die begriffliche Wahrnehmung zu integrieren (Welch u. Beere 2002).

Wenn es funktioniert, so erhöht EMDR die verkörperte Selbstwahrnehmung. Das befähigt die Person, im subjektiven emotionalen Augenblick mit den zuvor unterdrückten Erinnerungen und Emotionen zu bleiben. Eine Erklärung für die Wirkung von EMDR ist, dass die Aufmerksamkeit nach rechts und links bei gleichzeitiger verkörperter Selbstwahrnehmung der Person hilft, die linke und rechte Hirnhemisphäre miteinander zu vernetzen. Von der rechten Seite wird angenommen, dass sie eher mit nicht gefühlten Emotionen und Ängsten in Beziehung steht, die linke eher mit Aufmerksamkeit und begrifflicher Verarbeitung (Schore 2003; Siegel 2003; Welch u. Beere 2002). Eine andere mögliche Erklärung erscheint angesichts der Neurophysiologie der verkörperten Selbstwahrnehmung plausibler zu sein: die alternierende Aufmerksamkeit auf den externen Stimulus ist gekoppelt mit der Aufmerksamkeit für die verkörperten Gefühle, sie zieht die Aufmerksamkeit von den vorigen Mustern der Vermeidung und Unterdrückung im präfrontalen Kortex ab, womit sich diese entkoppeln (Welch u. Beere 2002).

Verglichen zu den eher impulsiven Blickwechseln der **Vigilanz** erinnert das an die flexiblen Muster von Augenbewegungen unter Bedingungen von Sicherheit und dem REM-Schlaf. Obgleich jeder Körpermuskel sich unter Bedrohungsbedingungen anspannen kann, spannen sich die extraokularen Muskeln hinter den Augen unter solchen Bedingungen in einer Art an, die das freie Verfolgen des Blickes einschränkt und demzufolge Anspannung der Gesichtsmuskeln und Zug auf die Augen verursacht (s. Abb. 8-2). Diese extraokularen Muskeln unterscheiden sich von den Ziliarmuskeln im Auge, sie verändern die Form der Linse und leuchten Abbildungen auf der Retina und der Iris aus. Letztere ist ein Muskel, der die Größe der Pupille verändert. Der Ziliarmuskel kann bei schlechter Sehschärfe auch übermäßige Anspannung entwickeln.

Es gibt viele Praxisvarianten der Feldenkrais-Methode zur Wahrnehmung durch Bewegung, an denen Augenbewegungen beteiligt sind. Durch langsames Bewegen der Augen von links nach rechts, oben und unten oder durch Kreisen kann man lernen, zu fühlen, wie diese Bewegungen und die Haltemuster der extraokularen Muskeln mit Mustern der Muskelanspannung im Kopf, dem Gesicht, der Zunge, dem Mund, Nacken, der Brust, dem Abdomen und Becken verbunden sind. Eine Erklärung, warum diese Verbindungen zwischen der Anspannung in den Augenmuskeln mit anderen Anspannungen korrespondieren, findet sich im Kopfdrehen. Es ist mit der visuellen Suche verbunden und um-

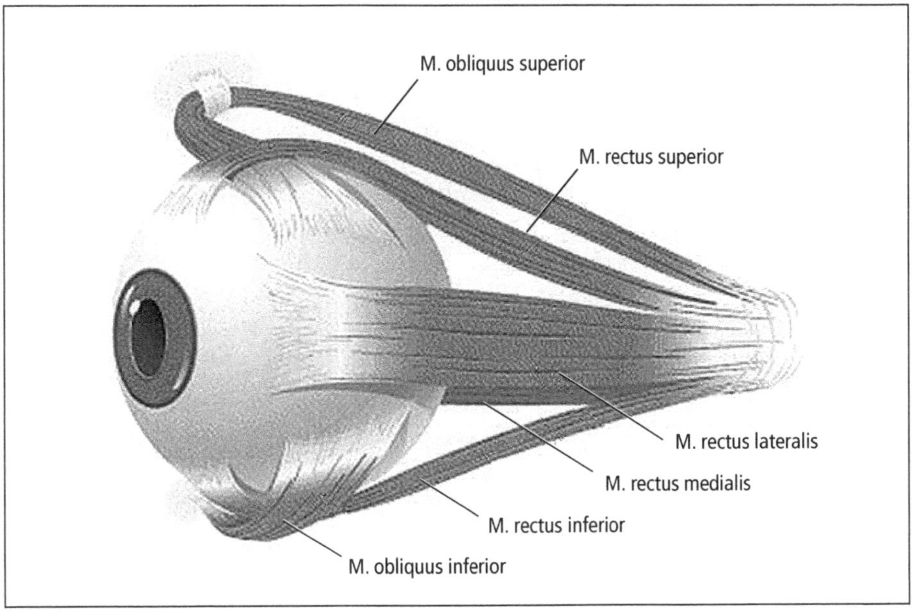

Abb. 8-2 Extraokulare Muskeln

fasst den Musculus scalenus und den Musculus sternocleidomastoideus. Diese Muskeln wiederum sind quer über ihren knöchernen Ansatz an den oberen Rippen, am Sternum und der Schlüsselbeine mit den Atemmuskeln verbunden. Sie stehen weiterhin über die respiratorische Funktion in ihren vielfältigen Verbindungen mit dem autonomen Nervensystem, dem Diaphragma und den Abdominal- und Beckenmuskeln in Verbindung. Diese respiratorischen Muskeln setzen an Knochen im Brustkorb, an der Wirbelsäule und dem Becken an; an diesen setzen andererseits Becken- und Beinmuskeln an. Durch Augenbewegungen können außerdem korrespondierender Schmerz oder entsprechende Anspannung und Entspannung in allen Körpermuskeln wachgerufen werden.

Eine andere Verbindung in diesem komplexen System von Beziehungen zwischen den Augen und benachbarten Muskeln ergibt sich daraus, wie diese Muskeln innerviert sind. Es gibt eine Anzahl von verschiedenen Hirnnerven, die den Bewegungen und Sekretionen des Auges dienen. Der Nervus oculomotorius (III. Hirnnerv) liefert efferente Signale, um die Bewegung der extraokularen und ziliaren Muskeln und der Muskeln der Iris zu regulieren. Der Nervus trochlearis (IV. Hirnnerv) kontrolliert die Augenrotation. Die Verbindung zwischen den Augen und dem Rest des Gesichtes und Kopfes aber läuft über den Nervus trigeminus (V. Hirnnerv), der drei (tri) Zweige hat: ophthalmisch, maxillar und mandibular.

Der ophthalmische Zweig innerviert die Tränendrüsen, das Oberlid, die Hornhaut (Cornea), die Nasenschleimhaut, die Haut auf der Nase und auf dem Oberlid, auf der Stirn und der Kopfhaut über den Augen. Der maxillare Zweig innerviert die oberen Zähne mit dem Zahnfleisch, die Nasenhöhle, den weichen und harten Gaumen, die Oberlippe, die Nasenflügel, das untere Augenlid, die Wangenhaut, die Schläfenregion hinter den Augen und viele der Nebenhöhlen. Schließlich versorgt der mandibuläre Zweig das temporomandibuläre Gelenk, Teile der Haut des Ohres, die Haut oberhalb der Ohren, die Mundschleimhaut, die vorderen ⅔ der Zunge, den Mundboden, die unteren Zähne mit dem Zahnfleisch, die Unterlippe einschließlich der Muskeln, die die Retraktion der Lippen beim Lächeln kontrollieren; weiterhin die Nackenmuskeln, die für das Kauen und Schlucken verantwortlich sind, und einen Muskel im Ohr, der laute Geräusche dämpft. Es ist bemerkenswert, dass derselbe Nerv eine Rolle spielt bei Traurigkeit und Freude, bei Zahn- und Knochenschmerzen, bei Stauung in den Nebenhöhlen, bei Sinnesempfindungen auf der Zunge und Bewegungen (ohne Geschmackswahrnehmung), beim Kauen und Schlucken, als auch bei einigen der Bewegungen der Stimmbildung, wie beim Sprechen, Lachen und Weinen.

Kontrahieren einige der vom Trigeminusnerv innervierten Muskeln, so regen diese Kontraktionen in angrenzenden Muskeln, die mit anderen Nerven verbunden sind, an. Starke Kontraktionen des Musculus zygomaticus, der zum Trigeminusnerv gehört und die Lippen zum Lächeln und Lachen nach oben zieht, aktivieren z. B. Kontraktionen des Musculus orbicularis oculi, der die Augen umgibt. Innerviert vom Nervus facialis (VII. Hirnnerv) haben die Musculi orbiculares oculi einen äußeren Anteil, der die Wangen sowohl beim intensiven Weinen und intensiven Lächeln nach oben, mit Krähenfüßen um die Augen, anhebt, und einen inneren Anteil, der die Augen zusammenkneifen lässt. Sie erinnern sich, dass dieses Zusammenkneifen charakteristisch ist für den angespannten Gesichtsausdruck, wie er vom Kleinkind Peter im Fallbericht 5-2 (s. S. 165) gezeigt wurde.

Der gleiche Gesichtsnerv liefert die parasympathische Innervation zu den Tränendrüsen. Emotionale Tränen aus den Tränendrüsen werden vom parasympathischen Abfluss bei emotionaler Entlastung stimuliert. Emotionale Tränen stehen wie Tränen der Freude oder der Trauer mit verschiedenen Emotionen in Beziehung. Sie helfen dem Körper, sich von toxischen Stresshormonen zu reinigen und die parasympathisch induzierte Entspannung zu erhöhen (s. Kasten 4-1, S. 100, u. Tab. 5-3, S. 136). Der Nervus facialis sorgt für motorische Kontrolle über den Muskel des Steigbügels im Innenohr. Dieser hilft, Klänge aus der Umwelt zu dämpfen, um die Auswirkungen der auditiven Stimulation auf den Körper, als Antwort auf Sicherheit und Bedrohung, zu regulieren. Der Nervus facialis kontrolliert gleichermaßen die Geschmacksempfindungen an der Zungenspitze und die Bewegungen vieler der Muskeln des Gesichtsausdruckes.

Die Eingrenzung und Erforschung der Bewegungen jedes der Gesichts- und Augenmuskeln durch Übungen und Behandlungen der verkörperten Selbstwahrnehmung wird typischerweise eine Aktivierung von Sensationen und Veränderungen der Muskelanspannung über das Gesicht, den Nacken und Kiefer ergeben, möglicherweise bis in andere Teile des Körpers. Die weitere Erforschung dieser selben Bewegungen können zu einer Identifizierung der emotionalen Unterdrückung führen, die vielleicht im Gesicht gehalten wird und möglicherweise auch mit Mustern der Muskelanspannung im ganzen Körper verbunden ist und alle auf irgendeine Weise mit den Augen in Beziehung stehen. Der Fallbericht 8-3 gibt ein Beispiel dieser auf die Augen bezogenen Verhaltensmuster.

Fallbericht 8-3: Die Augen haben das gewisse Etwas – eine persönliche Geschichte

Begriffliches Denken führt nicht notwendigerweise zur begrifflichen Selbstwahrnehmung. Das begriffliche Denken basiert auf den Prinzipien der Logik und den Beziehungen zwischen Konzepten eines bestimmten Gebietes der Recherche, wie den Neurowissenschaften oder der Psychologie. Die begriffliche Selbstwahrnehmung findet sich im Netzwerk der Konzepte über das Selbst und schwingt entweder mit der verkörperten Selbstwahrnehmung mit oder auch nicht. Beim Schreiben dieses Buches hatte ich es mit verschiedenen Herausforderungen zu tun. Die erste betraf die Integration von begrifflichem und wissenschaftlichem Denken in ein Buch, das im Wesentlichen von nicht begrifflicher verkörperter Selbstwahrnehmung handelt. Die zweite bestand darin, diese allgemeinen begrifflichen Prinzipien der verkörperten Selbstwahrnehmung zu meiner eigenen verkörperten Selbstwahrnehmung und der begrifflichen Selbstwahrnehmung meiner erlebten Geschichte in Beziehung zu setzen. Die dritte Herausforderung betraf die Nutzung meiner verkörperten Selbstwahrnehmung. Diese sollte eine leidlich komfortable Balance zwischen dem körperlichen Akt des Schreibens an einem Computer und der Regulation von muskulärer Strapaze und Anspannung ermöglichen.

In vorherigen Kapiteln schrieb ich über den Stress und die Anspannung bei der Büroarbeit am Computer. Diese steigerten die Wahrnehmung meines eigenen Körpers bei der Arbeit. Mir wurde bewusst, wie ich meinen Kopf, meinen Nacken und meine Augen zum Lesen am Bildschirm einsetzte, wie ich meinen oberen Rumpf hielt und meine Arme und Hände auf der Tastatur platzierte und wie ich atmete. Ich passte meine Haltung häufig an die Stellung meines Stuhles und meine Entfernung zur Tastatur und zum Bildschirm an. Genauso oft allerdings verlor ich meinen Körper aus den Augen. Ich war gefangen in meinen eigenen Erwartungen, wollte ein bestimmtes Ziel am Ende jeder Schreibphase erreichen, beliebig begrifflich dort ankommen und nicht loslassen. Der emotionale Ansturm des Schöpfungsaktes konnte mich total absorbieren.

Die im Prozess des Schreibens erlebten „Hochs" und die selbst auferlegten Termine forderten ihren Tribut. Sie waren unvermeidlich, ausnahmslos und unerbittlich. Als ich von diesem Rausch „erwachte", schmerzten mein Nacken und meine Schultern, mein Gesicht war angespannt und meine Augen müde. Außerdem war ich grantig und mutlos. Glücklicherweise verstand ich diese Exzesse und nahm deren Mahnungen ernst. Ich begegnete ihnen mit Übungen, Meditation, Musik oder einfach, indem ich das Leben genoss. In diesen Phasen der Erleichterung und Erholung gelobte ich mir selbst „nie wieder". Der nächste Tag brachte dennoch oft die gleiche traurige Geschichte.

Ich brauchte wenigstens 4 Monate, um diesen Kreislauf zu durchbrechen, und fand ein Schreibtempo, das gütiger für meinen Körper war. Schließlich hatte ich genug vom Manuskript entworfen und fühlte, dass ich es beenden könnte. Dadurch entspannte ich mich und konnte alle genannten Erwartungen loslassen. Außerdem wusste ich, dass ich mich erfolgreich durch andere Schmerzen und Anstrengungen in meinem Leben hindurchgearbeitet hatte. Dieses Wissen stimmte mich hoffnungsvoll, was diese neue Herausforderung betraf. Rückblickend bin ich, nun ohne Schmerzen, nicht unglücklich über diesen Prozess. Er erlaubte mir, mich an die Beziehung zwischen meinen Augen und an meine verkörperte und begriffliche Selbstwahrnehmung zu erinnern.

Angestrengte Augen kommen von angespannten Augenmuskeln, wie den extraocularen, orbiculares oculi und ziliaren Muskeln. Die verfügbare Forschung über Beanspruchung der Augen zeigt, dass diese mit Stress am Arbeitsplatz verbunden ist. Besonders bei Computerarbeit in einem Milieu, in dem unter Hochdruck gearbeitet wird (Seppälä 2001). Beanspruchung der Augen tritt bei Menschen auf, die hochsensibel auf Umweltstress reagieren, und ist oft gemischt mit Muskelanspannung im Gesicht, dem Kiefer, oberen Rücken und den Schultern. Am wahrscheinlichsten kommt dieses über Verbindungen des Trigeminusnervs und der muskulären Anstrengung zustande, die den Kopf für längere Zeit aufrecht und unbeweglich hält (Hollis et al. 2007; Treaster et al. 2006).

Die zentralseröse Chorioretinopathie (Erkrankung der Aderhaut und der Netzhaut des Auges) resultiert in einem körperlichen Befinden, das eine zeitweilig beeinträchtigte Sehschärfe mit sich bringt. Sie wurde mit stressvollen Lebensereignissen und deren emotionaler Unterdrückung in Verbindung gebracht (Conrad et al. 2007; Middleton et al. 2008). Der Körper ist ein komplexes System und jeder von uns entwickelt physiologische Verknüpfungen auf verschiedene Weise. Daher hat jede Person ihre eigene Version einer Achillesferse. Damit sind bestimmte Teile des Körpers gemeint, die bei Schmerz oder Stressbelastung „verrückt spielen".

Der anatomische Grund für die Myopie (Kurzsichtigkeit) ist ein zu lang gezogener Augapfel. Hieraus entsteht die Unfähigkeit der Linse, Bilder klar auf der Retina zu fokussieren. Als Kompensation strengen sich die Musculi ziliares und Musculi orbiculares oculi an, um einerseits die Brennweite weiter nach hinten zu drücken und andererseits den Augapfel von vorne zu komprimieren. Gleichzeitig spannen die extraokularen Muskeln an und drücken den Augapfel von hinten zusammen. Diese Anstrengungen zum klareren Sehen können vom Vorstrecken des Kopfes und Halses begleitet werden, was wiederum eine zusätzliche Belastung des Nackens und des Oberkörpers nach sich zieht.

Seit meiner Geburt bin ich extrem kurzsichtig, und bis ich in der 3. Klasse war, wurde diese Fehlsichtigkeit nicht diagnostiziert und korrigiert. Ich lebte also über 9 Jahre mit eingeschränkter Sehfähigkeit. Vielleicht erklärt dies teilweise, warum ich mich als Kind leicht ängstigte, misstrauisch im sozialen Kontakt und extrem schüchtern war. Ich erinnere mich, dass ich Probleme hatte, Menschen in die Augen zu sehen, ihrem

Blick auswich und meine Emotionen unterdrückte. Da ich die andere Person nicht klar erkennen konnte, konnte ich nicht wissen, wie sie auf meine Gefühle reagieren würde. Ich lernte, mich zu verstecken, um Begegnungen mit bestimmten Menschen aus dem Wege zu gehen. Mit dem Älterwerden erlangte ich dann die emotionale, sensorische und körperliche Kraft, um mich in der Welt sicherer zu fühlen. Die Kindheitserfahrungen hinterließen jedoch einen bleibenden Eindruck in meiner Physiologie. Muskelanspannung in den Augen, dem Gesicht und an anderen Stellen verliefen quer durch meinen Körper. Zu den Folgen dieser Erfahrungen gehört ein anhaltendes Misstrauen, besonders in bestimmten sozialen Situationen.

Als Kind reagierte ich überempfindlich auf andere sensorische Erfahrungen. Ich wurde schnell irritiert durch Kleidung aus Wolle, von der Struktur gewisser Nahrung wie der Haut eines Pfirsichs, von hellem Licht und lauten Geräuschen. Ließ die zu starke Fokussierung auf die nahe Umgebung, einschließlich meines eigenen Körpers, meine intensive interozeptive Selbstwahrnehmung entstehen? Lange Zeit dachte ich, dass diese Überempfindlichkeit eine Art Fluch sei. Erst kürzlich wurde mir klar, dass ich mit einem frühreifen Talent für die Interozeption begabt war.

Glücklicherweise weiß man mittlerweile, dass bei einigen kleinen Kindern sensorische Überempfindlichkeit, ähnlich meiner eigenen, auftritt. Es wird angenommen, dass die **Dysfunktion sensorischer Integration** auf der neurologischen Hypo- oder Hypersensibilität von einigen oder allen der fünf Hauptsinne beruht. Das wird zwar oft zusammen mit anderen neurologischen Störungen wie Autismus und AD(H)S beobachtet, kann jedoch auch allein auftreten. Der Behandlungsfokus besteht darin, im Kind eine Toleranz für die Exposition auf intensivere Empfindungen zu entwickeln und mit den aus dieser Exposition entstehenden Auswirkungen für die Selbstwahrnehmung umgehen zu lernen (Rogers u. Ozonoff 2005; Schaaf u. Miller 2005).

Wegen der Geschlossenheit der visuellen Welt meiner Kindheit verbrachte ich viele erfreuliche Stunden und untersuchte Blätter, Steine und Insekten aus der Nähe. Ich liebte körperliche Aktivitäten wie laufen, klettern und Fahrrad fahren. Als ich in die 1. Klasse kam, konnte ich den Lehrer nicht sehen, oder ich konnte nicht lesen, was auf der Tafel stand. Niemand war sich meiner Einschränkungen bewusst, vor allem nicht ich. Ich schnitzte und malte auf meinen Tisch, stupste die Person vor mir an und jagte die Mädchen, um sie zu umarmen. Für diese Überschreitungen und Scherereien wurde ich mit Extrahausaufgaben bestraft und gezwungen, nachzusitzen. Meine Mutter konnte nicht verstehen, wie ihr „braver" kleiner Junge so schnell zu einem Problemkind geworden war. Ich bin Mrs. Grissom, meiner Lehrerin in der 3. Klasse ewig dankbar, wo immer sie jetzt sein mag, die Einschränkung meiner Sehkraft entdeckt zu haben. Sie schlug eine Sehprüfung durch die Schulkrankenschwester vor, und durch diese einfache Handlung, die mir Aufmerksamkeit schenkte, veränderte sich der Verlauf meiner Bildungslaufbahn und gewiss meines ganzen Lebens.

Es gibt eine Korrelation zwischen der visuellen Beeinträchtigung bei Kindern und Introversion sowie Verhaltensproblemen (Preisler 1997). Einige Studien erbrachten den Nachweis, dass es eine Korrelation zwischen starker Myopie und Introversion bei

Erwachsenen gibt, andere Studien zeigten diesen Zusammenhang nicht (Lauriola 1997; van de Berg et al. 2008). Das beruht vielleicht auf Unterschieden in den Untersuchungsmethoden, auf altersbedingten Persönlichkeitsveränderungen, durch die neue Ressourcen der Selbstregulation erworben wurden, und auf der korrigierten Sehkraft. Dennoch, sogar diese Hilfen machen keinen reinen Tisch mit frühen Erfahrungen und mit bereits gewachsenen zellulären Netzwerken, die solche Erfahrungen aufnahmen.

„Trotz meiner in der Kindheit korrigierten Sehkraft hat mir meine frühkindliche optische Beeinträchtigung immer das Gefühl vermittelt, dass Berührung und Klang realer sind. Sie waren für mich eher sinnliche Erfahrungen als die Sehkraft. Ich habe oft das Gefühl, ***meinen Augen nicht zu trauen****. Wenn ich auf eine Berglandschaft schaue, kann ich keine emotionale Verbindung dazu herstellen, das geschieht erst, wenn ich die Gelegenheit habe, die Berge zu durchwandern und die Erde zu berühren. Ich fühle am meisten von* ***mir selbst****, wenn ich sportlich aktiv bin, Musik höre oder wenn ich spreche oder schreibe." (Fogel 1997, S. 93)*

Auch wenn ich derzeit gut und erfolgreich in engen und sicheren zwischenmenschlichen Beziehungen lebe und mich sicherer Bindungen mit meiner Familie und engen Freunden erfreue, so sind doch noch unwillkürliche Gefühle von Ängstlichkeit und Vermeidung vorhanden. Das gilt besonders, wenn ich in soziale Situationen gerate, die geschäftig und laut sind, wenn ich die Menschen nicht schon kenne, die sich an diesen Orten befinden, und wenn ich nicht von vertrauten Menschen begleitet werde.

Ann Truitt (1982), eine Bildhauerin, führt ihre Werkzeugwahl und ihr „Innenleben" auf die Tatsache zurück, dass ihre Myopie nicht entdeckt wurde, bis sie in der 5. Klasse war. Bei einem Besuch in Florenz im Jahre 1997 schlenderte ich durch die Stadt und entdeckte zufällig eine Skulpturen-Ausstellung für Blinde. Die Kuratoren hatten einige Originalarbeiten in Stein und Bronze gesammelt. Auch gab es menschliche Reproduktionen einiger der berühmten Arbeiten wie Michelangelos David in Originalgröße, die in der Hauptstadt der Renaissance gefunden wurden. Sie waren unter den Säulengängen des Innenhofes eines Klosters aus dem 14. Jahrhundert aufgestellt. Die Besucher waren eingeladen, diese Objekte mit ihren Händen zu erforschen. Ich fühlte mich plötzlich wie ein Kind und dachte: „Sie meinen, ich kann diese wirklich ... berühren?"

Ich nahm meine Brille ab, schloss meine Augen und war für Stunden total absorbiert. Es entwickelte sich in mir ein neues Verständnis für viele dieser zuvor nur gesehenen Arbeiten und für Skulpturen im Allgemeinen. Eine Art des Verstehens, die ich niemals nur durch das Betrachten erreicht hätte. Die detaillierten Vertiefungen und Vorsprünge der Stein- oder Bronzeskulpturen, die Muskeln und Knochen unter der Haut darstellten, fühlten sich an, als berührte ich eine lebende Person. Sie erweckten in mir voyeuristische Scham, die schließlich in eine unbändige Neugierde mit Wellen taktilen Vergnügens überging. Das Berühren der männlichen Nackten war genauso inspirierend wie das Berühren der weiblichen. Wenn ich jetzt darüber nachdenke, hat diese zufällige Begebenheit vielleicht drei Jahre später das Tor zu der Möglichkeit eröffnet, meine Ausbildung als Berührungstherapeut zu beginnen.

Die Verlängerung meines Augapfels als Ergebnis meiner Kurzsichtigkeit hat in den letzten Jahren zur Netzhautablösung geführt. Das war beängstigend, jedoch konnte sie dankenswerterweise ohne weitere Komplikation mit dem Laser behoben werden. Meine korrigierte Sehkraft hat jedoch mit zunehmendem Alter nachgelassen und ich konnte keine Brille mehr tragen. Sogar die besten Linsen führten zu Verzerrungen an den Rändern, Schwindelgefühl und visueller Desorientierung. Kontaktlinsen waren eine große Verbesserung, aber ich mag es nicht, auf 20/20 korrigiert zu werden, davon bekomme ich Kopfschmerzen. Also habe ich gelernt, mich an einer Welt mit weicheren Rändern zu erfreuen und fühle, dass ich sicher genug sehen kann, um mich in der Umwelt zu orientieren.

Zurück zur Bedeutung des Sehens beim Schreiben dieses Buches. Es war schwierig, eine optimale Distanz zwischen meinem Kopf und dem Computerbildschirm zu finden. Mit einer Lesebrille muss ich dichter am Schirm sitzen, und manchmal ertappe ich mich, wie ich meinen Nacken vorstrecke. Ohne Lesebrille muss ich zu weit weg sitzen, um bequem zu tippen. Es hilft, die Schrift auf dem Bildschirm zu vergrößern, und ich entschied mich in der späten Phase des Schreibprozesses für dieses Buch, einen 23-Zoll-Monitor anzuschaffen. Mit diesen Anpassungen kann es funktionieren, jedoch nur, wenn ich sehr aufmerksam bin. Alle diese Ausgleichsanstrengungen, wenn die Absorption außer Kontrolle gerät, kommen daher, dass meine Kurzsichtigkeit nach mehr Klarheit der Sehkraft verlangt. Die mechanischen Sehhilfen, die meine eigenen Linsen bedecken, können diese nicht erbringen. Stattdessen scheint es, als ob die optische Klarheit sich in eine Klarheit des Geistes überträgt.

Beim Schreiben dieses Buches entdeckte ich die Möglichkeit, dass die Klarheit des Geistes und der Wortfluss ohne die Klarheit der körperlichen Sehkraft und ohne Belastung für meinen Körper erreicht werden kann. Auf gewisse Weise wusste ich das, bevor ich das Buch zu schreiben begann. Dieses Projekt gab mir jedoch eine weitere Gelegenheit, meine verkörperte Selbstwahrnehmung umzustimmen; eine andere Chance, eine weitere Schicht alter Gewohnheiten abzuwerfen; noch eine Chance für diesen Mann, die wirkliche Person, das Echte Selbst, innerhalb der eingeschlossenen und geschützten Psyche des kleinen Jungen zu finden und sich an dieses zu erinnern.

In meiner persönlichen Erfahrung und auch bei meiner Arbeit als Therapeut der Rosen-Methode bin ich immer wieder überrascht über die Art und Weise, wie Beziehungen innerhalb systemischer Netzwerke sich selbst manifestieren. Probleme in zwischenmenschlichen Beziehungen übersetzen sich in besondere Beziehungsmuster innerhalb des Körpers einer beteiligten Person, wie im Falle meiner Klientin Rebecca (s. Fallbericht 7-2, S. 246) mit den komplexen und nicht ganz klaren Zusammenhängen zwischen den Uterusfibromen und deren operativer Entfernung, dem sexuellen Missbrauch ihres Ex-Ehemannes, den komplexen Emotionen bei der Geburt ihres eigenen Kindes, gemischt mit denen ihres verschmähten geschiedenen Mannes. Alles das wird in die Verdrängung befördert und kumuliert dort zusammen mit wer weiß was für anderen Hintergründen ihrer Vergangenheit.

Ich habe den starken Eindruck, dass jeder dieser Faktoren andere festhält. Ein einzelner Faktor erhält eine gewisse Bedeutung in Beziehung zu den anderen. Als ob der Lebensprozess nach einer periodischen Vereinigung von Dingen verlangt, einer Vereinigung um einer Sache willen und nach einem Weg der Sinngebung im Chaos sucht. Fangen Sie irgendwo im Körper an, an den Augen, dem Uterus, der Hüfte, irgendwo. Entdecken Sie in der verkörperten Selbstwahrnehmung, an was sonst dieser Teil des Körpers in der Intensität der Stürme des Lebens zum Überleben festgezurrt wurde.

Manchmal sitzt die Verknotung fest, ist scheinbar unbeweglich, und man muss erst einen Weg hineinfinden. Einen Platz, an dem wenigstens einer der Knoten bearbeitet werden kann, um soweit freizukommen, bis sich ein kleines Gefühl, eine winzige Empfindung, ein Weg in die verkörperte Selbstwahrnehmung finden lässt. Manchmal ist die Verknotung lose, weich, offen für kreative Veränderungen und glückliche Entdeckungen der Selbstakzeptanz und des Selbstverständnisses. Das Erstere ist die öffnende Freischaltung für die Entwicklungsreise in Richtung Ganzheit, das Letztere ist das höchste menschlich erreichbare Niveau des Seins, die Akzeptanz des Seins im Prozess. So oder so, alles ist durch die Umstände füreinander bestimmt, glücklich oder unglücklich.

Es gibt keinen Ausweg von den Belastungen der Welt. Sogar zu besten Zeiten müssen wir einen Teil von uns verriegeln, um anderen zu gefallen und Anforderungen gerecht zu werden, um zu überleben. In solchen Momenten klemmen wir den nicht gefühlten Teil ab, so gut wir können. Ich kenne keine Geschichte vom Erwachsenwerden, von Homers Odyssee bis zu den hunderten von zeitgenössischen Filmen, in denen der Held oder die Heldin nicht vielen Prüfungen und Entbehrungen zu widerstehen hat, bevor er oder sie Erlösung und Liebe findet. Wir haben kein anderes Heim als die einzigartigen Ketten und Fäden unseres eigenen Körpergewebes. Den Fäden dieses gewundenen Gewandes folgend, kann sich vielleicht alles andere offenbaren. Wenn die Neugier auf unser lebendiges, in sich verknotetes und verdrehtes Gewebe, das mit Verlangen pulsiert, nicht nachlässt, dann können wir das Leben schließlich mit allen seinen Möglichkeiten vollends annehmen.

Glossar

Abdominal (Abdomen = Bauch): im Bauchraum gelegen.

Abhängigkeit: Hemmungsloser und selbstverletzender Zwang.

Ablösung (detachment): Ein „veränderter Bewusstseinszustand, der von einem Gefühl der Trennung (‚Abtrennung') von gewissen Aspekten täglicher Erfahrungen bestimmt ist, vom Körper (außerkörperliche Erlebnisse), vom Gefühl des Selbst (Depersonalisation) oder der äußeren Welt (Derealisation)" (Holmes et al. 2005, S. 5).

Absorption: Eine Form der verstärkten und vertieften Aufmerksamkeit auf etwas; das Gefühl, sich in etwas zu verlieren, völlig beschäftigt zu sein mit etwas. Eine Erfahrung, bei der die Umgebung nicht mehr wahrgenommen wird.

Abwehrmechanismen: Formen der Verdrängung, bei denen vermieden wird, was unangenehm oder bedrohlich für das Selbst ist: Verleugnung, Unterdrückung, Intellektualisieren und Projektion.

Achtsamkeit (mindfulness): Eine Form meditativer verkörperter Selbstwahrnehmung; man nimmt seine Gefühle wahr, ohne begriffliches Denken und ohne Beurteilen, man befindet sich im subjektiven emotionalen Augenblick.

Adrenalin (Epinephrin): Wird vom Nebennierenmark abgesondert, wenn das sympathische Nervensystem erregt wird. Es hat ähnliche erregende Wirkung auf den Körper wie Kortisol, hebt den Blutzucker und erhöht die Herzfrequenz.

Adrenokortikotropes Hormon (ACTH): Eines der Hypophysenhormone, die die Nebennieren stimulieren, Kortisol auszuschütten; Teil der HPA-Achse.

Afferente Nervenbahnen: Jede neuronale Information, die vom Körper zum Gehirn fließt.

Alexithymie (a = keine, nicht; lexi = Worte; thymia = Gefühl, Gemüt): Die Schwierigkeit, emotionale Zustände zu erleben und zu benennen. Im Deutschen auch als Gefühlsblindheit bekannt.

Alpha-Motoneurone (Alpha-MN): Neurone vom ventralen (zur Körpervorderseite) Horn (auch Vorderhorn genannt) des Rückenmarkes, die motorische Einheiten aktivieren. Es sind große, myelinisierte (markhaltige) Neurone mit schneller Leitungsgeschwindigkeit.

Amygdala: Teil des limbischen Systems auf beiden Seiten des Hypothalamus. Am äußersten Ende der hufeisenförmigen Struktur gelegen, die sich Hippocampus nennt. Durch diesen erfasst das Gehirn Bedrohung sehr schnell, ohne dass die Bedrohung bewusst wahrgenommen werden muss. Es spielt auch eine Rolle bei Angsterinnerungen, erlernten Antworten auf beängstigende Situationen und bei Erwartungsangst und Panik.

Angestrengte Atmung: Kommt vor in Zuständen von Bedrohung durch die Kontraktion der Atemmuskulatur während der Ein- und Ausatmung (sympathische Erregung) bei grundsätzlich höheren Spiegeln von muskulärer Körperanspannung.

Anosognosie (a = nicht, keine; nosos = Krankheit; gnosis = Erkenntnis, Wissen): Ernste erworbene motorische Defizite, eine Lähmung oder gar Blindheit nach einem Schlaganfall, jedoch ohne das Bewusstsein für die Existenz dieses Zustandes.

Anteriorer cingulärer Kortex (ACC): Liegt gerade dorsal (oberhalb) des Thalamus in der Nähe der Insula; spielt eine Rolle bei den Gefühlen von Motivation, die eine Emotion begleiten.

Asomatognosie (a = nicht, keine; soma = Körper): Das Gefühl, dass Körperteile fehlen oder aus dem Bewusstsein verschwunden sind; Mangel an Gefühl, dass ein Körperteil zu einem selbst gehört.

Attraktoren: Stabile Muster, die in dynamischen Systemen auftauchen.

Außerkörperliche Erfahrung (Out-of-body experiences, OBE): Zustand, bei der man das Selbst erfährt, als befände es sich an einem weit entfernten Ort.

Autobiografisches Gedächtnis: Erinnerungen, an die wir denken und über die wir sprechen können wie ein Ereignis, das uns in der Vergangenheit zustieß. Dieses Ereignis wird in einer Geschichte erzählt. Die Geschichte hat einen Platz in Zeit und Raum und wird typischerweise ohne emotionale Beteiligung geschildert.

Autonomes Nervensystem (ANS): Neuronale Bahnen, die für die homöostatische Regulation aller wichtigen inneren Organe des Körpers verantwortlich sind wie das Herz, die Lungen und den Bauch; dazu gehören das sympathische und parasympathische Nervensystem.

Anfängergeist: Eine Haltung von Offenheit, Verletzbarkeit ohne Beurteilung und bewertenden Konzepten im Kontakt mit einer Person oder einem Objekt.

Baukastenprinzip: siehe Modularität

Bedrohung: Die gefühlte Wahrnehmung von Angst, dass die eigene Person oder ihr Besitz oder jemand Nahestehendes angegriffen wird und in Gefahr ist, körperlich oder psychisch Schaden zu nehmen.

Begriffliche Selbstwahrnehmung: Was man über sich im Bereich der Konzepte denkt. Sie unterwirft sich den Regeln von Grammatik, Ursachen und Logik und ist vielleicht nicht direkt mit Gefühlen aus dem Körper verbunden.

Bindung: Die längerfristige emotionale Beziehung zwischen zwei Individuen. Sie basiert sowohl auf dem Antrieb, Sicherheit miteinander zu finden, als auch auf dem Bedürfnis, koregulierende Kommunikation von Bewegung und Berührung in vertrauter Nähe zu haben. Daraus resultieren resonante emotionale Zustände für und mit der anderen Person.

Biofeedback: Eine Methode der Selbstwahrnehmung und Entspannung, bei der die Person physiologische Parameter wie ihren Herzschlag an einem Gerät sehen kann. Dabei wird sie gebeten, den Körperzustand zu verändern, um Erregung zu reduzieren.

Biologische Verhaltensmuster/-antworten: Sechs halbautomatische Antworten auf Sicherheit und Gefahr, die von unserem Nervensystem reguliert werden: Vigilanz, Mobilisierung vor Gefahr (Kampf, Flucht), Immobilisierung bei Gefahr (Erstarrung, Ohnmacht), Erholung, Engagement und normale Absorption.

Chaos: Als Variabilität innerhalb von Stabilität ist es ein erkennbares Muster, jedoch keines, das sich jemals genau und auf die gleiche Weise wiederholt.

Cinguläres motorisches Areal (CMA): Ein Teil des cingulären Kortex neben dem anterioren cingulären Kortex, der Handlungsvorbereitung repräsentiert, wenn er mit der Aktivierung im supplementären Motorareal (SMA) gekoppelt ist.

Corticotropin-releasing Factor (CRF) (Kortikotroper Wachstumsfaktor): Ein Hormon des Hypothalamus, das die Aktivierung der Hypophyse stimuliert; Teil der HPA-Achse.

Depersonalisationssyndrom: Ein Gefühl, außerhalb des eigenen Körpers und der Welt zu leben.

Desorganisiert-desorientierte Bindung: Das Kind zeigt Immobilisierung und Dissoziation. Kommt bei Kindern vor, die unter extremer und andauernder Bedrohung durch die Bezugsperson leiden, wie bei körperlichem oder sexuellem Missbrauch, Misshandlung, elterlicher Psychopathologie und elterlichem Drogenmissbrauch.

Dissoziation: Abtrennung von der verkörperten Selbstwahrnehmung nach einer bedrohlichen oder Gewalterfahrung. Gefühle, Gedanken, Bedeutungen und Erinnerungsinhalte zum ursächlichen Ereignis sind nicht mehr verfügbar oder dem nicht zuzuordnen; der Körper trennt sich gewissermaßen von seinen Empfindungen.

Dopamin: Ein Neurotransmitter, der in Beziehung steht zur Aktivierung der Gefühle von Vergnügen, Genuss und der Motivation, Aktivitäten auszuüben, die zu solchen Gefühlen beitragen.

Dopaminerge Rezeptoren: Rezeptoren in Nervenzellen, die diese Zellen bei Vorhandensein von Dopamin aktivieren.

Dorsal: In Richtung Rücken, oberhalb und hinten.

Dorsolateraler präfrontaler Kortex (DLPFC): Nimmt sensorische Eindrücke aus den interozeptiven und exterozeptiven Netzwerken auf und „hält" sie temporär im Bewusstsein; Arbeitsspeicher.

Dorsomedialer präfrontaler Kortex (DMPFC): Arbeitet mit anderen Regionen des Gehirns zusammen, um die begriffliche Wahrnehmung zu bilden.

Dynamisches System: Eine komplexe Einheit, in der die Teile durch gegenseitige Abhängigkeit und Koregulation verbunden sind. Dynamische Systeme stellen lebende Prozesse dar im Gegensatz zu fixierten, starren Strukturen.

Dysfunktion sensorischer Integration: Eine neurologische Störung der fünf Sinne, einschließlich Hypo- und Hypersensibilität.

Dysmorphophobie (dys = Störung; morph = Form; phobia = Angst): Fixierung auf wirkliche oder imaginierte körperliche Mängel, wie die Größe oder Form der Nase, der Brust oder des Penis.

Dystonie: Eine Bewegungsstörung, die durch fortgesetzte Muskelkontraktionen charakterisiert ist, manchmal an umschriebenen Körperstellen.

Echtes Selbst: Verkörperte Selbstwahrnehmung; die Fähigkeit, bequem im Chaos des subjektiven emotionalen Augenblick zu verweilen und diesen zu nutzen, um die begriffliche Selbstwahrnehmung zu informieren, zu überprüfen und zu aktualisieren.

Efferente Nervenbahnen: Nervenbahnen vom Gehirn zum Rest des Körpers.

EMDR (Eye Movement Desensitization and Reprocessing): Eine Behandlungsart verkörperter Selbstwahrnehmung, bei der Patienten aufgefordert werden, sich traumatische oder schwierige Situationen vorzustellen, während sie gleichzeitig einen äußeren Reiz anschauen sollen, der von einer Seite zur anderen wechselt.

Emergenz: Ein Merkmal eines dynamischen Systems, bei dem ein Aktivitätsmuster spontan quer durch alle Elemente des Systems entsteht und dabei nicht in irgendeinem einzelnen Element enthalten ist.

Empfindung: Jede interozeptive Sensation, die von unserem eigenen Körper kommend erlebt wird. Empfindungen können kribblig, warm, ruhig, nervös, „Schmetterlinge im Bauch" usw. sein.

Emotion: Eine verkörperte Erfahrung, die wiedergibt, wie gut oder schlecht sich etwas für uns anfühlt, auch als Wert von Lust oder Unlust (hedonic value) bekannt. Es besteht eine Motivation oder ein Antrieb, sich gegenüber der Empfindung, der Sache oder dem Wesen, das die Emotion auszulösen scheint, in besonderer Weise zu verhalten.

Engagement: Die Beschäftigung mit allen Formen verkörperter Selbstwahrnehmung in Zeiten von empfundener Sicherheit. Begriffliche Selbstwahrnehmung gekoppelt mit verkörperter Selbstwahrnehmung, normale Formen der Absorption (fokussierte Aufmerksamkeit und Flow) und soziales Engagement mit anderen im subjektiven emotionalen Augenblick.

Enterales Nervensystem (ENS): Nervensystem, das eingebettet ist in die Auskleidung der Gewebe des gastrointestinalen Systems. Zusätzlich zur Informationsverarbeitung aus dem autonomen Nervensystem kann das ENS unabhängig agieren, um als Antwort auf enterale Mechano- und Chemorezeptoren im Inneren des Darmes die Kontraktion und Entspannung der Darmmuskeln zu kontrollieren und Verdauungsenzyme abzusondern.

Entspannte Atmung: Sie tritt bei relativ geringer Muskelanspannung im Körper auf, wenn die Einatmung und Ausatmung relativ rhythmisch ist und wenn eine exspiratorische Pause zu ermitteln ist.

Entwicklungstrauma: Das Ergebnis der Belastung durch eine Bedrohung über einen langen Zeitraum, so wie bei Krieg, Kindesmissbrauch, pränataler Entwicklungsstörung oder Arbeitsbelastung.

Erfahrungsabhängige Gehirnentwicklung: Das Wachstum von Nervenbahnen durch Übung und wiederholte Erfahrung.

Ergorezeptoren: Rezeptoren, die verschiedene Formen körperlicher Stimulierung in Nervensignale übertragen, damit diese zum Gehirn weitergeleitet werden können. Hierzu gehören Mechano-, Chemo-, Baro-, Metabo-, Thermo- und Schmerzrezeptoren. Sie informieren über den inneren Zustand des Körpers.

Erholung/Erholungsprozess (Restauration): Ein stiller, untätiger Zustand nach Bedrohung oder Stress, der Ähnlichkeit mit dem Verhalten in „Krankheit" hat mit Gefühlen von Muskelschwäche, Erschöpfung und vielleicht sogar Entzündungszeichen. Es kann zur Folge haben, das das Individuum dazu neigt, sich aus erschöpfungsbedingter Unachtsamkeit zu verletzen, zu ruhen, zu schlafen und zu genesen. Beim Menschen kann der Erholungsprozess die Form von Meditation, Entspannung, normaler Absorption und positivem Engagement im subjektiven emotionalen Augenblick annehmen.

Erholsame (restaurative) Umwelt: Eine Umgebung, in der sich die Leistungsfähigkeit einer Person verbessert. Sie ermöglicht die Genesung von mentalen und physischen Gesundheitsproblemen, bringt uns mehr in Kontakt mit uns selbst, erinnert uns daran, was im Leben wichtig ist und fördert unser Gefühl von Verbundensein mit anderen und der Natur.

Esssucht: Das Essen von Lebensmitteln in einer Menge, die die Verarbeitungskapazität des Körpers übersteigt.

Exspiratorische Pause: Bewegungsstillstand der Atemmuskeln am Ende der Ausatmung (Exspiration). Eine längere exspiratorische Pause zeigt eine tiefere Entspannung an, während eine kurze oder ausbleibende exspiratorische Pause ein Gefühl von Bedrohung anzeigt.

Exterozeptoren: Die Wahrnehmungsorgane in den visuellen, auditiven, Geruchs-, Geschmacks- und Berührungssystemen des Körpers.

Falsches Selbst: Die begriffliche Selbstwahrnehmung im Zustand des Abgetrenntseins von der verkörperten Selbstwahrnehmung.

Fibromyalgie: Wechselnde Schmerzen in verschiedenen Körperregionen des Bewegungsapparates (Muskeln und Skelett) mit hochempfindlichen Bereichen. Begleitsymptome sind häufig unter anderen Erschöpfung, Schlafstörung und negative Stimmung.

Flashback (Erinnerung als Rückblende): siehe Reinszenierung (re-enactment).

Flow: Ein Zustand, der entsteht, wenn die Kenntnisse einer Person perfekt mit der Aufgabe übereinstimmen; wenn sich ein Gefühl von Freude oder ein „Hoch" einstellt; wenn die Aufmerksamkeit sich völlig auf die Aktivität richtet; wenn ein Verlust der Selbstbewusstheit entsteht, nicht unbedingt der Selbstwahrnehmung; wenn sich das Gefühl einstellt, dass die Zeit verfliegt.

Funktionale Integration®: Eine Methode, bei der die Bewegung des Patienten oder Auszubildenden vom Therapeuten mit den Händen sanft geführt wird; Teil der Feldenkrais-Methode.

Funktionsstörung sensorischer Integration: siehe Dysfunktion sensorischer Integration

Gamma-Motoneurone (Gamma-MN): Myelinisierte Neurone, die in Muskelspindeln enden und eine langsamere Leitungsgeschwindigkeit als die alphamotorischen Nervenfasern haben. Sie kontrahieren die extrafusalen Muskelfasern in den motorischen Einheiten nicht. Stattdessen dehnen sie die Muskelspindel leicht an den Enden, um sie aufnahmefähiger zu machen.

Glatte Muskeln: Diese Muskeln finden sich in den meisten inneren Organen, wie dem Darm, dem Respirationstrakt, den Arterien und Venen, der Blase und den Fortpflanzungsorganen.

Gefühl: siehe Empfindung

Golgi-Sehnenorgane: Propriozeptoren zur Dehnung der Sehne.

Grübeln (rumination): „Die Tendenz, wiederholt auf Schmerzen oder Sorgen und deren mögliche Ursachen und Folgen zu fokussieren, ohne sich aktiv mit Problemlösung zu beschäftigen" (Nolen-Hoeksema et al. 2007, S. 198).

Hedonisch (griech. Hedonie = „Lust", „Freude"): lust- oder freudvoll.

Hippocampus: Eine hufeisenförmige oder Seepferdchen-förmige Struktur (Hippocampus bedeutet Seepferdchen auf Latein), die das limbische System umgibt. Es wird angenommen, dass er dabei hilft, sensorische Eindrücke in zusammengehörige „Ereignisse" mit Anfang, Mitte und Ende mental zu organisieren und ihre Lage und Ausgestaltung zu erinnern.

Homöostase (griechisch: „Gleichstand"): Die autonome Regulation aller Funktionssysteme des Körpers.

HPA-Achse: Die vertikalen Anordnungen und Verbindungen zwischen dem Hypothalamus, der Hypophyse (engl. pituitary; an der Hirnbasis gerade unterhalb des Hypothalamus angesiedelt) und der Nebennieren (engl. adrenal; oberhalb der Nieren gelegen).

Hyperventilation: Übermäßiges Atmen bei metabolischem Bedarf, wobei es zu einer abnormalen Reduzierung des CO_2-Blutspiegels kommt und einem abnormalen Anstieg des Blut-pH, der alkalischer wird. Durch diese beiden Verfassungen entstehen Risikofaktoren für alle Muskeln im Körper (einschließlich des Herzens) und für das Gehirn.

Hypothalamus (hypo = unter): Teil des limbischen Systems, das Verbindung mit dem autonomen Nervensystem auch zur Produktion regulatorischer Hormone herstellt.

Immobilisierung bei Gefahr: Eine Antwort auf unvermeidliche Bedrohung, die die Form von Erstarrung oder Ohnmacht annimmt; eine Art der dissoziativen Abtrennung.

Insula: Ein Areal im Inneren des Temporallappens, an den der Thalamus und andere limbische Strukturen, wie die Amygdala, angrenzen; ist an der Interozeption beteiligt.

Intellektualisieren: Ein Verteidigungsmechanismus, bei der die Person sich in der begrifflichen Selbstwahrnehmung befindet, Dinge beurteilt oder neu interpretiert; eine Form der Unterdrückung der verkörperten Selbstwahrnehmung.

Interozeption: Die Fähigkeit, die eigenen inneren Körperzustände, wie heiß/kalt, Schmerz, Atmung, wahrzunehmen.

Interozeptives Netzwerk: siehe Abb. 3-1, S. 80

Intersubjektivität: Die nonverbale Wahrnehmung „mit" einer anderen Person „zu sein" als direktes Resultat der zwischenmenschlichen Resonanz, die während der Koregulation bei Bewegungen, Empfindungen und Emotionen entsteht.

Kaudal: In Richtung Steißbein oder Rückenmark.

Kindgerechtes Sprechen: Ein Sprechen in höherer Tonlage mit hervorgehobenen Kontrasten zwischen hohen- und niedrigen Tönen, das melodischer ist als das Sprechen mit Erwachsenen.

Kompartimentierung: Ein Wahrnehmungszustand, der „dissoziative Amnesie und die ‚unerklärbaren' neurologischen Symptome enthält, die charakteristisch sind für die Konversionsstörungen, wie die Konversionsparalyse, Sinnesverlust, Anfälle, Gangstörungen und Pseudohalluzinationen" (Holmes et al. 2005, S. 7).

Konversionsstörung: Der heutige Name für das, was Freud „Hysterie" nannte. Der Ersatz (Substitution) für eine traumatische Erinnerung durch ein somatisches Symptom, z. B. Lähmung in den Beinen. Eine psychosomatische Störung, die keine körperliche Ursache oder Diagnose hat.

Koregulation: Die Fähigkeit, mit der verkörperten Selbstwahrnehmung einer anderen Person über die eigene interozeptive und Körperschema-Selbstwahrnehmung in Resonanz zu gehen (s. S. 156). Sie ist Teil des gegenseitigen therapeutischen Anpassungsprozesses, wie er sich im Dialog von Berührung und Gespräch einstellt und in der interpersonalen Beziehung aufrechtzuerhalten ist (s. S. 34).

Körperhaltung: Das Selbst ist mit seinem ganzen Körpereinsatz daran beteiligt, wechselnde Bewegungskonfigurationen (z. B. beim Tanzen, Singen oder Musizieren) und Positionen (z. B. im Stehen, Sitzen oder Liegen) zu erreichen oder aufrechtzuerhalten. Körperhaltung ist also ein dynamischer Begriff, er beschreibt eine Aktion.

Körperpsychotherapie: siehe Somatische Psychotherapie

Körperschema: Der Teil der verkörperten Selbstwahrnehmung, mit dem wir spüren können, das unser Körper zu uns und niemand anderem gehört. Es gibt uns ein Gefühl von Bewegung und Balance, unsere Fähigkeit, verschiedene Teile von uns selbst zu orten, unsere Körpergröße und Form zu spüren und das Bewusstsein von den Grenzen unseres Körpers, die uns von anderen Objekten und Körpern trennt.

Körperschema-Netzwerk: siehe Abb. 3-1, S. 80

Kortisol: Ein Hormon, das von der Nebenniere zur Erhöhung des Blutdruckes und des Blutzuckers ausgeschüttet wird; Teil der HPA-Achse.

Kritische Phase: Eine relativ umschriebene Phase im Lebenslauf, in der bestimmte Entwicklungen sich grundlegend vollziehen und deshalb bestimmte Umwelteinflüsse erforderlich sind, um die psychobiologische Entwicklung aufrechtzuerhalten.

Lateral: In Richtung Außenseite, links oder rechts.

Limbisches System: Im Zentrum des Gehirns gelegen schließt es die Amygdala, den Hypothalamus, Hippocampus und den cingulären Kortex ein. Unter anderem werden hier Antrieb, Lernen, Gedächtnis und Emotionen gesteuert.

Lauschende Berührung: Eine andere Person mit sanften Händen und mit fühlbarer Aufmerksamkeit für ihre körperliche und emotionale Verfassung berühren.

Lappen: Die Hauptregionen des zerebralen Kortex.

Locus caeruleus: Ein Teil des oberen Hirnstammes neben dem periaquäduktalen Grau (PAG) gelegen, der Noradrenalin (NA) sezerniert, welches sowohl als Hormon als auch als Neurotransmitter betrachtet wird.

Loslassen: Es entwickelt sich im Prozess durch Übung und Erfahrung, braucht die verkörperte Selbstwahrnehmung im subjektiven emotionalen Augenblick und kann kaum alleine erwirkt werden. Hierzu gehört das Anerkennen und Erleben von eigenen Gefühlen und Teilen mit anderen, wodurch sich langsam ein neuromuskulärer Prozess des Spannungsabbaus einstellen kann.

Medial: In Richtung Zentrum.

Misoplegie (miso = Hass; plegia = Paralyse): Ein Hass auf bestimmte Körperteile (sehr seltenes Erscheinungsbild bei halbseitig gelähmten Menschen, Anm. der Übers.).

Mobilisierung vor Gefahr: Eine Antwort auf vermeidbare Bedrohung in Form von aktiven Verteidigungsstrategien, insbesondere als Kampf und Flucht.

Modularität (Baukastenprinzip): Die Annahme, dass gewisse Teile des Gehirns dafür „verantwortlich" sind, bestimmte Verhaltensweisen zu verursachen und daher das erklären, womit sie assoziiert wurden.

Motorische Einheit: Bündel von Muskelzellen (auch Muskelfasern genannt), die von einem einzigen Alpha-Motoneuron reguliert werden, das alle Zellen dieser Einheit zur gleichen Zeit kontrahiert.

Muskelspindeln: Liegen im Muskelbauch und sind in der Mitte dicker und schmaler an den Enden und werden von Gamma-Motoneuronen reguliert. Sie enthalten die Propriozeptoren, die das Ausmaß und die Geschwindigkeit der Muskeldehnung und Kontraktion über Mechanorezeptoren wahrnehmen.

Myalgie (myo = Muskel; algia = Schmerz): Symptomatische Muskelschwäche oder Schmerz.

Myelin: Eine schützende Hülle um Nervenzellfasern herum, die die Übertragung fördert.

Myoklonische Zuckungen (myo = Muskel; clonus = Kontraktion): Spontane und unwillkürliche Muskelkontraktionen.

Nebenniereninsuffizienz: Die vermehrte Ausschüttung von Kortisol über lange Zeit erschöpft die Nebennierenfunktion. Als Folge wird nicht ausreichend Kortisol produziert. Das führt zu Stressempfindlichkeit, Schmerz, Erschöpfung und verminderter Fähigkeit, die täglichen Aufgaben zu bewältigen.

Neoplastische Erkrankung: Das Wachstum nichtbösartiger und bösartiger Tumoren.

Netzwerk für Sicherheit, Bedrohung und Gefahr: siehe Abb. 5-4, S. 142

Netzwerk verkörperter Selbstwahrnehmung: siehe Abb. 3-1, S.80

Neurobiologische Antworten: siehe biologische Verhaltensmuster/-antworten

Neuronale Integration: Das ausgeglichene Funktionieren der neuronalen Netzwerke; wird mit Bindung, Gesundheit und Selbstwahrnehmung assoziiert.

Neuronales Netzwerk: Einzelne Hirnregionen werden zusammen aktiviert, diese kommunizieren miteinander und schaffen damit einen vereinten und systemischen Zustand neuronaler Aktivität.

Neuralachse (Neuraxis): Die vertikale Linie von den peripheren Rezeptoren zum zerebralen Kortex, die das Nervensystem in seiner Gesamtheit ausmacht.

Neurogenese: Die Bildung neuer Neurone im Gehirn; kommt hauptsächlich im Hippocampus, dem Riechkolben und Teilen des Kortex vor.

Neuromuskuläre Integrative Aktion (NIA): Eine Form von kardiovaskulärer Bewegungs- und Wahrnehmungsübung in Gruppen barfuß zur Musik. Neben anderen Methoden nutzt die Neuromuskuläre Integrative Aktion Elemente des Tai Chi, Aikido und anderen Kampfkünsten, Tanz, Feldenkrais und Yoga.

Neurozeption: Die Fähigkeit unseres Nervensystems, Sicherheit und Bedrohung zu bewerten und Anpassungen vorzunehmen, damit der Körper überleben kann; kann ohne Bewusstsein geschehen.

Nonlinearer Übergang: Der plötzliche Wechsel eines dynamischen Systems von einem in einen völlig andersartigen Attraktorzustand.

Noradrenalin (NA): Ein Stresshormon, das die sympathischen Nervenzentren des Hirnstammes aktiviert und auch Rückmeldung an den Hypothalamus gibt, um die Sekretion von CRF zu erhöhen.

Normale Absorption: Die Erfahrung, sich in einer Aktivität zu verlieren, wie beim Genießen von etwas, bei der Kreativität und im tiefen Konzentrationszustand.

Nozizeptoren: siehe Schmerzrezeptoren

Orbitofrontaler Kortex (OFC): Teil des präfrontalen Kortex, der bei der Ermittlung von positiven oder negativen Körperzuständen hilft. Er arbeitet mit dem ACC zusammen, um in Verbindung mit einer interozeptiven Wahrnehmung eine Annäherungs- oder Rückzugsaktion zu vollziehen.

Oxytozin: Ein Hormon und ein Neurotransmitter zur Stimulation mütterlichen Verhaltens und der weiblichen Fortpflanzungsfunktion. Es spielt auch eine Rolle bei dem Gefühl von Zugehörigkeit, Bindung und in der Reduktion von Ängstlichkeit bei Männern und Frauen.

Panzerung: Die erfahrungsabhängige Entwicklung einer schützenden Hülle aus Muskelanspannung, die im Laufe der Zeit als Antwort auf eine Geschichte von Bedrohung, Angst und Trauma gewachsen ist.

Parasympathisches Nervensystem (PNS): Teil des autonomen Nervensystems, das Zustände von Entspannung, Erholung und die Wiederherstellung der Gesundheit hervorbringt.

Partizipatorische Erinnerung: Gelebte Wiederholungen persönlich wichtiger Erfahrungen, die bisher noch nicht zu einer verbalen oder begrifflichen Geschichte werden konnten; bewusste Erfahrungen in der Gegenwart, die nicht von einer vergangenen Erfahrung handeln, sondern vielmehr emotional erfahren werden als ein „Sein mit“ oder ein Wiedererleben vergangener Erfahrungen.

Pathologische Dissoziation: Eine Trennung zwischen dem Selbst und dem Körper, die zwei grundlegende Formen aufweist: Ablösung und Kompartimentierung.

Periaquäduktales Grau (PAG): Eine Struktur am obersten Ende des Hirnstammes gelegen (der am meisten rostrale, zum Gesicht gewandte Teil, gleich hinter [dorsal] dem Hypothalamus); sie hilft dabei, Schmerzsignale zu lokalisieren, zu regulieren und zu modulieren.

Physiatrie (Physiotherapie): Auch physikalische Medizin und Rehabilitation genannt; ein Gebiet in der Medizin, das sich der Wiederherstellung der optimalen Funktion bei Menschen nach Verletzungen der Muskeln, Knochen, Gewebe und des Nervensystems, nach Krankheit, Unfällen und medizinischen Interventionen widmet.

Plastizität: Die Fähigkeit des Gehirns, neue erfahrungsabhängige Nervenbahnen als Ergebnis von Lernen oder Reparatur zu entwickeln.

Posttraumatische Belastungsstörung (PTBS): Ein Zustand, der von einem extrem bedrohlichen Ereignis ausgelöst wird; charakterisiert von andauernder hoher Erregung, Flashbacks, Erinnerungsverlust, Mangel an Konzentrationsfähigkeit und Beeinträchtigung im sozialen Funktionieren.

Progressive Entspannungsmethode: Entspannung, erlangt durch geführte Meditation und Selbstüberwachung verschiedener Körperbereiche, typischerweise am Kopf beginnend über die Kopfhaut, das Gesicht, die Augen und Zunge, am Körper nach unten laufend.

Proinflammatorische Zytokine: Immunzellen, die als Antwort auf Gewebeverletzung und psychosozialen Stress eine entzündliche Reaktion anstoßen.

Projektion: Ein Abwehrmechanismus, bei dem man eigene Wahrnehmungen oder Emotionen anderen unterstellt.

Propriozeption: Die gefühlte Wahrnehmung von der Lage und relativen Position verschiedener Körperteile in Verbindung zu Objekten und anderen Individuen.

Propriozeptoren: Rezeptoren für Lage und Bewegung an der Körperperipherie zur Wahrnehmung von Berührung, des Gefühls für die Muskeldehnung und der Wahrnehmung vom Gleichgewicht im Mittelohr.

Prozedurale Erinnerungen/prozedurales Gedächtnis: Im Gegensatz zu Geschichten über das Selbst (siehe autobiografisches Gedächtnis) werden prozedurale Erinnerungen im prozeduralen Gedächtnis gespeichert und manchmal motorische, wahrnehmende oder implizite Erinnerungen genannt; nonverbale Erinnerungen darüber, „wie Dinge getan und wahrgenommen werden".

Psychoperistaltik: Unwillkürliche Entspannungsgeräusche aus dem Darm, wie Gurgeln oder Magengrollen, die nicht mit der Verdauung verbunden sind; Zeichen möglicher parasympathischer Aktivierung.

Reengagement: Die Fähigkeit, Gefühle zu einem vergangenen Ereignis anzuerkennen; das Empfinden der Verbundenheit zu eigenen interozeptiven Gefühlen und zum Körperschema und dem (neuen) Aufbau sicheren Bindungsverhaltens; Gefallen an Beziehungen finden.

Reinszenierung (re-enactment): Persistierendes Wiedererleben eines Traumas in Form von Flashbacks, Alpträumen oder dem Gefühl, dass sich das traumatische Ereignis ständig wiederholt.

Repräsentation: Ein spezifisches neuronales Aktivitätsmuster im Gehirn als Vorstufe einer mentalen Antwort auf Umwelteinflüsse oder Informationen aus dem Körper. Diese erste mentale Antwort besteht aus einem einfachen Umbau synaptischer Verbindungen (s. Synapse), die mit der Originalaktivität aus den peripheren Rezeptoren korrespondiert und hieraus kann sich die Rerepräsentation entwickeln.

Rerepräsentation: Die Fähigkeit des Gehirns (insbesondere des neuronalen Netzwerkes, das die vordere Insula einschließt), ein Abbild einer Originalempfindung zu formen und es in der Wahrnehmung „lebendig" zu halten. Im Gegensatz zum unspezifischen Muster aus der Repräsention ist dieses entstehende neuronale Muster der Wahrnehmung dem Menschen in Form von Bildern, Erinnerungen und Gefühlen zugänglich.

Resonanz: Die Verstärkung einer geteilten Emotion in koregulierten Begegnungen.

Ressourcen: Alles, was konstant und verlässlich da ist und sich sicher, stabil und unterstützend anfühlt, z. B. Freunde, Partner, stärkende Erinnerungen und Körpergefühle oder die Fähigkeit zur Selbstfürsorge; werden in der Behandlung von Schmerz und Trauma genutzt.

Respiratorische Sinusarrhythmie (RSA): Die Variabilität in der Herzfrequenz zwischen Einatmung und Ausatmung bei entspannter Atmung.

Rosen-Methode Körperarbeit: Eine Form der Berührungs- und Gesprächstherapie, die die verkörperte Selbstwahrnehmung fördert. Die Rosen-Methode nutzt eine „lauschende" Form der Berührung (s. lauschende Berührung), die dem Klienten und dem Therapeuten hilft, aufmerksamer für die verkörperte Erfahrung des Klienten zu werden.

Rosen-Methode Movement: Der Gruppenkurs wendet sanfte Bewegungen zur Musik zur Steigerung der Flexibilität an, öffnet die Körperhaltung für das Engagement mit anderen, betont die Wahrnehmung und Freude an der Bewegung und hilft, Wohlbefinden und Freude bei der Berührung und Bewegung mit anderen Menschen zu finden.

Rostral: In Richtung Kopf, Stirn oder Gesicht.

Schmerzrezeptoren (Nozizeptoren): Ergozeptoren für Schmerz; senden Signale zum Gehirn, wenn Mechanorezeptoren, Thermorezeptoren und andere Ergozeptoren eine Bedrohung für die Körpergewebe wahrnehmen.

Schocktrauma: Die Folge eines relativ kurzen und plötzlichen Ereignisses wie eines Übergriffes, einer Operation oder einer Drogen-Überdosis.

Selbstkohärenz: Die Empfindung, ein nichtfragmentiertes körperliches Ganzes mit Grenzen und einem Ort integrierter Handlung zu sein.

Selbstregulation: Im subjektiven emotionalen Augenblick mit den eigenen Emotionen zurechtkommen; das Fühlen und gleichzeitige Steuern einer Emotion; eigene Bedürfnisse und Gefühle zeigen wie Annäherung oder Rückzug; ein Weg, Kontrolle zu erlangen und zu entscheiden, was es dafür braucht – zum Beispiel ein wenig leichter atmen oder neue Bewegungsfähigkeit entdecken.

Selbstwirksamkeit (self-agency): Das Gefühl von Urheberschaft der eigenen Handlungen. Es beinhaltet ein Gefühl von Willenskraft, das einer Handlung vorausgeht, und das propriozeptive Feedback, das während der Handlung stattfindet.

Sichere Bindung: Eine Form der Beziehungsbindung; bei der sich das Kleinkind, das sich bedroht fühlt, Nähe und Trost bei den Eltern sucht, leicht beruhigt werden kann und dann in der Lage ist, sich wieder von den Eltern zu lösen und sich anderer Beschäftigung zuzuwenden.

Skelettmuskeln: Diese Muskeln kontrollieren die Körperbewegungen durch ihre Befestigung am Knochen, durch ihre Kontraktion kommt es zu Gelenkbewegungen.

Somatic Experiencing: Eine Methode der Traumabehandlung, die von Peter Levine (1997) entwickelt wurde; sie konzentriert sich auf die Wahrnehmung von verkörperten Empfindungen und der Titration der traumatischen Erinnerungen; hilft dem Menschen, bei einem Gefühl von Sicherheit den Weg aus dem „Traumastrudel" zu finden.

Somatische Psychotherapie (Körperpsychotherapie): Eine Therapieform, die auf die Förderung der verkörperten Selbstwahrnehmung fokussiert. Die Therapeuten machen auf die Körperhaltungen und Gesten, das Festhalten der Muskeln in seinen Mustern und Anspannungen, Bewegungsmustern und Bewegungseinschränkungen ihrer Klienten aufmerksam. Sie richten ihre Aufmerksamkeit auf die Atmung, auf andere Körperrhythmen und auf die Formen der Unterdrückung von Emotionen und Empfindungen.

Somatisierung: Die Person bleibt den inneren Empfindungen verhaftet, übertreibt ihre Bedeutung und interpretiert sie als Krankheit.

Somatoparaphrenie (para = neben, phrenia = mentale Störung): Die Leugnung des Besitzes eines Körperteiles, so als ob es jemand anderem gehöre oder als habe jemand anderes es zurückgelassen.

Somatosensorischer Kortex (SSC): Ort, an dem alle sensorische Information ausgewertet wird, indem besondere Zellen im SSC somatotop auf spezielle Körperteile und spezielle Rezeptoren ansprechen.

Somatotope Organisation: Die Gehirnorganisation, bei der spezifische Hirnzellen mit spezifischen Gruppen peripherer Muskeln und Rezeptoren verbunden sind; repräsentative Karten im Gehirn, die direkt mit spezifischen Körperregionen verbunden sind und mit diesen korrespondieren.

Spiegelneurone: Nervenzellen im Gehirn, die beim Betrachten eines Vorganges die gleichen Aktivitätsmuster aufweisen, die auch entstehen, wenn dieser Vorgang nicht passiv betrachtet, sondern aktiv selbst durchgeführt wird.

Stimme: Das Gefühl der Autorenschaft des Ausdrucks vom eigenen Echten Selbst; das Gefühl, dass jemand vom Selbst mit Aufrichtigkeit und Zutrauen in einer Art spricht, die mit verkörperten Gefühlen im Einklang ist.

Stress: Ein Zustand, der auftritt, wenn der Körper unfähig ist, sein homöostatisches Gleichgewicht zu erlangen.

Subjektiver emotionaler Augenblick: Der Zeitraum, in dem neuronale Rerepräsentationen quer durch das gesamte neuronale Netzwerk aktiviert bleiben; ein Zustand verkörperter Selbstwahrnehmung, in dem das Individuum völlig vertieft ist, ganz und gar im Augenblick des Selbst und völlig lebendig ist.

Supplementäres motorisches Areal (SMA): Teil des Motorkortex, der mit der Handlungsvorbereitung in Beziehung steht, genauer gesagt dient er als Antrieb; er funktioniert in Verbindung mit dem cingulären motorischen Areal (CMA).

Sympathisches Nervensystem (SNS): Teil des autonomen Nervensystems, der den Körper zur Handlung und Verteidigung anregt.

Synapse (von griech. syn = zusammen; haptein = greifen, fassen, tasten): Stelle neuronaler Verknüpfung, mit der eine Nervenzelle in Kontakt zu einer anderen Zelle steht. Sie dient der Übertragung von Signalen, erlaubt aber auch deren Modulation und vermag darüber hinaus durch anpassende Veränderungen Information zu speichern.

Tanz-Bewegungs-Psychotherapie: Eine kreative Therapieform, die Bewegung und Tanz als Ausdrucksmittel, als ein diagnostisches Mittel und als therapeutische Intervention nutzt.

Thalamus: Die Schaltstelle des limbischen Systems, in der Eingänge aus verschiedenen Körperteilen, dem Rückenmark und dem Hirnstamm sortiert und zu Regionen des Kortex zur Weiterverarbeitung gesendet werden.

Therapeutische Dissoziation: Eine gemeinsame Wahrnehmung von Klient und Therapeut, in der beide kurzzeitig gemeinsam dissoziieren. Der Therapeut behält dabei den Überblick, er wird gewissermaßen Zeuge des akuten dissoziativen Geschehens und seines Ursprunges. Hieraus entwickelt sich eine Regulation zwischen dem Klienten und Therapeuten. Der Klient kann somit besser verstehen, woher der dissoziierte Anteil stammt und was nun weiter vom Erwachsenen gefordert ist.

Therapeutische Massage: „Die Manipulation der weichen Gewebestrukturen des Körpers, um Schmerz, Unbehagen, Muskelkrampf und Stress vorzubeugen und zu lindern und um Gesundheit und Wohlbefinden zu fördern" (http://www.holisticonline.com/massage/mas_def.htm).

Thorakales Diaphragma: Ein Skelettmuskel, der die Atmung unterstützt; es ist an Knochen befestigt, auch wenn es keine Gelenke bewegt; befindet sich an den untersten Rippen um den Körperumfang herum, am vorderen unteren Ende des Sternums (Brustbein) und mit seinem oberen lumbalen Teil an der Wirbelsäule am Rücken. Es kann sich willkürlich wie ein Skelettmuskel bewegen, und es kann sich auch unwillkürlich bewegen, um die Atmung jederzeit aufrechtzuerhalten.

Trauma: Die Verfassung, die sich aus einer prolongierten Erschöpfung der Ressourcen ereignet; ein Zustand, in dem die Person unfähig wird, die sich daraus ergebenden interozeptiven Erfahrungen, Emotionen, Veränderungen im Körperschema und den Gedanken zu integrieren; führt zu einem weiteren Stressniveau im System.

Unsicher-ablehnende Bindung: Eine Form der Beziehungsbindung, bei der das Kind sehr wachsam ist. Das bedrohte Kind wird ambivalent erscheinen, sich manchmal den Eltern gegenüber annähernd und manchmal zögerlich verhalten. Die Kinder sind schwer zu beruhigen, beobachten aufmerksam die Umwelt und die Eltern und lassen sich nicht bereitwillig wieder auf Engagements ein. Ein Kind mit dieser Art der Bindung ist entweder anfällig für Stress, oder es hat Eltern, die in Zeiten von Stress nicht beständig emotional verfügbar sind.

Unsicher-vermeidende Bindung: Eine Form der Beziehungsbindung, bei der das Kind keine äußerlich sichtbaren Zeichen von Bedrängnis bei Bedrohung zeigt, wenn die Mutter sich entfernt. Das Kind wird aktiv den Versuchen widerstehen, hochgenommen oder getröstet zu werden. Es dreht sich weg oder windet sich aus dem Kontakt heraus. Dieses Bindungsmuster entsteht typischerweise, wenn Eltern intolerant sind gegenüber den kindlichen Gefühlen von Bedrängnis, Bedrohung und Wut oder wenn sie auf die Not des Kindes wütend reagieren.

Unterdrückung: Ein Abwehrmechanismus, bei der ein Gefühl zugedeckt wird, sodass es nicht in die verkörperte Selbstwahrnehmung gelangen kann.

Vagusnerv: Ein kranialer parasympathischer Nerv, der dem autonomen Areal des Hirnstammes entspringt und direkt zu allen inneren Organsystemen verläuft, ohne das Rückenmark zu passieren. Der Erholungsprozess wird vom ventralen (zur Vorderseite des Genicks) Anteil des Vagusnervs reguliert, während die Immobilisierung durch den dorsalen (zur Rückseite des Genicks) Anteil des Vagusnervs reguliert wird.

Ventral: In Richtung Vorderseite; vorne (anterior) und unten (inferior).

Ventromedialer präfrontaler Kortex (VMPFC): Anatomisch angrenzend an den DMPFC; er hilft bei der selbständigen Entscheidungsfindung, die im subjektiven emotionalen Augenblick der verkörperten Selbstwahrnehmung stattfindet.

Verbalisierung: Emotionen fühlen und benennen, mit interozeptiven Empfindungen verbinden oder umgekehrt.

Verbindungen und Grenzen: Sie geben Gelegenheit für Nähe und Trennung; es gilt zu entdecken, wo der eigene Körper endet und ein anderer beginnt. Personen können sich öffnen, um Verbindungsmöglichkeiten in sich und zu anderen zu erforschen und diese Beziehungsmöglichkeiten zugleich gegen die eigene Selbstwahrnehmung des Körperschemas abgleichen. Bewegungen und deren Beziehungen zu anderen Körperteilen können durch angespannte Stellen hindurch gefühlt werden; man kann spüren, ob sie über die eigene Grenze hinaus reichen.

Verdrängung: Ein Mangel an verkörperter Selbstwahrnehmung; tritt immer bei einem Gefühl von Bedrohung auf; hindert uns daran, Ressourcen zu finden, zu verlangsamen und/oder mit einem mitfühlenden anderen zu koregulieren.

Verkörperte Selbstwahrnehmung: Die Fähigkeit, uns selbst Aufmerksamkeit zu schenken, unsere Empfindungen, Emotionen und Bewegungen im gegenwärtigen Augenblick ohne den vermittelnden Einfluss von Beurteilungen zu fühlen. Sie setzt sich zusammen aus Empfindungen (wie warm, kribblig, weich, angeekelt, schwindlig), Emotionen (wie glücklich, traurig, bedroht) und Körperempfindungen (wie dem Fühlen von Koordination oder dem Fehlen von Koordination zwischen den Armen und Beinen beim Schwimmen oder dem Spüren unserer Form und Größe [dick oder dünn] und dem Spüren unserer Position in Bezug zu Objekten oder anderen Menschen).

Verlangsamung: Die Bereitschaft, sich zu verlangsamen und sich Zeit für den subjektiven emotionalen Augenblick zu nehmen. Darin verweilen und auf eigene Körperempfindungen und auf Schmerz oder Verletzung achten.

Verleugnung: Ein Abwehrmechanismus, der die Unterdrückung der Selbstwahrnehmung von möglicherweise schwierigen und schmerzhaften Folgen der eigenen verkörperten Erfahrung mit sich bringt. Eine Erfahrung, der man sich bewusst ist.

Vigilanz (Wachsamkeit): Eine Verlangsamung oder ein Stillstand von Bewegung und zunehmende Aufmerksamkeit für die Umgebung als Antwort auf Bedrohung.

Wachrufende (evozierende) Sprache: Eine Form des Sprechens, bei der Worte gewählt werden, um in gefühlter Erfahrung mitzuschwingen. „Erreichen" uns Worte, werden sie als „echt", „tief" und „mächtig" gefühlt. Wenn Worte in einer wachrufenden Sprache aus der eigenen verkörperten Selbstwahrnehmung des Therapeuten gesprochen werden, können sie Gefühle fördern und verstärken.

Wahrnehmung durch Bewegung: Verbal geführter Gruppenkurs, der zur Feldenkrais-Methode gehört. Menschen wird erlaubt, sich zu verlangsamen und in den Zustand verkörperter Selbstwahrnehmung ihrer Bewegungen einzutreten. Es wird erlebt, wie ein Körperteil mit anderen Teilen des Körpers verbunden ist.

Watsu: Eine Form der Berührungstherapie im Wasser, bei der der Körper des Klienten im körpertemperierten Wasser treibt und dabei vom Therapeuten bewegt und massiert wird.

Zerebrospinale Flüssigkeit (ZSF): Eine klare Flüssigkeit, die dem Gehirn als Kissen dient und es vor Verletzung innerhalb des Schädels schützt. Außerdem bietet sie immunologischen Schutz für das Gehirn.

Literatur

Aalten A (2007). Listening to the dancer's body. Sociological Review, 55 (Suppl. 1), 109–125.

Abram D (1997). The spell of the sensuous. New York: Vintage Books.

Adolph KE, Vereijken B, Denny MA (1998). Learning to crawl. Child Development, 69 (5), 1299–1312.

Alexander T (2003). Narcissism and the experience of crying. British Journal of Psychotherapy, 20 (1), 27–37.

Amat J, Baratta MV, Paul E, Bland ST, Watkins LR, Maier SF (2005). Medial prefrontal cortex determines how stressor controllability affects behavior and dorsal raphe nucleus. Nature Neuroscience, 8 (3), 365–371.

American Psychiatric Association (1994). Diagnostic and statistical manual of mental disorders (4th ed.). Washington, DC: American Psychiatric Association.

Amorapanth P, LeDoux JE, Nader K (2000). Different lateral amygdala outputs mediate reactions and actions elicited by a fear-arousing stimulus. Nature Neuroscience, 3 (1), 74–79.

Anda RF, Felitti VJ, Bremner JD, Walker JD, Whitfield C, Perry BD et al. (2006). The enduring effects of abuse and related adverse experiences in childhood. A convergence of evidence from neurobiology and epidemiology. European Archives of Psychiatry and Clinical Neuroscience, 256 (3), 174–186.

Andrasik F, Holroyd KA (1980). A test of specific and nonspecific effects in the biofeedback treatment of tension headache. Journal of Consulting and Clinical Psychology, 48 (5), 575–586.

Anton PM, Gay J, Mykoniatis A, Pan A, O'Brien M, Brown D et al. (2004). Corticotropin-releasing hormone (CRH) requirement in Clostridium difficile toxin A-mediated intestinal inflammation. Proceedings of the National Academy of Sciences, 101 (22), 8503–8508.

Antoniazzi A, Zivian MT, Hynie M (2005). Women with and without eating disorders: Their values and eating attitudes. Journal of Social & Clinical Psychology, 24 (4), 449–470.

Aposhyan S (2004). Body-mind psychotherapy. New York: Norton.

Arditi H, Feldman R, Eidelman AI (2006). Effects of human contact and vagal regulation on pain reactivity and visual attention in newborns. Developmental Psychobiology, 48 (7), 561–573.

Argiolas A, Melis MR (1998). The neuropharmacology of yawning. European Journal of Pharmacology, 343 (1), 1–16.

Arnadottir SA, Mercer VS (2000). Effects of footwear on measurements of balance and gait in women between the ages of 65 and 93 years. Physical Therapy, 80 (1), 17–27.

Arndt J, Goldenberg JL (2004). From self-awareness to shame-proneness: Evidence of causal sequence among women. Self and Identity, 3 (1), 27–37.

Aron A, Fisher H, Mashek DJ, Strong G, Li H, Brown LL (2005). Reward, motivation, and emotion systems associated with early-stage intense romantic love. Journal of Neurophysiology, 94 (1), 327–337.

Arzy S, Overney L, Landis T, Blanke O (2006). Neural mechanisms of embodiment: Asomatognosia due to premotor cortex damage. Archives of Neurology, 63, 1022–1025.

Asendorpf JB, Warkentin V, Baudonniere P (1996). Self-awareness and other-awareness II: Mirror self-recognition, social contingency awareness, and synchronic imitation. Developmental Psychology, 32 (2), 313–321.

Ashina S, Babenko L, Jensen R, Ashina M, Magerl W, Bendtsen L (2005). Increased muscular and cutaneous pain sensitivity in cephalic region in patients with chronic tension-type headache. European Journal of Neurology, 12 (7), 543–549.

Askenasy JJ (1989). Is yawning an arousal defense reflex? Journal of Psychology: Interdisciplinary and Applied, 123 (6), 609–621.

Askenasy JJ, Askenasy N (1996). Inhibition of muscle sympathetic nerve activity during yawning. Clinical Autonomic Research, 6 (4), 237–239.

Azevedo TM, Volchan E, Imbiriba LA, Rodrigues EC, Oliveira JM, Oliveira LF et al. (2005). A freezing-like posture to pictures of mutilation. Psychophysiology, 42 (3), 255–260.

Baenninger R, Binkley S, Baenninger M (1996). Field observations of yawning and activity in humans. Physiology & Behavior, 59 (3), 421–425.

Baier B, Karnath H (2008). Tight link between our sense of limb ownership and self-awareness of actions. Stroke, 39, 486–488.

Bakal D (1999). Minding the body: Clinical uses of somatic awareness. New York: Guilford Press.

Bathktin MM (1981). The dialogical imagination: Four essays by M. M. Bahktin. University of Texas Press: Austin.

Bandler R, Keay KA (1996). Columnar organization in the midbrain periaqueductal gray and the integration of emotional expression. Progress in Brain Research, 107, 285–300.

Bandler R, Keay KA, Floyd N, Price J (2000). Central circuits mediating patterned autonomic activity during active vs. passive emotional coping. Brain Research Bulletin, 53 (1), 95–104.

Banfield JF, Wyland CL, MacRae CN, Münte TR, Heatherton TF (2007). The cognitive neuroscience of self-regulation. In: Baumeister RF, Vohs KD (eds.). Handbook of self-regulation: Research, theory, and applications. New York: Guilford Press; 62–83.

Barch DM, Braver TS, Nystrom LS, Forman SD, Noll DC, Cohen JD (1997). Neuropsycologia, 35, 1373–1380.

Bar-Haim Y, Bart O (2006). Motor function and social participation in kindergarten children. Social Development, 15 (2), 296–310.

Barker ET, Williams RL, Galambos NL. (2006). Daily spillover to and from binge eating in first-year university females. Eating Disorders, 14 (3), 229–242.

Bar-On R, Tranel D, Denburg NL, Bechara A (2003). Exploring the neurological substrate of emotional and social intelligence. Brain, 126 (Pt 8), 1790–1800.

Barrett J, Pike GB, Paus T (2004). The role of the anterior cingulate cortex in pitch variation during sad affect. European Journal of Neuroscience, 19 (2), 458–464.

Bass G (2007). Sweet are the uses of adversity. In: Anderson F (ed.). Bodies in treatment: The unspoken dimension. Boca Raton, FL: CRC Press.

Bates JE, Maslin CA, Frankel KA (1985). Attachment security, mother-child interaction, and temperament as predictors of behavior-problem ratings at age three years. Monographs of the Society for Research in Child Development, 50 (Serial No. 209), 167–193.

Bauer PJ, Stark EN, Lukowski AF, Rademacher J, Van Abbema DL, Ackil JK (2005). Working together to make sense of the past: Mothers' and children's use of internal state language in conversations about traumatic and nontraumatic events. Journal of Cognition and Development, 6 (4), 463–488.

Baumgartner T, Lutz K, Schmidt CF, Jäncke L (2006). The emotional power of music: How music enhances the feeling of affective pictures. Brain Research, 1075 (1), 151–164.

Bazhenova OV, Plonskaia O, Porges SW (2001). Vagal reactivity and affective adjustment in infants during interaction challenges. Child Development, 72 (5), 1314–1326.

Beales DL, Dolton R (2000). Eating disordered patients: personality, alexithymia, and implications for primary care. The British Journal of General Practice, 50 (450), 21–26.

Beauregard M, Lévesque J, Bourgouin P (2001). Neural correlates of conscious self-regulation of emotion. Journal of Neuroscience, 21, 165.

Bechara A, Damasio H, Damasio AR (2000). Emotion, decision making and the orbitofrontal cortex. Cerebral Cortex, 10 (3), 295–307.

Beck JG, Scott SK (1988). Physiological and symptom responses to hyperventilation: A comparison of frequent and infrequent panickers. Journal of Psychopathology and Behavioral Assessment, 10 (2), 117–127.

Beebe B, Lachmann FM (2002). Infant research and adult treatment: Co-constructing interactions. Hillsdale, NJ: Analytic Press.

Behrman AL, Bowden MG, Nair PM (2006). Neuroplasticity after spinal cord injury and training: An emerging paradigm shift in rehabilitation and walking recovery. Physical Therapy, 86 (10), 1406–1425.

Belsky J (2008). War, trauma and children's development: Observations from a modern evolutionary perspective. International Journal of Behavioral Development, 32 (4), 260–271.

Bennett H, Disbrow E (1995). Preparing for surgery and medical procedures. In: Goleman D, Gurin J (eds.). Mind, body medicine: How to use your mind for better health. New York: Choice Books; 401–404.

Benson C (1993). The absorbed self: Pragmatism, psychology and aesthetic experience. New York: Harvester Wheatsheaf.

Benson H (1975). The relaxation response. New York: Morrow.

Benson H, Greenwood MM, Klemchuk H (1975). The relaxation response: Psychophysiologic aspects and clinical applications. Psychiatry Medicine, 6, 87–98.

Berger AA (1981). Too much television. In: Mule SJ (ed.). Behavior in excess. New York: Free Press; 282–296.

Berger D (1997). Rosen Method Bodywork. In: Davis CM (ed.). Complementary therapies in rehabilitation: Holistic approaches for prevention and wellness. Thorofare, NJ: SLACK; 49–65.

Berlin LJ, Cassidy J, Belsky J (1995). Loneliness in young children and infant-mother attachment: A longitudinal study. Merrill-Palmer Quarterly, 41, 91–103.

Berlucchi G, Aglioti S (1997). The body in the brain: neural bases of corporeal awareness. Trends in Neuroscience, 20 (12), 560–564.

Berntson GG, Cacioppo JT, Quigley KS (1993). Respiratory sinus arrhythmia: Autonomic origins, physiological mechanisms, and psychophysiological implications. Psychophysiology, 30 (2), 183–196.

Berto R (2005). Exposure to restorative environments helps restore attentional capacity. Journal of Environmental Psychology, 25 (3), 249–259.
Bialas I, Craig TKJ (2007). 'Needs expressed' and 'offers of care': An observational study of mothers with somatisation disorder and their children. Journal of Child Psychology and Psychiatry, 48 (1), 97–104.
Biedermann HJ, Forrest WJ (1991). Excessive muscle fatigue response: The culprit in fibromyalgia. In: Anderson PA, Hobart DJ, Danoff JV (eds.). Electromyographical Kinesiology: Proceedings of the 8th Congress of the International Society of Electrophysiological Kinesiology. Bridgewater, NJ: Excerpta Medica; 79–82.
Bifulco A, Moran PM, Baines R, Bunn A, Stanford K (2002). Exploring psychological abuse in childhood: II. Association with other abuse and adult clinical depression. Bulletin of the Menninger Clinic, 66 (3), 241–258.
Binda SM, Culham EG, Brouwer B (2003). Balance, muscle strength, and fear of falling in older adults. Experimental Aging Research, 29 (2), 205–219.
Binder MC, Bawa P, Ruenzel P, Henneman E (1983). Does orderly recruitment of motoneurons depend on the existence of different types of motor units? Neuroscience Letters, 36 (1), 55–58.
Blackburn S, Johnston L, Blampied N, Popp D, Kallen R (2006). An application of escape theory to binge eating. European Eating Disorders Review, 14, 23–31.
Blake J, Fink R (1987). Sound-meaning correspondences in babbling. Child Language, 14, 229–253.
Blakeslee S (2008). Flesh made soul: A new theory in the neuroscience of spiritual experience. Science and Spirit, 19 (2), 26–31.
Blanke O, Mohr C, Michel CM, Pascual-Leone A, Brugger P, Seeck M et al. (2005). Linking out-of-body experience and self processing to mental own-body imagery at the temporoparietal junction. Journal of Neuroscience, 25 (3), 550–557.
Bloch S, Lemeignan M, Aguilera N (1991). Specific respiratory patterns distinguish among human basic emotions. International Journal of Psychophysiology, 11 (2), 141–154.
Blumberg MS, Lucas DE (1996). A developmental and component analysis of active sleep. Developmental Psychobiology, 29 (1), 1–22.
Boadella D (1987). Lifestreams: An introduction to biosynthesis. London: Routledge & Kegan Paul.
Boadella D (1994). Styles of breathing in Reichian therapy. In: Timmons BH, Ley R (eds.). Behavioral and psychological approaches to breathing disorders. New York: Plenum Press; 233–242.
Bongers PM, de Winter CR, Kompier MA, Hildebrandt VH (1993). Psychosocial factors at work and musculoskeletal disease. Scandinavian Journal of Work Environmental Health, 19 (5), 297–312.
Bood SÅ, Sundequist U, Kjellgren A, Norlander T, Nordström L, Nordenström K et al. (2006). Eliciting the relaxation response with the help of flotation-REST (restricted environmental stimulation technique) in patients with stress-related ailments. International Journal of Stress Management, 13 (2), 154–175.
Borkovec TD, Kaloupek DG, Slama KM (1975). The facilitative effect of muscle tension-release in the relaxation treatment of sleep disturbance. Behavior Therapy, 6 (3), 301–309.

Bosma JF (1975). Anatomic and physiologic development of the speech apparatus. In: Tower DB (ed.). The nervous system: Vol 3. Human communication and its disorders. New York: Raven Press; 469–481.
Bosnak R (2003). Embodied imagination. Contemporary Psychoanalysis, 39, 683–695.
Bowman W (2000). A somatic, "Here and Now" semantic: Music, body, and self. Bulletin of the Council for Research in Music Education, 144, 45–60.
Braatoy T (1952). Psychology vs. anatomy in the treatment of "arm neuroses" with physiotherapy. Journal of Nervous and Mental Disorders, 115 (3), 215–245.
Bradley MM, Sabatinelli D, Lang PJ, Fitzsimmons JR, King W, Desai P (2003). Activation of the visual cortex in motivated attention. Behavioral Neuroscience, 117 (2), 369–380.
Bråten S (1998). Infant learning by altercentric participation: The reverse of egocentric observation in autism. In: Bråten S (ed.). Intersubjective communication and emotion in early ontogeny. Studies in emotion and social interaction, 2nd series. New York: Cambridge University Press; 105–124.
Bråten S (2003). Participant perception of others' acts: Virtual otherness in infants and adults. Culture & Psychology, 9 (3), 261–276.
Brefczynski-Lewis JA, Lutz A, Schaefer HS, Levinson DB, Davidson RJ (2007). Neural correlates of attentional expertise in long-term meditation practitioners. Proceedings of the National Academy of Sciences, 104 (27), 11483–11488.
Bremner JD (2006). Stress and brain atrophy. CNS & Neurological Disorders – Drug Targets, 5 (5), 503–512.
Bremner JD, Narayan M, Staib LH, Southwick SM, McGlashan T, Charney DS (1999). Neural correlates of memories of childhood sexual abuse in women with and without posttraumatic stress disorder. The American Journal of Psychiatry, 156 (11), 1787–1795.
Bremner JD, Staib LH, Kaloupek D, Southwick SM, Soufer R, Charney DS (1999). Neural correlates of exposure to traumatic pictures and sound in Vietnam combat veterans with and without posttraumatic stress disorder: a positron emission tomography study. Biological Psychiatry, 45 (7), 806–816.
Bretherton I, Fritz J, Zahn-Waxler C, Ridgeway D (1986). Learning to talk about emotions: A functionalist perspective. Child Development, 57, 529–548.
Breuer J, Freud S (1893). Studies on hysteria. In: Strachey J (trans. & ed.). The standard edition of the Complete psychological works of Sigmund Freud (Vol. 2, S. 1–19). London: Hogarth. (Original work published 1893–1895).
Bril B, Sabatier C (1986). The cultural context of motor development: Postural manipulations in the daily life of Bambara babies (Mali). International Journal of Behavioral Development, 9, 439–453.
Brodie J, Lobel E (2004). Integrating fundamental principles underlying somatic practices into the dance technique class. Journal of Dance Education, 4 (3), 80–87.
Brosschot JF, Pieper S, Thayer JF (2005). Expanding stress theory: prolonged activation and perseverative cognition. Psychoneuroendocrinology, 30 (10), 1043–1049.
Brown KW, Ryan RM (2003). The benefits of being present: Mindfulness and its role in psychological well-being. Journal of Personality and Social Psychology, 84 (4), 822–848.
Brown RJ (2004). Psychological mechanisms of medically unexplained symptoms: An integrative conceptual model. Psychological Bulletin, 130 (5), 793–812.

Brown RP, Gerbarg PL (2005). Sudarshan Kriya Yogic breathing in the treatment of stress, anxiety, and depression: Part II – clinical applications and guidelines. Journal of Alternative and Complementary Medicine, 11 (4), 711–717.

Brown S, Martinez MJ, Parsons LM (2006). Music and language side by side in the brain: A PET-study of the generation of melodies and sentences. European Journal of Neuroscience, 23 (10), 2791–2803.

Bru E, Mykletun RJ, Svebak S (1993). Neuroticism, extraversion, anxiety and Type A behaviour as mediators of neck, shoulder and lower back pain in female hospital staff. Personality and Individual Differences, 15 (5), 485–492.

Bruner J (1983). Child's talk: Learning to use language. New York: Norton.

Buchholz I (1994). Breathing, voice, and movement therapy: Applications to breathing disorders. Biofeedback and Self-Regulation, 19 (2), 141–153.

Bugental DB, Martorell GA, Barraza V (2003). The hormonal costs of subtle forms of infant maltreatment. Hormones and Behavior, 43 (1), 237–244.

Buhner SH (2004). The secret teachings of plants: The intelligence of the heart in the direct perception of nature. Rochester, VT: Bear.

Burdette HL, Whitaker RC (2005). Resurrecting free play in young children: Looking beyond fitness and fatness to attention, affiliation, and affect. Archives of Pediatric Adolescent Medicine, 159 (1), 46–50.

Burker EJ, Wong H, Sloane PD, Mattingly D, Preisser J, Mitchell CM (1995). Predictors of fear of falling in dizzy and nondizzy elderly. Psychology and Aging, 10 (1), 104–110.

Burns J, Labbé E, Williams K, McCall J (1999). Perceived and physiological indicators of relaxation: As different as Mozart and Alice in Chains. Applied Psychophysiology and Biofeedback, 24 (3), 197–202.

Burns JW (2006a). Arousal of negative emotions and symptom-specific reactivity in chronic low back pain patients. Emotion, 6 (2), 309–319.

Burns JW (2006b). The role of attentional strategies in moderating links between acute pain induction and subsequent psychological stress: Evidence for symptom-specific reactivity among patients with chronic pain versus healthy nonpatients. Emotion, 6 (2), 180–192.

Butler EA, Egloff B, Wlhelm FH, Smith NC, Erickson EA, Gross JJ (2003). The social consequences of expressive suppression. Emotion, 3 (1), 48–67.

Butler EA, Lee TL, Gross JJ (2007). Emotion regulation and culture: Are the social consequences of emotion suppression culture-specific? Emotion, 7 (1), 30–48.

Butler JE (2007). Drive to the human respiratory muscles. Respiratory Physiology & Neurobiology, 159 (2), 115–126.

Butler LD (2006). Normative dissociation. Psychiatric Clinics of North America, 29 (1), 45–62.

Cacioppo JT, Priester JR, Berntson GG (1993). Rudimentary determinants of attitudes: II. Arm flexion and extension have differential effects on attitudes. Journal of Personality and Social Psychology, 65 (1), 5–17.

Caldwell C (1996). Getting our bodies back: Recovery, healing, and transformation through body-centered psychotherapy. Boston, MA: Shambhala.

Campbell-Sills L, Barlow DH, Brown TA, Hofmann SG (2006). Acceptability and suppression of negative emotion in anxiety and mood disorders. Emotion, 6 (4), 587–595.

Cappelletto F (2003). Long-term memory of extreme events: From autobiography to history. Journal of the Royal Anthropological Institute, 9, 239–257.
Carlsson K, Petersson KM, Lundqvist D, Karlsson A, Ingvar M, Ohman A (2004). Fear and the amygdala: Manipulation of awareness generates differential cerebral responses to phobic and fear-relevant (but nonfeared) stimuli. Emotion, 4 (4), 340–353.
Carpenter M, Call J, Tomasello M (2005). Twelve- and 18-month-olds copy actions in terms of goals. Developmental Science, 8 (1), F13–F20.
Carter CS, MacDonald AW 3rd, Ross LL, Stenger VA (2001). Anterior cingulate cortex activity and impaired self-monitoring of performance in patients with schizophrenia: An event-related fMRI study. American Journal of Psychiatry, 158 (9), 1423–1428.
Cartwright M, Wardle J, Steggles N, Simon AE, Croker H, Jarvis MJ (2003). Stress and dietary practices in adolescents. Health Psychology, 22 (4), 362–369.
Cassidy J (1994). Emotion regulation: Influences of attachment relationships. Monographs of the Society for Research in Child Development, 59, 228–249.
Cassidy J, Berlin LJ (1994). The insecure/ambivalent pattern of attachment: Theory and research. Child Development, 65, 971–991.
Centonze D, Palmieri MG, Boffa L, Pierantozzi M, Stanzione P, Brusa L et al. (2005). Cortical hyperexcitability in post-traumatic stress disorder secondary to minor accidental head trauma: A neurophysiologic study. Journal of Psychiatry and Neuroscience, 30 (2), 127–132.
Chan D, Woollacott M (2007). Effects of level of meditation experience on attentional focus: Is the efficiency of executive or orientation networks improved? Journal of Alternative and Complementary Medicine, 13 (6), 651–657.
Chapman CR, Nakamura Y (1999). Pain and consciousness: A constructivist approach. Pain Forum, 8 (3), 113–123.
Chemtob CM, Nomura Y, Abramovitz RA (2008). Impact of conjoined exposure to the World Trade Center attacks and to other traumatic events on the behavioral problems of preschool children. Archives of Pediatric Adolescent Medicine, 162 (2), 126–133.
Chen S (1985). Infant cry: Does crying have a tension releasing function? Research & Clinical Center for Child Development Annual Report, 7, 49–56.
Cicchetti D (2002). The impact of social experience on neurobiological systems: Illustration from a constructivist view of child maltreatment. Cognitive Development, 17 (3–4), 1407–1428.
Ciesla JA, Roberts JE (2007). Rumination, negative cognition, and their interactive effects on depressed mood. Emotion, 7 (3), 555–565.
Cioffi D, Holloway J (1993). Delayed costs of suppressed pain. Journal of Personality and Social Psychology, 64 (2), 274–282.
Clarici A, Clarici A, Travan L, Accardo A, De Vonderweid U, Bava A (2002). Crying of a newborn child: Alarm signal or protocommunication? Perceptual and Motor Skills, 95 (3), 752–754.
Clark L, Tiggemann M (2006). Appearance culture in nine- to 12-year-old girls: Media and peer influences on body dissatisfaction. Social Development, 15 (4), 628–643.
Cohen BM, Carlezon WA Jr. (2007). Can't get enough of that dopamine. American Journal of Psychiatry, 164 (4), 543–546.
Cohen F, Lazarus RS (1973). Active coping processes, coping dispositions, and recovery from surgery. Psychosomatic Medicine, 35 (5), 375–389.

Cohen RA, Kaplan RF, Zuffante P, Moser DJ, Jenkins MA, Salloway S et al. (1999). Alteration of intention and self-initiated action associated with bilateral anterior cingulotomy. Journal of Neuropsychiatry Clinical Neuroscience, 11 (4), 444–453.
Cole J, Paillard J (1998). Living without touch and peripheral information about body position and movement: Studies with deafferented subjects. In: Bermudez J, Marcel A, Eilan N (eds.). The body and the self. Cambridge, MA: MIT Press; 245–266.
Colman RA, Widom CS (2004). Childhood abuse and neglect and adult intimate relationships: A prospective study. Child Abuse and Neglect, 28 (11), 1133–1151.
Colombo J, Frick JE, Ryther JS, Coldren JT, Mitchell DW (1995). Infant's detection of analogs of "motherese" in noise. Merrill-Palmer Quarterly, 41, 104–113.
Conrad R, Weber NF, Lehnert M, Holz FG, Liedtke R, Eter N (2007). Alexithymia and emotional distress in patients with central serous chorioretinopathy. Psychosomatics, 48 (6), 489–495.
Conway MA, Turk DJ, Miller SL, Logan J, Nebes RD, Meltzer CC et al. (1999). A positron emission tomography (PET) study of autobiographical memory retrieval. Memory, 7 (5–6), 679–702.
Cook LB (1996). The importance of the expiratory pause. Comparison of the Mapleson A, C and D breathing systems using a lung model. Anaesthesia, 51 (5), 453–460.
Coombes SA, Cauraugh JH, Janelle CM (2007). Emotional state and initiating cue alter central and peripheral motor processes. Emotion, 7 (2), 275–284.
Coombes SA, Janelle CM, Duley AR (2005). Emotion and motor control: Movement attributes following affective picture processing. Journal of Motivational Behavior, 37 (6), 425–436.
Copstick S, Taylor K, Hayes R, Morris N (1986). The relation of time of day to childbirth. Journal of Reproductive and Infant Psychology, 4 (1–2), 13–22.
Corstorphine E. (2006). Cognitive-emotional-behavioural therapy for the eating disorders: Working with beliefs about emotions. European Eating Disorders Review, 14, 448–461.
Cottingham JT, Porges SW, Richmond K (1988). Shifts in pelvic inclination angle and parasympathetic tone produced by Rolfing soft tissue manipulation. Physical Therapy, 68 (9), 1364–1370.
Craig AD (2002). How do you feel? Interoception: the sense of the physiological condition of the body. Nature Reviews Neuroscience, 3 (8), 655–666.
Craig AD (2008). Interoception and emotion. In: Lewis M, Haviland-Jones JM, Barrett LF (eds.). Handbook of emotions (3rd ed.). New York, NY: Guilford Press; 272–288.
Critchley HD, Mathias CJ, Dolan RJ (2001). Neuroanatomical basis for first- and second-order representations of bodily states. Nature Neuroscience, 4 (2), 207–212.
Critchley HD, Mathias CJ, Dolan RJ (2002). Fear conditioning in humans: The influence of awareness and autonomic arousal on functional neuroanatomy. Neuron, 33 (4), 653–663.
Critchley HD, Wiens S, Rotshtein P, Ohman A, Dolan RJ (2004). Neural systems supporting interoceptive awareness. Nature Neuroscience, 7 (2), 189–195.
Crombez G, Van Damme S, Eccleston C (2005). Hypervigilance to pain: an experimental and clinical analysis. Pain, 116 (1–2), 4–7.
Crossley N (2007). Researching embodiment by way of 'body techniques'. Sociological Review, 55 (Suppl. 1), 80–94.

Csikszentmihalyi M (1990). Flow: The psychology of optimal experience. New York: Harper Perennial.

Cunnington R, Windischberger C, Moser E (2005). Premovement activity of the presupplementary motor area and the readiness for action: Studies of time-resolved event-related functional MRI. Human Movement Science, 24 (5–6), 644–656.

Dalgleish T, Tchanturia K, Serpell L, Hems S, Yiend J, de Silva P et al. (2003). Self-reported parental abuse relates to autobiographical memory style in patients with eating disorders. Emotion, 3 (3), 211–222.

Damasio AR (1999). How the brain creates the mind. Scientific American, 281 (6), 112–117.

Damasio AR (1996). The somatic marker hypothesis and the possible functions of the prefrontal cortex. Philosophical Transactions: Royal Society of London B Biologial Sciences, 351 (1346), 1413–1420.

Damasio AR, Grabowski TJ, Bechara A, Damasio H, Ponto LLB, Parvizi J et al. (2000). Subcortical and cortical brain activity during the feeling of self-generated emotions. Nature Neuroscience, 3 (10), 1049–1056.

Dantzer R (2005). Somatization: A psychoneuroimmune perspective. Psychoneuroendocrinology, 30 (10), 947–952.

Daubenmier JJ (2005). The relationship of yoga, body awareness, and body responsiveness to self-objectification and disordered eating. Psychology of Women Quarterly, 29 (2), 207–219.

Davidson JR, Payne VM, Connor KM, Foa EB, Rothbaum BO, Hertzberg MA et al. (2005). Trauma, resilience and saliostasis: Effects of treatment in post-traumatic stress disorder. International Clinical Psychopharmacology, 20 (1), 43–48.

Davies JM (1996). Linking the "pre-analytic" with the postclassical. Contemporary Psychoanalysis, 32, 553–576.

Davison KK, Birch LL (2002). Processes linking weight status and self-concept among girls from ages 5 to 7 years. Developmental Psychology, 38 (5), 735–748.

Day JM, Tappan MB (1996). The narrative approach to moral development: From the epistemic subject to dialogical selves. Human Development, 39 (2), 67–82.

De Berardis D, Campanella D, Gambi F, La Rovere R, Sepede G, Core L et al. (2007). Alexithymia, fear of bodily sensations, and somatosensory amplification in young outpatients with panic disorder. Psychosomatics: Journal of Consultation Liaison Psychiatry, 48 (3), 239–246.

Debiec J, LeDoux JE (2006). Noradrenergic signaling in the amygdala contributes to the reconsolidation of fear memory: Treatment implications for PTSD. Annals of the New York Academy of Sciences, 1071, 521–524.

Decety J, Chaminade T (2003). When the self represents the other: A new cognitive neuroscience view on psychological identification. Consciousness and Cognition: An International Journal, 12 (4), 577–596.

Deckro GR, Ballinger KM, Hoyt M, Wilcher M, Dusek J, Myers P et al. (2002). The evaluation of a mind/body intervention to reduce psychological distress and perceived stress in college students. Journal of American College Health, 50 (6), 281–287.

Deepak KK, Behari M (1999). Specific muscle EMG biofeedback for hand dystonia. Applied Psychophysiology and Biofeedback, 24 (4), 267–280.

DeGangi GA, Wietlisbach S, Goodin M, Scheiner N (1993). A comparison of structured sensorimotor therapy and child-centered activity in the treatment of preschool child-

ren with sensorimotor problems. The American Journal of Occupational Therapy, 47 (9), 777–786.
de Gelder B (2006). Towards the neurobiology of emotional body language. Nature Reviews Neuroscience, 7 (3), 242–249.
de Gelder B, Snyder J, Greve D, Gerard G, Hadjikhani N (2004). Fear fosters flight: a mechanism for fear contagion when perceiving emotion expressed by a whole body. Proceedings of the Natioal Academy of Sciences, 101 (47), 16701–16706.
Dehaene S, Naccache L (2001). Towards a cognitive neuroscience of consciousness: Basic evidence and a workspace framework. Cognition, 79 (1–2), 1–37.
Delinsky SS, Wilson GT (2006). Mirror exposure for the treatment of body image disturbance. International Journal of Eating Disorders, 39 (2), 108–116.
Dempsey JA, Sheel AW, St Croix CM, Morgan BJ (2002). Respiratory influences on sympathetic vasomotor outflow in humans. Respiratory Physiology & Neurobiology, 130 (1), 3–20.
Denault A-S, Poulin F (2007). Sports as peer socialization contexts. International Journal of Behavioral Development, 31 (6, Suppl. 2, Serial No. 52), 5–7.
Deutsch F (1952). Analytic posturology. Psychoanalytic Society Quarterly, 21, 196–214.
Devinsky O, Morrell MJ, Vogt BA (1995). Contributions of anterior cingulate cortex to behaviour. Brain, 118 (1), 279–306.
Dewey J (1934). Art as experience. New York: Minton, Balch & Company.
Diamond LM (2001). Contributions of psychophysiology to research on adult attachment: Review and recommendations. Personality and Social Psychology Review, 5 (4), 276–295.
Dickerson SS, Gruenewald TL, Kemeny ME (2004). When the social self is threatened: Shame, physiology, and health. Journal of Personality, 72 (6), 1191–1216.
Dieter JNI, Field T, Hernandez-Reif M, Emory EK, Redzepi M (2003). Stable preterm infants gain more weight and sleep less after five days of massage therapy. Journal of Pediatric Psychology, 28 (6), 403–411.
Ding C, Walcott B, Keyser KT (2003). Sympathetic neural control of the mouse lacrimal gland. Investigative Ophthalmology & Visual Science, 44 (4), 1513–1520.
DiPalma E (1996). Dance movement psychotherapy. http://www.dmtgroup.com
DiPietro JA, Hilton SC, Hawkins M, Costigan KA, Pressman EK (2002). Maternal stress and affect influence fetal neurobehavioral development. Developmental Psychology, 38 (5), 659–668.
Diseth TH (2005). Dissociation in children and adolescents as reaction to trauma – an overview of conceptual issues and neurobiological factors. Nordic Journal of Psychiatry, 59 (2), 79–91.
Dittmar H, Halliwell E, Ive S (2006). Does Barbie make girls want to be thin? The effect of experimental exposure to images of dolls on the body image of 5- to 8-year-old girls. Developmental Psychology, 42 (2), 283–292.
Dobbs CM, Vasquez M, Glaser R, Sheridan JF (1993). Mechanisms of stress-induced modulation of viral pathogenesis and immunity. Journal of Neuroimmunology, 48 (2), 151–160.
Dodt C, Wallin G, Fehm HL, Elam M (1998). The stress hormone adrenocorticotropin enhances sympathetic outflow to the muscle vascular bed in humans. Journal of Hypertension, 16 (2), 195–201.

Dohnt H, Tiggemann M (2006). The contribution of peer and media influences to the development of body satisfaction and self-esteem in young girls: A prospective study. Developmental Psychology, 42 (5), 929–936.

Drolet G, Dumont EC, Gosselin I, Kinkead R, Laforest S, Trottier JF (2001). Role of endogenous opioid system in the regulation of the stress response. Prog Neuropsychopharmacology Biology Psychiatry, 25 (4), 729–741.

Duan YF, Winters R, McCabe PM, Green EJ, Huang Y, Schneiderman N (1996). Behavioral characteristics of defense and vigilance reactions elicited by electrical stimulation of the hypothalamus in rabbits. Behavioural Brain Research, 81 (1–2), 33–41.

Dull H (1997). Watsu: Freeing the body in water (2nd ed). Harbin, CA: Harbin Springs.

Dunn AJ, Swiergiel AH, Palamarchouk V (2004). Brain circuits involved in corticotropin-releasing factor-norepinephrine interactions during stress. Annals of the New York Academy of Sciences, 1018, 25–34.

Dunn J, Bretherton I, Munn P (1987). Conversations about feeling states between mothers and their young children. Developmental Psychology, 23 (1), 132–139.

Dybdahl R (2001). Children and mothers in war: An outcome study of a psychosocial intervention program. Child Development, 72 (4), 1214–1230.

Ebeling H, Moilanen I, Linna SL, Räsänen E (2001). Somatically expressed psychological distress and alexithymia in adolescence—Reflecting unbearable emotions? Nordic Journal of Psychiatry, 55 (6), 387–393.

Eckerman CO, Oehler JM, Medvin MB, Hannan TE (1994). Premature newborns as social partners before term age. Infant Behavior and Development, 17, 55–70.

Edelstein RS (2006). Attachment and emotional memory: Investigating the source and extent of avoidant memory impairments. Emotion, 6 (2), 340–345.

Egger HL, Costello EJ, Erkanli A, Angold A (1999). Somatic complaints and psychopathology in children and adolescents: Stomachaches, musculoskeletal pains, and headaches. Journal of the American Academy of Child and Adolescent Psychiatry, 38 (7), 852–860.

Ehrsson HH, Holmes NP, Passingham RE (2005). Touching a rubber hand: Feeling of body ownership is associated with activity in multisensory brain areas. Journal of Neuroscience, 25 (45), 10564–10573.

Ehrsson HH, Kito T, Sadato N, Passingham RE, Naito E (2005). Neural substrate of body size: Illusory feeling of shrinking of the waist. PLoS Biology, 3 (12), e412.

Ehrsson HH, Spence C, Passingham RE (2004). That's my hand! Activity in premotor cortex reflects feeling of ownership of a limb. Science, 305 (5685), 875–877.

Ehrsson HH, Wiech K, Weiskopf N, Dolan RJ, Passingham RE (2007). Threatening a rubber hand that you feel is yours elicits a cortical anxiety response. Proceedings of the National Academy of Sciences USA, 104 (23), 9828–9833.

Eichenbaum H, Cohen NJ (2001). From conditioning to conscious recollection. New York: Oxford University Press.

Eisen ML, Goodman GS, Qin J, Davis S, Crayton J (2007). Maltreated children's memory: Accuracy, suggestibility, and psychopathology. Developmental Psychology, 43 (6), 1275–1294.

Eisenberg N, Cumberland A, Spinrad TL, Fabes RA, Shepard SA, Reiser M et al. (2001). The relations of regulation and emotionality to children's externalizing and internalizing problem behavior. Child Development, 72 (4), 1112–1134.

Eisler R (1987). The chalice and the blade: Our history, our future. San Francisco: HarperCollins.
Ekman P, Friesen WV (1982). Felt, false, and miserable smiles. Journal of Nonverbal Behavior, 6, 238–252.
Ekman P (1965). Differential communication of affect by head and body cues. Journal of Personality and Social Psychology, 2 (5), 726–735.
Eldridge RL (1975). Relationship between respiratory nerve and muscle activity and muscle force output. Journal of Applied Physiology, 39 (4), 567–574.
Emmons RA, McCullough ME (2003). Counting blessings versus burdens: An experimental investigation of gratitude and subjective well-being in daily life. Journal of Personality and Social Psychology, 84 (2), 377–389.
Engel JM, Jensen MP, Schwartz L (2004). Outcome of biofeedback-assisted relaxation for pain in adults with cerebral palsy: Preliminary findings. Applied Psychophysiology and Biofeedback, 29 (2), 135–140.
Epstein M (1998). Going to pieces without falling apart: A buddhist perspective on wholeness. New York: Broadway Books.
Erickson MF, Sroufe LA, Egeland B (1985). Relationship between quality of attachment and behavior problems in preschool in a high-risk sample. In: Bretherton I, Waters E (eds.). Growing points of attachment theory and research. Monographs of the Society for Research in Child Development, 50 (Serial No. 209), 147–166.
Erikson E (1950). Childhood and society. New York: Norton.
Esch T, Stefano GB (2005). The neurobiology of love. Neuroendocrinology Letters, 26 (3), 175–192.
Esch T, Fricchione GL, Stefano GB (2003). The therapeutic use of the relaxation response in stress-related diseases. Medical Science Monitor: International Medical Journal of Experimental and Clinical Research, 9 (2), RA23–RA34.
Éthier LS, Lemelin J-P, Lacharité C (2004). A longitudinal study of the effects of chronic maltreatment on children's behavioral and emotional problems. Child Abuse & Neglect, 28 (12), 1265–1278.
Fagot BI (1997). Attachment, parenting, and peer interactions of toddler children. Developmental Psychology, 33 (3), 489–499.
Farrell MJ, Laird AR, Egan GF (2005). Brain activity associated with painfully hot stimuli applied to the upper limb: A meta-analysis. Human Brain Mapping, 25 (1), 129–139.
Farrer C, Frith CD (2002). Experiencing oneself vs another person as being the cause of an action: The neural correlates of the experience of agency. Neuroimage, 15 (3), 596–603.
Feldenkrais M (1981). The elusive obvious or basic Feldenkrais. Capitola, CA: Meta.
Feldenkrais M (1985). The potent self: A study of spontaneity and compulsion. Berkeley, CA: Frog & Somatic Resources.
Feldman R (2006). From biological rhythms to social rhythms: Physiological precursors of mother-infant synchrony. Developmental Psychology, 42 (1), 175–188.
Feldman R, Keren M, Gross-Rozval O, Tyano S (2004). Mother-child touch patterns in infant feeding disorders: Relation to maternal, child, and environmental factors. Journal of the American Academy of Child and Adolescent Psychiatry, 43 (9), 1089–1097.

Feldman R, Weller A, Sirota L, Eidelman AI (2002). Skin-to-skin contact (kangaroo care) promotes self-regulation in premature infants: Sleep-wake cyclicity, arousal modulation, and sustained exploration. Developmental Psychology, 38 (2), 194–207.

Feldman R, Weller A, Zagoory-Sharon O, Levine A (2007). Evidence for a neuroendocrinological foundation of human affiliation: Plasma oxytocin levels across pregnancy and the postpartum period predict mother–infant bonding. Psychological Science, 18 (11), 965–970.

Fellous J (1999). The neuromodulatory basis of emotion. The Neuroscientist, 5, 283–294.

Fenz WD, Epstein S (1967). Gradients of physiological arousal in parachutists as a function of an approaching jump. Psychosomatic Medicine, 29 (1), 33–51.

Ferrari PF, Gallese V, Rizzolatti G, Fogassi L (2003). Mirror neurons responding to the observation of ingestive and communicative mouth actions in the monkey ventral premotor cortex. European Journal of Neuroscience, 17 (8), 1703–1714.

Field T (1998). Touch therapy effects on development. International Journal of Behavioral Development, 22 (4), 779–797.

Field T (2001). Massage therapy facilitates weight gain in preterm infants. Current Directions in Psychological Science, 10 (2), 51–54.

Fields H (2004). State-dependent opioid control of pain. Nature Reviews Neuroscience, 5 (7), 565–575.

Fiese BH, Schwartz M (2008). Reclaiming the family table: Mealtimes and child health and wellbeing. Social Policy Report, SRCD, 22 (4), 3–18.

Fink GR, Markowitsch HJ, Reinkemeier M (1996). Cerebral representation of one's own past: Neural networks involved in autobiographical memory. Journal of Neuroscience, 16 (13), 4275–4282.

Fischer AH, Jansz J (1995). Reconciling emotions with Western personhood. Journal for the Theory of Social Behaviour, 25 (1), 59–80.

Fivush R (1991). The social construction of personal narratives. Merrill-Palmer Quarterly, 37 (1), 59–81.

Fivush R, Haden C, Adam S (1995). Structure and coherence of preschoolers' personal narratives over time: Implications for childhood amnesia. Journal of Experimental Child Psychology, 60 (1), 32–56.

Flodmark BT, Aase G (1992). Musculoskeletal symptoms and type A behaviour in blue collar workers. British Journal of Industrial Medicine, 49 (10), 683–687.

Flor H, Turk DC (1989). Psychophysiology of chronic pain: Do chronic pain patients exhibit symptom-specific psychophysiological responses? Psychological Bulletin, 105 (2), 215–259.

Flor H, Birbaumer N, Schugens MM, Lutzenberger W (1992). Symptom-specific psychophysiological responses in chronic pain patients. Psychophysiology, 29 (4), 452–460.

Flor H, Turk DC, Birbaumer N (1985). Assessment of stress-related psychophysiological reactions in chronic back pain patients. Journal of Consulting and Clinical Psychology, 53 (3), 354–364.

Fogel A (1993). Developing through relationships: Origins of communication, self and culture. Chicago: University of Chicago Press.

Fogel A (1997). Seeing and being seen. In: Lewis V, Collis GM (eds.). Blindness and psychological development in young children. Leicester, UK: The British Psychological Society; 86–98.

Fogel A (2004). Remembering infancy: Accessing our earliest experiences. In: Bremner G, Slater A (eds.). Theories of infant development. Blackwell Publishers.
Fogel A (2009). Infancy: Infant, family, and society, 5th Edition. Cornwall-on-Hudson, NY: Sloan.
Fogel A, DeKoeyer-Laros I (2007). The development transition to secondary intersubjectivity in the 2nd half year: A microgenetic case study. Journal of Developmental Processes, 2, 63–90.
Fogel A, Garvey A, Hsu H, West-Stroming D (2006). Change processes in relationships: A relational – historical research approach. Cambridge, UK: Cambridge University Press.
Fokkema DS (1999). The psychobiology of strained breathing and its cardiovascular implications: A functional system review. Psychophysiology, 36 (2), 164–175.
Forbes LM, Evans EM, Moran G, Pederson DR (2007). Change in atypical maternal behavior predicts change in attachment disorganization from 12 to 24 months in a high-risk sample. Child Development, 78 (3), 955–971.
Fox NA (2004). Temperament and early experience form social behavior. Annals of the New York Academy of Sciences, 1038, 171–178.
Fraiberg S, Adelson E, Shapiro V (1975). Ghosts in the nursery: A psychoanalytic approach to the problem of impaired mother-infant relationships. Journal of the American Academy of Child Psychiatry, 14, 387–421.
Francati V, Vermetten E, Bremner JD (2007). Functional neuroimaging studies in posttraumatic stress disorder: Review of current methods and findings. Depression and Anxiety, 24 (3), 202–218.
Frankland PW, Bontempi B, Talton LE, Kaczmarek L, Silva AJ (2004). The involvement of the anterior cingulate cortex in remote contextual fear memory. Science, 304 (5672), 881–883.
Freeman GL, Katzoff ET (1932). Minor studies from the psychological laboratory of Northwestern University. I. Muscular tension and irritability. American Journal of Psychology, 44, 789–792.
Freud S (1903/1953). Three essays on the theory of sexuality. In: Strachey J (ed. & trans.). The standard edition of the complete works of Sigmund Freud (Vol. 7). London: Hogarth Press; S. 1550–1669. (Original work published 1903)
Frewen PA, Lanius RA (2006). Toward a psychobiology of posttraumatic self-dysregulation: Reexperiencing, hyperarousal, dissociation, and emotional numbing. Annals of the New York Academy of Sciences, 1071, 110–124.
Frewen PA, Lanius RA, Dozois DJA, Neufeld RWJ, Pain C, Hopper JW et al. (2008). Clinical and neural correlates of alexithymia in posttraumatic stress disorder. Journal of Abnormal Psychology, 117 (1), 171–181.
Fridlund AJ, Hatfield ME, Cottam GL, Fowler SC (1986). Anxiety and striate-muscle activation: Evidence from electromyographic pattern analysis. Journal of Abnormal Psychology, 95 (3), 228–236.
Fries AB, Ziegler TE, Kurian JR, Jacoris S, Pollak SD (2005). Early experience in humans is associated with changes in neuropeptides critical for regulating social behavior. Proceedings of the National Academy of Sciences, 102 (47), 17237–17240.
Fries E, Hesse J, Hellhammer J, Hellhammer DH (2005). A new view on hypocortisolism. Psychoneuroendocrinology, 30 (10), 1010–1016.
Frijda NH (1986). The emotions. New York: Cambridge University Press.

Fuchs T (2005). Corporealized and disembodied minds: A phenomenological view of the body in melancholia and schizophrenia. Philosophy, Psychology & Psychiatry, 12 (2), 95–107.

Gaensbauer TJ (2002). Representations of trauma in infancy: Clinical and theoretical implications for the understanding of early memory. Infant Mental Health Journal, 23 (3), 259–277.

Gallese V (2000). The brain and the self: Reviewing the neuroscientific evidence. Psychology, 11. http://www.logsci.ecs.soton.ac.uk/cgi/psyc/newpsy?11.034.

Gallese V, Fadiga L, Fogassi L, Rizzolatti G (1996). Action recognition in the premotor cortex. Brain, 119 (2), 593–609.

Gandevia SC, Butler JE, Hodges PW, Taylor JL (2002). Balancing acts: Respiratory sensations, motor control and human posture. Clinical and Experimental Pharmacology and Physiology, 29 (1–2), 118–121.

Gardner WN (1996). The pathophysiology of hyperventilation disorders. Chest, 109 (2), 516–534.

Garner DM, Garfinkel PE (1981–1982). Body image in anorexia nervosa: Measurement, theory and clinical implications. International Journal of Psychiatry in Medicine, 11 (3), 263–284.

Gaytán SP, Pásaro R, Coulon P, Bevengut M, Hilaire G (2002). Identification of central nervous system neurons innervating the respiratory muscles of the mouse: A transneuronal tracing study. Brain Research Bulletin, 57 (3–4), 335–339.

Gendlin ET (1962). Experiencing and the creation of meaning. New York: The Free Press of Glencoe.

Gendolla GHE, Abele AE, Andrei A, Spurk D, Richter M (2005). Negative mood, self-focused attention, and the experience of physical symptoms: The joint impact hypothesis. Emotion, 5 (2), 131–144.

George M (2005). Making sense of muscle: The body experiences of collegiate women athletes. Sociological Inquiry, 75 (3), 317–345.

Gerardi M, Rothbaum BO, Ressler K, Heekin M, Rizzo A (2008). Virtual reality exposure therapy using a virtual Iraq: Case report. Journal of Traumatic Stress, 21 (2), 209–213.

Gershoff ET (2002). Corporal punishment by parents and associated child behaviors and experiences: A meta-analytic and theoretical review. Psychological Bulletin, 128 (4), 539–579.

Gevirtz RN, Hubbard DR, Harpin RE (1996). Psychophysiologic treatment of chronic lower back pain. Professional Psychology: Research and Practice, 27 (6), 561–566.

Ghent E (1990). Masochism, submission, surrender: Masochism as a perversion of surrender. Contemporary Psychoanalysis, 26 (1), 108–136.

Gianino A, Tronick EZ (1988). The mutual regulation model: The infant's self and interactive regulation and coping and defensive capacities. In: Field TM, McCabe PM, Schneiderman N (eds.). Stress and coping across development. Hillsdale, NJ: Erlbaum; 47–68.

Gibran K (1997). The prophet. New York: Knopf.

Gilbert N, Meyer C (2005). Fear of negative evaluation and the development of eating psychopathology: A longitudinal study among nonclinical women. International Journal of Eating Disorders, 37 (4), 307–312.

Gilio F, Curra A, Inghilleri M, Lorenzano C, Suppa A, Manfredi M et al. (2003). Abnormalities of motor cortex excitability preceding movement in patients with dystonia. Brain, 126 (8), 1745–1754.

Gillath O, Bunge SA, Shaver PR, Wendelken C, Mikulincer M (2005). Attachment-style differences in the ability to suppress negative thoughts: Exploring the neural correlates. Neuroimage, 28 (4), 835–847.

Ginsburg C (1999). Body-image, movement and consciousness: Examples from a somatic practice in the Feldenkrais Method. Journal of Consciousness Studies, 6 (2–3), 79–91.

Gitau R, Modi N, Gianakoulopoulos X, Bond C, Glover V, Stevenson J (2002). Acute effects of maternal skin-to-skin contact and massage on saliva cortisol in preterm babies. Journal of Reproductive and Infant Psychology, 20 (2), 83–88.

Giuliani NR, McRae K, Gross JJ (2008). The up- and down-regulation of amusement: Experiential, behavioral, and autonomic consequences. Emotion, 8 (5), 714–719.

Goel N, Bale TL (2007). Identifying early behavioral and molecular markers of future stress sensitivity. Endocrinology, 148 (10), 4585–4591.

Gogate LJ, Walker-Andrews AS, Bahrick LE (2001). The intersensory origins of word comprehension: An ecological–dynamic systems view. Developmental Science, 4 (1), 1–18.

Goldberg RF, Perfetti CA, Schneider W (2006). Perceptual knowledge retrieval activates sensory brain regions. The Journal of Neuroscience, 26 (18), 4917–4921.

Goleman D (1977). The varieties of the meditative experience. New York: E. P. Dutton.

Gonge H, Jensen LD, Bonde JP (2002). Are psychosocial factors associated with low-back pain among nursing personnel? Work & Stress, 16 (1), 79–87.

Goodsitt A (1983). Self-regulatory disturbances in eating disorders. International Journal of Eating Disorders, 2 (3), 51–60.

Goodwin RD, Fergusson DM, Horwood LJ (2005). Childhood abuse and familial violence and the risk of panic attacks and panic disorder in young adulthood. Psychological Medicine, 35 (6), 881–890.

Goodyer IM, Park RJ, Netherton CM, Herbert J (2001). Possible role of cortisol and dehydroepiandrosterone in human development and psychopathology. British Journal of Psychiatry, 179, 243–249.

Gormally S, Barr RG, Wertheim L, Alkawaf R, Calinoiu N, Young SN (2001). Contact and nutrient caregiving effects on newborn infant pain responses. Developmental Medicine & Child Neurology, 43 (1), 28–38.

Gottman JM, Levenson RW (1992). Marital processes predictive of later dissolution: Behavior, physiology, and health. Journal of Personality and Social Psychology, 63 (2), 221–233.

Gould E (2007). Structural plasticity. In: Andersen P, Morris R, Amaral D, Bliss T, O'Keefe J (eds.). The hippocampus book. NY: Oxford University Press: 321–341.

Grassi C, Deriu F, Roatta S, Santarelli R, Azzena GB, Passatore M (1996). Sympathetic control of skeletal muscle function: possible co-operation between noradrenaline and neuropeptide Y in rabbit jaw muscles. Neuroscience Letters, 212 (3), 204–208.

Grazianom M (1999). Where is my arm? The relative role of vision and proprioception in the neuronal representation of limb position. Proceedings of the National Academy of Sciences, 96, 10418–10421.

Green JA, Gustafson GE, Irwin JR, Kalinowski LL, Wood RM (1995). Infant crying: Acoustics, perception, and communication. Early Development and Parenting, 4 (4), 161–175.

Greenhoot AF, Johnson R, McCloskey LA (2005). Internal state language in the childhood recollections of adolescents with and without abuse histories. Journal of Cognition and Development, 6 (4), 547–570.

Grewe O, Nagel F, Kopiez R, Altenmuller E (2007). Emotions over time: Synchronicity and development of subjective, physiological, and facial affective reactions to music. Emotion, 7 (4), 774–788.

Grieser DL, Kuhl PK (1988). Maternal speech to infants in a tonal language: Support for universal prosodic features in motherese. Developmental Psychology, 24 (1), 14–20.

Gross JJ, Levenson RW (1993). Emotional suppression: Physiology, self-report, and expressive behavior. Journal of Personality and Social Psychology, 64 (6), 970–986.

Gross JJ, Frederickson BL, Levenson RW (1994). The psychophysiology of crying. Psychophysiology, 31 (5), 460–468.

Gross KJ, Pothoulakis C (2007). Role of neuropeptides in inflammatory bowel disease. Inflammatory Bowel Disease, 13 (7), 918–932.

Grove G, Coplan JD, Hollander E (1997). The neuroanatomy of 5-HT dysregulation and panic disorder. Journal of Neuropsychiatry & Clinical Neurosciences, 9 (2), 198–207.

Guastella AJ, Mitchell PB, Dadds MR (2008). Oxytocin increases gaze to the eye region of human faces. Biological Psychiatry, 63 (1), 3–5.

Guggisberg AG, Mathis J, Herrmann US, Hess CW (2007). The functional relationship between yawning and vigilance. Behavioural Brain Research, 179 (1), 159–166.

Gunnar MR, Cheatham CL (2003). Brain and behavior interfaces: Stress and the developing brain. Infant Mental Health Journal, 24 (3), 195–211.

Gunnar MR, Donzella B (2002). Social regulation of the cortisol levels in early human development. Psychoneuroendocrinology, 27 (1–2), 199–220.

Gusnard DA, Akbudak E, Shulman GL, Raichle ME (2001). Medial prefrontal cortex and self-referential mental activity: Relation to a default mode of brain function. Proceedings of the National Academy of Sciences USA, 98 (7), 4259–4264.

Hägg GM (1991). Static work loads and occupational myalgia: A new explanation model. In: Anderson PA, Hobart DJ, Danoff JV (eds.). Electromyographical kinesiology: Proceedings of the 8th Congress of the International Society of Electrophysiological Kinesiology. Bridgewater, NJ: Excerpta Medica; 141–143.

Hajcak G, Molnar C, George MS, Bolger K, Koola J, Nahas Z (2007). Emotion facilitates action: A transcranial magnetic stimulation study of motor cortex excitability during picture viewing. Psychophysiology, 44, 91–97.

Haley DW, Stansbury K (2003). Infant stress and parent responsiveness: Regulation of physiology and behavior during still-face and reunion. Child Development, 74 (5), 1534–1546.

Ham J, Tronick E (2009). Relationship psychophysiology: Physiologic substrates of dyadically expanded states of consciousness: Lessons from mother-infant relational physiology. Journal of Psychotherapy Research, 19 (6), 619–632.

Hamdy S, Rothwell JC, Aziz Q, Singh KD, Thompson DG (1998). Long-term reorganization of human motor cortex driven by short-term sensory stimulation. Nature Neuroscience, 1 (1), 64–68.

Hammond CG, Gordon DC, Fisher JT, Richmond FJ (1989). Motor unit territories supplied by primary branches of the phrenic nerve. Journal of Applied Physiology, 66 (1), 61–71.

Hampes WP (2001). Relation between humor and empathic concern. Psychological Reports, 88 (1), 241–244.

Han JN, Stegen K, De Valck C, Clément J, Van de Woestijne KP (1996). Influence of breathing therapy on complaints, anxiety and breathing pattern in patients with hyperventilation syndrome and anxiety disorders. Journal of Psychosomatic Research, 41(5), 481–493.

Han JN, Stegen K, Schepers R, Van den Bergh O, Van de Woestijne KP (1998). Subjective symptoms and breathing pattern at rest and following hyperventilation in anxiety and somatoform disorders. Journal of Psychosomatic Research, 45 (6), 519–532.

Hanson EKS, Schellekens JMH, Veldman JBP, Mulder LJM (1993). Psychomotor and cardiovascular consequences of mental effort and noise. Human Movement Science, 12 (6), 607–626.

Hariri AR, Mattay VS, Tessitore A, Fera F, Weinberger DR (2003). Neocortical modulation of the amygdala response to fearful stimuli. Biological Psychiatry, 53 (6), 494–501.

Harley K, Reese E (1999). Origins of autobiographical memory. Developmental Psychology, 35 (5), 1338–1348.

Harré R (1991). Physical being. Oxford: Blackwell.

Harrington EF, Crowther JH, Payne Henrickson HC, Mickelson KD (2006). The relationships among trauma, stress, ethnicity, and binge eating. Cultural Diversity and Ethnic Minority Psychology, 12 (2), 212–229.

Hart K, Kenny ME (1997). Adherence to the Super Woman ideal and eating disorder symptoms among college women. Sex Roles, 36 (7–8), 461–478.

Harter S, Waters PL, Whitesell NR (1997). Lack of voice as a manifestation of false self-behavior among adolescents: The school setting as a stage upon which the drama of authenticity is enacted. Educational Psychologist, 32 (3), 153–173.

Haruki Y, Takase H (2001). Effects of the Eastern art of breathing. In: Haruki Y, Homma I, Umezawa A, Masaoka Y (eds.). Respiration and emotion. New York: Springer-Verlag; 101–111.

Hastings PD, Sullivan C, McShane KE, Coplan RJ, Utendale WT, Vyncke JD (2008). Parental socialization, vagal regulation, and preschoolers' anxious difficulties: Direct mothers and moderated fathers. Child Development, 79 (1), 45–64.

Haugstad GK, Haugstad TS, Kirste UM, Leganger S, Wojniusz S, Klemmetsen I et al. (2006). Posture, movement patterns, and body awareness in women with chronic pelvic pain. Journal of Psychosomatic Research, 61 (5), 637–644.

Hayward JW (1987). Shifting worlds, changing minds: Where sciences and Buddhism meet. Boston, MA: Shambhala.

Heatherton TF, Baumeister RF (1991). Binge eating as escape from self-awareness. Psychological Bulletin, 110 (1), 86–108.

Hefferline RF (1958). The role of proprioception in the control of behavior. Transactions of the New York Academy of Sciences, 20 (8), 739–764.

Heim C, Nemeroff CB (2001). The role of childhood trauma in the neurobiology of mood and anxiety disorders: Preclinical and clinical studies. Biological Psychiatry, 49 (12), 1023–1039.

Helminen E, Punamäki R-L (2008). Contextualized emotional images in children's dreams: Psychological adjustment in conditions of military trauma. International Journal of Behavioral Development, 32 (3), 177–187.
Hendriks MCP, Rottenberg J, Vingerhoets AJJM (2007). Can the distress-signal and arousal-reduction views of crying be reconciled? Evidence from the cardiovascular system. Emotion, 7 (2), 458–463.
Henneman E, Somjen G, Carpenter DO (1965). Functional significance of cell size in spinal motoneurons. Journal of Neurophysiology, 28, 560–580.
Hennig R, Lømo T (1985). Firing patterns of motor units in normal rats. Nature, 314 (6007), 164–166.
Herskowitz M (1997). Emotional armoring: An introduction to psychiatric orgone therapy. New Brunswick, NJ: Transaction.
Hertenstein MJ (2002). Touch: Its communicative functions in infancy. Human Development, 45 (2), 70–94.
Hertenstein MJ, Keltner D, App B, Bulleit BA, Jaskolka AR (2006). Touch communicates distinct emotions. Emotion, 6 (3), 528–533.
Heshusius L (1994). Freeing ourselves from objectivity: Managing subjectivity or turning toward a participatory mode of consciousness? Educational Researcher, 23 (3), 15–22.
Hinz A, Seibt R, Scheuch K (2001). Covariation and temporal stability of peripheral and brachial blood pressure responses to mental and static stress. Journal of Psychophysiology, 15 (3), 198–207.
Hjortskov N, Skotte J, Hye-Knudsen C, Fallentin N (2005). Sympathetic outflow enhances the stretch reflex response in the relaxed soleus muscle in humans. Journal of Applied Physiology, 98 (4), 1366–1370.
Ho E (1997). Aesthetic considerations in understanding Chinese literati musical behavior. British Journal of Ethnomusicology, 6, 35–49.
Hoban S (2000). Motion and emotion: The dance/movement therapy experience. Nursing Homes Magazine, 33–34.
Hobeika CP (1999). Equilibrium and balance in the elderly. Ear, Nose & Throat Journal, 78 (8), 558–562, 565–566.
Hobson RP, Meyer JA (2005). Foundations for self and other: A study in autism. Developmental Science, 8 (6), 481–491.
Hodnett ED, Osborn RW (1989). Effects of continuous intrapartum professional support on childbirth outcomes. Research in Nursing and Health, 12 (5), 289–297.
Hoehn-Saric R, McLeod DR (2000). Anxiety and arousal: Physiological changes and their perception. Journal of Affective Disorders, 61 (3), 217–224.
Hofferth SL, Sandberg JF (2001). How American children spend their time. Journal of Marriage and Family, 63, 295–308.
Holifield B (1998). Against the wall / her beating heart: Working with the somatic aspects of transference, countertransference, and dissociation. In: Johnson DH, Grand IJ (eds.). The body in psychotherapy: Inquiries in somatic psychology. Berkeley, CA: North Atlantic Books; 59–84.
Hollis J, Allen PM, Fleischmann D, Aulak R (2007). Personality dimensions of people who suffer from visual stress. Ophthalmic & Physiological Optics, 27 (6), 603–610.
Holmes EA, Brown RJ, Mansell W, Fearon RP, Hunter ECM, Frasquilho F et al. (2005). Are there two qualitatively distinct forms of dissociation? A review and some clinical implications. Clinical Psychology Review, 25 (1), 1–23.

Holodynski M (2004). The miniaturization of expression in the development of emotional self-regulation. Developmental Psychology, 40 (1), 16–28.
Holt-Lunstad J, Birmingham WA, Light KC (2008). The influence of a "warm touch" support enhancement intervention among married couples on ambulatory blood pressure, oxytocin, alpha amylase and cortisol. Psychosomatic Medicine, 70, 976–985.
Hopkins B, Westra T (1988). Maternal handling and motor development: An intercultural study. Genetic, Social and General Psychology Monographs, 114 (3), 377–408.
Hua QP, Zeng XZ, Liu JY, Wang JY, Guo JY, Luo F (2008). Dynamic changes in brain activations and functional connectivity during affectively different tactile stimuli. Cell and Molecular Neurobiology, 28 (1), 57–70.
Huizinga J (1998). The waning of the middle ages. New York: Courier Dover.
Hunt C, Keogh E, French CC (2006). Anxiety sensitivity: The role of conscious awareness and selective attentional bias to physical threat. Emotion, 6 (3), 418–428.
Hurwitz TA (2004). Somatization and conversion disorder. Canadian Journal of Psychiatry, 49 (3), 172–178.
Hutcherson CA, Seppala EM, Gross JJ (2008). Loving-kindness meditation increases social connectedness. Emotion, 8 (5), 720–724.
Idhe D (2002). Bodies in technology. Minneapolis: University of Minnesota Press.
Iverson JM, Fagan MK (2004). Infant vocal-motor cooordination: Precursor to the gesture-speech system? Child Development, 75 (4), 1053–1066.
Iverson JM, Goldin-Meadow S (2001). The resilience of gesture in talk: Gesture in blind speakers and listeners. Developmental Science, 4 (4), 416–422.
Izquierdo I, Medina JH (1997). The biochemistry of memory formation and its regulation by hormones and neuromodulators. Psychobiology, 25 (1), 1–9.
Jabusch HC, Müller SV, Altenmüller E (2004). Anxiety in musicians with focal dystonia and those with chronic pain. Movement Disorders, 19 (10), 1169–1175.
Jackson B, Kubzansky LD, Cohen S, Jacobs DR, Wright RJ (2007). Does harboring hostility hurt? Associations between hostility and pulmonary function in the Coronary Artery Risk Development in (Young) Adults (CARDIA) Study. Health Psychology, 26 (3), 333–340.
Jacobs WJ, Nadel L (1985). Stress-induced recovery of fears and phobias. Psychological Review, 92 (4), 512–531.
Jacobs WJ, Nadel L (1999). The first panic attack: A neurobiological theory. Canadian Journal of Experimental Psychology/Revue canadienne de psychologie experimentale, 53 (1), 92–107.
James W (1976). Essays in radical empiricism. Cambridge, MA: Harvard University Press. (Original work published 1912)
Jamner LD, Schwartz GE, Leigh H (1988). The relationship between repressive and defensive coping styles and monocyte, eosinophile, and serum glucose levels: Support for the opioid peptide hypothesis of repression. Psychosomatic Medicine, 50 (6), 567–575.
Jan MH, Chai HM, Lin YF, Lin JC, Tsai LY, Ou YC et al. (2005). Effects of age and sex on the results of an ankle plantar-flexor manual muscle test. Physical Therapy, 85 (10), 1078–1084.
Jenkins WM, Merzenich MM, Ochs MT, Allard T, Guíc-Robles E (1990). Functional reorganization of primary somatosensory cortex in adult owl monkeys after behaviorally controlled tactile stimulation. Journal of Neurophysiology, 63 (1), 82–104.

Jeong YJ, Hong SC, Lee MS, Park MC, Kim YK, Suh CM (2005). Dance movement therapy improves emotional responses and modulates neurohormones in adolescents with mild depression. International Journal of Neuroscience, 115 (12), 1711–1720.

Jiang M, Alheid GF, Calandriello T, McCrimmon DR (2004). Parabrachial-lateral pontine neurons link nociception and breathing. Respiratory Physiology & Neurobiology, 143 (2–3), 215–233.

Johansson B (1962). Circulatory response to stimulation of somatic afferents. Acta Physiologica Scandinavica, 62 (Suppl. 198), 1–91.

Johnson DH (1992). Body: Recovering our sensual wisdom. Berkeley, CA: North Atlantic Books.

Johnson DH (1995). Bone, breath, & gesture: Practices of embodiment. Berkeley, CA: North Atlantic.

Johnson MK, Raye CL, Mitchell KJ, Touryan SR, Greene EJ, Nolen-Hoeksema S (2006). Dissociating medial frontal and posterior cingulate activity during self-reflection. SCAN, 1, 56–64.

Johnson SC, Baxter LC, Wilder LS, Pipe JG, Heiserman JE, Prigatano GP (2002). Neural correlates of self-reflection. Brain, 125 (8), 1808–1814.

Johnson SC, Ok SJ, Luo Y (2007). The attribution of attention: 9-month-olds' interpretation of gaze as goal-directed action. Developmental Science, 10 (5), 530–537.

Joireman JA, Parrott L 3rd, Hammersla J (2002). Empathy and the self-absorption paradox: Support for the distinction between self-rumination and self-reflection. Self and Identity, 1 (1), 53–65.

Jones JF (2008). An extended concept of altered self: chronic fatigue and post-infection syndromes. Psychoneuroendocrinology, 33 (2), 119–129.

Juberg DR, Alfano K, Coughlin RJ, Thompson KM (2001). An observational study of object mouthing behavior by young children. Pediatrics, 107 (1), 135–142.

Junker J, Oberwittler C, Jackson D, Berger K (2004). Utilization and perceived effectiveness of complementary and alternative medicine in patients with dystonia. Movement Disorders, 19 (2), 158–161.

Kabat-Zinn J (1994). Wherever you go, there you are: Mindfulness meditation in everyday life. New York: Hyperion.

Kaelin-Lang A, Luft AR, Sawaki L, Burstein AH, Sohn YH, Cohen LG (2002). Modulation of human corticomotor excitability by somatosensory input. Journal of Physiology, 540 (2), 623–633.

Kamarck TW, Jennings JR (1991). Biobehavioral factors in sudden cardiac death. Psychological Bulletin, 109 (1), 42–75.

Kanbara K, Mitani Y, Fukunaga M, Ishino S, Takebayashi N, Nakai Y (2004). Paradoxical results of psychophysiological stress profile in functional somatic syndrome: Correlation between subjective tension score and objective stress response. Applied Psychophysiology and Biofeedback, 29 (4), 255–268.

Kaplan R, Kaplan S (1989). The experience of nature: A psychological perspective. Cambridge, UK: Cambridge University Press.

Karnath HO, Baier B, Nagele T (2005). Awareness of the functioning of one's own limbs mediated by the insular cortex? Journal of Neuroscience, 25 (31), 7134–7138.

Kasuya Y, Murakami T, Oshima T, Dohi S (2005). Does yawning represent a transient arousal-shift during intravenous induction of general anesthesia? Anesthesia & Analgesia, 101, 382–384.

Kc P, Karibi-Ikiriko A, Rust CF, Jayam-Trouth A, Haxhiu MA (2006). Phenotypic traits of the hypothalamic PVN cells innervating airway-related vagal preganglionic neurons. Respiratory Physiology and Neurobiology, 154 (3), 319–330.

Kelley WM, Macrae CN, Wyland CL, Caglar S, Inati S, Heatherton TF (2002). Finding the self? An event-related fMRI study. Journal of Cognitive Neuroscience, 14 (5), 785–794.

Kelly WE (2002). An investigation of worry and sense of humor. Journal of Psychology: Interdisciplinary and Applied, 136 (6), 657–666.

Kennedy-Moore E, Watson JC (2001). How and when does emotional expression help? Review of General Psychology, 5 (3), 187–212.

Kent R (1984). Brain mechanisms of speech and language with special reference to emotional interactions. In: Holland AL (ed.). Language science: Recent advances. Oxford, UK: Taylor & Francis; 281–384.

Kent RD (1981). Articulatory-acoustic perspectives on speech development. In: Stark R (ed.). Language development in infancy and early childhood. New York: Elsevier; 105–106.

Kerr CE, Wasserman RH, Moore CI (2007). Cortical dynamics as a therapeutic mechanism for touch healing. The Journal of Alternative and Complementary Medicine, 13 (1), 59–66.

Kessler H, Schwarze M, Filipic S, Traue HC, von Wietersheim J (2006). Alexithymia and facial emotion recognition in patients with eating disorders. International Journal of Eating Disorders, 39 (3), 245–251.

Khalsa SB (2004a). Treatment of chronic insomnia with yoga: A preliminary study with sleep-wake diaries. Applied Psychophysiology and Biofeedback, 29 (4), 269–278.

Khalsa SB (2004b). Yoga as a therapeutic intervention: A bibliometric analysis of published research studies. Indian Journal of Physiological Pharmacology, 48 (3), 269–285.

Khashan AS, Abel KM, McNamee R, Pedersen MG, Webb RT, Baker PN et al. (2008). Higher risk of offspring schizophrenia following antenatal maternal exposure to severe adverse life events. Archives of General Psychiatry, 65 (2), 146–152.

Khazipov R, Sirota A, Leinekugel X, Holmes GL, Ben-Ari Y, Buzsaki G (2004). Early motor activity drives spindle bursts in the developing somatosensory cortex. Nature, 432 (7018), 758–761.

Kim J, Gorman J (2005). The psychobiology of anxiety. Clinical Neuroscience Research, 4, 335–347.

King AC, Taylor CB, Albright CA, Haskell WL (1990). The relationship between repressive and defensive coping styles and blood pressure responses in healthy, middle-aged men and women. Journal of Psychosomatic Research, 34 (4), 461–471.

Kirmayer LJ, Robbins JM, Paris J (1994). Somatoform disorders: Personality and the social matrix of somatic distress. Journal of Abnormal Psychology, 103 (1), 125–136.

Kleber B, Birbaumer N, Veit R, Trevorrow T, Lotze M (2007). Overt and imagined singing of an Italian aria. Neuroimage, 36 (3), 889–900.

Knardahl S (2002). Psychophysiological mechanisms of pain in computer work: The blood vessel-nociceptor interaction hypothesis. Work & Stress, 16 (2), 179–189.

Kneier AW, Temoshok L (1984). Repressive coping reactions in patients with malignant melanoma as compared to cardiovascular disease patients. Journal of Psychosomatic Research, 28 (2), 145–155.

Knost B, Flor H, Birbaumer N, Schugens MM (1999). Learned maintenance of pain: Muscle tension reduces central nervous system processing of painful stimulation in chronic and subchronic pain patients. Psychophysiology, 36 (6), 755–764.

Koff E, Benavage A (1998). Breast size perception and satisfaction, body image, and psychological functioning in Caucasian and Asian American college women. Sex Roles, 38 (7–8), 655–673.

Kohyama J, Iwakawa Y (1991). Interrelationships between rapid eye and body movements during sleep: Polysomnographic examinations of infants including premature neonates. Electroencephalography and Clinical Neurophysiology, 79 (4), 277–280.

Kolassa IT, Wienbruch C, Neuner F, Schauer M, Ruf M, Odenwald M et al. (2007). Altered oscillatory brain dynamics after repeated traumatic stress. BMC Psychiatry, 7, 56.

Kolers PA, Roediger HL (1984). Procedures of mind. Journal of Verbal Learning & Verbal Behavior, 23 (4), 425–449.

Konner M (1982). The tangled wing: Biological constraints on the human spirit. New York: Holt, Rinehart, & Winston.

Kovach J (2002). The body as the ground of religion, science, and self. Zygon, 37 (4), 941–961.

Koyama T, McHaffie JG, Laurienti PJ, Coghill RC (2005). The subjective experience of pain: where expectations become reality. Proceedings of the National Academy of Sciences USA, 102 (36), 12950–12955.

Kozlowska K (2005). Healing the disembodied mind: Contemporary models of conversion disorder. Harvard Review of Psychiatry, 13 (1), 1–13.

Kozorovitskiy Y, Gould E (2003). Adult neurogenesis: A mechanism for brain repair? Journal of Clinical and Experimental Neuropsychology, 25 (5), 721–732.

Kramer AF, Erickson KI (2007). Capitalizing on cortical plasticity: Influence of physical activity on cognition and brain function. Trends in Cognitive Sciences, 11 (8), 342–348.

Kramer KM, Choe C, Carter CS, Cushing BS (2006). Developmental effects of oxytocin on neural activation and neuropeptide release in response to social stimuli. Hormones and Behavior, 49 (2), 206–214.

Krantz G, Forsman M, Lundberg U (2004). Consistency in physiological stress responses and electromyographic activity during induced stress exposure in women and men. Integrative Physiological & Behavioral Science, 39 (2), 105–118.

Krueger DW (1989). Body self and psychological self: A developmental and clinical integration of disorders of the self. New York: Brunner/Mazel.

Kübler-Ross E (2005). On grief and grieving: Finding the meaning of grief through the five stages of loss. New York: Simon & Schuster.

Kuhtz-Buschbeck JP, van der Horst C, Wolff S, Fillippow N, Nabavi A, Jansen O, Braun PM (2006). Activation of the supplementary motor area (SMA) during voluntary pelvic floor muscle contractions: An fMRI study. NeuroImage, 35 (2), 449–457.

Kuiken TA, Miller LA, Lipschutz RD, Lock BA, Stubblefield K, Marasco PD et al. (2007). Targeted reinnervation for enhanced prosthetic arm function in a woman with a proximal amputation: A case study. Lancet, 369 (9559), 371–380.

Kulkarni B, Bentley DE, Elliott R, Youell P, Watson A, Derbyshire SWG et al. (2005). Attention to pain localization and unpleasantness discriminates the functions of the medial and lateral pain systems. European Journal of Neuroscience, 21 (11), 3133–3142.

Kuo FE, Taylor AF (2004). A potential natural treatment for attention-deficit/hyperactivity disorder: Evidence from a national study. American Journal of Public Health, 94 (9), 1580–1586.

Kurosaki M, Shirao N, Yamashita H, Okamoto Y, Yamawaki S (2006). Distorted images of one's own body activates the prefrontal cortex and limbic/paralimbic system in young women: a functional magnetic resonance imaging study. Biological Psychiatry, 59 (4), 380–386.

Kwan CL, Crawley AP, Mikulis DJ, Davis KD (2000). An fMRI study of the anterior cingulate cortex and surrounding medial wall activations evoked by noxious cutaneous heat and cold stimuli. Pain, 85 (3), 359–374.

Lambie GW (2005). Child abuse and neglect: A practical guide for professional school counselors. Professional School Counseling, 8 (3), 249–258.

Lambie JA, Marcel AJ (2002). Consciousness and the varieties of emotion experience: A theoretical framework. Psychological Review, 109 (2), 219–259.

Lame Deer, Erdoes R (1972). Lame Deer: Seeker of visions. New York: Simon & Schuster.

Langlois A, Baken RJ, Wilder CN (1980). Pre-speech respiratory behavior during the first year of life. In: MurrayT, Murray J (eds.). Infant communication: Cry and early speech. Houston, TX: College Hill Press; 56–84.

Laplante DP, Zelazo PR, Brunet A, King S (2007). Functional play at 2 years of age: Effects of prenatal maternal stress. Infancy, 12 (1), 69–93.

Larson SJ, Dunn AJ (2001). Behavioral effects of cytokines. Brain, Behavior, and Immunity, 15 (4), 371–387.

Lauriola M (1997). Psychological correlates of eye refractive errors. Personality and Individual Differences, 23 (5), 917–920.

Lawler KA, Younger JW, Piferi RL, Jobe RL, Edmondson KA, Jones WH (2005). The unique effects of forgiveness on health: An exploration of pathways. Journal of Behavioral Medicine, 28 (2), 157–167.

Lawler-Row KA, Karremans JC, Scott C, Edlis-Matityahou M, Edwards L (2008). Forgiveness, physiological reactivity and health: The role of anger. International Journal of Psychophysiology, 68 (1), 51–58.

Lazar SW, Bush G, Gollub RL, Fricchione GL, Khalsa G, Benson H (2000). Functional brain mapping of the relaxation response and meditation. Neuroreport, 11 (7), 1581–1585.

Ledebt A (2000). Changes in arm posture during the early acquisition of walking. Infant Behavior & Development, 23 (1), 79–89.

LeDoux JE (1989). Cognitive-emotional interactions in the brain. Cognition & Emotion, 3 (4), 267–289.

LeDoux JE (2002). Emotion, memory and the brain. Scientific American, Special Edition, 12 (1), 62–71.

Lee WW (2007). An overview of pediatric obesity. Pediatric Diabetes, 8 (Suppl. 9), 76–87.

Legerstee M (1997). Contingency effects of people and objects on subsequent cognitive functioning in three-month-old infants. Social Development, 6 (3), 307–321.

Legerstee M, Anderson D, Schaffer A (1998). Five- and eight-month-old infants recognize their faces and voices as familiar and social stimuli. Child Development, 69 (1), 37–50.

Lehrer PM, Isenberg S, Hochron SM (1993). Asthma and emotion: A review. Journal of Asthma, 30 (1), 5–21.
Leiter JC, St.-John WM (2004). Phrenic, vagal and hypoglossal activities in rat: Pre-inspiratory, inspiratory, expiratory components. Respiratory Physiology & Neurobiology, 142 (2–3), 115–126.
Lemche E, Klann-Delius G, Koch R, Joraschky P (2004). Mentalizing language development in a longitudinal attachment sample: implications for alexithymia. Psychotherapy and Psychosomatics, 73 (6), 366–374.
Lemche E, Kreppner JM, Joraschky P, Klann-Delius G (2007). Attachment organization and the early development of internal state language: A longitudinal perspective. International Journal of Behavioral Development, 31 (3), 252–262.
Levenson M (2001–2009). Life is problems. Stress relief in a stressed-out society. Portland, OR: Feldenkrais Educational Foundation of North America. www.feldenkrais.com/method/article_category/C99/
Leventhal EA, Leventhal H, Shacham S, Easterling DV (1989). Active coping reduces reports of pain from childbirth. Journal of Consulting and Clinical Psychology, 57 (3), 365–371.
Levin DM. (1985). The body's recollection of being: Phenomenological psychology and the deconstruction of nihilism. Boston, MA: Routledge & Kegan Paul.
Levine B, Turner GR, Tisserand D, Hevenor SJ, Graham SJ, McIntosh AR (2004). The functional neuroanatomy of episodic and semantic autobiographical remembering: A prospective functional MRI study. Journal of Cognitive Neuroscience, 16 (9), 1633–1646.
Levine LE (1983). Mine: Self-definition in 2-year-old boys. Developmental Psychology, 19 (4), 544–549.
Levine PA (1997). Waking the tiger: Healing trauma. Berkeley, CA: North Atlantic.
Levine S (2005). Developmental determinants of sensitivity and resistance to stress. Psychoneuroendocrinology, 30 (10), 939–946.
Levitt H, Butler M, Hill T (2006). What clients find helpful in psychotherapy: Developing principles for facilitating moment-to-moment change. Journal of Counseling Psychology, 53 (3), 314–324.
Lewis BI (1957). Hyperventilation syndromes; clinical and physiologic observations. Postgraduate Medicine, 21 (3), 259–271.
Lewis MD (2005). Self-organizing individual differences in brain development. Developmental Review, 25 (3–4), 252–277.
Lewis MD (2008). Emotional habits of brain and behavior: A window on personality development. In: Fogel A, King BJ, Shanker S (eds.). Human development in the 21st century: Visionary policy ideas from systems scientists. Cambridge, UK: Cambridge University Press; 72–80.
Lewis M, Carmody DP (2008). Self-representation and brain development. Developmental Psychology, 44 (5), 1329–1334.
Lewis M, Ramsay D (2004). Development of self-recognition, personal pronoun use, and pretend play during the 2nd year. Child Development, 75 (6), 1821–1831.
Lewis T, Amini F, Lannon R (2000). A general theory of love. New York: Vintage.
Ley R (1999). The modification of breathing behavior: Pavlovian and operant control in emotion and cognition. Behavior Modification, 23 (3), 441–479.

Li J (2004). Central integration of muscle reflex and arterial baroreflex in midbrain periaqueductal gray: Roles of GABA and NO. Americian Journal of Physiology: Heart and Circulatory Physiology, 287 (3), H1312–H1318.

Li J, Mitchell JH (2000). c-Fos expression in the midbrain periaqueductal gray during static muscle contraction. Americian Journal of Physiology: Heart and Circulatory Physiology, 279 (6), H2986–H2993.

Liberzon I, Britton JC, Luan Phan K (2003). Neural correlates of traumatic recall in posttraumatic stress disorder. Stress: The International Journal on the Biology of Stress, 6 (3), 151–156.

Lieberman AF, Padron E, van Horn P, Harris WW (2005). Angels in the nursery: The intergenerational transmission of benevolent parental influence. Infant Mental Health Journal, 26, 504–520.

Liepert J, Bauder H, Wolfgang HR, Miltner WH, Taub E, Weiller C (2000). Treatment-induced cortical reorganization after stroke in humans. Stroke, 31 (6), 1210–1216.

Light KC, Grewen KM, Amico JA (2005). More frequent partner hugs and higher oxytocin levels are linked to lower blood pressure and heart rate in premenopausal women. Biological Psychology, 69, 5–21.

Light KC, Smith TE, Johns JM, Brownley KA, Hofheimer JA, Amico JA (2000). Oxytocin responsivity in mothers of infants: A preliminary study of relationships with blood pressure during laboratory stress and normal ambulatory activity. Health Psychology, 19 (6), 560–567.

Lipp OV, Waters AM (2007). When danger lurks in the background: Attentional capture by animal fear-relevant distractors is specific and selectively enhanced. Emotion, 7 (1), 192–200.

Lischetzke T, Eid M (2003). Is attention to feelings beneficial or detrimental to affective well-being? Mood regulation as a moderator variable. Emotion, 3 (4), 361–377.

Liu-Ambrose T, Khan KM, Eng JJ, Janssen PA, Lord SR, McKay HA (2004). Resistance and agility training reduce fall risk in women aged 75 to 85 with low bone mass: A 6-month randomized, controlled trial. Journal of the American Geriatric Society, 52 (5), 657–665.

Liu-Ambrose T, Khan KM, Eng JJ, Lord SR, McKay HA (2004). Balance confidence improves with resistance or agility training. Increase is not correlated with objective changes in fall risk and physical abilities. Gerontology, 50 (6), 373–382.

Lloyd D, Morrison I, Roberts N (2006). Role for human posterior parietal cortex in visual processing of aversive objects in peripersonal space. Journal of Neurophysiology, 95 (1), 205–214.

Lobo YB, Winsler A (2006). The effects of a creative dance and movement program on the social competence of head start preschoolers. Social Development, 15 (3), 501–519.

Lock A (2000). Preverbal communication. In: Bremner JG, Fogel A (eds.). Handbook of infant development. Oxford, UK: Blackwell; 504–521.

Longhurst JC, Mitchell JH (1979). Reflex control of the circulation by afferents from skeletal muscle. International Review of Physiology, 18, 125–148.

Lord SR, Menz HB (2000). Visual contributions to postural stability in older adults. Gerontology, 46 (6), 306–310.

Louv R (2005). Last child in the woods: Saving our children from nature-deficit disorder. New York: Algonquin Books.

Lowen A (1958). The language of the body. New York: Macmillan.
Lucas SE, Fleming JM (2005). Interventions for improving self-awareness following acquired brain injury. Australian Occupational Therapy Journal, 52 (2), 160–170.
Luft AR, Manto MU, Ben Taib NO (2005). Modulation of motor cortex excitability by sustained peripheral stimulation: The interaction between the motor cortex and the cerebellum. Cerebellum, 4 (2), 90–96.
Lum LC (1987). Hyperventilation syndromes in medicine and psychiatry: A review. Journal of the Royal Society of Medicine, 80 (4), 229–231.
Lund JP, Donga R, Widmer CG, Stohler CS (1991). The pain-adaptation model: A discussion of the relationship between chronic musculoskeletal pain and motor activity. Canadian Journal of Physiology and Pharmacology, 69 (5), 683–694.
Lundberg U, Dohns IE, Melin B, Sandsjo L, Palmerud G, Kadefors R et al. (1999). Psychophysiological stress responses, muscle tension, and neck and shoulder pain among supermarket cashiers. Journal of Occupational Health Psychology, 4 (3), 245–255.
Lundberg U, Forsman M, Zachau G, Eklöf M, Palmerud G, Melin B et al. (2002). Effects of experimentally induced mental and physical stress on motor unit recruitment in the trapezius muscle. Work & Stress, 16 (2), 166–178.
Lundblad I, Elert J, Gerdle B. (1999). Randomized controlled trial of physiotherapy and Feldenkrais interventions in female workers with neck-shoulder complaints. Journal of Occupational Rehabilitation, 9 (3), 179–194.
Lundgren J, Carlsson SG, Berggren U (2006). Relaxation versus cognitive therapies for dental fear – a psychophysiological approach. Health Psychology, 25 (3), 267–273.
Lutz A, Brefczynski-Lewis J, Johnstone T, Davidson RJ (2008). Regulation of the neural circuitry of emotion by compassion meditation: Effects of meditative expertise. PLoS ONE, 3 (3), e1897.
Lyon ML (1999). Emotion and embodiment: The respiratory mediation of somatic and social processes. In: Hinton AL (ed.). Biocultural approaches to the emotions. New York: Cambridge University Press; 182–212.
Lyons-Ruth K (2000). "I sense that you sense that I sense …": Sander's recognition process and the specificity of relational moves in the psychotherapeutic setting. Infant Mental Health Journal, 21 (1–2), 85–98.
Lyons-Ruth K, Dutra L, Schuder MR, Bianchi I (2006). From infant attachment disorganization to adult dissociation: Relational adaptations or traumatic experiences? Psychiatric Clinics of North America, 29 (1), 63–86.
MacDougall R, Münsterberg H (1896). Studies from the Harvard Psychological Laboratory (IV): The physical characteristics of attention. Psychological Review, 3 (2), 158–180.
Macefield G, Burke D (1991). Paraesthesiae and tetany induced by voluntary hyperventilation. Increased excitability of human cutaneous and motor axons. Brain, 114 (1B), 527–540.
Macefield VG, Gandevia SC, Henderson LA (2006). Neural sites involved in the sustained increase in muscle sympathetic nerve activity induced by inspiratory capacity apnea: A fMRI study. Journal of Applied Physiology, 100 (1), 266–273.
MacLeod C, Mathews A, Tata P (1986). Attentional bias in emotional disorders. Journal of Abnormal Psychology, 95 (1), 15–20.
MacNaughton I (2004). Body, breath & consciousness: A somatics anthology. Berkeley, CA: North Atlantic.

Madigan S, Moran G, Pederson DR (2006). Unresolved states of mind, disorganized attachment relationships, and disrupted interactions of adolescent mothers and their infants. Developmental Psychology, 42 (2), 293–304.
Magarian GJ, Hickam DH (1986). Noncardiac causes of angina-like chest pain. Progress in Cardiovascular Diseases, 29 (1), 65–80.
Main M (1999). Attachment theory: Eighteen points with suggestions for future studies. In: Cassidy J, Shaver P (eds.). Handbook of attachment: Theory, research, and clinical applications. New York: Guilford; 865–887.
Main M, Cassidy J (1988). Categories of response to reunion with the parent at age 6: Predictable from infant attachment classifications and stable over a 1-month period. Developmental Psychology, 24, 415–426.
Malmo RB, Shagass C (1949). Physiologic study of symptom mechanisms in psychiatric patients under stress. Psychosomatic Medicine, 11 (1), 25–29.
Mandle CL, Jacobs SC, Arcari PM, Domar AD (1996). The efficacy of relaxation response interventions with adult patients: A review of the literature. Journal of Cardiovascular Nursing, 10 (3), 4–26.
Mangan GL, Murphy G, Farmer RG (1980). The role of muscle tension in "repression." Pavlov Journal of Biological Science, 15 (4), 172–176.
Mann T, Ward A (2004). To eat or not to eat: Implications of the attentional myopia model for restrained eaters. Journal of Abnormal Psychology, 113 (1), 90–98.
Manning E (2007). Politics of touch: Sense, movement, sovereignty. University of Minnesota Press.
Maroun M (2006). Stress reverses plasticity in the pathway projecting from the ventromedial prefrontal cortex to the basolateral amygdala. European Journal of Neuroscience 24 (10), 2917–2922.
Martin JJ, Craib M, Mitchell V (1995). The relationships of anxiety and self-attention to running economy in competitive male distance runners. Journal of Sports Sciences, 13 (5), 371–376.
Martin-Ginis KA, Jung ME, Gauvin L (2003). To see or not to see: Effects of exercising in mirrored environments on sedentary women's feeling states and self-efficacy. Health Psychology, 22 (4), 354–361.
Maxwell JS, Davidson RJ (2007). Emotion as motion: Asymmetries in approach and avoidant actions. Psychological Science, 18 (12), 1113–1119.
Mayer EA, Naliboff BD, Craig AD (2006). Neuroimaging of the brain-gut axis: from basic understanding to treatment of functional GI disorders. Gastroenterology, 131 (6), 1925–1942.
McClelland J, Dahlberg K, Plihal J (2002). Learning in the ivory tower: Students' embodied experience. College Teaching, 50 (1), 4–8.
McGaugh JL, Cahill L, Roozendaal B (1996). Involvement of the amygdala in memory storage: Interaction with other brain systems. Proceedings of the National Academy of Sciences, 93 (24), 13508–13514.
McGibbon CA, Krebs DE, Wolf SL, Wayne PM, Scarborough DM, Parker SW (2004). Tai Chi and vestibular rehabilitation effects on gaze and whole-body stability. Journal of Vestibular Research, 14 (6), 467–478.
McGlone F, Vallbo AB, Olausson H, Loken L, Wessberg J (2007). Discriminative touch and emotional touch. Canadian Journal of Experimental Psychology/Revue canadienne de psychologie experimentale, 61 (3), 173–183.

McKinley NM (1999). Women and objectified body consciousness: Mothers' and daughters' body experience in cultural, developmental, and familial context. Developmental Psychology, 35 (3), 760–769.
McLuhan TC (1994). The way of the earth: Encounters with nature in ancient and contemporary thought. New York: Simon & Schuster.
Mehling WE, Hamel KA, Acree M, Byl N, Hecht FM (2005). Randomized, controlled trial of breath therapy for patients with chronic low-back pain. Alternative Therapies in Health and Medicine, 11 (4), 44–52.
Mélen M, Wachsmann J (2001). Categorization of musical motifs in infancy. Music Perception, 18 (3), 325–346.
Melson GF (2001). Why the wild things are: Animals in the lives of children. Cambridge, MA: Harvard University Press.
Meltzoff AN (1995). Understanding the intentions of others: Re-enactment of intended acts by 18-month-old children. Developmental Psychology, 31 (5), 838–850.
Meltzoff AN (2007). "Like me": A foundation for social cognition. Developmental Science, 10 (1), 126–134.
Meltzoff AN, Moore MK (1994). Imitation, memory, and the representation of persons. Infant Behavior & Development, 17 (1), 83–99.
Meltzoff AN, Moore MK (1997). Explaining facial imitation: A theoretical model. Early Development and Parenting, 6 (1), 179–192.
Mendolia M (2002). An index of self-regulation of emotion and the study of repression in social contexts that threaten or do not threaten self-concept. Emotion, 2 (3), 215–232.
Miall DS, Dissanayake E (2003). The poetics of babytalk. Human Nature, 14 (4), 337–364.
Michetti PM, Rossi R, Bonanno D, De Dominicis C, Iori F, Simonelli C (2007). Dysregulation of emotions and premature ejaculation (PE): Alexithymia in 100 outpatients. Journal of Sex Medicine, 4 (5), 1462–1467.
Middleton EM, Sinason MDA, Davids Z (2008). Blurred vision due to psychosocial difficulties: A case series. Eye, 22, 316–317.
Mikulincer M, Orbach I (1995). Attachment styles and repressive defensiveness: The accessibility and architecture of affective memories. Journal of Personality and Social Psychology, 68 (5), 917–925.
Milad MR, Quinn BT, Pitman RK, Orr SP, Fischl B, Rauch SL (2005). Thickness of ventromedial prefrontal cortex in humans is correlated with extinction memory. Proceedings of the National Academy of Sciences, 102 (30), 10706–10711.
Mills CK, Wooster AD (1987). Crying in the counselling situation. British Journal of Guidance & Counselling, 15 (2), 125–130.
Mills LJ, Daniluk JC (2002). Her body speaks: The experience of dance therapy for women survivors of child sexual abuse. Journal of Counseling & Development, 80 (1), 77–85.
Miltner WHR, Krieschel S, Hecht H, Trippe R, Weiss T (2004). Eye movements and behavioral responses to threatening and nonthreatening stimuli during visual search in phobic and nonphobic subjects. Emotion, 4 (4), 323–339.
Mittal VA, Tessner KD, Trottman HD, Esterberg M, Dhruv SH, Simeonova DI et al. (2007). Movement abnormalities and the progression of prodromal symptomatology

in adolescents at risk for psychotic disorders. Journal of Abnormal Psychology, 116 (2), 260–267.
Montagna M, Cerri G, Borroni P, Baldissera F (2005). Excitability changes in human corticospinal projections to muscles moving hand and fingers while viewing a reaching and grasping action. European Journal of Neuroscience, 22 (6), 1513–1520.
Moore C, Mealiea J, Garon N, Povinelli DJ (2007). The development of body self-awareness. Infancy, 11 (2), 157–174.
Moore GA, Calkins SD (2004). Infants' vagal regulation in the still-face paradigm is related to dyadic coordination of mother-infant interaction. Developmental Psychology, 40 (6), 1068–1080.
Moran JM, Macrae CN, Heatherton TF, Wyland CL, Kelley WM (2006). Neuroanatomical evidence for distinct cognitive and affective components of self. Journal of Cognitive Neuroscience, 18 (9), 1586–1594.
Morgan R, Rochat P (1997). Intermodal calibration of the body in early infancy. Ecological Psychology, 9 (1), 1–23.
Morris G, Baker-Ward L (2007). Fragile but real: Children's capacity to use newly acquired words to convey preverbal memories. Child Development, 78 (2), 448–458.
Morris R (2007). Theories of hippocampal function. In: Andersen P, Morris R, Amaral D, Bliss T, O'Keefe J (eds.). The hippocampus book. New York: Oxford University Press; 581–713.
Moscovitch M, Rosenbaum RS, Gilboa A, Addis DR, Westmacott R, Grady C et al. (2005). Functional neuroanatomy of remote episodic, semantic and spatial memory: a unified account based on multiple trace theory. Journal of Anatomy, 207 (1), 35–66.
Moynihan JA (2003). Mechanisms of stress-induced modulation of immunity. Brain, Behavior, and Immunity, 17 (Suppl. 1), S11–16.
Mullen CA, Cancienne M (2003). Résumé in motion: Sensory self-awareness through movement. Sex Education, 3 (2), 157–170.
Muratori F, Maestro S (2007). Autism as a downstream effect of primary difficulties in intersubjectivity interacting with abnormal development of brain connectivity. International Journal for Dialogical Science, 2 (1), 93–118.
Muraven M (2005). Self-focused attention and the self-regulation of attention: Implications for personality and pathology. Journal of Social & Clinical Psychology, 24 (3), 382–400.
Muris P (2006). The pathogenesis of childhood anxiety disorders: Considerations from a developmental psychopathology perspective. International Journal of Behavioral Development, 30 (1), 5–11.
Murphy RF (1990). The body silent. New York: Norton.
Myers G (1998). Children and animals: Social development and our connections to other species. Boulder, CO: Westview Press.
Myowa-Yamakoshi M, Takeshita H (2006). Do human fetuses anticipate self-oriented actions? A study by four-dimensional (4D) ultrasonography. Infancy. 10 (3), 289–301.
Nabhan GP, Trimble S (1994). The geography of childhood: Why children need wild places. Boston: Beacon Press.
Nadel L, Jacobs WJ (1998). Traumatic memory is special. Current Directions in Psychological Science, 7 (5), 154–157.
Nagai M, Kishi K, Kato S (2007). Insular cortex and neuropsychiatric disorders: A review of recent literature. European Psychiatry, 22 (6), 387–394.

Naqvi NH, Rudrauf D, Damasio H, Bechara A (2007). Damage to the insula disrupts addiction to cigarette smoking. Science, 315 (5811), 531–534.

Näring G, Nijenhuis ERS (2005). Relationships between self-reported potentially traumatizing events, psychoform and somatoform dissociation, and absorption, in two non-clinical populations. Australian and New Zealand Journal of Psychiatry, 39 (11–12), 982–988.

Nederhand MJ, Hermens HJ, Ijzerman MJ, Groothuis KG, Turk DC (2006). The effect of fear of movement on muscle activation in posttraumatic neck pain disability. The Clinical Journal of Pain, 22 (6), 519–525.

Nelles G (2004). Cortical reorganization – effects of intensive therapy. Restorative Neurology and Neuroscience, 22 (3–5), 239–244.

Nelson JK (2000). Clinical assessment of crying and crying inhibition based on attachment theory. Bulletin of the Menninger Clinic, 64 (4), 509–529.

Nelson JK (2005). Seeing through tears: Crying and attachment. New York: Routledge.

Nezlek JB (1999). Body image and day-to-day social interaction. Journal of Personality, 67 (5), 793–817.

NICHD Early Childhood Research Network (2004). Affect dysregulation in the mother-child relationship in the toddler years: antecedents and consequences. Development and Psychopathology, 16 (1), 43–68.

Nielsen L, Kaszniak AW (2006). Awareness of subtle emotional feelings: A comparison of long-term meditators and nonmeditators. Emotion, 6 (3), 392–405.

Nijenhuis ER, Vanderlinden J, Spinhoven P (1998). Animal defensive reactions as a model for trauma-induced dissociative reactions. Journal of Traumatic Stress, 11 (2), 243–260.

Nijenhuis ER, van der Hart O, Kruger K, Steele K (2004). Somatoform dissociation, reported abuse and animal defence-like reactions. Australian and New Zealand Journal of Psychiatry, 38 (9), 678–686.

Nishizawa Y, Kida K, Nishizawa K, Hashiba S, Saito K, Mita R (2003). Perception of self-physique and eating behavior of high school students in Japan. Psychiatry and Clinical Neurosciences, 57 (2), 189–196.

Nolen-Hoeksema S, Stice E, Wade E, Bohon C (2007). Reciprocal relations between rumination and bulimic, substance abuse, and depressive symptoms in female adolescents. Journal of Abnormal Psychology, 116 (1), 198–207.

Noriuchi M, Kikuchi Y, Senoo A (2008). The functional neuroanatomy of maternal love: Mother's response to infant's attachment behaviors. Biological Psychiatry, 63 (4), 415–423.

Norris RS (2005). Examining the structure and role of emotion: Contributions of neurobiology to the study of embodied religious experience. Zygon, 40 (1), 181–199.

Northoff, G., & Bermpohl, F. (2004). Cortical midline structures and the self. Trends in Cognitive Sciences, 8(3), 102–107.

Nussbaum M (2003). Winnicott: Life and work. The New Republic Online. Retrieved from http://www.newrepublic.com (June, 2008).

Nyberg L, Petersson KM, Nilsson LG, Sandblom J, Aberg C, Ingvar M (2001). Reactivation of motor brain areas during explicit memory for actions. Neuroimage, 14 (2), 521–528.

Ogden P, Minton K, Pain C (2006). Trauma and the body: A sensorimotor approach to psychotherapy. New York: Norton.

Ohala JJ (1980). The origin of sound patterns in vocal tract constraints. In: MacNeilage PF (ed.). The production of speech. New York: Springer-Verlag; 189–216.

Olausson HW, Cole J, Vallbo A, McGlone F, Elam M, Krämer HH et al. (2008). Unmyelinated tactile afferents have opposite effects on insular and somatosensory cortical processing. Neuroscience Letters, 436 (2), 128–132.

O'Leary A (1990). Stress, emotion, and human immune function. Psychological Bulletin, 108 (3), 363-382.

Oman D, Shapiro SL, Thoresen CE, Plante TG, Flinders T (2008). Meditation lowers stress and supports forgiveness among college students: A randomized controlled trial. Journal of American College Health, 56 (5), 569–578.

Osborne D, Swenson WM (1978). Muscle tension and personality. Journal of Clinical Psychology, 34 (2), 391–392.

Osofsky JD (1999). The impact of violence on children. The Future of Children, 9 (3), 33–49.

Ostrander MM, Ulrich-Lai YM, Choi DC, Richtand NM, Herman JP (2006). Hypoactivity of the hypothalamo-pituitary-adrenocortical axis during recovery from chronic variable stress. Endocrinology, 147 (4), 2008–2017.

Özekmekçi S, Apaydin H, Ekinci B, Yalçinkaya C (2003). Psychogenic movement disorders in two children. Movement Disorders, 18 (11), 1395–1397.

Packard MG, Cahill L (2001). Affective modulation of multiple memory systems. Current Opinion in Neurobiology, 11 (6), 752–756.

Panksepp J (1998). Affective neuroscience: The foundations of human and animal emotions. New York: Oxford University Press.

Panksepp J (2001). The long-term psychobiological consequences of infant emotions: Prescriptions for the twenty-first century. Infant Mental Health Journal, 22 (1–2), 132–173.

Panksepp J, Bernatzky G (2002). Emotional sounds and the brain: The neuro-affective foundations of musical appreciation. Behavioural Processes, 60 (2), 133–155.

Panksepp J, Knutson B, Burgdorf J (2002). The role of brain emotional systems in addictions: A neuro-evolutionary perspective and new 'self-report' animal model. Addiction, 97 (4), 459–469.

Papousek M, Bornstein MH, Nuzzo C, Papousek H, Symmes D (1990). Infant responses to prototypical melodic contours in parental speech. Infant Behavior and Development, 13, 539–545.

Papp LA, Martinez JM, Klein DF, Coplan JD, Norman RG, Cole R et al. (1997). Respiratory psychophysiology of panic disorder: Three respiratory challenges in 98 subjects. American Journal of Psychiatry, 154 (11), 1557–1565.

Parmelee AH Jr., Schulz HR, Disbrow MW (1961). Sleep patterns of the newborn. Journal of Pediatrics, 58, 241–250.

Passie T, Hartmann U, Schneider U, Emrich HM (2004). Acute hyperventilation syndromes induced by sexual intercourse: Evidence of a psychophysical mechanism to intensify sexual experience? Archives of Sexual Behavior, 33 (6), 525–526.

Pasupathi M (2001). The social construction of the personal past and its implications for adult development. Psychological Bulletin, 127 (5), 651–672.

Paus T (2001). Primate anterior cingulate cortex: Where motor control, drive and cognition interface. National Review of Neuroscience, 2 (6), 417–424.

Payne JD, Jackson ED, Ryan L, Hoscheidt S, Jacobs WJ, Nadel L (2006). The impact of stress on neutral and emotional aspects of episodic memory. Memory, 14 (1), 1–16.

Pearce JM (2007). Misoplegia. European Neurology, 57, 62–64.

Pecoraro N, Dallman MF, Warne JP, Ginsberg AB, Laugero KD, la Fleur SE et al. (2006). From Malthus to motive: How the HPA axis engineers the phenotype, yoking needs to wants. Progress in Neurobiology, 79 (5–6), 247–340.

Pellegrini AD, Smith PK (1998). Physical activity play: The nature and function of a neglected aspect of play. Child Development, 69 (3), 577–598.

Pendry P, Adam EK (2007). Associations between parents' marital functioning, maternal parenting quality, maternal emotion and child cortisol levels. International Journal of Behavioral Development, 31 (3), 218–231.

Pennebaker JW, Barger SD, Tiebout J (1989). Disclosure of traumas and health among Holocaust survivors. Psychosomatic Medicine, 51 (5), 577–589.

Pennebaker JW, Beall SK (1986). Confronting a traumatic event: Toward an understanding of inhibition and disease. Journal of Abnormal Psychology, 95 (3), 274–281.

Peterson C, Grant VV, Boland LD (2005). Childhood amnesia in children and adolescents: Their earliest memories. Memory, 13 (6), 622–637.

Peterson C, Rideout R (1998). Memory for medical emergencies experienced by 1- and 2-year-olds. Developmental Psychology, 34 (5), 1059–1072.

Peterson C, Whalen N (2001). Five years later: Children's memory for medical emergencies. Applied Cognitive Psychology, 15(7), S7–S24.

Petersson P, Waldenstrom A, Fahraeus C, Schouenborg J (2003). Spontaneous muscle twitches during sleep guide spinal self-organization. Nature, 424 (6944), 72–75.

Petitto LA, Holowka S, Sergio LE, Levy B, Ostry DJ (2004). Baby hands that move to the rhythm of language: Hearing babies acquiring sign languages babble silently on the hands. Cognition, 93 (1), 43–73.

Philippot P, Chapelle G, Blairy S (2002). Respiratory feedback in the generation of emotion. Cognition & Emotion, 16 (5), 605–627.

Phillips DI (2007). Programming of the stress response: A fundamental mechanism underlying the long-term effects of the fetal environment? Journal of Internal Medicine, 261 (5), 453–460.

Phillips-Silver J, Trainor LJ (2007). Hearing what the body feels: Auditory encoding of rhythmic movement. Cognition, 105, 533–546.

Piaget J (1952). The origins of intelligence in children. New York: International Universities Press.

Pillay SS, Gruber SA, Rogowska J, Simpson N, Yurgelun-Todd DA (2006). fMRI of fearful facial affect recognition in panic disorder: The cingulate gyrus-amygdala connection. Journal of Affective Disorders, 94 (1–3), 173–181.

Pipp S, Easterbrooks MA, Brown SR (1993). Attachment status and complexity of infants' self- and other-knowledge when tested with mother and father. Social Development, 2, 4–12.

Plews-Ogan M, Owens JE, Goodman M, Wolfe P, Schorling J (2005). A pilot study evaluating mindfulness-based stress reduction and massage for the management of chronic pain. Journal of General Internal Medicine, 20 (12), 1136–1138.

Polivy J (1998). The effects of behavioral inhibition: Integrating internal cues, cognition, behavior, and affect. Psychological Inquiry, 9 (3), 181–204.

Pollak SD, Vardi S, Bechner AMP, Curtin JJ (2005). Physically abused children's regulation of attention in response to hostility. Child Development, 76 (5), 968–977.
Pollan M (2008). In defense of food: An eater's manifesto. Harmondsworth, UK: Penguin Books.
Pollatos O, Schandry R (2008). Emotional processing and emotional memory are modulated by interoceptive awareness. Cognition & Emotion, 22 (2), 272–287.
Porges SW (2001). The polyvagal theory: Phylogenetic substrates of a social nervous system. International Journal of Psychophysiology, 42 (2), 123–146.
Porges SW (2004). Neuroception: A subconscious system for detecting threats and safety. Zero to Three, 24 (5), 19–24.
Porter S, Birt AR (2001). Is traumatic memory special? A comparison of traumatic memory characteristics with memory for other emotional life experiences. Applied Cognitive Psychology, 15 (7), S101–S117.
Posner MI, Rothbart MK (1998). Attention, self-regulation and consciousness. Philosophical Transactions of the Royal Society London B Biological Sciences, 353 (1377), 1915–1927.
Post RM, Weiss SRB, Li H, Smith MA, Zhang LX, Xing G et al. (1998). Neural plasticity and emotional memory. Development and Psychopathology, 10 (4), 829–855.
Preisler G (1997). Social and emotional development of blind children: A longitudinal study. In: Lewis V, Collis GM (eds.). Blindness and psychological development in young children. Leicester, UK: BPS, 69–85.
Price C (2005). Body-oriented therapy in recovery from child sexual abuse: An efficacy study. Alternative Therapies: Health Medicine, 11 (5), 46–57.
Proskauer S (2007). Karmic therapy: Healing the split psyche. Salt Lake City, UT: Salt City.
Punamäki R-L, Qouta S, El Sarraj E, Montgomery E (2006). Psychological distress and resources among siblings and parents exposed to traumatic events. International Journal of Behavioral Development, 30 (5), 385–397.
Putman P, Hermans EJ, Koppeschaar H, van Schijndel A, van Honk J (2007). A single administration of cortisol acutely reduces preconscious attention for fear in anxious young men. Psychoneuroendocrinology, 32 (7), 793–802.
Pyszczynski T, Greenberg J (1987). Self-regulatory perseveration and the depressive self-focusing style: A self-awareness theory of reactive depression. Psychological Bulletin, 102 (1), 122–138.
Qouta S, Punamäki R-L, El Sarraj E (2008). Child development and family mental health in war and military violence: The Palestinian experience. International Journal of Behavioral Development, 32 (4), 310–321.
Quirk GJ, Gehlert DR (2003). Inhibition of the amygdala: Key to pathological states? Annals of the New York Academy of Sciences, 985, 263–272.
Ramachandran VS, Blakeslee S (1999). Phantoms in the brain: Probing the mysteries of the human mind. New York: Harper Perennial.
Ramnani N (2006). The primate cortico-cerebellar system: Anatomy and function. Nature Reviews Neuroscience, 7 (7), 511–522.
Rausch SM, Gramling SE, Auerbach SM (2006). Effects of a single session of large-group meditation and progressive muscle relaxation training on stress reduction, reactivity, and recovery. International Journal of Stress Management, 13 (3), 273–290.

Reddy V (2001). Mind knowledge in the first year: Understanding attention and intention. In Bremner G, Fogel A (eds.). Blackwell handbook of infant development. Oxford: Blackwell; 241–264.

Reich W (1972). Character analysis. New York: Simon & Schuster. (Original work published 1933)

Reichel-Dolmatoff G (1978). The loom of life: A Kogi principle of integration. Journal of Latin-American Lore, 4, 5–27.

Rhinewine JP, Williams OJ (2007). Holotropic breathwork: The potential role of a prolonged, voluntary hyperventilation procedure as an adjunct to psychotherapy. The Journal of Alternative and Complementary Medicine, 13, 771–776.

Richards JC, Cooper AJ, Winkelman JH (2003). Interoceptive accuracy in nonclinical panic. Cognitive Therapy and Research, 27 (4), 447–461.

Richards JM, Gross JJ (1999). Composure at any cost? The cognitive consequences of emotion suppression. Personality and Social Psychology Bulletin, 25 (8), 1033–1044.

Rick C (2001). Movement and meaning. Psychoanalytic Inquiry, 21 (3), 368–377.

Riediger M (2007). Intergoal relations in the context of starting to exercise: A case of positive development from younger to older adulthood. International Journal of Behavioral Development, 31 (6, Suppl. 2, Serial No. 52), 8–11.

Rief W, Barsky AJ (2005). Psychobiological perspectives on somatoform disorders. Psychoneuroendocrinology, 30 (10), 996–1002.

Riskind JH, Gotay CC (1982). Physical posture: Could it have regulatory or feedback effects on motivation and emotion? Motivation and Emotion, 6 (3), 273–298.

Rizzo A, Pair J, McNerney PJ, Eastlund E, Manson B, Gratch J et al. (2005). Development of a VR therapy application for Iraq war military personnel with PTSD. Studies in Health Technological Information, 111, 407–413.

Rizzolatti G, Fadiga L, Gallese V, Fogassi L (1996). Premotor cortex and the recognition of motor actions. Cognitive Brain Research, 3 (2), 131–141.

Robertson CH Jr., Pagel MA, Johnson RL Jr. (1977). The distribution of blood flow, oxygen consumption, and work output among the respiratory muscles during unobstructed hyperventilation. The Journal of Clinical Investigation, 59 (1), 43–50.

Robitaille Y, Laforest S, Fournier M, Gauvin L, Parisien M, Corriveau H et al. (2005). Moving forward in fall prevention: An intervention to improve balance among older adults in real-world settings. American Journal of Public Health, 95 (11), 2049–2056.

Rochat P, Hespos SJ (1997). Differential rooting response by neonates: Evidence for an early sense of self. Early Development & Parenting, 6 (3–4), 105–112.

Rochat P, Morgan R (1995). Spatial determinants in the perception of self-produced leg movements by 3- to 5-month-old infants. Developmental Psychology, 31, 626–636.

Rochat P, Goubet N, Senders SJ (1999). To reach or not to be reach? Perception of body effectivities by young infants. Infant and Child Development, 8 (3), 129–148.

Rock AML, Trainor LJ, Addison TL (1999). Distinctive messages in infant-directed lullabies and play songs. Developmental Psychology, 35 (2), 527–534.

Rogers CR (1961). On becoming a person: A therapist's view of psychotherapy. Boston, MA: Houghton Mifflin.

Rogers D (1992). Motor disorder in psychiatry: Towards a neurological psychiatry. New York: Wiley.

Rogers SJ, Ozonoff S (2005). Annotation: What do we know about sensory dysfunction in autism? A critical review of the empirical evidence. Journal of Child Psychology and Psychiatry, 46, 1255–68.

Rohner J-C (2004). Memory-based attentional biases: Anxiety is linked to threat avoidance. Cognition & Emotion, 18 (8), 1027–1054.

Roisman GI, Tsai JL, Chiang KHS (2004). The emotional integration: Physiological, facial expressive, and self-reported emotional response during the adult attachment interview. Developmental Psychology, 40 (5), 776–789.

Roozendaal B, Koolhaas JM, Bohus B (1997). The role of the central amygdala in stress and adaption. Acta Physiologica Scandinavian Supplement, 640, 51–54.

Rosas D, Rosas C (2005). The NIA technique. New York: Random House.

Rosen M, Brenner S (2003). Rosen method bodywork: Accessing the unconscious through touch. Berkeley, CA: North Atlantic Books.

Rosenbaum M (2007). Epidemiology of pediatric obesity. Pediatric Annals, 36 (2), 89–95.

Rosenkranz K, Rothwell JC (2006). Spatial attention affects sensorimotor reorganisation in human motor cortex. Experimental Brain Research, 170 (1), 97–108.

Rottenberg J, Wilhelm FH, Gross JJ, Gotlib IH (2003). Vagal rebound during resolution of tearful crying among depressed and nondepressed individuals. Psychophysiology, 40 (1), 1–6.

Rozanski A, Kubzansky LD (2005). Psychologic functioning and physical health: A paradigm of flexibility. Psychosomatic Medicine, 67 (Suppl. 1), S47–S53.

Rubin DC (2000). The distribution of early childhood memories. Memory, 8 (4), 265–269.

Rydé K, Friedrichsen M, Strang P (2007). Crying: A force to balance emotions among cancer patients in palliative home care. Palliative and Supportive Care, 5 (1), 51–59.

Saboisky JP, Gorman RB, De Troyer A, Gandevia SC, Butler JE (2007). Differential activation among five human inspiratory motoneuron pools during tidal breathing. Journal of Applied Physiology, 102 (2), 772–780.

Sacks O (1990) A leg to stand on. New York: Harper Perennial.

Sainsbury P, Gibson JG (1954). Symptoms of anxiety and tension and the accompanying physiological changes in the muscular system. Journal of Neurology and Neurosurgical Psychiatry, 17 (3), 216–224.

Sander LW (1965). Interactions of recognition and the developmental processes of the second eighteen months of life. Paper presented at Tufts University medical School, Boston, MA.

Sander LW (1962). Issues in early mother-child interaction. Journal of the American Academy of Child Psychiatry, 1, 141–166.

Sandi C, Merino JJ, Cordero MI, Touyarot K, Venero C (2001). Effects of chronic stress on contextual fear conditioning and the hippocampal expression of the neural cell adhesion molecule, its polysialylation, and L1. Neuroscience, 102 (2), 329–339.

Savelsbergh GJ, van der Kamp J (1994). The effect of body orientation to gravity on early infant reaching. Journal of Experimental Child Psychology, 58 (3), 510–528.

Sawada Y (2001). Stress reduction intervention: A theoretical reconsideration with an emphasis on breathing training. In: Haruki Y, Homma I, Umezawa A, Masaoka Y (eds.). Respiration and emotion. New York: Springer-Verlag; 161–169.

Sawyer D (1999). Birthing the self: Water based methods for healing prenatal and birth trauma. Boulder, CO: Eigenverlag (Broschüre).
Scaer RC (2000). Somatic expressions of traumatic stress: The body bears the burden. Haworth Press.
Scaer RC (2001). The neurophysiology of dissociation and chronic disease. Applied Psychophysiology and Biofeedback, 26 (1), 73–91.
Schaaf RC, Miller LJ (2005). Occupational therapy using a sensory integrative approach for children with developmental disabilities. Mental Retardation and Developmental Disabilities Research Review, 11, 143–8.
Schachtel EG (1959). Metamorphosis. New York: Basic Books.
Schacter DL (1999). The seven sins of memory: Insights from psychology and cognitive neuroscience. American Psychologist, 54 (3), 182–203.
Schaefer A, Collette F, Philippot P, van der Linden M, Laureys S, Delfiore G et al. (2003). Neural correlates of "hot" and "cold" emotional processing: A multilevel approach to the functional anatomy of emotion. Neuroimage, 18 (4), 938–949.
Schaefer S, Krampe RT, Lindenberger U, Baltes PB (2008). Age differences between children and young adults in the dynamics of dual-task prioritization: Body (balance) versus mind (memory). Developmental Psychology, 44 (3), 747–757.
Schanberg S, Bartolome J, Kuhn C (1987). Touching and the brain. Paper presented at the American College of Neuropsychopharmacology, San Juan, Puerto Rico.
Schieber MH (2001). Constraints on somatotopic organization in the primary motor cortex. Journal of Neurophysiology, 86 (5), 2125–2143.
Schleifer LM, Ley R, Spalding TW (2002). A hyperventilation theory of job stress and musculoskeletal disorders. American Journal of Industrial Medicine, 41 (5), 420–432.
Schneider ML, Moore CF, Gajewski LL, Larson JA, Roberts AD, Converse AK et al. (2008). Sensory processing disorder in a primate model: Evidence from a longitudinal study of prenatal alcohol and prenatal stress effects. Child Development, 79 (1), 100–113.
Schofield LJ, Abbuhl S (1975). The stimulation of insight and self-awareness through body-movement exercise. Journal of Clinical Psychology, 31 (4), 745–746.
Schönfeld S, Ehlers A (2006). Overgeneral memory extends to pictorial retrieval cues and correlates with cognitive features in posttraumatic stress disorder. Emotion, 6 (4), 611–621.
Schooler JW (2002). Re-representing consciousness: Dissociations between experience and meta-consciousness. Trends in Cognitive Sciences, 6 (8), 339–344.
Schore AN (1997). Early organization of the nonlinear right brain and development of a predisposition to psychiatric disorders. Development and Psychopathology, 9 (4), 595–631.
Schore AN (2000). Attachment and the regulation of the right brain. Attachment & Human Development, 2 (1), 23–47.
Schore AN (2002). Dysregulation of the right brain: A fundamental mechanism of traumatic attachment and the psychopathogenesis of posttraumatic stress disorder. Australian and New Zealand Journal of Psychiatry, 36 (1), 9–30.
Schore AN (2003). Affect dysregulation and disorders of the self. New York: Norton.
Schupp HT, Junghofer M, Weike AI, Hamm AO (2003). Emotional facilitation of sensory processing in the visual cortex. Psychological Science, 14 (1), 7–13.

Schwellnus MP, Derman EW, Noakes TD (1997). Aetiology of skeletal muscle "cramps" during exercise: A novel hypothesis. Journal of Sports Sciences, 15 (3), 277–285.

Scott S, Fuld JP, Carter R, McEntegart M, MacFarlane NG (2006). Diaphragm ultrasonography as an alternative to whole-body plethysmography in pulmonary function testing. Journal of Ultrasound in Medicine, 25 (2), 225–232.

Seal BN, Meston CM (2007). The impact of body awareness on sexual arousal in women with sexual dysfunction. Journal of Sex Medicine, 4 (1), 990–1000.

Sella Y (2003). Soul without skin, bones with no flesh: Bodily aspects of the self in the treatment of women patients with restrictive anorexic eating patterns. International Journal of Psychotherapy, 8 (1), 37–51.

Selye H (1950). Diseases of adaptation. Wisconsin Medical Journal, 49, 515–516.

Seppälä P (2001). Experience of stress, musculoskeletal discomfort, and eyestrain in computer-based office work: A study in municipal workplaces. International Journal of Human-Computer Interaction, 13 (3), 279–304.

Shaffer SW, Harrison AL (2007). Aging of the somatosensory system: A translational perspective. Physical Therapy, 87 (2), 193–207.

Shagass C, Malmo RB (1954). Psychodynamic themes and localized muscular tension during psychotherapy. Psychosomatic Medicine, 16 (4), 295–313.

Shannahoff-Khalsa DS (2004). An introduction to Kundalini yoga meditation techniques that are specific for the treatment of psychiatric disorders. Journal of Alternative and Complementary Medicine, 10 (1), 91–101.

Shatan C (1963). Unconscious motor behavior, kinesthetic awareness and psychotherapy. American Journal of Psychotherapy, 17, 17–30.

Shaver PR, Mikulincer M (2002). Attachment-related psychodynamics. Attachment & Human Development, 4 (2), 133–161.

Shaw A, Joseph S, Linley PA (2005). Religion, spirituality, and posttraumatic growth: A systematic review. Mental Health, Religion & Culture, 8 (1), 1–11.

Shea A, Walsh C, MacMillan H, Steiner M (2005). Child maltreatment and HPA axis dysregulation to major depressive disorder and post traumatic stress disorder in females. Psychoneuroendocrinology, 30 (2), 162–178.

Shepard P (1998). Coming home to the Pleistocene. Covelo, CA: Island Press.

Shorey H, Snyder C (2006). The role of adult attachment styles in psychopathology and psychotherapy outcomes. Review of General Psychology, 10 (1), 1–20.

Shostak M (1983). Nisa: The life and words of a Kung woman. New York: Vintage.

Sideridis GD, Kafetsios K (2008). Perceived parental bonding, fear of failure and stress during class presentations. International Journal of Behavioral Development, 32 (2), 119–130.

Sieck GC, Fournier M (1989). Diaphragm motor unit recruitment during ventilatory and nonventilatory behaviors. Journal of Applied Physiology, 66 (6), 2539–2545.

Siegel DJ (2001). Toward an interpersonal neurobiology of the developing mind: Attachment relationships, "mindsight", and neural integration. Infant Mental Health Journal, 22 (1–2), 67–94.

Siegel DJ (2003). An interpersonal neurobiology of psychotherapy: The developing mind and the resolution of trauma. In: Solomon MF, Siegel DJ (eds.). Healing trauma: Attachment, mind, body, and brain. New York: Norton; 1–56.

Sifneos PE (1973). The prevalence of "alexithymic" characteristics in psychosomatic patients. Psychotherapy and Psychosomatics, 22 (2), 255–262.

Silver JK (2004). Chronic pain and the family: A new guide. Cambridge, MA: Harvard University Press.
Simcock G, Hayne H (2003). Age-related changes in verbal and nonverbal memory during early childhood. Developmental Psychology, 39 (5), 805–814.
Sime WE, DeGood DE (1977). Effect of EMG biofeedback and progressive muscle relaxation training on awareness of frontalis muscle tension. Psychophysiology, 14 (6), 522–530.
Simone DA, Marchettini P, Caputi G, Ochoa JL (1994). Identification of muscle afferents subserving sensation of deep pain in humans. Journal of Neurophysiology, 72 (2), 883–889.
Simpson JR Jr., Drevets WC, Snyder AZ, Gusnard DA, Raichle ME (2001). Emotion-induced changes in human medial prefrontal cortex: II. During anticipatory anxiety. Proceedings of the National Academy of Sciences, 98 (2), 688–693.
Sjøgaard G, Søgaard K (1998). Muscle injury in repetitive motion disorders. Clinical Orthopaedics and Related Research, 351, 21–31.
Smuts B (2001). Encounters with animal minds. Journal of Consciousness Studies, 8 (5–7), 293–309.
Solomon MF, Siegel DJ (eds.) (2003). Healing trauma: Attachment, mind, body, and brain. New York: Norton.
Sorenson ER (1979). Early tactile communication and the patterning of human organization: A New Guinea case study. In: Bullowa M (ed.). Before speech. New York: Cambridge University Press; 289–305.
Spangler G, Grossmann KE (1993). Biobehavioral organization in securely and insecurely attached infants. Child Development, 64, 1439–1450.
Spencer JP, Thelen E (2000). Spatially specific changes in infants' muscle coactivity as they learn to reach. Infancy, 1 (3), 275–302.
Spoor ST, Bekker MH, Van Heck GL, Croon MA, Van Strien T (2005). Inner body and outward appearance: The relationships between appearance orientation, eating disorder symptoms, and internal body awareness. Eating Disorders, 13 (5), 479–490.
St. James-Roberts I, Plewis I (1996). Individual differences, daily fluctuations, and developmental changes in amounts of infant waking, fussing, crying, feeding, and sleeping. Child Development, 67 (5), 2527–2540.
Stack DM (2000). The salience of touch and physical contact during infancy: Unraveling some of the mysteries of the somaesthetic sense. In: Bremner JG, Fogel A (eds.). Handbook of infant development (pp. 268–292). Oxford, England: Blackwell.
Stack DM, Muir DW (1990). Tactile stimulation as a component of social interchange: New interpretations for the still-face effect. British Journal of Developmental Psychology, 8 (2), 131–145.
Steele H, Steele M, Croft C, Fonagy P (1999). Infant-mother attachment at one year predicts children's understanding of mixed emotions at six years. Social Development, 8 (2), 161–178.
Steihaug S, Ahlsen B, Malterud K (2001). From exercise and education to movement and interaction: Treatment groups in primary care for women with chronic muscular pain. Scandanavian Journal of Primary Health Care, 19 (4), 249–254.
Stein J, Narendran K, McBean J, Krebs K, Hughes R (2007). Electromyography-controlled exoskeletal upper-limb-powered orthosis for exercise training after stroke. American Journal of Physical Medicine & Rehabilitation, 86 (4), 255–261.

Stein MB, Simmons AN, Feinstein JS, Paulus MP (2007). Increased amygdala and insula activation during emotion processing in anxiety-prone subjects. American Journal of Psychiatry, 164 (2), 318–327.
Stenberg C, Campos JJ, Emde RN (1983). The facial expression of anger in seven-month-old infants. Child Development, 54, 178–184.
Sterling M, Jull G, Kenardy J (2006). Physical and psychological factors maintain long-term predictive capacity post-whiplash injury. Pain, 122 (1–2), 102–108.
Stern DN (1985). The interpersonal world of the infant. New York: Basic Books.
Stern DN (2004). The present moment in psychotherapy and everyday life. New York: Norton.
Stice E (2008). Relation between obesity and blunted striatal response to food is moderated by TaqIA A1 Allele. Science, 322, 449–452.
Stice E, Bearman SK (2001). Body-image and eating disturbances prospectively predict increases in depressive symptoms in adolescent girls: A growth curve analysis. Developmental Psychology, 37 (5), 597–607.
Stice E, Whitenton K (2002). Risk factors for body dissatisfaction in adolescent girls: A longitudinal investigation. Developmental Psychology, 38 (5), 669–678.
Stovall-McClough KC, Cloitre M (2006). Unresolved attachment, PTSD, and dissociation in women with childhood abuse histories. Journal of Consulting and Clinical Psychology, 74 (2), 219–228.
Striano T, Rochat P (1999). Developmental link between dyadic and triadic social competence in infancy. British Journal of Developmental Psychology, 17, 1–12.
Sullivan DA, Block L, Pena JD (1996). Influence of androgens and pituitary hormones on the structural profile and secretory activity of the lacrimal gland. Acta Ophthalmologica Scandinavica, 74 (5), 421–435.
Taché Y, Bonaz B (2007). Corticotropin-releasing factor receptors and stress-related alterations of gut motor function. Journal of Clinical Investigation, 117 (1), 33–40.
Tacón AM, Caldera YM, Ronaghan C (2004). Mindfulness-based stress reduction in women with breast cancer. Families, Systems, & Health, 22 (2), 193–203.
Tallandini MA, Scalembra C (2006). Kangaroo mother care and mother-premature infant dyadic interaction. Infant Mental Health Journal, 27 (3), 251–275.
Talleyrand RM (2006). Potential stressors contributing to eating disorder symptoms in African American women: Implications for mental health counselors. Journal of Mental Health Counseling, 28 (4), 338–352.
Taumoepeau M, Ruffman T (2008). Stepping stones to others' minds: Maternal talk relates to child mental state language and emotion understanding at 15, 24, and 33 months. Child Development, 79 (2), 284–302.
Taylor AJW (2001). Spirituality and personal values: Neglected components of trauma treatment. Traumatology, 7 (3), 111–119.
Taylor SE (2006). Tend and befriend: Biobehavioral bases of affiliation under stress. Current Directions in Psychological Science, 15 (6), 273–277.
Taylor-Piliac RE, Haskell WL, Stotts NA, Froelicher ES (2006). Improvement in balance, strength, and flexibility after 12 weeks of Tai Chi exercise in ethnic Chinese adults with cardiovascular disease risk factors. Alternative Theories in Health Medicine, 12 (2), 50–58.
Terr L (1994). Unchained memories. New York: Basic Books.

Terr L (1988). What happens to early memories of trauma? A study of twenty children under age five at the time of documented traumatic events. Journal of the American Academy of Child and Adolescent Psychiatry, 27 (1), 96–104.
Thayer JF, Brosschot JF (2005). Psychosomatics and psychopathology: looking up and down from the brain. Psychoneuroendocrinology, 30 (10), 1050–1058.
Thelen E, Bradshaw G, Ward JA (1981). Spontaneous kicking in month-old infants: Manifestation of a human central locomotor program. Behavioral and Neural Biology, 32, 45–53.
Thomas M, Jankovic J (2004). Psychogenic movement disorders: Diagnosis and management. CNS Drugs, 18 (7), 437–452.
Thompson E, Varela FJ (2001). Radical embodiment: Neural dynamics and consciousness. Trends in Cognitive Sciences, 5 (10), 418–425.
Thoreau H (1910). Walden. New York: Crowell.
Tinazzi M, Rosso T, Fiaschi A, Gambina G, Farina S, Fiorio SM et al. (2002). The role of somatosensory feedback in dystonia: A psychophysical [correction of psycophysical] evaluation. Neurological Science, 23 (Suppl. 2), S113–S114.
Tkachuk GA, Martin GL (1999). Exercise therapy for patients with psychiatric disorders: Research and clinical implications. Professional Psychology: Research and Practice, 30 (3), 275–282.
Tortora S (2006). The dancing dialogue: Using the communicative power of movement with young children. Baltimore, MD: Brookes.
Trainor LJ (1996). Infant preferences for infant-directed versus noninfant-directed playsongs and lullabies. Infant Behavior and Development, 19, 83–92.
Trainor LJ, Clark ED, Huntley A, Adams BA (1997). The acoustic basis of preferences for infant-directed singing. Infant Behavior and Development, 20 (3), 383–396.
Treaster D, Marras WS, Burr D, Sheedy JE, Hart D (2006). Myofascial trigger point development from visual and postural stressors during computer work. Journal of Electromyography & Kinesiology, 16 (2), 115–124.
Trehub SE (2003). The developmental origins of musicality. Nature Neuroscience, 6 (7), 669–673.
Trevarthen C (1998). The concept and foundations of infant intersubjectivity. In: Bråten S (ed.). Intersubjective communication and emotion in early ontogeny. Cambridge, UK: Cambridge University Press; 15–46.
Trevarthen C, Aitken KJ (2001). Infant intersubjectivity: Research, theory, and clinical applications. Journal of Child Psychology and Psychiatry 42 (1), 3–48.
Tronick E (2007). The neurobehavioral and social-emotional development of infants and children. New York: Norton.
Truitt A (1982). Daybook: The journal of an artist. New York: Pantheon Books.
Tucker DM (2001). Motivated anatomy: A core-and-shell model of corticolimbic architecture. In: Boller F, Grafman J (Series eds.), & Gainotti G (Vol. ed.). Handbook of neuropsychology. Vol. 5: Emotional behavior and its disorders (2nd ed.). Amsterdam, The Netherlands: Elsevier Science; 125–160.
Tucker DM, Luu P, Desmond RE Jr., Hartry-Speiser A, Davey C, Flaisch T (2003). Corticolimbic mechanisms in emotional decisions. Emotion, 3 (2), 127–149.
Turner B (1996). The body and society. London: Sage.

Turton A, McCabe C, Harris N, Filipovic S (2007). Sensorimotor integration in complex regional pain syndrome: A transcranial magnetic stimulation study. Pain, 127, 270–275.

Tweeddale PM, Rowbottom I, McHardy GJ (1994). Breathing retraining: Effect on anxiety and depression scores in behavioural breathlessness. Journal of Psychosomatic Research, 38 (1), 11–21.

Umezawa A (2001). Facilitation and inhibition of breathing during changes in emotion. In: Haruki Y, Homma I, Umezawa A, Masaoka Y (eds.). Respiration and emotion. New York: Springer-Verlag; 139–148.

Urry HL, van Reekum CM, Johnstone T, Kalin NH, Thurow ME, Schaefer HS et al. (2006). Amygdala and ventromedial prefrontal cortex are inversely coupled during regulation of negative affect and predict the diurnal pattern of cortisol secretion among older adults. The Journal of Neuroscience, 26 (16), 4415–4425.

Uvnäs-Moberg K (2003). The ocytocin factor: Tapping the hormone of calm, love, and healing. Cambridge, MA: Da Capo Press.

van Boxtel A, Damen EJ, Brunia CH (1996). Anticipatory EMG responses of pericranial muscles in relation to heart rate during a warned simple reaction time task. Psychophysiology, 33 (5), 576–583.

Van Damme S, Crombez G, Eccleston C (2004). Disengagement from pain: The role of catastrophic thinking about pain. Pain, 107, 70–76

van de Berg R, Dirani M, Chen CY, Haslam N, Baird PN (2008). Myopia and personality: The genes in myopia (GEM) personality study. Investigative Ophthalmology & Visual Science, 49 (3), 882–886.

van den Bergh BRH, Mulder EJH, Mennew M, Glover V (2004). Antenatal maternal anxiety and stress and the neurobehavioural development of the fetus and child: Links and possible mechanisms. A review. Neuroscience and Biobehavioral Reviews, 20, 1–22.

van den Stock J, Righart R, de Gelder B (2007). Body expressions influence recognition of emotions in the face and voice. Emotion, 7 (3), 487–494.

van der Hart O, Nijenhuis ERS, Steele K (2006). The haunted self: Structural dissociation and the treatment of chronic traumatization. New York: Norton.

van der Hart O, Nijenhuis ERS, Steele K, Brown D (2004). Trauma-related dissociation: Conceptual clarity lost and found. Australian and New Zealand Journal of Psychiatry, 38 (11–12), 906–914.

van der Kolk BA (1996). The body keeps the score: Approaches to the psychobiology of traumatic stress disorder. In: van der Kolk BA, McFarlane AC, Weisaeth L (eds.). Traumatic stress: The effects of overwhelming experience on mind, body, and society. New York: Guilford Press; 214–241.

van der Kolk BA, Roth S, Pelcovitz D, Sunday S, Spinazzola J (2005). Disorders of extreme stress: The empirical foundation of a complex adaptation to trauma. Journal of Traumatic Stress, 18 (5), 389–399.

van Dieën JH, Selen LP, Cholewicki J (2003). Trunk muscle activation in low-back pain patients, an analysis of the literature. Journal of Electromyography and Kinesiology, 13 (4), 333–351.

van Middendorp H, Lumley MA, Jacobs JW, van Doornen LJ, Bijlsma JW, Geenen R (2008). Emotions and emotional approach and avoidance strategies in fibromyalgia. Journal of Psychosomatic Research, 64 (2), 159–167.

Varela FJ, Thompson E, Rosch E (1991). The embodied mind: Cognitive science and human experience. Cambridge, MA: MIT Press.
Ventegodt, S., & Merrick, J. (2005). Clinical holistic medicine: Chronic pain in the locomotor system. The Scientific World Journal, 5, 165–172.
Verdejo-García A, Pérez-García M, Bechara A (2006). Emotion, decision-making and substance dependence: A somatic-marker model of addiction. Current Neuropharmacology, 4, 17–31.
Vessantara V (2005). The art of meditation, the breath. Cambridge, UK: Windhorse.
Vigil JM, Geary DC, Byrd-Craven J (2005). A life history assessment of early childhood sexual abuse in women. Developmental Psychology, 41 (3), 553–561.
Vlaeyen JW, Crombez G (1999). Fear of movement/(re)injury, avoidance and pain disability in chronic low back pain patients. Manual Therapy, 4 (4), 187–195.
Wærsted M, Westgaard RH (1996). Attention-related muscle activity in different body regions during VDU work with minimal physical activity. Ergonomics, 39 (4), 661–676.
Waersted M, Eken T, Westgaard RH (1996). Activity of single motor units in attention-demanding tasks: Firing pattern in the human trapezius muscle. European Journal of Applied Physiology and Occupational Physiology, 72 (4), 323–329.
Wagner U, Born J (2008). Memory consolidation during sleep: Interactive effects of sleep stages and HPA regulation. Stress, 11 (1), 28–41.
Walach H, Buchheld N, Buttenmüller V, Kleinknecht N, Schmidt S (2006). Measuring mindfulness – The Freiburg Mindfulness Inventory (FMI). Personality and Individual Differences, 40 (8), 1543–1555.
Wallace BA (2000). The taboo of subjectivity: Toward a new science of consciousness. New York: Oxford University Press.
Wallace BA, Shapiro SL (2006). Mental balance and well-being: Building bridges between Buddhism and Western psychology. American Psychologist, 61 (7), 690–701.
Wallbott HG (1998). Bodily expression of emotion. European Journal of Social Psychology, 28 (6), 879–896.
Waller G, Babbs M, Wright F, Potterton C, Meyer C, Leung N (2003). Somatoform dissociation in eating-disordered patients. Behaviour Research and Therapy, 41 (5), 619–627.
Walter C (2006). Why do we cry? Scientific American Mind, 17 (6), 44–51.
Walusinski O (2006). Yawning: Unsuspected avenue for a better understanding of arousal and interoception. Medical Hypotheses, 67 (1), 6–14.
Wang X, Merzenich MM, Sameshima K, Jenkins WM (1995). Remodelling of hand representation in adult cortex determined by timing of tactile stimulation. Nature, 378 (6552), 71–75.
Ward LM (2003). Synchronous neural oscillations and cognitive processes. Trends in Cognitive Sciences, 7 (12), 553–559.
Waters E, Merrick S, Treboux D, Crowell J, Albersheim L (2000). Attachment security in infancy and early adulthood: A twenty-year longitudinal study. Child Development, 71 (3), 684–689.
Watkins E (2004). Adaptive and maladaptive ruminative self-focus during emotional processing. Behaviour Research and Therapy, 42 (9), 1037–1052.

Watkins E, Moulds M (2005). Distinct modes of ruminative self-focus: Impact of abstract versus concrete rumination on problem solving in depression. Emotion, 5 (3), 319–328.
Weaver AJ, Flannelly LT, Garbarino J, Figley CR, Flannelly KJ (2003). A systematic review of research on religion and spirituality in the Journal of Traumatic Stress: 1990–1999. Mental Health, Religion & Culture, 6 (3), 215–228.
Webb SJ, Monk CS, Nelson CA (2001). Mechanisms of postnatal neurobiological development: Implications for human development. Developmental Neuropsychology, 19 (2), 147–171.
Webster JI, Tonelli L, Sternberg EM (2002). Neuroendocrine regulation of immunity. Annual Review of Immunology, 20, 125–163.
Weerapong P, Hume PA, Kolt GS (2005). The mechanisms of massage and effects on performance, muscle recovery and injury prevention. Sports Medicine, 35 (3), 235–256.
Weimer J (1994). Back talk. New York: Random House.
Weinberger DA, Schwartz GE, Davidson RJ (1979). Low-anxious, high-anxious, and repressive coping styles: Psychometric patterns and behavioral and physiological responses to stress. Journal of Abnormal Psychology, 88(4), 369–380.
Welch KL, Beere DB (2002). Eye movement desensitization and reprocessing: A treatment efficacy model. Clinical Psychology and Psychotherapy, 9, 165–176.
Wells NM (2000). At home with nature: Effects of 'greenness' on children's cognitive functioning. Environment and Behavior, 32 (6), 775–795.
Wells NM, Evans GW (2003). Nearby nature: A buffer of life stress among rural children. Environment and Behavior, 35 (3), 311–330.
Wenke RJ (1990). Patterns in prehistory: Humankind's first three million years. New York: Oxford University Press.
Wessberg J, Olausson H, Fernström KW, Vallbo AB (2003). Receptive field properties of unmyelinated tactile afferents in the human skin. Journal of Neurophysiology, 89 (3), 1567–1575.
Westland G (1996). Biodynamic massage. Complementary Therapies in Nursing and Midwifery, 2 (2), 47–51.
Whalen PJ, Kleck RE (2008). The shape of faces (to come). Nature Neuroscience, 11 (7), 739–740.
Wheeler K, Greiner P, Boulton M (2005). Exploring alexithymia, depression, and binge eating in self-reported eating disorders in women. Perspectives in Psychiatric Care, 41 (3), 114–123.
Wheeler MA, Stuss DT, Tulving E (1997). Toward a theory of episodic memory: The frontal lobes and autonoetic consciousness. Psychological Bulletin, 121 (3), 331–354.
Wheeler ME, Petersen SE, Buckner RL (2000). Memory's echo: Vivid remembering reactivates sensory-specific cortex. Proceedings of the National Academy of Sciences, 97 (20), 11125–11129.
Wiederman MW (2000). Women's body image self-consciousness during physical intimacy with a partner. Journal of Sex Research, 37 (1), 60–68.
Wilhelmsen I (2005). Biological sensitization and psychological amplification: Gateways to subjective health complaints and somatoform disorders. Psychoneuroendocrinology, 30 (10), 990–995.

Wilson EA (2004). Psychosomatic: Feminism and the neurological body. Chapel Hill, N.C.: Duke University Press.

Winnicott DW (1960). The maturational processes and the facilitating environment. New York: International Universities Press.

Winnicott DW (1971). Playing and reality. New York: Basic Books.

Wolf SL, Barnhart HX, Kutner NG, McNeely E, Coogler C, Xu T (2003). Selected as the best paper in the 1990s: Reducing frailty and falls in older persons: An investigation of tai chi and computerized balance training. Journal of the American Geriatrics Society, 51 (12), 1794–1803.

Wolff PH (1966). The causes, controls, and organization of behavior in the neonate. Psychological Issues, 5 (Monograph No. 17).

Wolpaw JR, Tennissen AM (2001). Activity-dependent spinal cord plasticity in health and disease. Annual Review of Neuroscience, 24, 807–843.

Wooten S (1994). Rosen method bodywork. Journal of Alternative and Complementary Medicine, 12, 9–13.

Wooten S (1995). Touching the body, reaching the soul: How touch influences the nature of human beings. Santa Fe, NM: Rosen Method Center Southwest.

Young K (2002). The memory of the flesh: The family body in somatic psychology. Body & Society, 8 (3), 24–47.

Zafar H, Nordh E, Eriksson PO (2000). Temporal coordination between mandibular and head-neck movements during jaw opening-closing tasks in man. Archives of Oral Biology, 45 (8), 675–682.

Zahn-Waxler C, Radke-Yarrow M, Wagner E, Chapman M (1992). Development of concern for others. Developmental Psychology, 28, 126–136.

Zautra A, Smith B, Affleck G, Tennen H. (2001). Examinations of chronic pain and affect relationships: Applications of a dynamic model of affect. Journal of Consulting and Clinical Psychology, 69 (5), 786–795.

Zentner MR, Kagan J (1998). Infants' perception of consonance and dissonance in music. Infant Behavior and Development, 21 (3), 483–492.

Zentner MR, Grandjean D, Klaus RS (2008). Emotions evoked by the Sound of Music: Characterization, classification, and measurement. Emotion, 8 (4), 494–521.

Zhang W, Hayward LF, Davenport PW (2005). Respiratory muscle responses elicited by dorsal periaqueductal gray stimulation in rats. American Journal of Physiological Regulation and Integrated Comparative Physiology, 289 (5), R1338–R1347.

Zonnevylle-Bender MJ, van Goozen SH, Cohen-Kettenis PT, Jansen LM, van Elburg A, Engeland H (2005). Adolescent anorexia nervosa patients have a discrepancy between neurophysiological responses and self-reported emotional arousal to psychosocial stress. Psychiatry Research, 135 (1), 45–52.

Zukow PG, Reilly J, Greenfield PM (1982). Making the absent present: Facilitating the transition from sensorimotor to linguistic communication. In: Nelson KE (ed.). Children's language. Hillsdale, NJ: Erlbaum; 1–90.

Sachverzeichnis

Fundstellen für anatomische Strukturen in Abbildungen sind durch *kursive* Seitenzahlen gekennzeichnet, Begriffe aus dem Glossar durch **fette**.

A

B

F

G

H

I

K

N

O

P

R

S

T

U

V